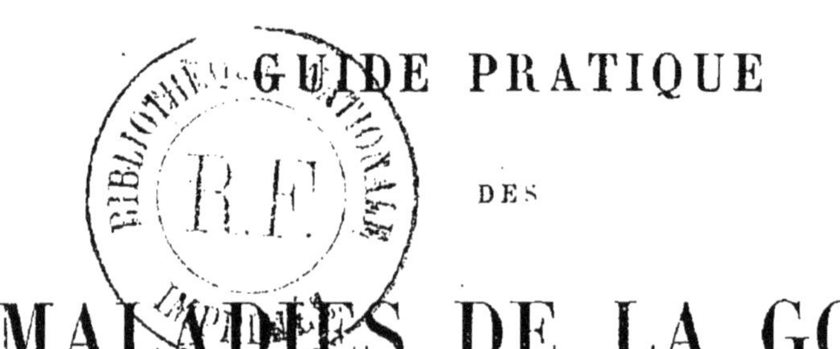

GUIDE PRATIQUE

DES

MALADIES DE LA GORGE

DU LARYNX

DES OREILLES ET DU NEZ

GUIDE PRATIQUE

DES

MALADIES DE LA GORGE

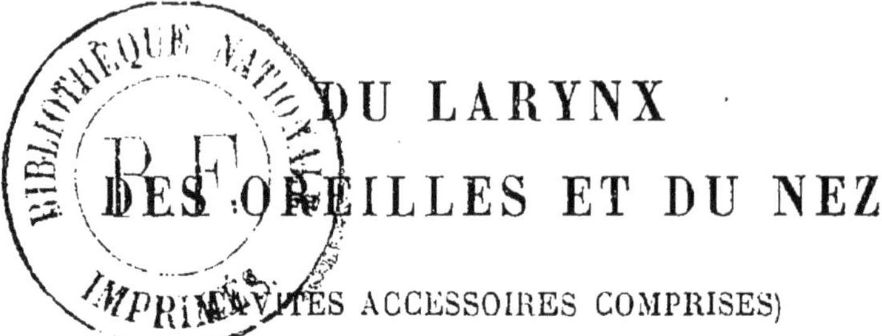

DU LARYNX
DES OREILLES ET DU NEZ

(CAVITÉS ACCESSOIRES COMPRISES)

PAR LES DOCTEURS

E. J. MOURE	A. BRINDEL
Professeur adjoint à la Faculté de Médecine de Bordeaux.	Aide de clinique à la Faculté de Médecine de Bordeaux.

Avec 358 figures, dont une partie en couleurs, dans le texte.

PARIS
OCTAVE DOIN, ÉDITEUR
8, PLACE DE L'ODÉON, 8

1908

INTRODUCTION

Le livre que nous publions aujourd'hui contient l'exposé aussi succinct et aussi clair que possible de l'état actuel de nos connaissances sur les maladies de la gorge, du larynx, des oreilles, des fosses nasales et de toutes les cavités qui sont annexées à ces différents organes.

Il est en quelque sorte le fruit de notre expérience et l'exposé de la thérapeutique médicale et chirurgicale que nous employons journellement dans notre pratique spéciale.

Afin de donner à cette publication une allure clinique, nous avons pensé qu'il était utile de faire précéder chacune des parties qui la composent, d'un exposé de séméiologie et surtout de thérapeutique générales. Le praticien pourra ainsi se familiariser avec les différentes méthodes dont dispose notre arsenal, soit pour reconnaître, soit pour soigner les affections si variées des organes spéciaux dont nous nous sommes occupés.

L'anatomie qui forme en quelque sorte l'avant-propos de chacune des parties est surtout exposée au point de vue clinique, c'est-à-dire pour les besoins de la pratique.

En nous occupant des affections des fosses nasales, nous avons décrit sommairement les diverses opérations faites actuellement sur la cloison. La résection sous-muqueuse, muco-cartilagineuse, et le redressement simple ont fait l'objet d'alinéas particuliers.

Les opérations donnant accès sur l'ethmoïde (Ethmoïdectomie), l'arrière-nez et le naso-pharynx (voie maxillo-nasale), la chirurgie moderne des cavités accessoires (maxillaires, frontales, ethmoïdales, sphénoïdales), ainsi que la description et l'étude des kystes paradentaires ont été exposées à l'aide de nos connaissances modernes. Nous avons surtout essayé de faire une mise au point de toutes ces questions encore neuves et étudiées par les spécialistes des différentes parties du monde scientifique.

En pathologie auriculaire nous avons adopté une classification qui n'est peut-être pas conforme aux livres classiques, mais ici comme ailleurs, nous nous sommes surtout efforcés de faire une description en rapport avec la clinique.

Les maladies de l'oreille interne, en particulier la maladie de Ménière, les interventions sur l'oreille et sur les cavités annexes de cet organe (apophyse mastoïde, labyrinthe, canal de Falloppe, sinus latéral, golfe de la jugulaire, cerveau, cervelet, etc., etc.) sont décrites d'après les procédés employés dans notre pratique journalière.

Enfin nous avons pensé que pour rendre plus facile la lecture de cet ouvrage et pour mieux faire comprendre l'exposé de la pathologie et de la thérapeutique, il était important de mettre de nombreuses figures explicatives, parfois schématiques ; aussi en avons-nous intercalé une grande quantité (358) dans le texte.

Tous les instruments indiqués sont ceux qui nous servent d'une façon constante et dont nous avons retiré les meilleurs bénéfices, soit pour examiner, soit pour traiter nos malades.

De même, les opérations que nous décrivons sont toutes le résultat d'une expérience déjà longue et ont été exécutées bon nombre de fois.

Nous serons heureux si le but que nous poursuivons est atteint, c'est-à-dire si nous avons fait un livre qui puisse servir à l'enseignement des étudiants et en même temps être utile aux médecins praticiens que ces branches de la médecine intéressent.

Nous terminerons en remerciant notre éditeur, M. Doin, d'avoir bien voulu apporter à la confection de ce travail les soins qu'il met dans toutes ses publications pour en faire des œuvres vraiment artistiques et séduisantes pour le lecteur. Encore une fois il n'a pas manqué à cette règle d'un éditeur consciencieux qui cherche toujours à assurer le succès des ouvrages qu'il offre au public médical.

Drs E. J. Moure et A. Brindel.

Bordeaux, mai 1907.

GUIDE PRATIQUE

DES MALADIES DE LA GORGE

DU LARYNX, DES OREILLES ET DU NEZ

PREMIÈRE PARTIE

ARRIÈRE-GORGE

Anatomie clinique. — Séméiologie générale ; thérapeutique générale ; méthodes d'exploration. — Pathologie.

ANATOMIE CLINIQUE

PHARYNX BUCCAL

Si l'on fait ouvrir la bouche à un sujet et qu'on lui déprime la langue, placée derrière l'arcade dentaire, on aperçoit, au premier plan, une sorte de toile charnue suspendue en avant de la colonne vertébrale se continuant avec la partie postérieure de la voûte palatine. Ce store, c'est le *voile du palais* dont le bord inférieur, libre, présente, sur la ligne médiane, une sorte d'appendice arrondi appelé luette.

De chaque côté de la luette, le bord inférieur se dédouble pour former un arc antérieur, qui se porte vers le côté correspondant de la langue, et un arc postérieur, qui, lui, se dirige, vers la paroi postérieure du pharynx : *piliers du voile*.

Les piliers, par leur écartement, circonscrivent une surface triangulaire dont le sommet correspond à la luette et la base à la largeur de la paroi latérale du pharynx. L'aire de ce triangle forme une loge où est enchâssé un corps

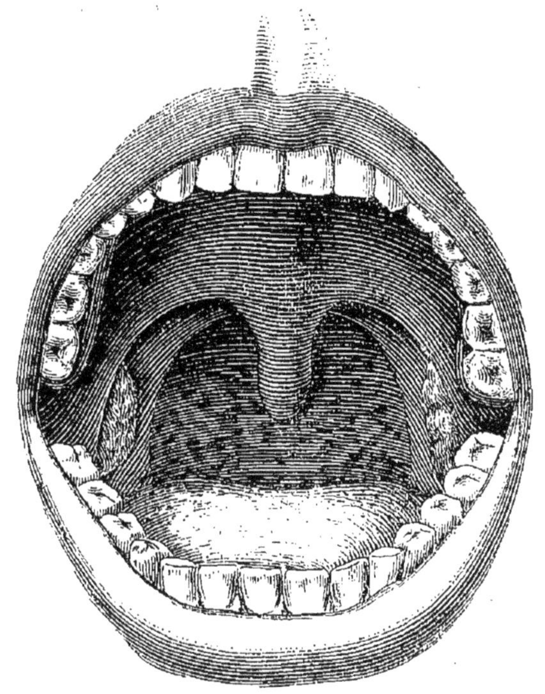

Fig. 1. — Arrière-gorge normale.

arrondi de dimensions extrêmement variables, l'*amygdale palatine* ou buccale.

En arrière du voile du palais apparaît une surface plane et unie, *pharynx buccal*, dont le squelette se compose de la face antérieure des corps vertébraux.

Entre le bord libre du voile, la base de la langue et les piliers, existe une ouverture destinée à laisser passer le bol alimentaire : *isthme du pharynx*.

Telles sont les diverses parties constitutives du pharynx buccal, en y ajoutant la base de la langue qui complète en avant la paroi antérieure.

Synthétisant ces différentes parties, nous dirons que le pharynx buccal a la forme d'une gouttière ouverte en haut dans le naso-pharynx, en bas dans le pharynx inférieur, et en avant dans la bouche.

Nous étudierons le pharynx buccal dans l'ordre suivant :

1° *Paroi postérieure.*

2° *Paroi antérieure*, voile du palais, isthme du pharynx et base de la langue ;

3° *Parois latérales* et amygdales ;

Nous dirons ensuite quelques mots du *pharynx inférieur.*

1° Paroi postérieure. — Nous connaissons déjà son

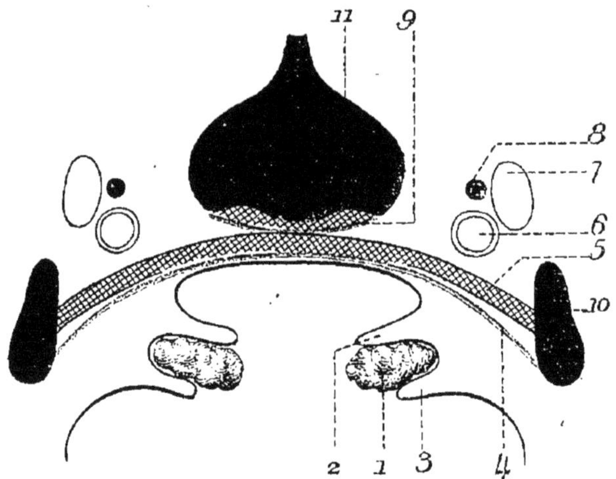

Fig. 2. — Coupe schématique du pharynx passant par les amygdales.

1, amygdales ; 2, pilier postérieur ; 3, pilier antérieur ; 4, aponévrose pharyngienne ; 5, muscles pharyngiens ; 6, carotides ; 7, jugulaire ; 8, pneumogastrique ; 9, aponévrose prévertébrale ; 10, coupe du maxillaire inférieur ; 11, vertèbre cervicale.

squelette (paroi antérieure des corps vertébraux). On mettra à profit cette notion anatomique quand on jugera utile d'explorer les vertèbres cervicales. En avant des vertèbres sont les muscles prévertébraux, puis l'aponévrose prévertébrale qui les recouvre ; vient ensuite, d'arrière en en avant, une couche de tissu cellulaire, une couche musculaire (musculature propre du pharynx) l'aponévrose pharyngienne, tendue entre les deux branches du maxillaire inférieur, et enfin la muqueuse pharyngienne.

Nous examinerons en bloc la musculature pharyngée quand nous connaîtrons la morphologie du pharynx inférieur.

2° Paroi antérieure. — Voile du palais. — Isthme du pharynx. — Il faut considérer au voile une face antérieure, une face postérieure, un bord antérieur ou supérieur adhérent, un bord inférieur ou postérieur libre, deux piliers et une musculature propre.

La face antérieure ou plutôt antéro-inférieure, est concave ; elle fait suite à la muqueuse de la voûte palatine avec laquelle elle se continue sans aucune ligne de démarcation. L'union de ces deux muqueuses, sur la ligne médiane, est un lieu de prédilection pour l'évolution des gommes syphilitiques.

La paroi postérieure, ou mieux postéro-supérieure est convexe. La muqueuse qui la recouvre, fait suite à celle des fosses nasales : elle est rugueuse à cause de la présence, dans ses couches superficielles, de nombreuses glandes très développées.

Le bord supérieur, adhérent, s'insère sur la partie horizontale de l'os palatin qui forme l'extrémité postérieure de la voûte palatine.

Le bord inférieur libre et mince comprend la *luette* et les *piliers*.

La *luette*, située sur la ligne médiane, a été formée chez l'embryon par l'accolement de deux bourgeons latéraux. Si ces bourgeons ont oublié de se souder, on a affaire à une luette bifide.

La bifidité peut s'étendre au voile tout entier (division congénitale du voile), à la voûte également (gueule-de-loup ou division congénitale du voile et de la voûte palatine). Enfin cette division peut comprendre le voile, la voûte, l'os intermaxillaire et même la lèvre supérieure.

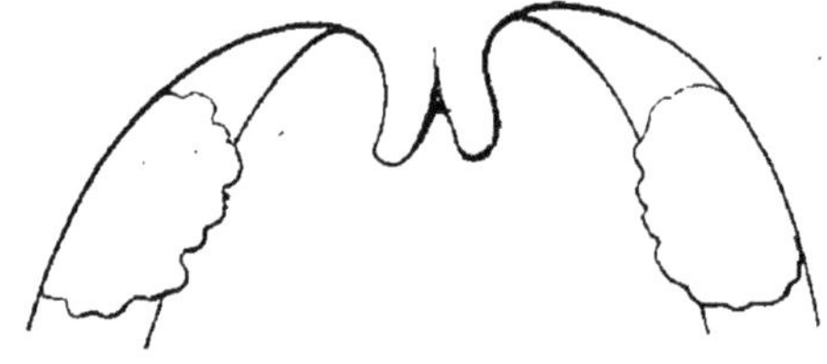

Fig. 3. — Bifidité de la luette.

Nous connaissons l'insertion inférieure des piliers, l'une linguale, l'autre pharyngienne, reste à examiner la constitution propre du voile.

Organe doué de mouvements volontaires, le voile se compose essentiellement de dix muscles soutenus par une aponévrose. L'aponévrose n'occupe que la partie la plus antérieure du voile ; elle est tendue entre les deux crochets des ailes internes des apophyses ptérygoïdes et insérée d'autre part sur le bord postérieur de l'os palatin.

Les muscles du voile sont : les deux palato-staphylins ou azygos de la luette, les deux péri-staphylins internes, les deux péri-staphylins externes, les deux pharyngo-staphylins (piliers postérieurs), les deux glosso-staphylins (piliers antérieurs).

Les péri-staphylins sont tenseurs et élévateurs du voile et dilatateurs de la trompe d'Eustache ; le palato-staphylin raccourcit la luette. Le glosso-staphylin élève la langue ou abaisse le voile, selon qu'il prend son point d'appui sur ce dernier ou sur la première.

Enfin le pharyngo-staphylin abaisse le voile et rétrécit

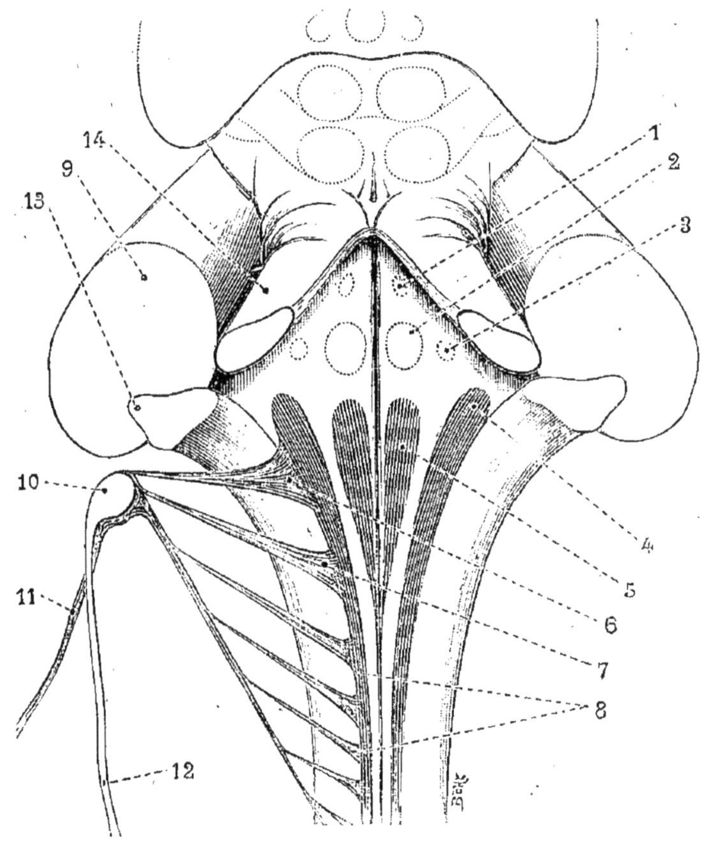

Fig. 4. — Plancher du 4e ventricule (figure demi-schématique).

1, noyau moteur du trijumeau; 2, noyau commun au facial et au moteur oculaire externe; 3, noyau propre du facial; 4, noyau du glosso-pharyngien; 5, noyau de l'hypoglosse; 6, racines propres du pneumo-gastrique; 7, racines bulbaires du spinal; 8, racines médullaires du spinal; 9, pédoncules cérébelleux moyens; 10, ganglion plexiforme; 11, branche externe du spinal pour le trapèze et le sterno; 12, pneumogastrique et branche interne du spinal (vago-spinal); 13, pédoncules cérébelleux inférieurs; 14, pédoncules cérébelleux supérieurs.

l'isthme du pharynx par des fibres qui, parties de la luette, vont s'entre-croiser sur la ligne médiane de la paroi postérieure du pharynx, sous la muqueuse.

L'isthme du pharynx est cet espace compris entre le

bord libre du voile, les piliers postérieurs et la paroi vertébrale. Le muscle pharyngo-staphylin lui forme une sangle complète dont la contraction amène l'occlusion de l'espace, interceptant ainsi, la luette complétant l'occlusion, toute communication entre la bouche et le naso-pharynx pendant la déglutition.

La disposition superficielle des muscles au-dessous de la muqueuse explique les paralysies fréquentes qui atteignent le voile à la suite d'inflammations, quelquefois insignifiantes, du voile du palais.

Les vaisseaux du voile n'offrent rien de particulier à signaler, les lymphatiques se rendent aux ganglions sous-angulo-maxillaires.

Les nerfs proviennent du vago-spinal qui innerve tous les muscles à l'exclusion des péri-staphylins externes : ces derniers reçoivent leur innervation de la branche motrice du trijumeau.

Il est démontré aujourd'hui que le facial n'entre pour rien dans l'innervation du voile, contrairement à ce que l'on croyait autrefois.

Base de la langue. — La langue, par sa partie horizontale, fait partie de la bouche ; par sa portion verticale, ou base, elle appartient au pharynx.

La portion verticale commence sur la ligne médiane, au sommet du V et, sur les parties latérales, aux replis que forment les muscles staphyloglosses en passant du pilier antérieur du voile du palais sur la langue où ils se terminent.

Nous nous contenterons de mentionner grossièrement ce qu'on voit à ce niveau. En arrière du V, un amas de follicules clos dont l'hypertrophie constitue l'amygdale linguale ou 4e amygdale. Cette tonsille est en partie cachée, quand on l'explore au miroir, par le relèvement de l'épiglotte qui vient s'adosser, par sa face antérieure sur la base de la langue et cache ainsi un repli médian, glosso-épiglottique, dirigé d'avant en arrière, qui sert en quelque sorte de ressort pour ramener l'épiglotte à sa position normale après la déglutition.

Sur les côtés existent d'autres replis un peu plus étendus, mais parallèles au premier : ce sont les replis glosso-épiglottiques latéraux.

Il n'est pas très rare de voir, dans les fossettes formées par ces replis, se loger de petits corps étrangers, tels que pépins de raisins, arêtes de poisson qui demandent, pour être aperçus, le concours du miroir laryngoscopique ou la manœuvre de l'autoscopie de Kirstein.

3° Paroi latérale du pharynx buccal. — Masquée en grande partie par l'écartement des deux piliers du voile du palais et l'amygdale, la face latérale n'est plus visible du tout quand le voile du palais se contracte. Elle est recouverte par la muqueuse buccale qui, du pilier antérieur, se réfléchit pour englober l'amygdale, quitte cette dernière pour recouvrir le pilier postérieur et de la face postérieure de ce dernier se porte en haut pour rejoindre la muqueuse naso-pharyngée.

Il est important de connaître la disposition des organes qui se trouvent en dehors des piliers et de l'amygdale à cause des interventions fréquentes qu'on est appelé à faire dans cette région.

Les muscles qui entrent dans la composition des piliers

sont en rapport par leur face externe, comme l'amygdale d'ailleurs, avec l'aponévrose pharyngienne. L'aponévrose elle-même est doublée extérieurement par le muscle constricteur supérieur du pharynx, muscle aplati, étalé sur l'aponévrose qu'il sépare des gros vaisseaux du cou (carotide interne et jugulaire) et du nerf pneumo-gastrique.

On évitera donc de porter un instrument piquant transversalement en dehors de l'amygdale, car on risquerait de provoquer une hémorragie foudroyante.

Toutefois on se rappellera qu'entre la carotide et la face externe de l'amygdale il y a à traverser non seulement l'aponévrose pharyngienne, et le constricteur supérieur, mais encore le tissu cellulaire, et la gaine des vaisseaux du cou, de telle sorte que normalement la carotide est au moins à deux centimètres en dehors du fond de la loge amygdalienne.

Si l'on voulait atteindre la paroi latérale du pharynx par la voie extérieure ou cutanée il faudrait la rechercher sur la face externe de l'espace maxillo-pharyngien, espace prismatique et triangulaire dont le sommet antérieur est constitué par un angle dièdre, unissant le constricteur supérieur du pharynx au muscle ptérygoïdien interne.

La base de ce triangle repose sur la colonne vertébrale. Le côté externe est formé par la face interne du maxillaire inférieur, doublé du muscle ptérygoïdien interne; la face interne, par la paroi latérale du pharynx.

On ferait donc son incision le long du sterno pour éviter la parotide qu'on réclinerait en avant; on suivrait le bord postérieur de cette parotide en refoulant en arrière le paquet vasculo-nerveux du cou, en avant le ptérygoïdien interne. On serait ainsi conduit sur la paroi pharyngienne.

AMYGDALES. — Les amygdales appelées encore buccales ou palatines par opposition à la pharyngienne et à la linguale (3e et 4e amygdales) sont enchâssées dans l'écartement des deux piliers du voile du palais (loge amygdalienne).

De volume variable, les glandes ont généralement la forme d'une amande appliquée par sa face externe et verticalement contre l'aponévrose pharyngienne dont la sépare un petit muscle, l'amygdalo-glosse.

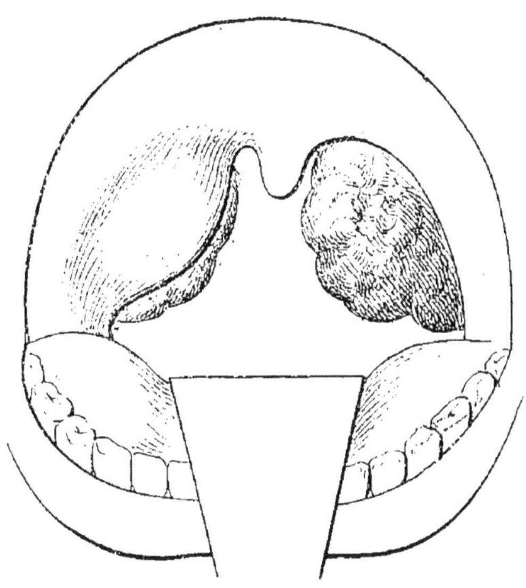

Fig. 5. — Hypertrophie des amygdales (celle de droite est encapuchonnée).

Le bord antérieur est en partie caché par le pilier antérieur, le bord postérieur est placé en avant du pilier postérieur. Par suite d'inflammations répétées de la glande, ou même, normalement, on voit souvent l'amygdale se souder en avant aux piliers qui la recouvrent en partie : on dit alors que l'amygdale est enchatonnée ou encapuchonnée (Moure) (fig. 5). D'autres fois elle est globuleuse, saillante en dehors de la loge et plus ou moins pédiculée.

L'extrémité supérieure ou pôle supérieur laisse entre lui et l'angle des deux piliers un espace désigné sous le nom de fosse sus-amygdalienne très importante en clinique.

Le pôle inférieur se confond insensiblement avec la

paroi latérale du pharynx au voisinage de la base de la langue.

L'amygdale est entourée dans sa loge par du tissu cellulaire dont l'inflammation est l'origine des abcès qu'on rencontre fréquemment dans cette région.

La face interne, ou surface libre, est parsemée d'orifices ou cryptes qui s'enfoncent profondément dans le tissu amygdalien, parfois jusqu'au niveau de son insertion. Ces cryptes sont tapissées par une invagination de la muqueuse.

Le tissu amygdalien se compose essentiellement de follicules clos hypertrophiés, rangés sous l'épithélium, soutenus par des travées du tissu conjonctif ou plutôt fibreux, qui, du point d'attache, vont en se divisant sous forme d'arborescence à la surface épithéliale. Ces travées conjonctives portent avec elles les vaisseaux de la glande.

La surface est recouverte d'un épithélium pavimenteux stratifié sur l'amygdale palatine ; d'un épithélium cylindrique à cils vibratiles sur l'amygdale pharyngée saine.

Les vaisseaux qui, normalement devraient être de calibre minime, prennent quelquefois un développement notable et nous avons vu plusieurs fois, après la section du tissu amygdalien, de petites artérioles nécessiter un pincement immédiat. Les exemples ne se comptent plus dans la littérature médicale, de malades adolescents ou adultes ayant présenté une hémorragie inquiétante, quelquefois même mortelle, après l'ablation des amygdales avec un instrument tranchant.

PHARYNX INFÉRIEUR

A la partie inférieure, le pharynx a la forme d'un entonnoir. Il est limité en haut par l'épiglotte et les deux replis ary-épiglottiques, il s'arrête en bas à l'entrée de l'œsophage. On le désigne encore sous le nom de portion laryngienne du pharynx. Sa paroi antérieure est en effet formée par la partie postérieure de l'organe vocal depuis la pointe des aryténoïdes jusqu'au chaton du cricoïde.

Les parois postérieure et latérale sont la continuation directe du pharynx buccal et s'arrêtent en face du corps de la sixième vertèbre cervicale.

Des régions latérales on voit se détacher deux replis très marqués, les replis pharyngo-épiglottiques qui vont rejoindre les bords latéraux de l'épiglotte. Ces replis cachent une sorte de fossette (fossette thyroïdienne ou sinus pyriforme), où vient faire saillie la grande corne de l'os hyoïde.

Entre cette grande corne et la face interne du cartilage thyroïde d'une part et la face postérieure de l'aryténoïde et du cricoïde d'autre part existe une gouttière verticale (gouttière pharyngo-laryngée) dans laquelle glissent les aliments liquides pendant la déglutition.

En dehors de la muqueuse qui tapisse toute la face interne, on trouve l'aponévrose pharyngienne, véritable squelette de l'organe. Plus en dehors encore une couche musculaire composée de trois muscles superposés. Et enfin une couche de tissu conjonctif qui permet à l'organe des mouvements très étendus au-devant de la colonne vertébrale.

L'inflammation de ce tissu cellulaire constitue l'abcès rétro-pharyngien.

La couche fibreuse, fixée en haut à l'occipital et au rocher, occupe toute la hauteur du pharynx et se perd en une couche celluleuse qui forme la tunique moyenne de l'œsophage.

Sur elle viennent s'insérer les muscles au nombre de trois : constricteurs supérieur, moyen et inférieur qui s'imbriquent de bas en haut à la manière des tuiles d'un toit.

Ces muscles qu'on pourrait appeler intrinsèques, ont pour action de rétrécir de haut en bas le calibre du pharynx et de faire progresser le bol alimentaire. Deux autres muscles (extrinsèques) élèvent le pharynx ; ce sont le pharyngo-staphylin qui entre dans la composition du pilier postérieur et le stylo-pharyngien qui fait partie du bouquet de Riolan. Ce dernier, en se portant sur les bords de l'épiglotte, soulève la muqueuse et sert à former le repli pharyngo-épiglottique.

VAISSEAUX. — NERFS. — Les artères viennent de la pharyngienne (branche de la carotide externe) et de la ptérygo-palatine.

Les veines (superficielles et profondes) se jettent dans la jugulaire interne.

Les lymphatiques se rendent aux ganglions de Gillette (ganglions rétro-pharyngiens) et aux ganglions carotidiens.

Les nerfs sensitifs viennent du plexus pharyngien, les nerfs moteurs du glosso-pharyngien et du spinal.

SÉMÉIOLOGIE GÉNÉRALE

TROUBLES DE LA SENSIBILITÉ. — La douleur est le symptôme le plus fréquemment accusé dans les affections aiguës de l'arrière-gorge. Elle est spontanée ou provoquée. Dans le premier cas elle apparaît quand l'organe est au repos et se montre sous forme d'élancements locaux s'irradiant parfois vers l'oreille, de sécheresse, de brûlure, de picotement. Ces deux dernières sensations sont assez souvent atténuées par les mouvements de déglutition (paresthésie pharyngée).

Une douleur qui s'exagère au moment où les organes de l'arrière-gorge entrent en fonction est due à une lésion matérielle (inflammation, ulcération, etc.).

De grosses lésions peuvent exister sur les amygdales, le voile du palais ou la paroi pharyngienne sans que le malade perçoive autre chose qu'une simple gêne pour avaler (ulcérations tertiaires, lupus, tumeurs malignes).

Une douleur ou plutôt une sensation de gêne à l'arrière-gorge (dysphagie) qui dure plusieurs semaines tout en étant peu accentuée doit immédiatement faire songer à une affection syphilitique.

L'intensité de la douleur n'est pas fonction de l'intensité de la lésion ; elle varie de la simple gêne à l'impossibilité absolue de la déglutition.

Dans ce dernier cas, il y a en même temps, hypersécrétion salivaire et le malheureux patient en est réduit à laisser cette salive s'écouler librement au dehors.

Troubles de la déglutition. — Il ne faut pas confondre la douleur à la déglutition avec la difficulté à avaler les aliments ; autrement dit l'odynphagie avec la dysphagie : dans ce dernier cas il existe un obstacle au passage du bol alimentaire ; le malade ne souffre pas, il éprouve seulement une gêne pour avaler les aliments. On doit alors songer à un rétrécissement de l'isthme du pharynx ou de l'œsophage sans préjuger en rien la nature de ce rétrécissement.

Dans quelques cas les aliments solides ou liquides refluent par le nez, on a alors affaire soit à une parésie ou paralysie du voile du palais, soit à une perforation de la voûte palatine.

Troubles de la prononciation. — Les troubles de la prononciation accompagnent souvent ceux de la déglutition, quelques-uns sont caractéristiques : nasonnement par défaut d'obturation entre les cavités buccale et nasale (rhinolalie ouverte) ou par excès de fermeture (rhinolalie fermée). Le type du premier de ces troubles est la voix du malade porteur d'une paralysie du voile ou d'une perforation palatine ; le type du second est la prononciation de l'adénoïdien ou du malade porteur de tumeur du cavum.

La voix amygdalienne est encore des plus caractéristiques : elle est connue, même des profanes, et dévoile ou une grosse hypertrophie amygdalienne ou une amygdalite aiguë ou chronique voire même un néoplasme de l'arrière-gorge.

La parole empâtée et gutturale du malade porteur d'un abcès de l'arrière-gorge ne saurait donner lieu à méprise.

Respiration. — Les affections de l'arrière-gorge deviennent dans quelques cas, des causes de troubles respiratoires. Un néoplasme, un abcès volumineux péryamygdalien simple et surtout double, un abcès de la base de la langue, une grosse hypertrophie des amygdales palatines, un corps étranger, un rétrécissement cicatriciel peuvent tour à tour entraîner de la gêne respiratoire et une dyspnée plus ou moins intense.

La *toux* est parfois, elle aussi, fonction d'une maladie de l'arrière-gorge. Quand elle reconnaît cette origine elle est ordinairement sèche, saccadée, quinteuse, précédée d'un picotement irrésistible. On la rencontre dans les allongements de la luette, dans l'hypertrophie de l'amygdale linguale; chez certains malades nerveux on ne lui découvre d'autres causes que les sensations paresthésiques de l'arrière-gorge.

La fétidité de l'haleine ressortit à des causes nombreuses, mais on l'observe quelquefois dans les maladies de l'isthme pharyngien (néoplasmes, ulcérations, gangrène, abcès fistulisé). Sa nature varie avec la lésion qui l'engendre.

Hémorragies. — Chez un malade qui présente des expectorations sanglantes, on ne saurait trop s'entourer de précautions avant d'incriminer la tuberculose. Le sang peut très bien provenir de la rupture d'une varice pharyngienne, linguale (base), ou palatine. Il suffira de songer à cette possibilité pour inspecter les régions suspectes et éviter une erreur grossière de diagnostic.

Aspect général du malade. — Le facies et l'attitude sont, dans quelques affections, caractéristiques de telle ou telle lésion : on ne se trompe guère sur l'aspect d'un malade porteur d'un abcès amygdalien ou d'une angine aiguë pour ne citer que ces deux états morbides. L'immobilité latérale de la tête, le masque grippé, infecté, la bouche entr'ouverte pour laisser s'écouler la salive, indiquent une violente douleur de l'arrière-gorge. Certains maux de gorge syphilitiques ont aussi un masque très caractéristique.

Troubles généraux. — Peu de lésions, dans l'organisme, s'accompagnent de phénomènes généraux aussi accentués et aussi rapides que les infections aiguës de l'isthme pharyngien. La fièvre est fréquente, très vive, l'inappétence survient dès les premières heures, les vomissements ne sont pas rares et l'état général se déprime rapidement. La langue devient saburrale, la céphalalgie peut être très violente, même dans les formes très éphémères n'ayant que quatre à cinq jours de durée, comme l'angine herpétique par exemple.

Ganglions. — Enfin, il sera bon de rechercher avec soin, chez les sujets porteurs de lésions gutturales, l'état des ganglions sous-maxillaires et carotidiens. Leur volume, leur sensibilité, leur mobilité, tout jusqu'à leur simple présence ou leur absence, peut avoir une importance capitale pour établir un diagnostic.

THÉRAPEUTIQUE GÉNÉRALE

Les manœuvres que l'on est appelé à exécuter dans l'arrière-gorge sont de deux sortes ; celles que le malade peut faire lui-même : bains, gargarismes, fumigations, humages, pulvérisations, lavages ou injections, badigeonnages, lotions chaudes, glace, cataplasmes, sangsues ; celles que le médecin ne peut lui confier (certains badigeonnages, massages, électrisation). Passons rapidement en revue les unes et les autres.

Bains, gargarismes. — Les bains et le gargarisme ont pour objet de mettre au contact des parties malades une solution médicamenteuse destinée à les baigner, à les antiseptiser, à les décongestionner et par là même à diminuer à leur niveau les sensations douloureuses éprouvées par le patient. Ils s'exécutent en prenant une gorgée du liquide prescrit, préalablement tiédi, à renverser la tête en arrière pour l'amener, par déclivité, au contact des parties malades et à le conserver aussi longtemps que possible en retenant sa respiration. Le besoin de respirer oblige à faire momentanément passer le liquide de l'isthme pharyngien dans la bouche d'où il est rejeté et où il est remplacé par une deuxième gorgée.

Sauf indication spéciale, on ne devra pas faire exécuter au malade ce glouglou auquel on l'a habitué dès sa tendre enfance et qui a le double inconvénient d'empêcher le liquide de toucher aux parties malades et d'obliger le patient à faire des mouvements palatins toujours très douloureux. Cette sorte de glouglourisme intermittent sera réservé pour les cas d'infection de l'arrière-gorge siégeant à l'entrée du larynx ou sur la base de la langue.

Fumigations. — La fumigation consiste à aspirer des vapeurs qui s'exhalent naturellement d'un liquide aromatique porté à un degré de chaleur voisin de son point d'ébullition. On la prépare avec de l'eau bouillante dans laquelle on ajoute soit des espèces aromatiques (15 à 20 grammes par litre), soit des teintures balsamiques, eucalyptus, alcool de menthe, essences variées, etc.

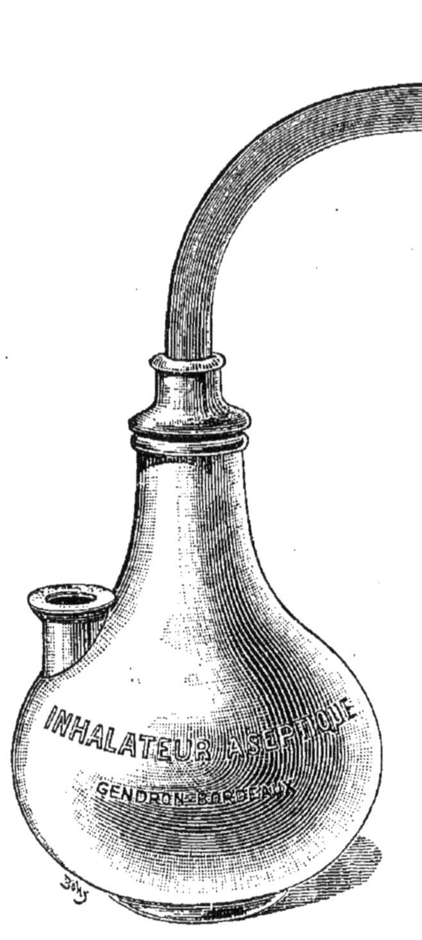

Fig. 6. — Inhalateur aseptique stérilisable à double jeu de soupapes (modèle du Dr Moure).

On agite le mélange qui a été mis de préférence dans un vase à large embouchure et on recueille avec un cornet renversé, avec un carton formant entonnoir ou tout autre moyen (serviette entourant la tête et l'ustensile) les vapeurs qui s'en échappent. La bouche ouverte au-dessus du vase d'où s'échappent les vapeurs, on laisse ces dernières pénétrer doucement dans la gorge malade.

Humage. — Dans le humage, la préparation du liquide est identique, mais le malade, par un dispositif spécial, aspire par la bouche et les narines non la vapeur, mais le gaz ou l'air qui a barboté dans la solution médicamenteuse, gaz sulfhydrique, acide carbonique, etc.).

PULVÉRISATION. — La pulvérisation doit se faire à chaud. Elle nécessite l'emploi d'un pulvérisateur à vapeur et consiste dans l'aspiration de vapeur d'eau émise par une bouilloire et entraînant avec elle des particules très tenues de substance active placée dans un récipient. Le jet de

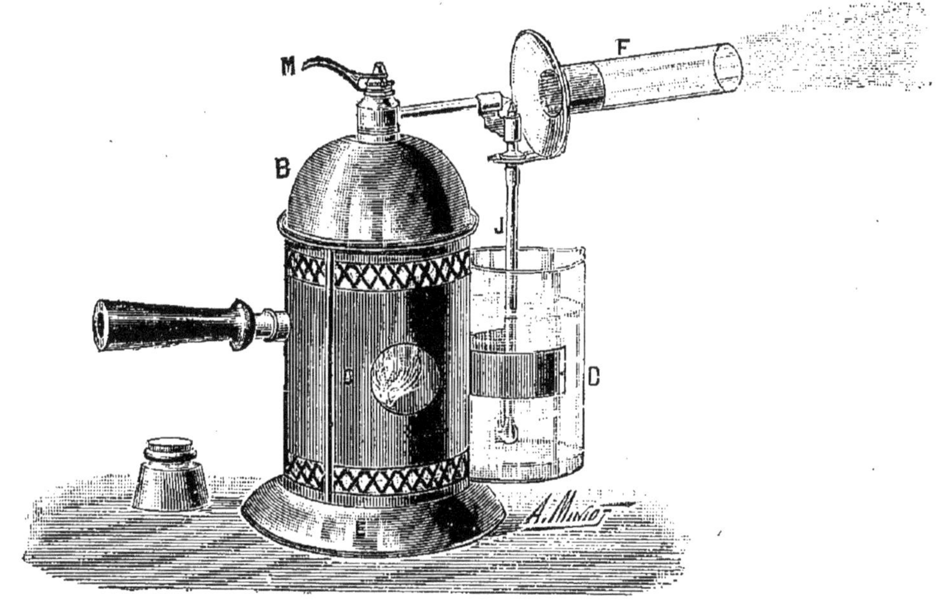

Fig. 7. — Pulvérisateur à vapeur.

vapeur (mélange de vapeur d'eau et de vapeur de liquide médicamenteux) est recueilli dans un entonnoir en verre ; le patient placé à 25 ou 30 centimètres de l'extrémité de l'entonnoir, pour ne pas recevoir le jet trop chaud dans le gosier, aspire la bouche ouverte pendant cinq à six minutes, les vapeurs chaudes. Cette médication, comme d'ailleurs la fumigation et le humage, s'emploie dans les affections du larynx aussi et plus souvent que dans les maladies de l'arrière-gorge : c'est un très bon sédatif.

INJECTIONS, DOUCHES. — Dans quelques cas on recourt

à des injections ou douches pour déterger l'arrière-gorge ; elles se font au moyen d'une grosse seringue à hydrocèle ou d'un injecteur énéma. On pousse un jet de liquide tiède, légèrement alcalinisé, contre la paroi portérieure du pharynx, en ayant soin de faire ouvrir la bouche au patient et de lui faire incliner la tête en avant, pendant qu'il prononce la voyelle *a*.

Badigeonnage. — On ordonne fréquemment aux malades de se badigeonner le fond de la gorge avec une solution iodée, mentholée, etc. Le médecin, de son côté, se sert du même procédé pour pratiquer des attouchements sur les amygdales, le pharynx, la base de la langue, pour insensibiliser ces différents organes avant d'y porter le fer ou le feu.

Le badigeonnage se fait au moyen d'un simple tampon d'ouate monté sur une tige. Le tampon est imbibé de la solution indiquée, légèrement égoutté, puis promené sous le contrôle de la vue, sur les parties malades. Cette manœuvre nécessite une certaine énergie exempte de brutalité : une trop grande douceur engendre des réflexes nauséeux ; une vigueur trop marquée détermine de la douleur qui s'ajoute à la torture éprouvée déjà par le patient qu'elle était destinée à soulager.

Pansements externes, sangsues. — Pour amener une détente des phénomènes inflammatoires de la gorge on applique quelquefois des cataplasmes ou des pansements humides chauds autour du cou, ou quelques sangsues de chaque côté du larynx. Ces pratiques n'offrent rien de particulier.

Brossage. — On recourt encore, mais beaucoup plus rarement, au brossage de la muqueuse pharyngée. Cette manœuvre s'exécute au moyen d'un pinceau. Elle est destinée à déterger la muqueuse des produits sphacélés ou des matières pultacées qui l'encombrent parfois. On peut encore l'exécuter dans le lupus du pharynx ; elle constitue alors une bonne manœuvre thérapeutique, une véritable scarification.

Massage. — Le massage n'a que de rares indications. Il se fait à la main, avec un tampon d'ouate monté sur une tige mue par un moteur électrique, quand il faut exciter une muqueuse atone ou sèche (pharyngite atrophique, ou calmer un organe rendu excitable par l'état de nervosité du sujet qui le porte (hyperesthésie pharyngée).

Électricité. — L'électrisation avec des courants continus ou faradiques est utilisée dans les cas de parésie ou paralysie des muscles palatins consécutive aux angines.

La radiothérapie et la radiumthérapie ont été essayées sans grand succès d'ailleurs, au moins jusqu'à ce jour, dans les néoplasmes de l'arrière-gorge : la question est encore à l'étude.

MÉTHODES D'EXPLORATION

Contrairement à ce que l'on pense peu de praticiens généraux savent examiner convenablement l'arrière-gorge.

Quelques névropathes ou professionnels de la voix, chanteurs, orateurs, etc., habitués à se regarder eux-mêmes fréquemment dans un miroir, savent très bien montrer leur paroi pharyngienne, mais en général, pour inspecter une gorge, deux choses sont nécessaires : un bon éclairage et un abaisse-langue.

On se sert de la lumière du jour soit directement, en faisant ouvrir la bouche du sujet en face d'une fenêtre, soit mieux en reflétant la lumière du jour dans la gorge du sujet : c'est l'éclairage naturel. Nous l'employons quelquefois quand nous cherchons à apprécier la teinte véritable d'une muqueuse qui n'offre que des lésions légères.

Mieux vaut, dans la grande majorité des cas, utiliser une source d'éclairage artificielle, comme le gaz (bec

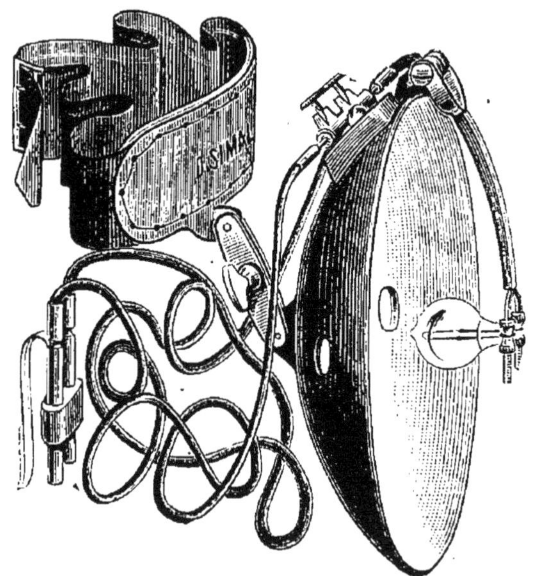

Fig. 8. — Miroir de Clar.

Auer ou ses analogues), l'acétylène, l'électricité, et sous ce rapport le miroir de Clar (fig. 8) ou le miroir frontal (fig. 9) ordinaire pour le gaz et la lumière du jour sont d'un emploi facile et courant.

Vous entendez à chaque instant les médecins généraux

commander ainsi au patient la manœuvre qui précède leur examen : « ouvrez la bouche et tirez la langue ». C'est ce qu'on peut qualifier de fausse manœuvre. Il faut

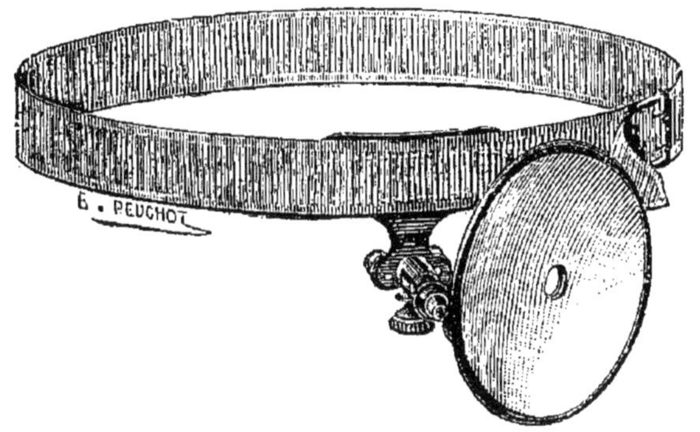

Fig. 9. — Miroir frontal.

au contraire recommander au sujet d'ouvrir la bouche en découvrant les dents, tout en laissant la langue immobile

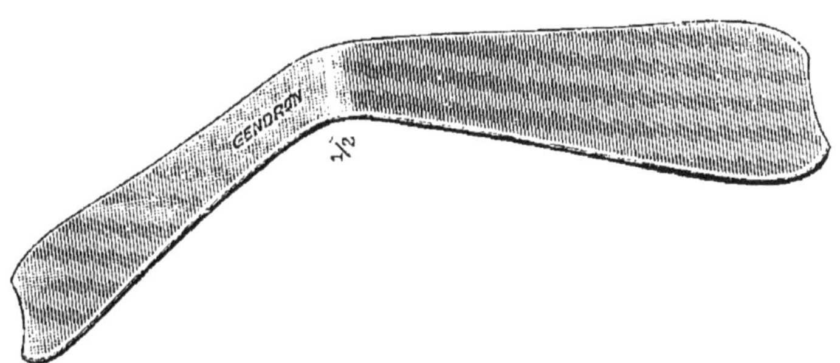

Fig. 10. — Abaisse-langue métallique stérilisable.

et inerte sur le plancher, *derrière l'arcade dentaire inférieure.*

Un abaisse-langue (fig. 10), spatule large, plate et rigide ou une simple cuillère déprime alors la partie étalée (1/3 antérieur) de la langue sans s'aventurer trop loin pour ne pas donner de réflexes nauséeux. De petites pressions successives et douces arrivent mieux à vaincre la résistance des muscles linguaux qu'une forte pression contre laquelle ils s'insurgent à plaisir.

On complète la dépression de la langue en priant le patient de respirer sans effort ou de prononcer la voyelle A qui relève le voile. On aperçoit ainsi la partie libre du voile, les piliers, la luette, les amygdales, la paroi buccale du pharynx, quelquefois, et plus spécialement chez les enfants, le bord libre de l'épiglotte.

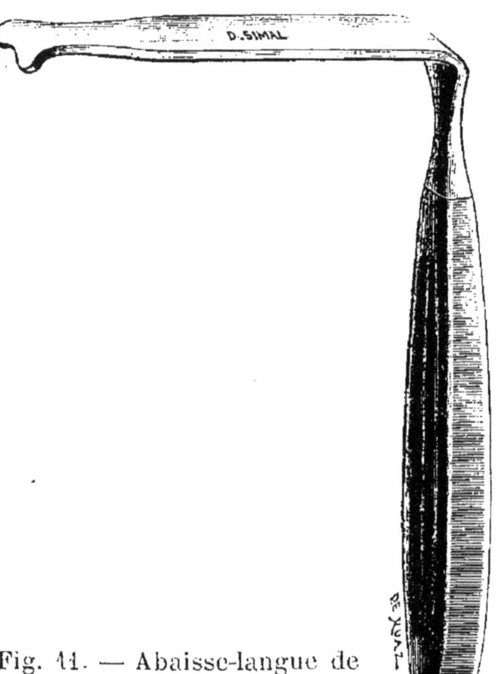

Fig. 11. — Abaisse-langue de Kirstein.

Pour compléter son examen, notamment pour explorer le fond de la loge amygdalienne, l'interstice des piliers (pôle supérieur de l'amygdale) la face postérieure du voile, on a recours au miroir laryngien ordinaire ou au miroir rhinoscopique, l'abaisse-langue étant toujours en place.

La base de la langue, les replis glosso-épiglottiques, les parois latérales du pharynx inférieur nécessitent une manœuvre identique à la laryngoscopie. Le malade tire la langue : on la lui maintient entre deux doigts au moyen d'un petit linge ou d'un mouchoir, et le miroir appuyé sur la paroi postérieure du pharynx, reflète l'image de ces différents organes.

Au moyen d'un abaisse-langue un peu plus long, mousse

et légèrement recourbé à son extrémité, monté sur un manche à angle droit (autoscope de Kirstein, fig. 11) on peut, en déprimant fortement en avant la base de la langue et en projetant dans ces parties un faisceau lumineux, examiner directement tout le pharynx inférieur, le vestibule du larynx et tout au moins la région postérieure de ce dernier organe.

Le stylet et le porte-ouate sont souvent de précieux auxiliaires pour juger de la profondeur des cryptes, de la dureté, de la conformation des néoplasmes ou des corps étrangers, etc., rencontrés à ce niveau.

Le toucher digital rend aussi de très grands services, il est fait avec un seul doigt, avec deux doigts ou avec les

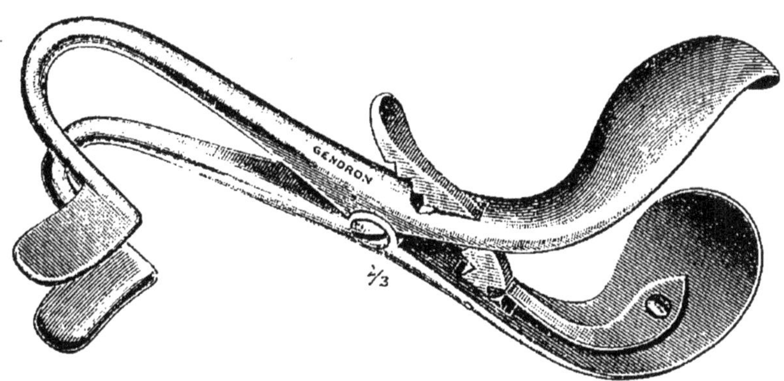

Fig. 12. — Ouvre-bouche d'O'Dwyer.

deux mains, placées l'une dans la bouche, l'autre extérieurement. Il permet de se rendre compte de l'étendue des lésions, de percevoir dans certains cas la fluctuation, la consistance d'une tumeur ou d'une ulcération, etc.

Chez les enfants il est parfois indispensable, pour faire un examen complet, et surtout pour opérer dans l'arrière-gorge, de maintenir la bouche béante au moyen d'un instrument spécial dont le modèle ci-contre (fig. 12),

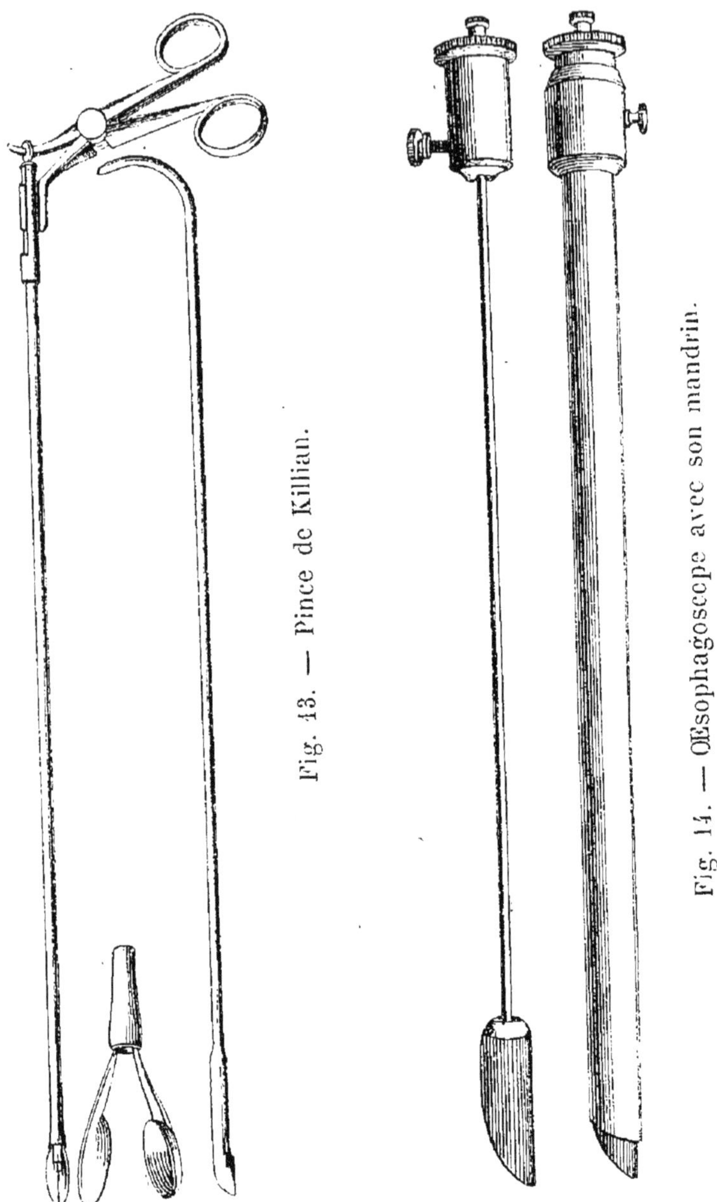

Fig. 13. — Pince de Killian.

Fig. 14. — Œsophagoscope avec son mandrin.

(ouvre-bouche de O'Dwyer) nous rend journellement les plus grands services.

Nous ne voulons pas terminer ce chapitre sans dire un

mot d'une méthode devenue classique aujourd'hui, bien que de date relativement récente, et qui est entrée dans le domaine de la spécialité, nous voulons parler de l'*exploration œsophagienne* par examen direct.

L'œsophagoscopie se pratique au moyen de tubes rigides et droits (fig. 14) qu'on introduit par la bouche, le sujet étant couché sur le côté droit, et ayant la tête fortement

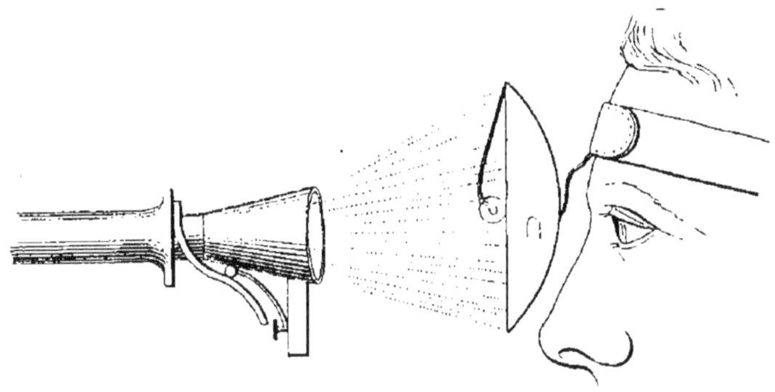

Fig. 15. — Éclairage du tube œsophagoscopique ou bronchoscopique à l'aide du miroir de Clar.

défléchie en arrière et maintenue par un aide. Cette manœuvre est précédée de l'insensibilisation de l'arrière-gorge et de la partie supérieure de l'œsophage : elle est assez facile à exécuter ; la seule difficulté consiste à franchir le canal au niveau de l'anneau cricoïdien. Un mandrin qui passe dans le tube et dépasse son extrémité, permet l'introduction sans léser la muqueuse.

On adapte ensuite à l'extrémité extérieure un entonnoir qui concentre les rayons lumineux que l'opérateur, muni d'un simple miroir frontal de Clar, envoie à l'intérieur du tube et jusque dans l'œsophage dont il éclaire parfaitement les parois.

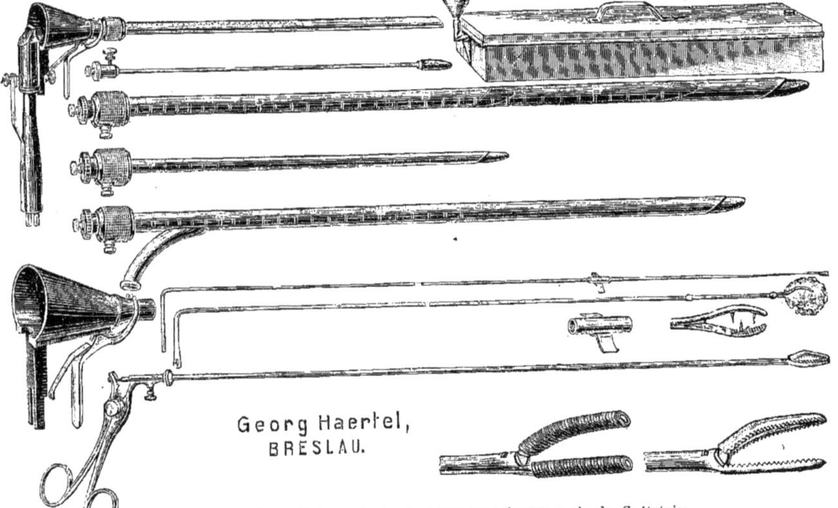

Fig. 16. — Tubes et pinces pour œsophagoscopie de Gottstein.

PATHOLOGIE

ANGINES CATARRHALES AIGUES

Dans les angines catarrhales nous rangeons les angines : 1° *érythémateuse*, 2° *pemphygoïde*, 3° *pultacée*.

1° Angine érythémateuse. — On désigne ainsi une inflammation catarrhale superficielle de la muqueuse de l'arrière-gorge.

Elle s'annonce par un peu de malaise, une dysphagie très intense et se traduit objectivement par une rougeur localisée plus particulièrement à la base du pilier antérieur, dans l'angle que fait ce pilier avec la langue, et sur le voile du palais. A la rougeur se joint parfois un semis de petites érosions blanchâtres rappelant un peu l'aspect des aphtes.

Cette affection, qui survient de préférence au printemps et à l'automne, après une absorption de fraises ou de mets épicés, et chez les gens qui ont des dents en mauvais état, est justiciable de gargarismes alcalins et d'un régime au lait, et viandes blanches :

Dans quelques cas, elle est plus étendue, plus tenace, récidive à deux ou trois reprises successives, et diffère un peu d'aspect. Les érosions, en plus grand nombre, envahissant la voûte palatine, la face interne des joues, sont recouvertes d'une mince pellicule qui s'enlève avec facilité et entourées d'un petit liséré circiné : c'est alors un véritable érythème polymorphe de la muqueuse buccale. Le même traitement lui est applicable. Nous nous trouvons très bien, dans l'un comme dans l'autre cas, du gargarisme suivant qui calme la douleur.

Gargarisme avec :

Borate de soude	āā 3 à 6 grammes.
Bromure de potassium.	
Glycérine neutre.	50 —
Décoction de guimauve ou de feuilles de coca.	250 —

Qu'on emploie coupé avec moitié eau tiède ayant bouilli.

2° Angine pemphygoide. — On désigne sous ce nom l'apparition de bulles pemphygoïdes sur le voile du palais. — L'affection est aiguë ou chronique.

A. Dans le premier cas, elle évolue sans symptômes généraux, à l'état isolé, et se traduit par une simple cuisson révélatrice de la production d'une grosse bulle de sérosité ou de sang. Cette dernière apparaît sur la luette ou au-dessus d'elle, à la face inférieure du voile.

La durée de cette bulle est éphémère ; elle crève, laisse couler son contenu et ne se présente plus que comme une surface recouverte d'une épaisse pellicule blanchâtre, ridée, qu'on soulève facilement et sous laquelle la muqueuse apparaît légèrement excoriée.

Pas d'adénopathie, guérison en quatre ou cinq jours, récidive possible.

B. Quand l'affection évolue à l'état chronique, elle se

montre comme prélude, quelques mois avant, ou comme conséquence d'un pemphygus généralisé à la peau, aux conjonctives et à la pituitaire.

Dans ce cas, les bulles sont plus nombreuses, confluentes, se succèdent sans interruption, et sous la pellicule qui les recouvre une fois vidées, la muqueuse est sanieuse ; la cicatrisation de chacune d'elles s'opère d'ailleurs sans laisser de traces, qu'il s'agisse d'un cas aigu ou chronique.

Contre les cas chroniques, on doit se contenter de pallier la douleur, la sensation de brûlure par des attouchements ou des gargarismes anesthésiants (voir angine érythémateuse).

3° Folliculite aigue. Angine pultacée. — On désigne ainsi une inflammation diffuse de l'arrière-gorge, caractérisée par de la rougeur, du gonflement et un enduit blanchâtre occupant la région amygdalienne, le tout accompagné, au moins au début, de phénomènes généraux intenses.

L'affection débute par un malaise, de la courbature, une forte fièvre, puis bientôt une sensation de sécheresse et de brûlure du fond de la gorge, sensation qui fait rapidement place à une dysphagie violente, exagérée par tous les mouvements de l'arrière-gorge (parole, déglutition). Le malade évite de remuer le cou, sa voix devient amygdalienne, il n'ose même pas avaler sa salive.

A l'examen de la gorge, on note, le premier jour, une rougeur diffuse et une tuméfaction du voile, des piliers et des amygdales. Dès le lendemain apparaissent sur les tonsilles volumineuses, rouges, des dépôts blanchâtres, pultacés, principalement aux orifices cryptiques. L'enduit s'enlève facilement mais se reproduit assez vite ; l'haleine est quelquefois fétide, la salivation exagérée.

L'affection dure de quatre à cinq jours, évolue sur une amygdale, puis sur l'autre, ou sur les deux en même temps. Elle s'accompagne parfois, chez l'enfant principalement, d'adénite cervicale et de torticolis, et on la voit se compliquer d'abcès périamygdaliens (fréquent), de poussées rhumatismales, d'endocardite, d'otite, d'adénite suppurée, de paralysie du voile, d'orchite, etc.

L'angine pultacée, bénigne par elle-même, a pour causes principales, le refroidissement, les suppurations nasales ou naso-pharyngiennes, l'obstruction nasale. Elle récidive avec facilité.

Au début, et même quand le mal est confirmé, un seul attouchement des parties malades au chlorure de zinc au 30e arrête fréquemment la marche de l'affection. On ordonne ensuite des gargarismes émollients, tels que celui-ci :

Benzoate ou borate de soude. . . . } Antipyrine ou bromure de potassium. }	4	grammes.
Alcool de menthe	5	—
Glycérine neutre	50	—
Décoction de feuilles de coca.	450	—

Un purgatif salin et quelques cachets de salol (0 gr., 50 par jour) quand la déglutition est possible, activent la guérison.

ANGINES PSEUDO-MEMBRANEUSES

Nous rangeons dans cette classification : 1° les *angines herpétiques ;* 2° la *diphtérie* de l'arrière-gorge ; 3° les autres angines *pseudo-membraneuses non-diphtéritiques*.

1° ANGINE HERPÉTIQUE. — On appelle ainsi une inflammation aiguë de l'arrière-gorge caractérisée par l'apparition de vésicules herpétiques sur cette région.

Sans cause déterminante autre qu'une prédisposition individuelle, un sujet est pris brusquement de fièvre violente, 39 à 40°, de malaise, de frissons, de nausées, de courbature, accompagnés de brûlure à la gorge, puis de douleur violente empêchant toute alimentation. Le lendemain, apparaissent à la surface rouge et enflammée de la muqueuse palatine, amygdalienne ou pharyngienne, des vésicules remplies de sérosité, isolées ou groupées par 6 ou 7, et dont l'existence n'est qu'éphémère. Ces vésicules se rompent ; une mince pellicule blanchâtre en recouvre l'emplacement ; la muqueuse avoisinante est rouge, le contour de la vésicule s'en distingue par un petit liséré plus foncé.

L'affection dure trois ou quatre jours, quelquefois moins, d'autres fois des poussées successives prolongent l'affection, puis la fièvre cesse brusquement, la douleur disparaît et le malade a recouvert la santé sans convalescence aucune.

On a vu, dans quelques cas, une inoculation diphtérique se faire au niveau des vésicules d'herpès et en assombrir le pronostic.

Le traitement consiste dans l'emploi de dérivatifs intestinaux et, localement, dans l'usage de gargarisme alcalins (borax-bromure), comme dans l'angine pultacée.

2° ANGINE DIPHTÉRIQUE. — On désigne ainsi une inflammation aiguë de l'arrière-gorge due à la pullulation du bacille de Klebs-Loeffler et à la résorption de toxines élaborées par cet agent microbien.

Cette angine est infectieuse, épidémique et contagieuse. Elle se manifeste par l'apparition de fausses membranes sur la muqueuse envahie. Au niveau de ces fausses membranes se multiplient en grand nombre les bacilles spécifiques ; ces derniers engendrent des toxines, qui, absorbées par l'organisme, constituent des poisons violents. La maladie est donc locale avant de devenir générale. Elle est plus fréquente chez les enfants.

Le bacille de Klebs-Loeffler est facile à déceler par culture à 37°, pendant seize à dix-huit heures, sur sérum gélatinisé. Il vit dans la gorge à l'état isolé ou associé à d'autres microbes pathogènes.

L'angine à laquelle il donne lieu évolue à des degrés très variables suivant la virulence du microbe, le terrain sur lequel il est implanté, les associations microbiennes dont il est entouré.

A. Dans une première forme l'affection évolue sans grande réaction générale. Le sujet se plaint, pendant plusieurs jours, d'abattement, d'inappétence, de fatigue, de légère courbature, d'un peu de fièvre ; sa face pâlit rapidement, puis l'on voit se déclarer, en même temps qu'un assez léger mal à la gorge, une adénopathie sous-maxillaire des plus manifestes.

A l'examen de la gorge il n'existe, le premier jour, qu'un peu de rougeur, puis apparaissent bientôt une ou plusieurs pellicules blanchâtres, d'abord translucides, ensuite plus foncées qui s'étendent petit à petit et cachent la muqueuse sous-jacente. Ces pellicules, très adhérentes, occupent le voile, les amygdales, les piliers du voile, les replis glosso et ary-épiglottiques, l'épiglotte elle-même et s'étendent parfois jusque dans l'intérieur du larynx; on les voit d'autres fois descendre du naso-pharynx où elles ont leur siège primitif occupant alors au début l'amygdale naso-pharyngienne.

Quand on les enlève avec précaution, la muqueuse apparaît un peu saignante, mais non ulcérée; elles se reproduisent rapidement.

A cette période où l'organisme n'est pas encore fortement infecté, le sujet peut entrer en convalescence, ou l'intoxication fait des progrès et l'affection, qui revêtait primitivement des allures bénignes, devient plus sérieuse.

B. Dans les cas d'angine infectieuse, les phénomènes généraux prennent souvent dès le début, une plus grande intensité. La fièvre est vive, l'haleine devient fétide et l'albuminurie qui n'est qu'insignifiante dans les cas bénins, quand elle existe, devient ici très marquée. Les fausses membranes n'offrent de caractéristique que leur tendance à une diffusion rapide (croup, diphtérie nasale ou oculaire).

En quelques jours le sujet peut être emporté malgré les soins les plus rapides et le traitement le mieux approprié.

La forme bénigne correspond habituellement à l'angine monomicrobienne, la forme maligne à l'association des streptocoques ou autres microcoques divers au bacille de Klebs-Loeffler.

Cette association exalte la virulence des unes et des autres bactéries.

Les principales complications de l'angine diphtérique sont l'extension de la maladie aux organes du voisinage avec ses conséquences, spécialement au larynx (asphyxie), les adéno-phlegmons, les arthrites suppurées ou non, la myocardite (mort subite), la néphrite aiguë, les névrites périphériques locales (paralysie du voile du palais, de l'œsophage, de la langue), ou à distance (muscles de l'œil, du diaphragme, sphincters, cœur, bulbe).

Depuis l'introduction de la sérothérapie, le pronostic s'est singulièrement amendé. Toutefois nous sommes fermement convaincus que l'examen bactériologique seul ne suffit pas pour affirmer le diagnostic de diphtérie : l'examen clinique doit le corroborer. On est d'ailleurs quelquefois obligé, dans la pratique, de tenir compte uniquement des données fournies par ce dernier. C'est elles qui guident le praticien dans l'opportunité d'appliquer ou non la sérothérapie avant de connaître les résultats de l'ensemencement bactériologique.

Le traitement actuel et efficace dans la grande majorité des cas, consiste, depuis les découvertes de Behring, de Roux et Yersin, dans les injections de sérum antidiphtérique à une dose variant de 10 à 40 centimètres cubes suivant les cas. Il doit être appliqué de très bonne heure ; grâce à lui, on voit, en quelques heures, les fausses membranes se détacher et tomber, l'état général se relever et la convalescence s'établir très rapidement.

Comme adjuvants on isolera le malade, on l'alimentera et on le tonifiera pour soutenir ses forces.

Les quelques accidents produits de temps à autre par le sérum (arthropathies, érythèmes, troubles circulatoires), sont plus bruyants que sérieux.

Si l'affection avait envahi le larynx et produisait de l'asphyxie on recourrait à l'intubation ou à la trachéotomie.

L'électrisation et les injections de sérum sont indiquées contre les paralysies post-diphtériques.

3° Angines pseudo-membraneuses non diphtériques. — Cette affection est caractérisée par l'apparition de fausses membranes épaisses dans l'arrière-gorge, sans participation du bacille de Klebs-Loeffler à leur élaboration.

Elle évolue au milieu d'un état fébrile en général peu prononcé et très court. La douleur à la gorge est moindre que dans la diphtérie; l'état général est également moins atteint.

Localement on observe des fausses membranes confluentes qui entourent de préférence, comme un doigt de gant, la partie libre du voile, les piliers et l'amygdale. Ces fausses membranes se détachent d'un seul bloc et ont peu de tendance à se reformer, ou du moins, si elles reparaissent, elles ont une épaisseur et une consistance moindre que la première fois.

Il n'y a pas d'espèce microbienne spécifique de cette affection ; on y rencontre des staphylocoques, des streptocoques, du coli-bacille.

On peut, comme dans la diphtérie, observer à sa suite, de l'extension aux organes voisins (naso-pharynx, larynx) des paralysies du voile, mais plus spécialement des adénophlegmons du cou et des abcès rétro-pharyngiens.

Il sera institué contre cette maladie un traitement général (lait, œufs), et un traitement local (détachement des fausses membranes dès qu'elles seront mobiles), attouchement de la muqueuse sous-jacente avec un topique tel que le suivant :

Salicylate de soude.	2 grammes.
Alcool de menthe	X gouttes.
Chlorhydrate de cocaïne.	0gr,20
Glycérine neutre	15 grammes.

et des injections détersives : eau boro-oxygénée au 1/5 ou carbonatée simple stérile.

ANGINES ULCÉREUSES

Dans les angines aiguës ulcéreuses, nous étudierons successivement : 1° l'*angine lacunaire ulcéreuse aiguë simple ;* 2° l'*angine ulcéro-membraneuse ;* et 3° les *angines gangréneuses.*

1° Angine lacunaire ulcéreuse aiguë. (De Moure). — Nous désignons ainsi une forme spéciale d'amygdalite caractérisée par l'existence de vastes cratères ulcéreux évoluant à la manière d'une affection aiguë sur le tissu amygdalien lui-même.

Cette maladie apparaît d'ordinaire dans l'adolescence chez les sujets un peu débilités. Elle est la conséquence de l'infection microbienne d'une *amygdalite lacunaire enkystée,* latente jusque là, et de la rupture de la poche lacunaire. Les microbes qui la déterminent sont variés (staphylocoques, bacilles longs et grêles indéterminés).

Le début en est insidieux. Quand le malade éprouve de la gêne à la déglutition il est déjà porteur, au niveau de l'amygdale, d'une vaste ulcération, d'aspect grisâtre, recouverte de magma caséeux très facile à enlever avec le porte-ouate, laissant à nu une surface sanieuse rougeâtre, anfractueuse, formée de petites fongosités. Les bords de l'ulcère sont nets, non infiltrés, taillés à pic. Le reste de l'amygdale n'est nullement enflammé, il n'est pas augmenté de volume. La même amygdale porte quelquefois deux ou trois ulcères se rejoignant par leur profondeur.

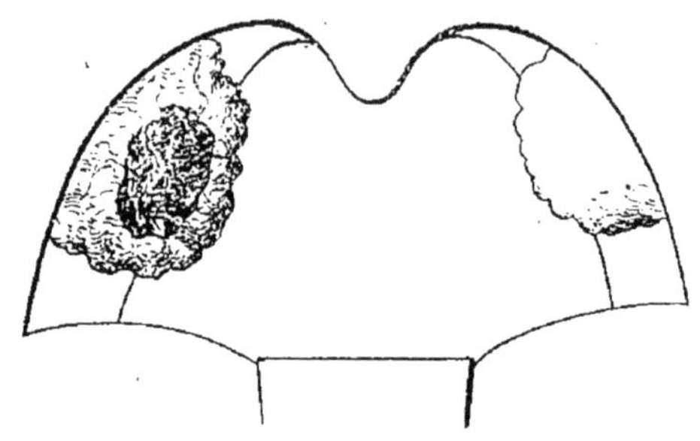
Fig. 17. — Amygdalite lacunaire ulcéreuse (2e stade).

L'haleine est un peu forte, les ganglions sont peu ou pas pris ; la muqueuse buccale est intacte. L'affection abandonnée à elle-même se déterge en cinq ou six jours ; l'ulcération se cicatrise ensuite petit à petit en laissant une grosse perte de substance sur l'amygdale.

On active singulièrement la guérison par un écouvillonnage sérieux du fond de l'ulcère au chlorure de zinc au 1/30 ou à l'eau boro-oxygénée à 12 volumes, par l'emploi de gargarismes alcalins, d'un régime aux œufs, lait, eau de Vichy et par une abstention absolue de fumer.

2° Angine ulcéro-membraneuse (de Vincent). — On doit entendre sous ce nom la localisation à l'isthme du pharynx (amygdales, piliers, voile) de la stomatite ulcéro-membraneuse.

Vincent a eu le mérite d'en étudier le premier la flore microbienne, mais il n'en connaissait au début, que la période pré-ulcéreuse, puisqu'il la présentait sous le nom d'angine diphtéroïde. Bergeron, il y a cinquante ans, l'avait très bien décrite.

Comme la stomatite ulcéro-membraneuse, l'angine de même nom reconnaît pour cause la pullulation de bacilles fusiformes et de spirilles. A ces bactéries s'adjoignent souvent des micrococques divers.

Elle passe par deux phases successives : la *période pseudo-membraneuse* et la *période ulcéreuse*.

Chez un individu placé dans de mauvaises conditions hygiéniques, fatigué, ou porteur d'une dent de sagesse en évolution, apparaît sans symptômes généraux graves autres qu'un peu de fièvre, de l'abattement, de l'inappétence, une douleur assez vive à l'arrière-gorge s'accompagnant d'une adénopathie légère, mais douloureuse, sous le maxillaire inférieur.

En même temps l'haleine devient fétide, la langue saburrale.

A l'examen de l'arrière-gorge on constate l'existence d'une fausse membrane d'abord mince, translucide, puis grisâtre, occupant la surface de l'amygdale et s'étendant sur les piliers palatins et la paroi postérieure du pharynx. La muqueuse environnante est rouge, un peu tuméfiée sur tout l'isthme. Enlevez cette fausse membrane, elle résiste, mais sous elle la muqueuse présente déjà une excoriation sanieuse qui, les jours suivants, se creusera en profondeur, au point de détruire une grande partie des piliers et du tissu amygdalien.

L'ulcération est alors constituée ; elle est taillée en biseau, le fond est rempli de détritus saignants difficiles à détacher. La fausse membrane qui la recouvrait se reproduit rapidement.

Le sujet est affaibli, pâle, sa bouche infecte, par conséquent l'haleine est fétide ; la douleur à la déglutition est assez marquée, la fièvre nulle ou légère.

Abandonnée à elle-même l'affection traîne en longueur et peut devenir dangereuse, surtout chez les enfants. La stomatite ulcéro-membraneuse est susceptible de la précéder, de l'accompagner ou de la suivre, aggravant encore le pronostic qui d'ordinaire est cependant bénin.

Comme la stomatite de même nom, l'angine ulcéro-membraneuse est justiciable du traitement au chlorate de potasse qui est le vrai spécifique de cette affection. On l'emploie en gargarismes et en comprimés qu'on laisse fondre dans la bouche (3 à 4 par jour). Certains auteurs préconisent les attouchements à la teinture d'iode (Vincent) au bleu de méthylène (Lermoyez).

Pendant le traitement le malade sera soumis à une bonne hygiène et à une alimentation alcaline (lait, œufs, viandes blanches, eau de Vichy). La guérison ne demande en général pas plus de cinq à six jours. Il est souvent indispensable de soustraire le malade au milieu infecté de l'hôpital et de le faire vivre au grand air.

3° Angines gangréneuses. — Sous ce titre, nous englobons toutes les inflammations aiguës, ulcéreuses, de l'arrière-gorge, qui amènent une mortification rapide des tissus, s'accompagnent d'un état général très défectueux et qui n'entrent pas dans les formes décrites précédemment.

Les angines gangréneuses, très graves d'ailleurs, apparaissent soit primitivement, soit consécutivement à une lésion antérieure de l'arrière-gorge ou à une fièvre infectieuse (rougeole, typhoïde, mais surtout scarlatine et diphtérie) chez des sujets profondément débilités.

Primitives, elles peuvent débuter à grand fracas, par

un état typhique, ou au contraire, d'une façon absolument insidieuse, par une simple gêne à la déglutition.

L'organe sur lequel va évoluer la gangrène se tuméfie, prend par place, une teinte livide, puis s'ulcère. Quand l'ulcération est formée elle s'étend rapidement ; à sa surface, on voit pendre des débris de tissu sphacélé, grisâtre, adhérent. La gangrène s'étend de proche en proche sans rien respecter. Toute l'arrière-gorge n'est plus qu'une plaie livide où les organes ne sont plus reconnaissables.

L'haleine est horriblement fétide, la déglutition très pénible, l'état général baisse rapidement, souvent quoi qu'on fasse. Des symptômes d'intoxication ne tardent pas à apparaître, pétéchies, albuminurie, sueurs profuses, pouls petit, et le malade succombe bientôt après quinze, vingt, trente jours de maladie, à moins qu'une hémorragie foudroyante, causée par le sphacèle d'un gros vaisseau, n'ait déjà entraîné une mort rapide.

Il n'existe pas de microbe spécifique de cette affection : dans des cas analogues nous avons rencontré du pneumocoque, du streptocoque, du coli-bacille.

Le pronostic est des plus sombres, on devra néanmoins lutter dès le début pour maintenir les forces du sujet et le mettre à même de résister.

Localement on fera faire des lavages fréquents avec des antiseptiques variés, notamment avec de l'eau oxygénée coupée de 2/3 d'eau stérilisée. On devra toucher les parties malades avec du chlorure de zinc 1/50, de la teinture d'iode, de la glycérine phéniquée à 1/5 ou 1/3, etc. On administrera à l'intérieur des toniques (quinquina, champagne, caféine) une nourriture substantielle, mais liquide, à cause de la difficulté à la déglutition.

Malgré tous ces soins on aura malheureusement bien souvent l'occasion de déplorer la mort du sujet qui était porteur d'angine gangréneuse.

ABCÈS

Abcès amygdaliens et péri-amygdaliens. — Abcès de la base de la langue. — Abcès rétro-pharyngiens.

ABCÈS AMYGDALIENS ET PÉRI-AMYGDALIENS

On entend par là l'inflammation suppurative du tissu amygdalien lui-même ou du tissu cellulaire qui avoisine la loge amygdalienne.

Qu'il s'agisse de l'une ou de l'autre de ces formes les causes en sont identiques; le refroidissement, les poussées d'angine en déterminent le développement : celui-ci est favorisé moins par le volume des tonsilles que par l'existence de cryptes profondes (pôle supérieur principalement) les sillonnant et d'adhérences les fixant aux piliers du voile palatin.

L'infection s'annonce par des frissons, un peu de fièvre, du malaise, de la courbature, une sécheresse puis une cuisson violente à l'arrière-gorge. Les sensations douloureuses se localisent rapidement au côté qui doit être atteint; il survient de l'adénopathie sous-maxillaire, une dysphagie intense, du nasonnement et souvent du reflux des aliments solides par les fosses nasales ; le malade tient sa tête immobile, évite de parler, laisse s'écouler hors de la bouche une salive abondante; un peu plus tard si l'affection évolue, il présente de la difficulté à ouvrir la bouche (trismus).

Quand on examine le patient dans les premiers jours

de sa maladie du 1er au 4e ou 5e, il est facile de localiser le point de départ de la suppuration : on constate alors que l'abcès est *intra-amygdalien*, *antérieur*, *postérieur*, *externe* ou *inférieur* à l'amygdale. Plus tard cette distinction ne serait plus possible, le pus ayant de la tendance à occuper toute la périphérie de la loge et à bomber vers sa partie antéro-supérieure.

Pour plus de clarté, nous adopterons la classification établie par l'un de nous (Moure).

L'abcès intra-amygdalien se reconnaît à l'augmentation de volume de la glande, à sa rougeur, à la disparition des cryptes, au refoulement des piliers antérieur et postérieur qui peuvent être légèrement enflammés, mais non œdématiés, enfin à la douleur vive provoquée par le toucher au niveau de l'amygdale.

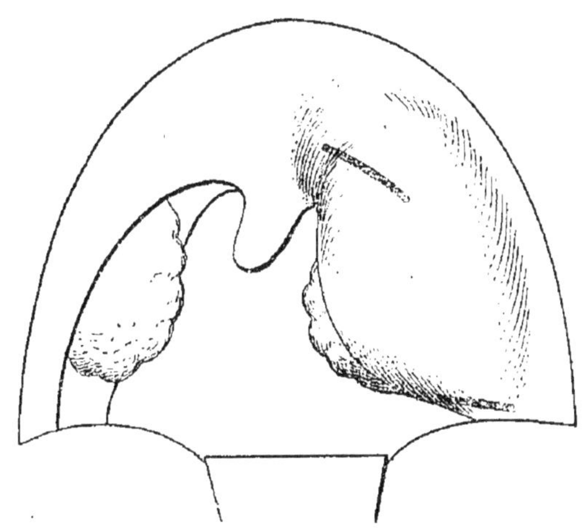

Fig. 18. — Abcès péri-amygdaliens antérieur et inférieur (tracés de l'incision dans les deux cas).

L'abcès péri-amygdalien antérieur, le plus fréquent, se collecte dans l'espace cellulaire situé au-dessus de la glande. Le pilier antérieur est tuméfié à sa naissance sur le voile, le voile lui-même est enflammé, immobilisé, œdématié et bombe en avant. L'amygdale, à peine rouge, est refoulée en bas, en arrière et en dedans.

L'abcès postérieur se traduit par *une tuméfaction et une rougeur très manifeste du pilier postérieur*, qui prend l'aspect boudiné et repousse au-devant de lui l'amygdale et le pilier antérieur sain ; le voile lui-même paraît porté en avant par simple refoulement.

L'abcès externe, plus rare que les formes précédentes, est aussi plus grave. Il se traduit par une tuméfaction externe cervicale très prononcée, avec immobilisation rapide du cou, inclinaison de la tête du côté malade et trismus. Les symptômes généraux sont très accusés. L'amygdale est refoulée en dedans, mais saine, les piliers sont à peine tuméfiés, le voile à peine infiltré. Toute la loge amygdalienne est portée en dedans. L'attouchement du fond de la gorge est douloureux, mais moins que la palpation externe. L'irruption de ce pus à travers l'aponévrose pharyngée, autour du paquet vasculo-nerveux, constitue le phlegmon latéro-pharyngien.

L'abcès inférieur. — Le pus siège entre les amygdales palatine et linguale, en arrière de la partie inférieure du pilier antérieur. Ce pilier est refoulé en avant, rouge et infiltré, l'amygdale projetée en haut. La tuméfaction et l'œdème s'étendent fréquemment, sans toucher à la langue, à la paroi latérale du pharynx et aux replis ary-épiglottiques.

A quelque forme qu'on ait affaire, le pus existe dès le deuxième ou troisième jour, il met souvent huit, douze et même quinze jours pour chercher à s'ouvrir spontanément, exception faite de l'abcès externe qui n'y arrive pour ainsi dire jamais.

Complications. — Si on diffère l'ouverture des abcès amygdaliens on peut observer une série de complications que nous rangeons sous trois chefs :

Infection (ictère, rhumatisme, méningite, pneumonie, myocardite) ;

Gêne mécanique (asphyxie par œdème ou paralysie de l'épiglotte, par irruption de pus dans les voies aériennes) ;

Lésions du voisinage (phlébite de la jugulaire, ulcération d'un gros vaisseau et hémorragie).

Traitement. — La possibilité de ces complications dicte la conduite du praticien : le pus doit être évacué le plus tôt possible. Nous pratiquons cette évacuation au galvanocautère, parce qu'à l'époque où nous intervenons l'emploi du bistouri serait dangereux vu l'épaisseur des tissus enflammés à traverser ; parce que le galvano est un instrument toujours aseptique qui fait l'hémostase à mesure qu'il s'enfonce dans les tissus ; parce que l'orifice ainsi créé persiste pendant cinq à dix jours, c'est-à-dire tout le temps nécessaire à une guérison complète.

La région est cocaïnisée et adrénalisée ; la pointe du galvano est ensuite portée suivant le cas, en plein tissu amygdalien (abcès intra-amygdalien) ou à 1 centimètre, 2 ou même 3 en dehors du bord libre du voile, dans la région sus-amygdalienne (abcès supérieur), sur la face antérieure du pilier postérieur, en arrière de l'amygdale (abcès postérieur) entre la base de l'amygdale et la langue, de dedans en dehors, à travers le pilier antérieur (abcès inférieur). Si on est en présence d'un abcès externe la difficulté sera plus grande, car la zone est rendue dangereuse par la présence des gros vaisseaux du cou qui cependant sont refoulés d'ordinaire par le pus et l'infiltration à plus de 3 centimètres en dehors de l'amygdale. Le galvano[1] dans ce cas, sera plongé en pleine amygdale qu'il traversera de part en part, de dedans en dehors, d'avant en arrière en se dirigeant obliquement vers le 1/3 supérieur. Après avoir pénétré de 2 centimètres et demi à 3 centimètres si on n'a pas rencontré de pus, on s'arrêtera ; on essaiera avec la sonde cannelée de rechercher la collection purulente au-dessus et au-dessous de l'incision galvanique. Si on ne trouve rien, on se bornera à ces manœuvres qui facilitent fréquemment l'issue du pus le soir ou le lendemain de l'intervention. Dans le cas où les phénomènes infectieux persisteraient on serait autorisé à pratiquer une ouverture par voie externe.

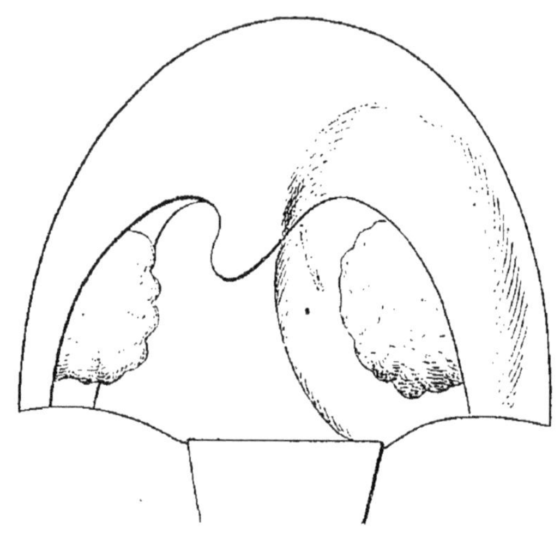

Fig. 19. — Abcès péri-amygdalien postérieur (tracé de l'incision).

Même quand on a donné issue au pus avec le galvano, il est bon de s'armer d'une sonde cannelée pour dilacérer les tissus autour de la loge purulente afin de faciliter l'évacuation de collections avoisinantes, s'il en existe.

On agirait de même pour les abcès chroniques si on en observait dans ces régions.

[1] A la rigueur le galvano peut être remplacé par une fine pointe de thermo-cautère, maniée avec précaution pour éviter les brûlures par rayonnement.

Le traitement consécutif consiste à ordonner des inhalations et des gargarismes émollients et calmants et à s'assurer que l'orifice qu'on a créé reste bien perméable. Tout autre traitement consécutif est inutile si l'abcès a été convenablement ouvert.

ABCÈS DE LA BASE DE LA LANGUE

Ces abcès siègent au niveau de l'amygdale linguale dans le tissu amygdalien lui-même, ou dans l'épaisseur des muscles linguaux.

L'amygdale linguale est fréquemment le siège d'inflammations catarrhales qui donnent lieu à tous les phénomènes d'une angine aiguë ; ils ne s'en distinguent que par une douleur vive, réveillée à la pression, au niveau des grandes cornes de l'os hyoïde et par une difficulté très prononcée de la phonation. Il faut le secours du laryngoscope pour affirmer l'existence de l'affection et pouvoir constater la rougeur et l'inflammation de la région.

L'abcès de l'amygdale linguale n'est que l'exagération de ces divers symptômes. Il débute comme un abcès de l'amygdale palatine ; quand il est confirmé, il détermine un empâtement de la langue, des modifications dans l'articulation des mots, parfois même de la gêne mécanique de la respiration.

A l'inspection, rien d'anormal dans l'isthme du gosier ; toutefois l'abaissement de la langue est douloureux et cet organe se meut difficilement. Au miroir, la base de la langue est tendue, rouge, lisse ; plus tard, on peut observer de l'œdème des replis et de l'épiglotte assez accentué pour gêner la respiration et nécessiter une trachéotomie d'urgence.

Le toucher est très douloureux, les complications à redouter sont l'œdème du vestibule laryngé et l'infiltration de la région sous-linguale.

L'ouverture de l'abcès, au galvano de préférence, doit être faite dès que le diagnostic est établi ; même traitement qu'après l'ouverture des abcès amygdaliens buccaux.

Nous avons eu l'occasion d'ouvrir quelques abcès siégeant profondément dans les muscles de la base de la langue, en dehors de toute amygdale linguale. L'évolution de la maladie avait été identique à celle décrite ci-dessus, le traitement appliqué fut le même et suivi de guérison trois à quatre jours seulement après l'évacuation de la collection purulente qui était particulièrement fétide.

S'il existait un abcès chronique au même niveau (le cas est très rare), on en agrandirait l'ouverture et on écouvillonnerait la poche avec des liquides antiseptiques et irritants.

En cas d'insuccès on serait autorisé à pratiquer une transhyoïdienne afin de pouvoir faire un curetage minutieux du foyer abcédé. Cette opération devra surtout être réservée aux suppurations chroniques d'origine kystique, kystes suppurés du canal de Bochdaleck.

ABCÈS RÉTRO-PHARYNGIENS

On désigne ainsi des collections purulentes, circonscrites au début, occupant le tissu cellulaire qui entoure le pharynx.

Ces abcès siègent dans une cavité virtuelle limitée en arrière par l'aponévrose prévertébrale, en avant par la paroi pharyngienne, et de chaque côté par le feuillet aponévrotique de Charpy. Cet espace est cloisonné sur la ligne médiane, au niveau du pharynx nasal seulement, par un accolement de l'aponévrose pharyngienne à l'aponévrose prévertébrale (c'est ce qui explique pourquoi les abcès rétro-pharyngiens supérieurs sont toujours latéraux, au début tout au moins). On a ainsi deux loges dont chacune renferme le ou les ganglions de Gillette.

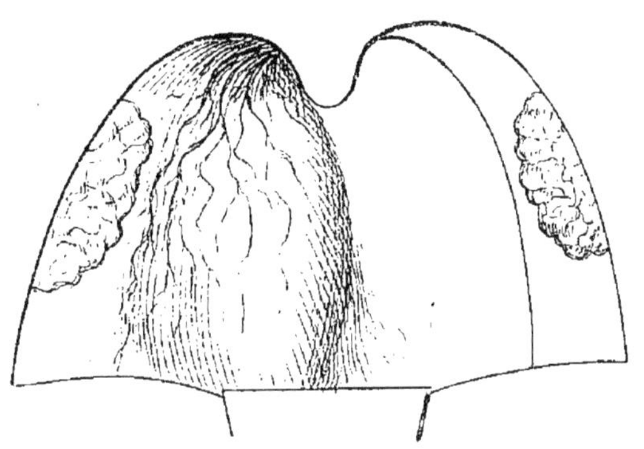

Fig. 20. — Abcès rétro-pharyngien latéral.

L'abcès est chaud ou froid, ce dernier est presque toujours tuberculeux et symptomatique d'une carie vertébrale. L'abcès chaud reconnaît pour cause une lésion inflammatoire de quelque nature qu'elle soit, venant du nez, du naso-pharynx ou de la trompe, organes dont les lymphatiques aboutissent aux ganglions de Gillette.

Il se décèle par de l'enchifrènement d'abord, puis des symptômes généraux (fièvre, abattement) auxquels se joignent bientôt de la gêne respiratoire, des accès de suffocation, des troubles de la déglutition, de l'immobilisation de la tête.

Chez l'adulte on voit survenir rapidement de l'adénopathie sous-angulo-maxillaire.

A l'examen, on constate une tuméfaction lisse, arrondie, de la paroi postérieure du pharynx, s'étendant parfois jusqu'à l'entrée de l'œsophage et même tout le long de ce conduit. Au toucher on sent la fluctuation.

L'affection a une marche rapide, surtout s'il s'agit d'un

abcès médian ; ce dernier peut s'ouvrir spontanément et entraîner l'asphyxie ou se compliquer d'œdème du larynx et de syncope.

Un abcès rétro-pharyngien peut devenir latéro-pharyngien par destruction de l'aponévrose latérale.

L'évacuation est le seul traitement à lui appliquer. On est souvent étonné de la grande quantité de pus contenue dans de tels abcès.

Cette évacuation se fait au bistouri, ou mieux au galvano-cautère, soit directement, soit après ponction et aspiration du pus.

Si l'abcès bombait fortement au dehors, il serait indiqué de l'ouvrir par voie externe, sous anesthésie générale, et de le drainer jusqu'à complète guérison.

ANGINES CATARRHALES CHRONIQUES

Il en existe deux variétés bien distinctes ; l'une est la *pharyngite des vieux fumeurs* (forme hypertrophique), l'autre est encore appelée *angine granuleuse*.

Pharyngite hypertrophique. — Les alcooliques, les fumeurs invétérés et les arthritiques qui respirent mal par le nez d'une façon constante, présentent fréquemment une rougeur intense et une augmentation de volume du voile, de la luette et des piliers. Ils ont un continuel besoin de râcler leur arrière-gorge et éprouvent une sensibilité exagérée de cet organe, au point de rendre très difficiles chez eux, les manœuvres du miroir laryngien ou même de l'abaisse-langue.

A la surface de la muqueuse on constate une sécrétion exagérée de mucus, ce qui explique le hemmage perpétuel dont ils sont atteints. L'affection est gênante, mais non dangereuse : cette forme hypertrophique n'a d'ailleurs aucune tendance à disparaître. Elle s'atténue par la cessation des causes qui l'ont engendrée.

Angine granuleuse. — L'angine, ou pharyngite granuleuse, maladie dont se croient atteints tous les grands parleurs, avocats, instituteurs, prédicateurs, ou les grands chanteurs, n'est pas, à proprement parler, une maladie essentielle. C'est un symptôme commun à plusieurs affections; c'est une simple hypertrophie de follicules clos existant normalement dans la muqueuse du pharynx qui se produit sous l'influence d'une inflammation de voisinage (adénoïdite chronique, coryza purulent, sinusites maxillaires, etc.), ou d'une irritation locale prolongée, fumée de tabac, alcool. Chez les enfants, les granulations de l'arrière-gorge sont simplement la portion terminale de l'amygdale de Luschka.

L'angine granuleuse ne se révèle guère que par les poussées inflammatoires qui surviennent sur les follicules clos hypertrophiés. Pendant ces poussées, le malade éprouve de la gêne à la déglutition, une sensation de brûlure et un besoin constant de râcler.

Objectivement on observe des saillies arrondies à la surface de la muqueuse du pharynx. Ces petites saillies, rouges, dans les formes inflammatoires, sont assez souvent groupées en médianes et latérales, les dernières formant un bourrelet longitudinal en arrière du pilier postérieur. — Il en existe parfois dans l'angle dièdre situé entre le pilier antérieur et la langue; leur infection rend très pénible la déglutition de la salive.

La muqueuse peut être recouverte d'un enduit blanchâtre indiquant une sécrétion exagérée des glandes qu'elle renferme.

En présence d'une telle affection, on recherchera avec soin la lésion initiale qui l'a engendrée (végétations adénoïdes, coryza purulent, sinusites de la face) et le traitement s'adressera à la cause productrice.

Sur des follicules par trop hypertrophiés on pourrait, à la rigueur, passer une curette à végétations ou pratiquer des attouchements énergiques (brossage) avec une solution iodo-iodurée assez forte : iode, 25 centigrammes; iodure de potassium, 30 centigrammes ; glycérine, 90 grammes. Un traitement thermal aux eaux sulfureuses, alcalines ou arsénicales, complétera la guérison.

AMYGDALITE CASÉEUSE

Affection caractérisée par la présence, dans l'intérieur de l'amygdale, de petites masses caséeuses.

La présence de cryptes profondes à la surface de la tonsille et de petites inflammations répétées du parenchyme de cette glande favorisent une desquamation intense de l'épithélium.

Les cellules épithéliales desquamées, quelques cellules rondes extravasées, des débris alimentaires minuscules, quelques gouttelettes salivaires s'agglomèrent au fond de la crypte, au voisinage du pédicule amygdalien. Le tout amalgamé forme de petits noyaux blanc jaunâtres dont l'accroissement progressif distend la crypte et s'expulse de temps à autre spontanément, par le simple jeu musculaire de la déglutition.

Les masses caséeuses ainsi expulsées ont souvent une odeur fétide, plus marquée encore si on les écrase. Elles ne laissent pas que d'inquiéter fortement les malades qui en sont porteurs, qui disent cracher des granulations.

Le même phénomène est d'ailleurs susceptible de se présenter sur *sur l'amygdale linguale* et sur l'*amygdale pharyngée*.

L'amygdalite caséeuse se décèle soit par la sensation de gêne qu'elle détermine, soit par la fétidité de l'haleine qu'elle engendre, soit simplenent, par l'expulsion des noyaux caséeux.

A l'examen, les amygdales sont hypertrophiées ou même de volume très réduit, cachées alors derrière le pilier antérieur ; leurs cryptes sont toujours profondes. A la surface de ces dernières (il est parfois utile d'éverser l'amygdale en appuyant sur la partie externe du pilier antérieur, parallèlement à son bord libre, pour apercevoir les cryptes dilatées par le magma) on voit les petits amas caséeux qu'une pression sur l'amygdale, de bas en haut, expulse à la manière d'un noyau de cerise qu'on serre entre deux doigts. Leur siège de prédilection est le pôle supérieur de la glande.

L'incrustation calcaire du caséum détermine la formation des calculs amygdaliens dont le volume peut être assez considérable (noyau de cerise, amande). Ces calculs se retrouvent aussi dans l'amygdale naso-pharyngienne (Brindel).

Pour éviter la formation de ces amas, le moyen radical consiste à détruire l'amygdale elle-même, à évider la loge.

Si l'affection est de minime importance, si la tonsille est peu développée, on se bornera à discisser l'amygdale en faisant communiquer entre elles les différentes cryptes au moyen de crochets spéciaux (fig. 22 et 23).

Lorsque l'amygdale est volumineuse et placée derrière le pilier, il est nécessaire d'inciser ce dernier transversalement pour dégager l'amygdale et pouvoir la morceler jusqu'au fond de sa loge.

Des gargarismes iodés éviteraient ensuite l'inflammation de la glande, un des facteurs de la formation du caséum.

AMYGDALITE LACUNAIRE ENKYSTÉE

Au lieu de se former à ciel ouvert et de se décomposer par l'action des microbes habitant le milieu buccal, les sécrétions cryptiques (mucus, desquamation épithéliale, cellules rondes), s'accumulent parfois aseptiquement en vase clos : c'est ce qui constitue l'amygdalite lacunaire enkystée.

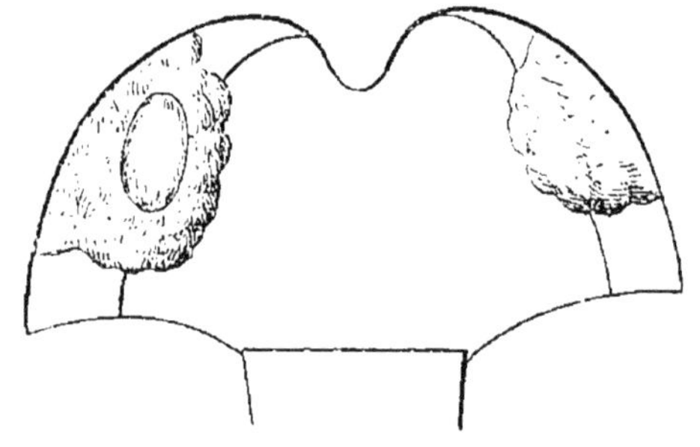

Fig. 21. — Amygdalite lacunaire enkystée.

Une simple inflammation antérieure ayant amené la formation d'un *opercule épithélial* au-dessus de l'orifice cryptique, une soudure des lèvres de ce dernier, la crypte est désormais une cavité fermée, un milieu aseptique entouré d'épithélium, susceptible, par conséquent, d'excrétion, de desquamation.

Les produits ainsi formés distendent la crypte, viennent faire saillie à la surface de l'amygdale où ils apparaissent comme de petites élevures arrondies, blanchâtres, lisses, entourées de tissu amygdalien normal, ne donnant lieu à aucun symptôme particulier (*période latente*), jusqu'au jour où une amygdalite légère, en attirant l'attention du côté de la gorge, en aura amené la découverte.

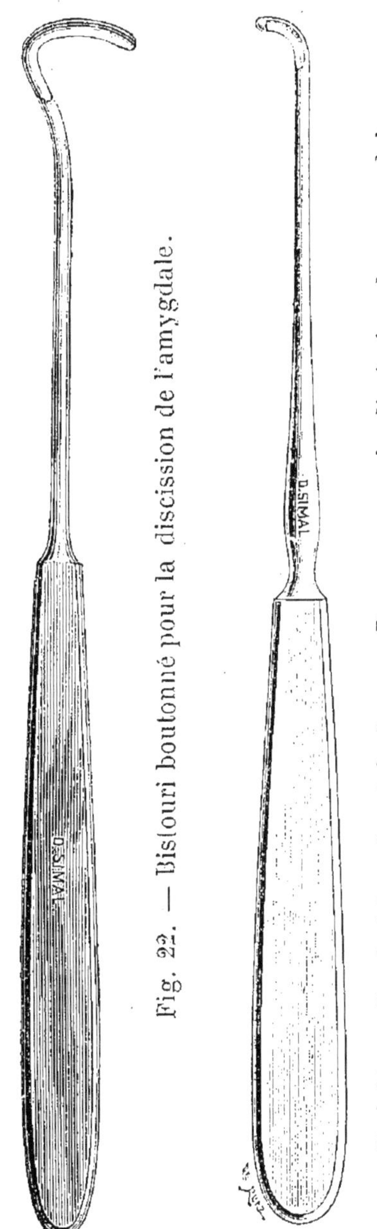

Fig. 22. — Bistouri boutonné pour la discission de l'amygdale.

Fig. 23. — Crochet tranchant de Lennox Browne pour la discission des amygdales.

L'inflammation, si minime soit-elle, déterminera, à la périphérie de la saillie, la formation d'un petit liséré rouge et à sa surface une accentuation très manifeste d'un petit réseau vasculaire à peine visible avant l'inflammation.

Le 2e ou le 3e jour après, la crypte s'ouvre, donne issue au contenu, mais les parois s'en ulcèrent : ainsi se trouve constituée l'*amygdalite lacunaire ulcéreuse aiguë* dont il nous a été donné bien souvent d'assister à l'éclosion.

On observe quelquefois 3, 4 et même 5 lacunes ainsi distendues à la surface de la même amygdale, quand il existe de l'hypertrophie de cette glande.

Pour éviter l'infection de ces lacunes, mieux vaut enlever l'amygdale tout entière, ou tout au moins, si cette dernière est peu volumineuse, discisser les cryptes, les ouvrir largement et en expulser le contenu.

On préviendra, par la même occasion, l'angine ulcéreuse aiguë qui en est la conséquence.

PHARYNGITE SÈCHE

On entend par là un état particulier de la muqueuse pharyngienne caractérisé par la sécheresse avec ou sans atrophie de ses éléments.

Cette affection est engendrée par une gêne constante de la respiration par le nez, des inflammations suppuratives du nez ou du naso-pharynx, des maladies générales (diabète, albuminurie), ou encore par l'extension au pharynx du coryza atrophique.

Elle se présente sous deux formes différentes : *forme non atrophique, forme atrophique.*

Dans les deux cas, les malades accusent une sensation de sécheresse très pénible, de gène dans la déglutition à vide ; ils expulsent parfois, le matin surtout, et au prix des plus grands efforts, des mucosités gluantes ou de véritables amas croûteux qui tapissent leur pharynx. De tels sujets ont des enrouements fréquents et quelquefois des céphalées postérieures très tenaces.

A l'examen de l'arrière-gorge, la muqueuse débarrassée des sécrétions qui l'encombraient, apparaît, dans le premier cas, d'un rouge chagriné, luisante, sèche, tuméfiée par places ; les piliers et le voile sont souvent épaissis, et l'examen rhinoscopique postérieur permet de suivre les mêmes lésions sur la muqueuse naso-pharyngienne. Cette forme s'accompagne souvent d'adénoïdite chronique, de coryza chronique ou même de suppuration ancienne des cavités accessoires de la face.

Dans le second cas, on aperçoit une muqueuse luisante, mince, aussi sèche, sans enduit muqueux; pas la moindre saillie granuleuse à sa surface : la cavité pharyngienne paraît élargie ; le naso-pharynx offre le même aspect ; les fosses nasales présentent les lésions caractéristiques d'un coryza atrophique ozénateux, dont la pharyngite sèche n'est que l'extension naturelle.

Somme toute, la pharyngite sèche n'est pas une entité morbide absolue ; elle n'est que la traduction d'une maladie générale ou d'une affection naso-pharyngienne ou nasale et le traitement à lui appliquer s'adresse à l'affection causale aussi bien qu'à la maladie locale.

Pour atténuer la sécheresse du gosier on prescrit des douches rétro-nasales (borate de soude, sel), des badigeonnages de la muqueuse à l'huile mentholée ; du massage vibratoire, l'ingestion d'iodure, de benzoate de soude. Dans la pharyngite sèche atrophique l'emploi des sulfureux (irrigation ou vapeurs locales et en boisson) rend les plus grands services. La poussée congestive qui se montre chez les malades faisant une saison dans une station thermale sulfureuse est ici d'une efficacité très appréciable.

Les pastilles au menthol et les collutoires glycérinés peuvent également être utiles.

ANGINES PARASITAIRES

Sous ce titre, nous décrirons le *mycosis* et le *muguet* de l'arrière-gorge.

Mycosis. — L'angine mycosique est caractérisée par la présence, à la surface de l'amygdale, des piliers du voile, de la paroi pharyngienne ou de la base de la langue, de petites touffes blanchâtres dues à la pullulation du leptothrix buccalis.

Elle se révèle par des symptômes fort légers tels qu'une sensation de corps étranger, de barbe de plume au fond de la gorge, parfois rien ne la fait soupçonner ; seul un examen intempestif du malade lui-même dans une glace, ou un examen de la gorge par le médecin, à l'occasion d'une toute autre affection, en révèle l'existence.

L'affection se présente alors sous forme de petites saillies blanches ou jaunâtres, acuminées ou déchiquetées vers leur extrémité, dures au toucher, indolores, séparées les unes des autres, reposant sur un tissu non enflammé. Si on essaie de les arracher, elles tiennent fortement et paraissent sortir du fond des cryptes sur l'amygdale, ou avoir pris naissance sur les follicules clos du pharynx ou de l'amygdale linguale.

Quand on se contente de les arracher elles repoussent rapidement, leur nombre s'accroît ; elles deviennent alors une cause de gêne sérieuse et d'inquiétude pour le sujet, mais ne compromettent en rien sa santé générale.

Pour les faire disparaître il ne faut pas se contenter de les éradiquer, ou de les toucher avec des solutions variées dont le perchlorure de fer, l'iode et le chlorure de zinc ont été les plus employés. Il est absolument indispensable d'enlever la touffe mycosique et le tissu sur lequel elle s'implante, de pratiquer un véritable évidement de toute la loge amygdalienne, s'il s'agit de l'amygdale palatine. Une seule intervention sera rarement suffisante ; il faudra tenir son malade en observation pendant longtemps et le faire badigeonner et gargariser, dans l'intervalle des séances d'éradication, avec des solutions iodées. Quand l'affection est guérie complètement une première fois elle n'a pas de tendance à récidiver.

Muguet. — Le muguet est dû à la multiplication de l'oidium albicans chez les sujets déprimés par une longue maladie ou de grandes fatigues (athrepsie, diarrhées infantiles, tuberculose chez l'adulte) ; il précède souvent la terminaison fatale.

Par lui-même il ne revêt aucun caractère de gravité.

Il a besoin, pour se développer, d'un milieu acide.

Les malades qui en sont porteurs se plaignent d'une sensation de cuisson au fond de la gorge, de sécheresse désagréable.

A l'examen objectif, on aperçoit, sur la paroi pharyngienne principalement, mais aussi sur le voile du palais et la langue, un semis de petites saillies blanchâtres qu'on a depuis longtemps comparées à de petits fragments de crème de lait. La muqueuse environnante est rouge légèrement.

Le muguet, d'abord adhérent, se détache ensuite facilement, vingt-quatre à quarante-huit heures après son apparition.

Il est la traduction d'un mauvais état des voies digestives.

Le traitement local consiste à prescrire un régime alcalin, des gargarismes à l'eau de Vichy et des collutoires au borate de soude.

TUBERCULOSE DE L'ARRIÈRE-GORGE

Le bacille de Koch provoque, dans l'arrière-gorge, des angines à évolution rapide (*tuberculose miliaire aiguë*) et des angines à marche lente (formes *œdémateuse*, *lupique* et *larvée*).

L'invasion peut être primitive ; d'ordinaire, elle est secondaire à une lésion pulmonaire, ou laryngée déjà très avancée.

La tuberculose miliaire aiguë de l'arrière-gorge se traduit par une douleur violente à la déglutition, avec irradiation dans l'oreille. La salive, le lait, le bouillon et le jus de viande sont particulièrement difficiles à avaler et refluent quelquefois par le nez. La voix est altérée et le sujet a un aspect profondément infecté.

A l'examen on note une décoloration profonde de la voûte et du voile, une tuméfaction œdémateuse blafarde des parties envahies avec semis de granulations miliaires à leur surface. Ces granulations s'ulcèrent rapidement, la perte de substance laissée par chacune d'elles s'unit à celle des granulations voisines de façon à former une vaste ulcération à fond grisâtre qui entaille les tissus et se perd insensiblement à sa périphérie sur la muqueuse voisine. Plusieurs ulcérations de même nature coexistent sur le voile, les piliers, la base de la langue, les amygdales buccales et linguales. On en rencontre aussi assez souvent sur l'épiglotte, le voile du palais, le tiers antérieur de la langue. Autour d'elles la muqueuse offre généralement un semis miliaire. Elle a l'aspect mité.

Au lieu d'une ulcération on peut rencontrer, principalement au niveau du pilier antérieur ou de la base de la langue, des saillies polypiformes douloureuses (miliaire à forme végétante) dont l'évolution est plus lente que la forme ulcéreuse.

La forme œdémateuse est indolore à l'état normal, elle ne devient douloureuse que lorsqu'il survient une poussée inflammatoire aiguë.

Le malade qui en est porteur éprouve une simple gêne à la déglutition et du nasonnement. A l'examen de l'arrière-gorge on constate une hypertrophie sclérémateuse, dure, presque cartilagineuse au toucher, de la luette, du voile, des piliers, de la paroi postérieure du pharynx et de l'épiglotte. Les tissus sont d'un jaune pâle à peine teinté de rose clair, leur mobilité est à peu près abolie. L'état général reste excellent et l'affection est parfaitement susceptible de guérison. L'examen histologique permet de fixer la nature de la lésion.

Le lupus de l'arrière-gorge est assez fréquent; il succède habituellement à une lésion de même nature siégeant dans les fosses nasales, sur la peau, dans le larynx ou sur les gencives, ou bien au coryza que nous avons décrit sous le titre de pseudo-atrophique (voir p. 306).

Il ne provoque pas de douleur mais une simple gêne à la déglutition ; il n'altère pas la santé générale. On le reconnaît à la présence, sur la paroi pharyngienne, les piliers, l'amygdale, la base de la langue, l'épiglotte, de petites saillies bourgeonnantes rosées, reposant sur une muqueuse infiltrée. Cette dernière est rougeâtre, ramollie et ne diffère guère, comme coloration, de la muqueuse indemne, car les granulations, surélevées et quelquefois ulcérées au centre de la lésion, diminuent peu à peu de hauteur à mesure qu'on se rapproche de la périphérie. Les ulcérations sont revêtues assez souvent de petites croûtes jaunes.

A côté des parties envahies on en voit d'autres parsemées de cicatrices blanchâtres, traces d'anciennes lésions guéries.

Le lupus a une marche lente ; comme dans les autres formes de tuberculose on observe de temps à autre, pendant son évolution, de petites poussées inflammatoires douloureuses mais passagères.

La forme larvée se présente sous l'aspect d'une simple hypertrophie de l'amygdale palatine. C'est seulement en pratiquant l'examen histologique d'une amygdale enlevée qu'on découvre, dans sa constitution, du tissu tuberculeux (noyaux caséeux, cellules géantes, bacilles de Koch).

Il est probable qu'il faut reconnaître dans ces tuberculisations du tissu amygdalien la porte d'entrée d'un grand nombre d'infections de même nature portant sur les ganglions de voisinage et, de là, sur les autres organes (poumon, larynx, etc.).

Le pronostic de la tuberculose de l'arrière-gorge est variable avec la forme observée. Fatal dans la miliaire aiguë qui habituellement accompagne des manifestations pulmonaires avancées, il est, au contraire, assez bénin dans la forme scléreuse, dans le lupus et la forme larvée.

Il se fait quelquefois dans l'arrière-gorge une hybridation de syphilis et de lupus, qui rend le diagnostic des plus difficiles.

Le traitement varie avec les différents cas : s'il s'agit de miliaire, il sera purement palliatif. On se bornera à prescrire des gargarismes calmants, des pulvérisations renfermant des anesthésiques (cocaïne et morphine) : le tout n'aura d'ailleurs pas beaucoup d'efficacité.

Contre le lupus on est mieux armé : on curette les bourgeons et on en touche ensuite l'emplacement à l'acide lactique au tiers ou à 50 p. 100, à la glycérine phéniquée au 1/5 ou au 1/3. On peut également les détruire au galvano-cautère.

La forme infiltro-œdémateuse est justiciable de pointes de feu profondes appliquées tous les quinze ou vingt jours. Même après guérison, il faudra surveiller longtemps son malade de crainte d'une récidive.

Concurremment avec le traitement local, il va sans dire qu'on ne négligera pas le traitement général dont la cure d'air, de repos et de suralimentation forme la base, et la médication tonique un adjuvant précieux.

SYPHILIS DE L'ARRIÈRE-GORGE

On observe, dans l'arrière-gorge, les accidents des trois périodes de la syphilis.

Accident primitif. — Le chancre induré ou accident initial peut apparaître sur le voile, les piliers, la base de la langue et même l'épiglotte, mais, de beaucoup, son siège le plus fréquent est l'amygdale buccale.

Il offre sur cet organe, des caractères variés : il peut être angineux, érosif ou ulcéreux. Ces différentes modalités ont des caractères communs qui sont l'augmentation considérable de volume de l'amygdale, sa coloration rouge, son induration, son indolence au toucher, l'adénopathie volumineuse qui l'accompagne dans la région sous-angulo-maxillaire. Les ganglions qui la constituent sont indolores, mobiles et indurés.

Dans la forme angineuse l'invasion syphilitique ressemble à une amygdalite simple dont elle offre tous les signes : toutefois l'affection reste unilatérale et se prolonge outre mesure.

Le chancre érosif est recouvert d'une fausse membrane sous laquelle existe une ulcération saillante, légèrement fongueuse.

L'accident initial ulcéreux se présente sous la forme d'une vaste ulcération à bords irréguliers, indurés, à fond grisâtre, reposant sur un fond rouge et tuméfié.

Accidents secondaires. — La syphilis secondaire se plaît dans l'arrière-gorge ; elle s'y présente sous différentes formes : érythémateuse, hypertrophique, érosive, condylomateuse, ulcéreuse. Elle y débute parfois sous les apparences d'une angine aiguë qui se prolonge ; il est même de règle de dire que toute angine qui dure plus de douze à quinze jours doit être tenue pour suspecte.

Dans la forme érythémateuse on observe sur le voile, les piliers et les amygdales, un pointillé rougeâtre.

Quand on voit survenir chez un adulte, sans cause apparente et sans réaction inflammatoire sérieuse, une hypertrophie des amygdales palatines, naso-pharyngienne, ou linguale avec légère rougeur de ces organes et engorgement des ganglions sous-maxillaires (durs, mobiles et indolores) on doit songer à la forme hypertrophique de la syphilis secondaire.

Les trois dernières formes (érosive, condylomateuse et ulcéreuse) constituent les trois modalités de la plaque muqueuse. Tantôt cette dernière offre simplement l'aspect d'une légère érosion cristalline au milieu d'une muqueuse plus rouge qu'à l'état normal, tantôt elle se présente sous l'aspect de véritables condylomes disposés par plaques, à bords arrondis, festonnés ; tantôt enfin, il s'agit d'une ulcération plus profonde qui dilacère, au moins en surface, la muqueuse : ces deux dernières formes sont communes chez les fumeurs, les buveurs et les gens qui ne se sont jamais soignés ; la dernière sert de transition entre la période secondaire et les accident tertiaires.

La plaque muqueuse siège sur le voile, les piliers, les amygdales palatines et même linguales, jamais sur la paroi postérieure du pharynx ; elle est parfois très discrète, surtout chez la femme, et ne se décèle que par une surface légèrement blanchâtre entourée d'un petit liséré rouge.

Les divers accidents secondaires sont presque indolores ; ils ne se révèlent que par une gêne légère à la déglutition, gêne qui se prolonge et qui augmente par l'ingestion de substances irritantes et de mets épicés.

Ils sont toujours accompagnés d'une adénite multiple sous-maxillaire et parfois occipitale, poly-adénite indolore et mobile. Chez quelques sujets peu soigneux de leur personne et ayant de mauvaises dents, on voit parfois une amygdalite et stomatite ulcéro-membraneuse se greffer sur l'angine secondaire et modifier son aspect objectif. Les autres accidents de la syphilis à cette période aideront facilement à établir le diagnostic quelquefois délicat et toujours important à faire.

Enfin, ils coexistent souvent avec des accidents cutanés

de la même période (roséole, alopécie), et des céphalées nocturnes. Leur durée varie avec le traitement appliqué, l'hygiène de la bouche, la virulence de l'infection : on les retrouve souvent pendant les deux premières années de la maladie.

Accidents tertiaires. — La gomme est l'accident tertiaire du pharynx : elle s'y présente successivement à l'état d'induration et d'ulcération.

Dans le premier cas on voit, sur la paroi latérale du pharynx, sur les piliers, ou le voile, une tuméfaction lisse, rouge, circonscrite la plupart du temps, dure au toucher, indolore, parfois rénitente, presque molle, dont la surface devient peu à peu violacée par place et s'ulcère en plusieurs endroits.

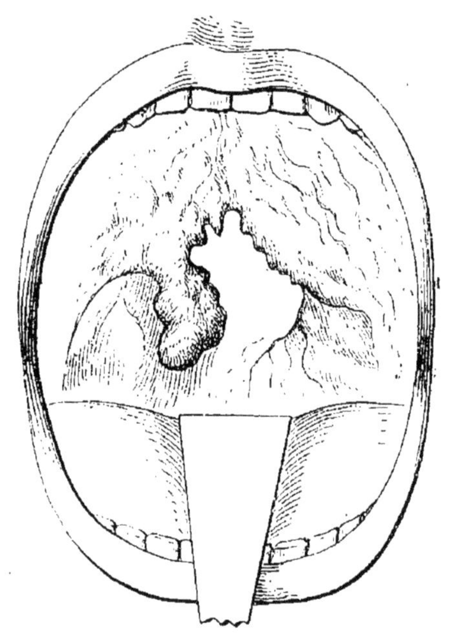

Fig. 24. — Ulcération tertiaire du voile.

La luette pend à l'extrémité d'un lambeau du côté droit.

L'ulcération a des caractères très spéciaux ; elle est cratériforme ; les bords sont taillés à pic, anfractueux, saillants, de coloration rouge foncé, le fond en est grisâtre et pulpeux.

L'haleine n'est pas fétide, il n'y a pas d'adénopathie. L'affection est presque indolore et arrive à produire de très gros délabrements tels qu'une perforation ou même la section du voile, la chute de la luette, la destruction des piliers ou de l'amygdale, sans éveiller outre mesure l'attention du malade (fig. 24).

Si l'accident primaire et les accidents secondaires ont une tendance naturelle à guérir, il n'en est pas de même de l'ulcération tertiaire qui creuse de plus en plus en profondeur, s'attaque au tissu osseux et ne guérit ensuite, grâce au traitement institué, qu'au prix de vastes délabrements, de cicatrices difformes et de rétrécissements pouvant entraîner les plus graves conséquences.

Le traitement de la syphilis de l'arrière-gorge consiste dans des mesures hygiéniques (défense de fumer, de boire de l'alcool, de prendre des mets épicés), dans l'administration d'un spécifique à l'intérieur (solution bi-iodurée et iodurée suivant la formule

Biiodure de mercure	$0^{gr},12$ à $0^{gr},15$
Iodure de potassium	15 à 20 grammes.
Eau sucrée aromatisée	300 —

dont on prend une à deux cuillerées à bouche par jour dans de l'eau sucrée ou aromatisée), ou pilules (dites de Ricord) et dans l'emploi d'un traitement local (gargarismes et attouchements iodés, exceptionnellement attouchements légers et rares des plaques muqueuses avec une solution forte de nitrate acide de mercure au 1/5).

Si le malade a un estomac susceptible ou intolérant on remplace la médication interne par les injections intramusculaires d'huile mercurielle, ou autre préparation de ce genre assez à l'ordre du jour actuellement.

LÉSIONS TRAUMATIQUES

Brûlures. — Les brûlures de l'arrière-gorge sont dues à l'ingestion de liquides bouillants (thé), ou de substances corrosives (acides nitrique, sulfurique, azotique, phénique, potasse caustique, alcali volatil).

Elles déterminent une douleur atroce partant de la bouche et s'étendant souvent jusque dans l'estomac.

Localement, on observe, sur toutes les parties atteintes, une escharre dont la couleur varie avec le liquide ingéré ; et bientôt après un œdème inflammatoire qui peut devenir des plus dangereux.

A la chute de l'escharre apparaît une ulcération dont la profondeur varie avec la causticité du liquide absorbé et le temps pendant lequel il a séjourné dans l'arrière-gorge.

Si les brûlures étaient localisées au voile, à la langue, et au pharynx, elle pourraient parfaitement guérir au prix de cicatrices difformes et gênantes ; malheureusement l'œsophage et le larynx sont souvent attaqués et le pronostic dépend des lésions constatées dans ces différents organes.

Le traitement consiste en lavages abondants et en application d'antidotes appropriés aux liquides absorbés. Nous verrons plus loin comment on remédie aux rétrécissements cicatriciels qui sont la conséquence des brûlures de l'arrière-gorge.

Plaies. — Elles sont rares et dues à des instruments piquants (chute avec un couteau dans la bouche) ou à des projectiles (balles de revolver).

Elles déterminent immédiatement une hémorragie externe ou sous-muqueuse conséquente, et plus tard, dans quelques cas, une collection purulente.

L'hémorragie sera arrêtée par l'ingestion de glace, des bains locaux émollients et froids, par la compression directe, et au besoin, s'il était nécessaire, par la ligature de la carotide. S'il se formait une collection purulente elle serait ouverte et drainée.

La radiographie rendra de grands service. Somme toute on conformera sa conduite à la nature et à l'importance de la lésion.

LÉSIONS CICATRICIELLES, RÉTRÉCISSEMENTS

A la suite de lésions ulcéreuses de quelque nature qu'elles soient on voit survenir graduellement dans l'isthme du pharynx buccal, comme aussi au niveau du pharynx inférieur, des atrésies cicatricielles qui diminuent dans de grandes proportions l'une ou l'autre de ces cavités.

Si l'on se rappelle que l'isthme du pharynx est constitué par un anneau musculaire, un véritable sphincter, on n'a pas de peine à comprendre que la lésion cicatricielle, portant sur un point quelconque du sphincter, tend à rétrécir ce dernier ; elle y est d'ailleurs aidée par la tonicité musculaire des points de l'anneau qui sont restés indemnes et qui attirent à eux les parties enflammées et ulcérées; ces dernières, en se cicatrisant, se fixent à l'endroit où elles se trouvent ; c'est ce qui explique l'asymétrie qu'on observe dans les rétrécissements de l'isthme pharyngien, la luette étant toujours portée vers le côté le plus sain.

La même théorie s'applique aux atrésies du pharynx inférieur.

Au début, le rétrécissement de l'isthme pharyngien passe complètement inaperçu; au fur et à mesure que la

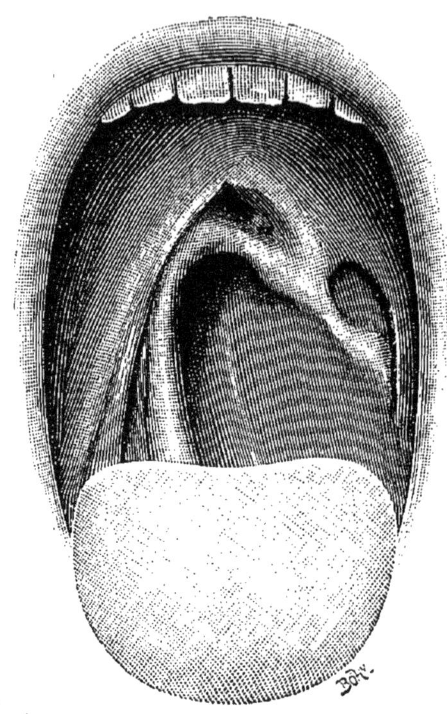

Fig. 25. — Rétrécissement de l'isthme du pharynx consécutif à la syphilis tertiaire de l'arrière-gorge.

sténose s'accuse on voit survenir de la gêne de la respiration nasale, du nasonnement, du refoulement des liquides par le nez, et, si l'atrésie est extrême, de la perte du goût et de l'odorat.

L'aspect de l'arrière-gorge varie avec la nature et l'étendue de la lésion qui a engendré le rétrécissement (fig. 26). Du tissu cicatriciel a souvent remplacé les piliers, l'amygdale et la paroi postérieure du pharynx : les piliers postérieurs, à peine reconnaissables, sont venus se coller sur cette paroi, au voisinage de la ligne médiane ; la luette est portée vers le côté le plus sain. L'ouverture de l'isthme est réduite à un orifice plus ou moins étroit et déformé situé

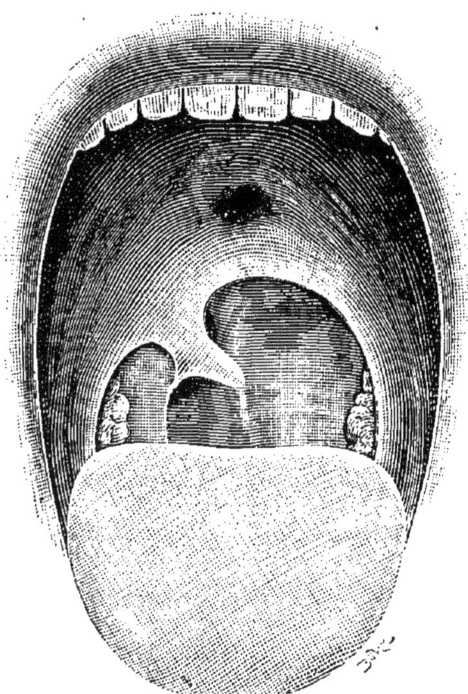

Fig. 26. — Rétrécissement de l'isthme du pharynx.
Lésion cicatricielle à gauche.

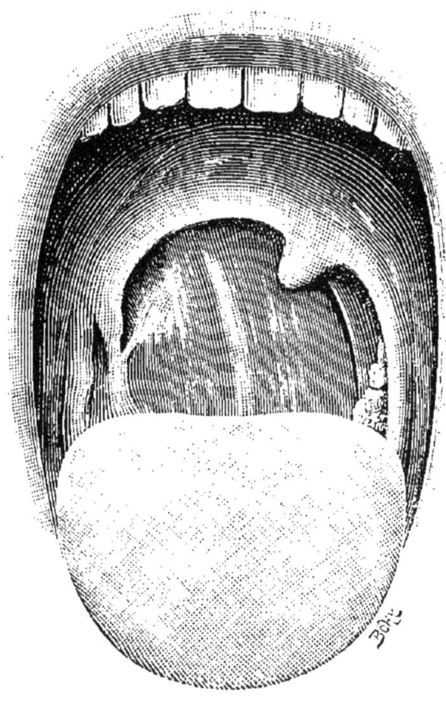

Fig. 27. — Rétrécissement de l'isthme du pharynx.
Lésion cicatricielle à droite.

au voisinage de la région prévertébrale : dans quelques cas, elle a même disparu tout à fait.

Dans le pharynx inférieur la marche du rétrécissement est également très lente ; elle se traduit par une gêne de plus en plus marquée de la déglutition, la pénétration de parcelles alimentaires dans les voies aériennes, et plus tard, de la gêne respiratoire et une altération de la voix.

A l'examen, la base de la langue paraît plus ou moins soudée à la paroi pharyngienne englobant avec elle l'épiglotte qui n'est plus reconnaissable. La lumière du pharynx est réduite à une fente elliptique antéro-postérieure ou circulaire, entourée de brides fibreuses nacrées (fig. 28).

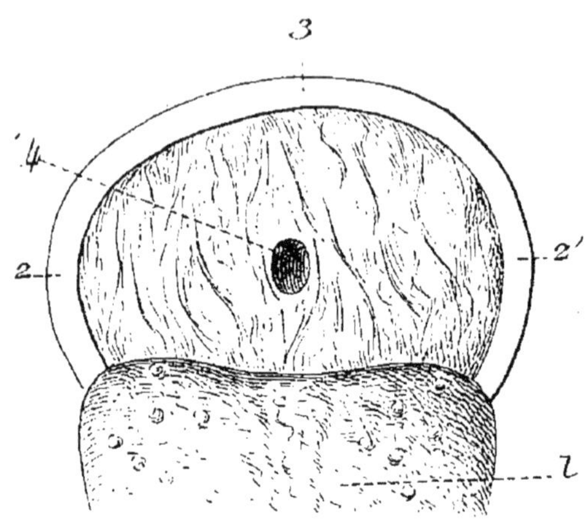

Fig. 28. — Rétrécissement du pharynx inférieur.

l, larynx; 2, 2', 3, coupe de la paroi pharyngienne; 4, orifice du pharynx.

Le traitement de la sténose de l'isthme pharyngien et du pharynx inférieur consiste dans la dilatation de l'orifice qui persiste ou dans la création et la dilatation d'un orifice à travers le voile si l'atrésie était complète à ce niveau. Cette dilatation s'opère avec des sondes de calibre croissant pour l'isthme du pharynx ou des bougies métalliques pour le pharynx inférieur. On pourrait aussi essayer l'électrolyse linéaire dans le dernier cas ou la galvano-cautérisation.

CORPS ÉTRANGERS

L'amygdale et le pharynx inférieur sont fréquemment le siège de corps étrangers.

Dans l'amygdale on observe des corps étrangers venus du dehors (arêtes, fragments osseux) ou formés dans son sein (calculs).

Dans le pharynx on trouve des débris de bol alimentaire, des épingles, des os, des pièces de monnaie, des fragments de tuyaux de pipe, des dentiers, des jouets, etc.

Les corps étrangers de l'amygdale, venus du dehors, se revèlent par une douleur fixe, une grande gêne à la déglutition, une sensation d'angoisse très exagérée par les gens nerveux. Par contre, les calculs passent souvent inaperçus ou ne trahissent leur existence que par une gêne légère à la déglutition ou la formation d'un abcès intra-amygdalien.

Un bon éclairage permet en général de découvrir le corps du délit ; les arêtes sont souvent difficiles à voir parce qu'elles s'enfoncent profondément dans une crypte amygdalienne.

Le stylet fera reconnaître aisément la présence du calcul.

Les corps étrangers du pharynx inférieur amènent des réactions fonctionnelles beaucoup plus violentes : la dysphagie est intense, la salivation très accusée, le moindre mouvement du cou réveille la douleur ; la langue est immobilisée, l'articulation de la parole rendue difficile, des accès de suffocation, même mortels, sont susceptibles de se manifester au début. Dans quelques cas malheureusement, aucun phénomène morbide ne traduit l'existence du corps étranger dans le pharynx.

Le miroir laryngien permet de le reconnaître ; le toucher lui aussi renseigne sur sa forme et son siège.

On se rappellera qu'une simple éraillure de la muqueuse pharyngienne, une sensation nerveuse, peuvent donner le change et faire croire à un corps étranger qui n'existe pas, d'où le précepte d'affirmer sa présence seulement quand on l'aura aperçu.

Le traitement à appliquer aux corps étrangers, quels qu'ils soient, est l'extraction. Pour les calculs (composés de carbonate, et de phosphate de chaux en très grande partie) il est souvent nécessaire de fendre l'amygdale pour les cueillir plus à son aise avec une pince ou une curette.

L'emploi de l'autoscope de Kirstein, de pinces laryngiennes, est quelquefois nécessaire pour enlever les corps étrangers du pharynx inférieur.

En général l'anesthésie locale avec une solution de cocaïne au 1/10 s'impose pour leur extraction.

AFFECTIONS NEURO-MUSCULAIRES

Les affections neuro-musculaires de l'arrière-gorge peuvent affecter : la *motilité*, la *sensibilité* de cette région. Étudions successivement les troubles moteurs et les troubles sensitifs.

Troubles moteurs. — Les troubles moteurs comprennent la paralysie plus ou moins accusée du voile du palais et celle des muscles constricteurs du pharynx. La première survient à la suite de la diphtérie (cas le plus fréquent), de toute autre angine, ou même d'un abcès amygdalien.

Elle apparaît huit à quinze jours après l'inflammation gutturale et s'annonce par un nasonnement caractéristique (rhinolalie ouverte), le reflux des liquides par le nez, l'impossibilité de souffler et de sucer, les modifications dans la prononciation de certaines consonnes, le B devient m, le D devient n.

A l'examen, le voile est pendant ; il ne se relève pas

quand on fait prononcer la voyelle A ; son insensibilité est parfois absolue tandis que d'autres fois la sensibilité tactile est conservée.

La paralysie peut ne pas être totale ; dans ce cas le voile se relève un peu pendant la phonation.

Quand elle est consécutive à la diphtérie elle peut ne pas rester localisée au voile mais s'étendre aux muscles du pharynx, du larynx et des membres. Elle guérit d'ordinaire en trois à quatre semaines.

Au lieu d'une paralysie portant sur la totalité du voile on peut observer des hémiplégies palatines survenant sous l'influence d'une fracture de la base du crâne, d'adénites tuberculeuses ou cancéreuses, de lésions bulbaires (noyaux d'origine du vago-spinal) ou de simples angines (abcès, etc.).

Dans ce cas la luette est déviée du côté sain, le voile ne se relève que d'un seul côté, les troubles fonctionnels sont un peu moins accusés et unilatéraux (reflux des liquides par une seule narine), mais si l'hémiplégie est d'origine centrale on observe en même temps une paralysie de la corde vocale du même côté que la partie du voile qui est immobilisée, ainsi que le fait prévoir le schéma (p. 6), qui indique les origines des nerfs moteurs du voile et du larynx (fig. 4).

La seule erreur de diagnostic consiste à confondre la paralysie du voile avec la brièveté de cet organe (insuffisance vélo-palatine).

Le traitement dépend de la cause qui a engendré la paralysie. S'il s'agit d'une paralysie post-diphtéritique les injections de sérum de Behring sont tout indiquées concurremment avec l'électrisation de l'organe palatin et les toniques.

La paralysie post-angineuse guérit habituellement toute seule.

De la paralysie des muscles constricteurs du pharynx nous dirons peu de chose ; elle survient à la suite d'angines infectieuses, mais aussi dans les affections d'origine centrale, comme la paralysie glosso-labio-laryngée.

On conçoit aisément la gêne qu'elle entraîne dans la déglutition de la salive et des aliments, la pénétration facile qu'elle détermine des parcelles alimentaires dans le larynx ; d'où la nécessité qui s'impose de nourrir, par la sonde œsophagienne, les malades qui en sont atteints.

Troubles sensitifs. — Ces troubles comprennent l'*anesthésie*, l'*hyperesthésie* et la *paresthésie*.

L'ANESTHÉSIE ou tout au moins l'hypoesthésie de l'arrière-gorge est uuc affection fréquente, en particulier chez les névropathes.

On l'observe bien souvent chez les hystériques, les neurasthéniques et même chez des sujets que l'on croyait exempts de toute tare nerveuse. C'est par hasard, en pratiquant un examen laryngoscopique, qu'on s'aperçoit de l'insensibilité plus ou moins complète du voile du palais, de la base de la langue et de la paroi pharyngienne. L'attouchement de l'un ou de l'autre de ces organes ne détermine aucun réflexe, contrairement à ce qui se passe à l'état normal.

Dans la plupart des cas, les malades éprouvent une sensation de boule au fond de la gorge ; il est d'ailleurs très facile de reproduire expérimentalement cette sensation en cocaïnant la muqueuse de l'arrière-gorge.

On a encore signalé l'anesthésie de cette région comme un signe important dans les tumeurs malignes du naso-pharynx.

L'anesthésie complète se rencontre très souvent dans une série d'affections centrales telles que le tabes supérieur, la paralysie labio-glosso-laryngée et les diverses tumeurs de la base du crâne, etc.

L'HYPERESTHÉSIE se traduit par des réflexes exagérés : impossible de placer un miroir sur le voile ou la paroi pharyngienne, le moindre attouchement ou même le simple fait d'ouvrir la bouche déterminant l'apparition d'un réflexe nauséeux.

Cette affection est fréquente chez les tuberculeux, les grands fumeurs, les buveurs et chez quelques névropathes.

Elle devient quelquefois la cause d'une toux réflexe, sèche et quinteuse très difficile à enrayer.

La PARESTHÉSIE, affection très fréquente, s'entend de troubles subjectifs de la sensibilité. Elle s'observe chez les neurasthéniques, chez les malades qui ont eu des revers, chez les neuro-arthritiques et les artério-scléreux, en l'absence de toute lésion matérielle de l'arrière-gorge, ou à l'occasion d'une affection légère non inflammatoire.

Le sujet qui en est atteint se plaint de picotement, de brûlure dans le gosier. Il croit avoir un corps étranger mobile au fond de la gorge ; il éprouve une sensation de gêne, d'étouffement, de constriction, somme toute il a souvent peur d'avoir un cancer dans l'arrière-gorge.

La déglutition des aliments, loin d'accroître ses souffrances, les calme au contraire, ou les fait même disparaître pendant plusieurs heures.

A l'examen, on ne découvre aucune lésion, sauf dans quelques cas, un peu d'hypertrophie de l'amygdale linguale ou même une légère éraillure de la muqueuse pharyngienne, vestige du passage d'un corps étranger qui a été dégluti. L'absence de lésion locale est un excellent signe de diagnostic, à la condition de ne point *chercher la petite bête* et vouloir à tout prix trouver l'explication des troubles éprouvés par les malades.

L'arrière-gorge de tels sujets est tantôt presque anesthésique, tantôt hyperesthésique, en sorte que le traitement à appliquer à la paresthésie pharyngée est essentiellement variable avec l'état de sensibilité de la muqueuse.

Aux anesthésiques on prescrira des excitants : badigeonnages locaux d'huile mentholée à 1/30, à 1/50 ; à l'intérieur noix vomique et arsenic. Aux hyperesthésiques on donnera des calmants : badigeonnages bromurés, poly-bromures et préparations de valériane à l'intérieur.

Aux uns comme aux autres, on recommandera les toniques, l'hydrothérapie (douches), l'exercice, la distraction, les voyages, en un mot, les occupations de toutes sortes.

La suggestion aide beaucoup à la guérison; heureux le paresthésique qui s'est laissé convaincre de l'efficacité des remèdes qu'on lui prescrit et dont le médecin a pu gagner la confiance ; il sort de sa consultation déjà aux trois quarts guéri.

VICES DE CONFORMATION

Ils peuvent atteindre : A) le *voile du palais* ; B) le *pharynx*.

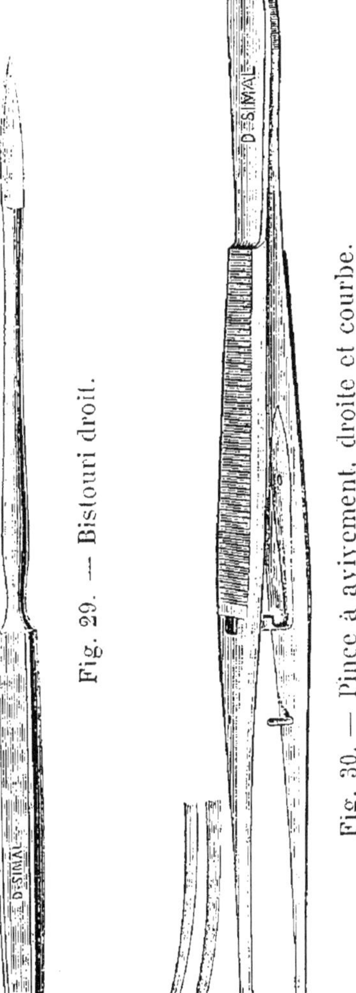

Fig. 29. — Bistouri droit.

Fig. 30. — Pince à avivement, droite et courbe.

A. **Anomalies du voile du palais.** — Dans les anomalies du voile palatin, il faut ranger : sa brièveté ou *insuffisance vélo-palatine*, la *division congénitale* de cet organe, l'*absence des piliers*, ou leur *perforation congénitale*.

L'INSUFFISANCE VÉLO-PALATINE consiste dans un défaut de longueur du voile empêchant ce dernier organe de s'accoler à la paroi postérieure et d'obturer l'isthme pharyngien.

Les personnes qui en sont atteintes ont de la rhinolalie ouverte, mais non du refoulement des liquides par les fosses nasales.

A l'examen on se rend très bien compte du défaut de rapprochement de la luette vers la paroi pharyngienne au moment de l'émission des voyelles, de la tension transversale du voile à l'état de repos et de la brièveté de la luette.

De grosses végétations empêchent parfois un voile normal de se relever complètement, mais dans ce cas la partie verticale n'est pas raccourcie, la luette a des dimensions normales et le nasonnement est différent (alalie fermée).

Contre ce vice de conformation on lutte par le massage direct de l'organe et les exercices orthophoniques. S'il existe des végétations dans le naso-pharynx, *on les respecte*, à moins d'indications spéciales (otites, suppuration).

La division congénitale peut se limiter à la bifidité de

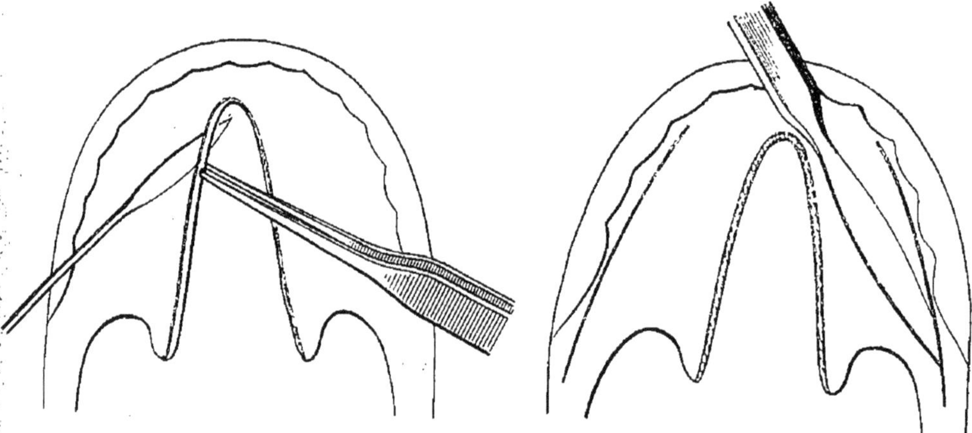

Fig. 31. — Urano-staphylorraphie. 1er *temps*. Avivement des bords.

Fig. 32. — 2e *temps*. Incisions latérales le plus près possible de l'arcade dentaire.

la luette, s'étendre au palais mou, ou à la voûte palatine jusque près des incisives médianes.

La bifidité de la luette ne gêne en rien le malade ; on n'en tient aucun compte.

Le sujet porteur de division du voile a de la rhinolalie ouverte très prononcée et souvent de l'adénoïdite chronique et de la pharyngite sèche. On remédie à cette infirmité par la staphylorraphie.

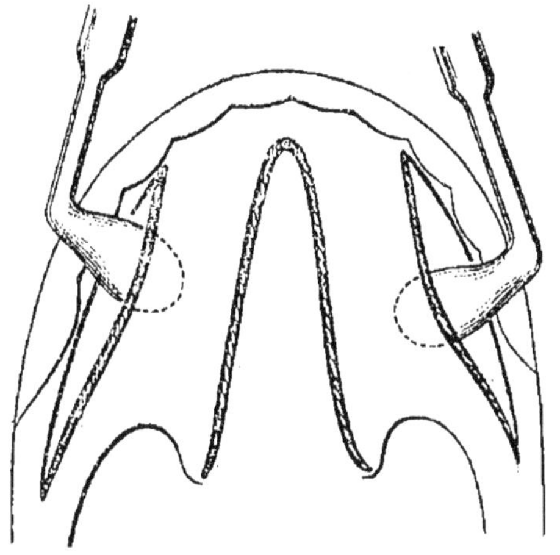

Fig. 33. — 3e *temps*. Décollement des lambeaux.

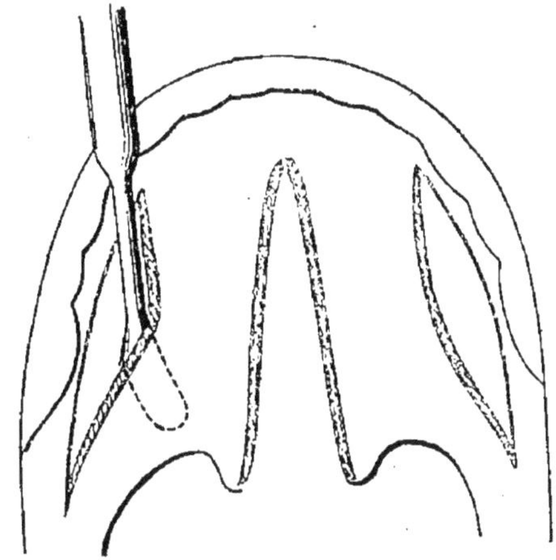

Fig. 34. — 4e *temps*. Désinsertion des lambeaux de la voûte et des apophyses ptérygoïdes.

Cette opération comprend : l'avivement de la muqueuse

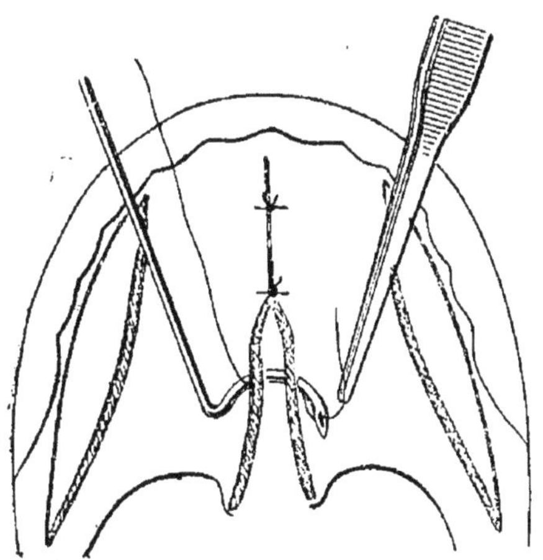

Fig. 35. — 5e *temps*. Suture des lambeaux.

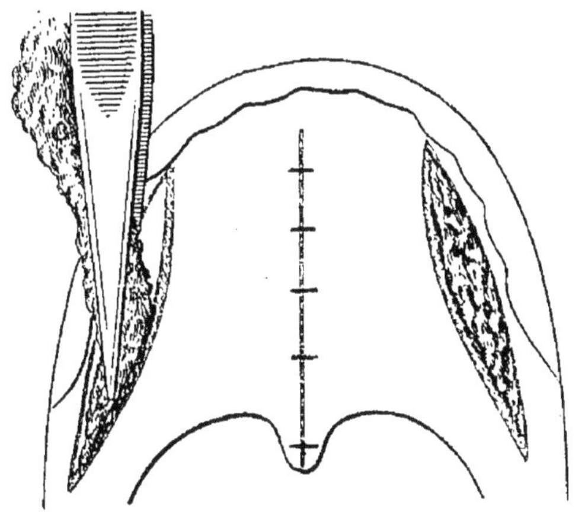

Fig. 36. — 6e *temps*. Bourrage des côtés à la gaze pour maintenir les lambeaux et les empêcher de trop tirer sur les points de suture.

(fig. 31), une incision latérale de la muqueuse palatine très près de l'arcade dentaire (fig. 32) ; le décollement de cette muqueuse de la voûte palatine (fig. 33 et 34), ainsi dénudée ; la suture (fig. 35), sur la ligne médiane, des deux lambeaux libérés.

Nous avons soin de placer, pendant quelques jours, une mèche de gaze iodoformée dans les deux incisions latérales, pour éviter le tiraillement des lambeaux (fig. 36).

Quand la suture est complète et guérie, le malade se

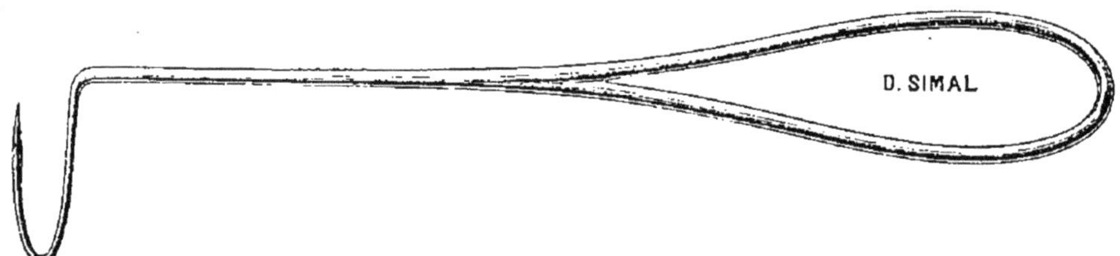

Fig. 37. — Aiguille hollandaise très courbe, pour suturer le voile.

trouve dans les conditions de celui qui a de l'insuffisance vélo-palatine. Il a besoin d'une rééducation pour articuler les sons.

En résumé, les points importants de l'opération sont : 1° de faire un large avivement de la muqueuse; 2° de bien libérer les lambeaux, non seulement au niveau de la région palatine, mais surtout dans la région ptérygoïdienne, en sectionnant la muqueuse épaissie et adhérente à ce niveau (fig. 34) ; 3° d'obtenir un accolement sérieux des surfaces avivées en *transfixant d'une façon complète* les lambeaux latéraux.

Nous avons observé une fois, une absence complète du pilier postérieur, anomalie sans importance, pas plus d'ailleurs que celle qui consiste dans un orifice congénital à travers les piliers antérieurs ou postérieurs.

Chez quelques malades, l'extrémité inférieure de la luette est démesurément allongée (*élongation de la luette*, fig. 38), et vient produire sur la base de la langue des

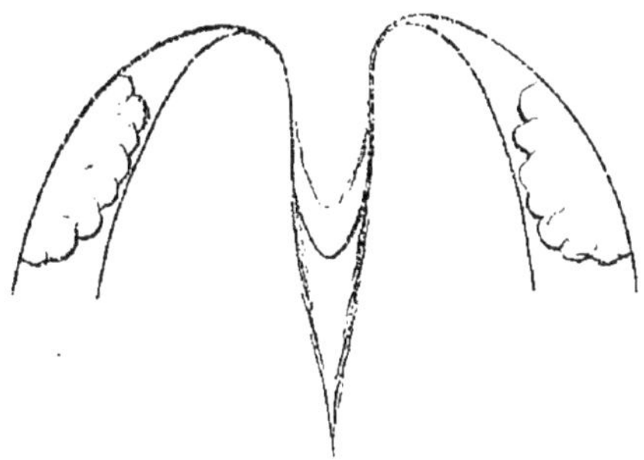

Fig. 38. — Élongation de la luette.

sensations insupportables de chatouillement ou des réflexes nauséeux. On y remédie par la section de la muqueuse hypertrophique près de l'extrémité inférieure du tissu musculaire.

B. **Anomalies du pharynx.** — Elles sont peu fréquentes. Dans quelques cas, on voit les corps vertébraux faire une saillie très marquée sous la muqueuse pharyngienne et rétrécir ainsi le calibre de cette gouttière ; cette conformation ne présente aucun intérêt, nous nous bornons à la signaler pour qu'elle ne soit pas confondue avec une collection purulente, ou une lésion osseuse de cette région.

Pharyngocèles. — Chez quelques sujets, le pharynx inférieur acquiert des dimensions considérables par extension de sa paroi musculo-aponévrotique. Ainsi se constituent de vraies poches appelées pharyngocèles, analogues à celles qui existent normalement chez le singe. Les aliments peuvent s'y accumuler et être ensuite régurgités spontanément à la suite d'une pression exercée de bas en haut sur la poche dilatée. On ne remédie que difficilement à cette anomalie, soit en amenant une rétraction cicatricielle de l'ouverture de la poche (galvano-caustie), soit, si la poche a pris un trop grand développement, en allant à sa recherche par voie externe, et en la liant comme on fait pour un sac herniaire.

On peut observer en outre, à la surface de la muqueuse pharyngienne, sur les piliers ou les amygdales, une *anomalie veineuse ou artérielle* qu'on doit respecter avec soin si on ne veut pas s'exposer à de grands mécomptes quand on intervient chirurgicalement sur cette région.

HYPERTROPHIE DES AMYGDALES PALATINE ET LINGUALE

On désigne sous ce nom une inflammation chronique se traduisant par une augmentation permanente de volume de l'amygdale palatine ou linguale.

L'hypertrophie amygdalienne a pour causes les inflammations répétées de cet organe chez des sujets prédisposés (lymphatiques). On l'observe à tous les âges, mais de préférence dans l'enfance pour l'amygdale palatine, dans l'adolescence pour l'amygdale linguale.

L'existence d'une gêne respiratoire par les fosses nasales, les maladies infectieuses de l'enfance déterminent plus particulièrement, chez les jeunes sujets, un accroissement de volume de l'amygdale palatine.

Les fatigues oratoires, le chant, la syphilis, engendrent plus spécialement une hypertrophie de l'amygdale linguale.

Les malades porteurs de telles affections peuvent n'en être incommodés en aucune façon ; c'est en examinant leur gorge, au moyen de l'abaisse-langue ou du miroir, qu'on découvre l'hypertrophie amygdalienne palatine ou linguale.

D'autres sujets se plaignent de gêne respiratoire, même après l'ablation de leurs végétations adénoïdes, quand ils en étaient porteurs, de voix toute spéciale (voix amygdalienne), ou sont atteints de maux de gorge fréquents (hypertrophie palatine), de sensation de corps étrangers dans la gorge, de chatouillement, de toux spasmodique, de besoins fréquents de râcler, de difficulté dans l'émission des notes élevées, d'enrouement, etc. (hypertrophie linguale).

L'un ou l'autre de ces symptômes nécessite un examen de l'arrière-gorge : on constate alors en déprimant simplement la langue, s'il s'agit d'amygdale palatine, de chaque côté de l'isthme du pharynx, entre les deux piliers du voile du palais, une masse arrondie, plus ou moins saillante, percée d'orifice (cryptes), et dont la coloration rosée est un peu plus pâle que celle de la muqueuse avoisinante.

D'après leur forme on divise ces amygdales hypertrophiées en *pédiculées*, *encapuchonnées* et *multilobées* suivant qu'elles sont retenues dans leur loge par un mince pédicule, qu'elles sont adhérentes aux piliers avec lesquels elles sont en contact ou qu'elles sont divisées en lobes supérieur et inférieur, ce dernier plongeant vers le pharynx inférieur.

Au miroir, s'il s'agit d'amygdale linguale, on aperçoit à la base de la langue, immédiatement en avant de l'épiglotte, en arrière du V lingual, des saillies arrondies, plus ou moins éparses, souvent groupées en deux ou quatre lobes, séparés entre eux par des rainures antéro-postérieures (la disposition en deux lobes, un de chaque côté de la ligne médiane, est la plus fréquente).

On comprend très bien que cette masse empêche l'épiglotte de se relever, d'où émission difficile des notes élevées chez les chanteurs.

L'hypertrophie amygdalienne, qu'elle soit palatine ou linguale, est constituée par un amas de follicules clos soutenus par du tissu conjonctif plus ou moins dense et entourés par un épithélium pavimenteux stratifié. Les orifices, ou cryptes, situés à la surface, s'enfoncent profondément dans la masse et sont recouverts du même épithélium.

Nous avons dit, au début, que l'hypertrophie s'entendait d'une augmentation permanente de volume de l'amygdale, pour ne pas la confondre avec l'accroissement transitoire dû à une inflammation aiguë ou à l'infection syphilitique récente (accidents secondaires). Cette dernière néanmoins peut devenir permanente.

L'hypertrophie peut donner lieu à des angines à répétition, à des abcès intra ou péri-amygdaliens, à de l'adénopathie sous-maxillaire ou carotidienne.

Thérapeutique. — On la combat par le traitement médi-

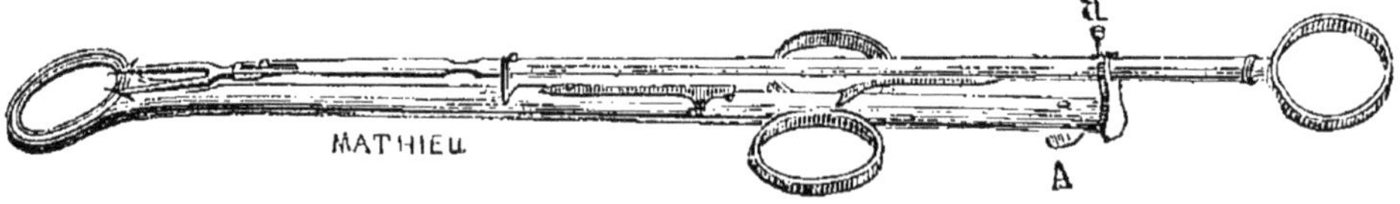

Fig. 39. — Amygdalotome de Fanhestock.

cal peu efficace (badigeonnages et gargarismes iodés), et surtout par le traitement chirurgical.

Celui-ci comprend aujourd'hui, pour l'amygdale palatine, trois procédés principaux : ablation à l'*amygdalotome de Fahnestock* (fig. 39), (enfants au-dessous de quatre ans),

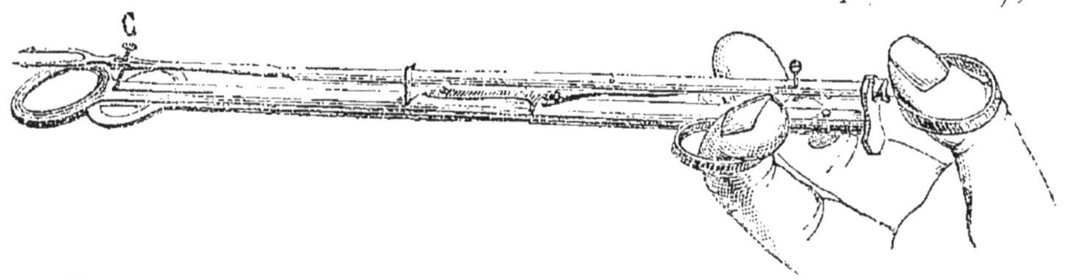

Fig. 40. — Amygdalotome de Fanhestock (manière de le tenir).

à l'*anse galvanique* (fig. 41) et à la pince à *morcellement de Ruault* (fig. 42).

On a abandonné le Fahnestock chez les adultes à cause

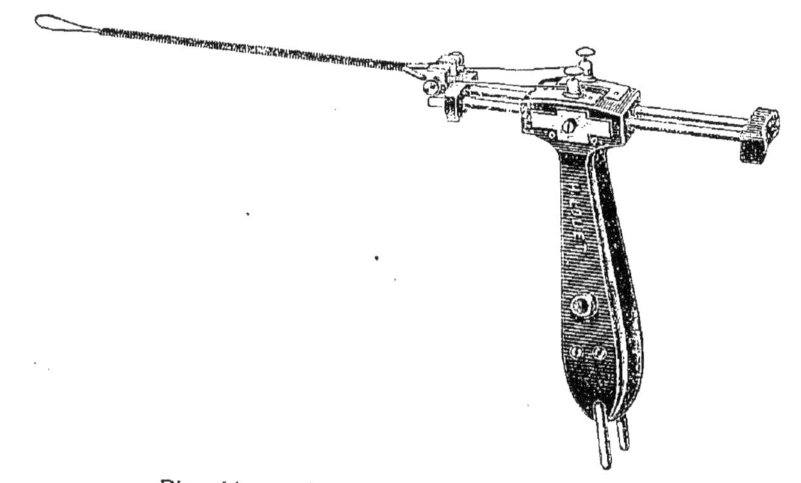

Fig. 41. — Anse galvanique de Moure.

des dangers d'hémorragie occasionnés par son emploi. L'anse galvanique s'applique aux amydales pédiculées ou multilobées.

La pince à morcellement convient à tous les cas ; elle évite l'hémorragie en écrasant entre ses mors le tissu amygdalien. Son emploi exige quelques minutes de plus que l'anse galvanique manœuvrée avec dextérité, mais elle ne nécessite aucun outillage spécial.

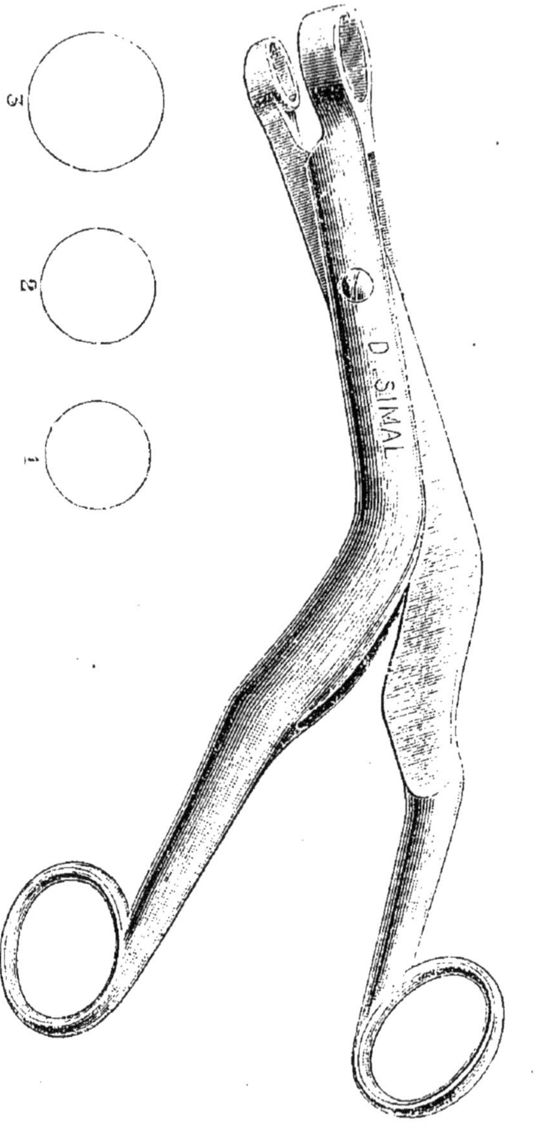

Fig. 42. — Pince emporte-pièce du Dr Ruault pour morceller les amygdales et même certaines tumeurs de l'arrière-gorge.

On a parfois intérêt, pour vider la loge dans le cas d'amygdale enchatonnée, à fendre transversalement au galvano, le pilier antérieur qui, en se rétractant du haut et du bas, met à nu l'amygdale. Cette dernière est en quelque sorte énucléée et vient s'offrir à la pince de l'opérateur.

On a totalement abandonné la destruction de la ton-

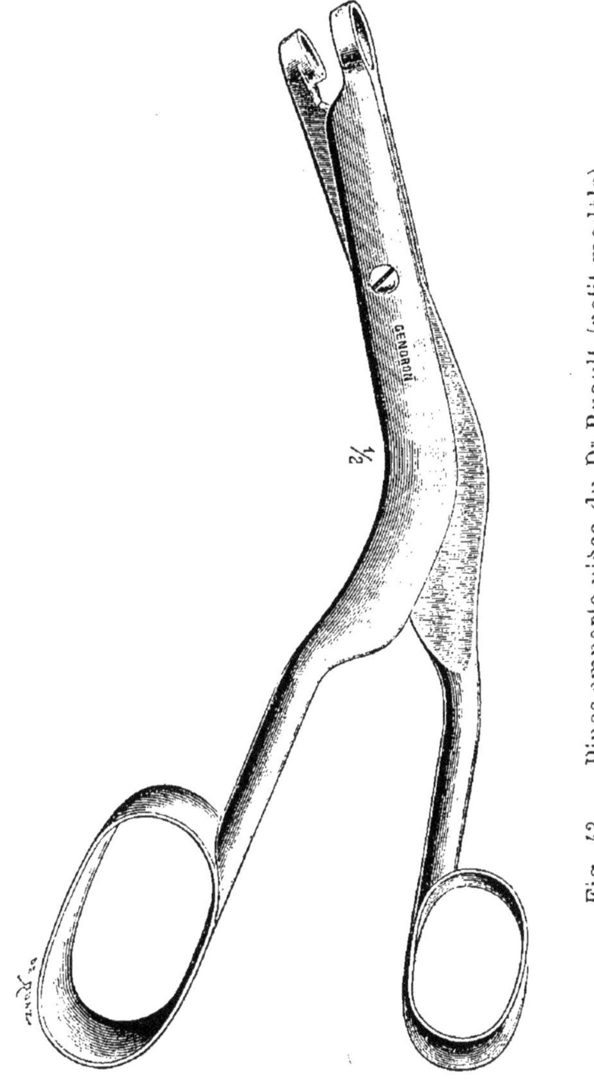

Fig. 43. — Pince emporte-pièce du Dr Ruault (petit modèle).

sille par le fer rouge pour éviter la formation des adhérences et la soudure intempestive des cryptes à leur surface.

Quelques opérateurs font encore l'amygdalectomie au

bistouri : un tel procédé, plus que les autres, expose à une hémorragie immédiate ou consécutive.

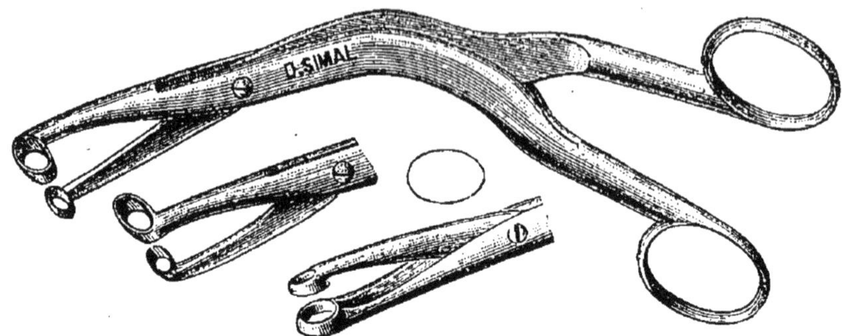

Fig. 44. — Pince emporte-pièce, pour le côté droit et pour le côté gauche.

Cette dernière, si elle se produisait, serait combattue par la compression directe, par la cautérisation au galvano

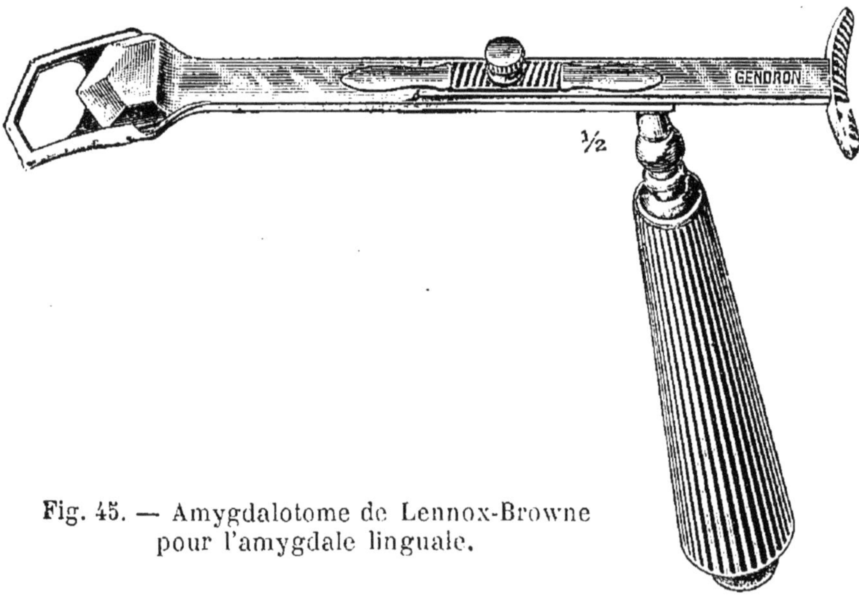

Fig. 45. — Amygdalotome de Lennox-Browne pour l'amygdale linguale.

du point qui saigne, ou mieux par la torsion ou encore la ligature du vaisseau (artère ou veine), dont l'ouverture a donné lieu à l'épanchement sanguin. On a également (Escat), conseillé le tamponnement et la suture des deux piliers.

Quant à l'amygdale linguale, on la détruit suivant le cas, soit par la cautérisation ignée, soit à l'anse froide, soit à la guillotine, au moyen d'un tonsillotome construit à cet effet.

Les soins consécutifs à toute amygdalotomie sont : garder la chambre pendant quarante-huit heures au moins, prendre des bains de gorge avec un gargarisme émollient mais froid, sucer des petits fragments de glace pendant vingt-quatre heures, enfin s'alimenter pendant ce même laps de temps avec des substances molles et froides.

TUMEURS DE L'ARRIÈRE-GORGE

Tumeurs bénignes. — Examinons successivement ces tumeurs sur l'amygdale, la base de la langue, le voile du palais et le pharynx, après avoir toutefois donné les caractères communs présentés par elles, quel que soit leur point d'implantation.

On observe, dans l'arrière-gorge, des papillomes, des fibromes, des adénomes, des lipomes, des angiomes, des kystes, des enchondromes, des goitres linguaux, des tumeurs mixtes, toutes tumeurs que l'on peut rencontrer sur l'un ou l'autre des quatre organes mentionnés ci-dessus. L'amygdale peut, en outre, être le siège spécial d'hypertrophie pseudo-polypeuse ; la base de la langue du goitre lingual ; le voile du palais de tumeur mixte et même de calcul.

Le *papillome* se présente toujours sous l'aspect d'une tumeur muriforme, framboisée, souvent pédiculée, qui apparaît de préférence sur l'extrémité de la luette, le bord libre du voile du palais et l'amygdale palatine.

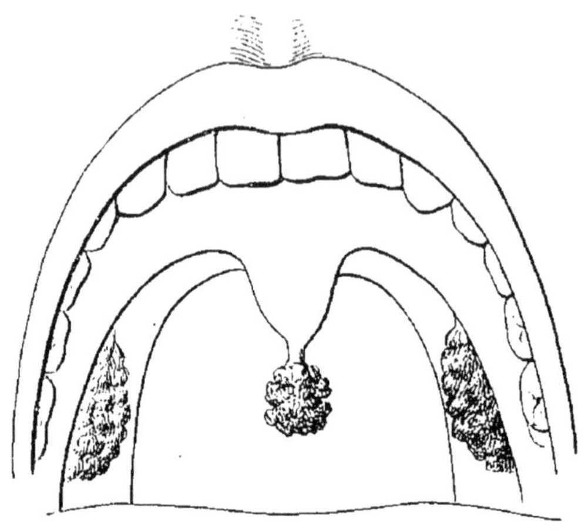

Fig. 46. — Papillome de la luette.

Le *fibrome* est lisse à sa surface, dur au toucher, de coloration rosée ; son point d'implantation est parfois assez étendu : il peut atteindre de grandes dimensions et avoir plusieurs lobes.

L'*adénome* est plus rare ; il a une forme globuleuse et lisse, mais le diagnostic n'en est guère possible qu'à l'examen histologique.

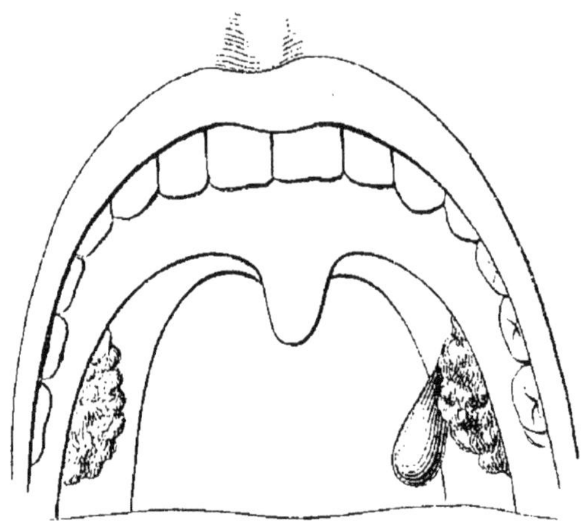

Fig. 47. — Fibrome de l'amygdale.

Les *lipomes* ont une teinte jaune, une surface lobulée, une consistance molle ; ils sont parfois associés à d'autres néoplasmes comme le fibrome.

Les *angiomes* ont une teinte violacée caractéristique ; ils s'étalent sur les muqueuses en formant des saillies plus ou moins considérables, sont mous au toucher et réductibles ; on sent parfois, à leur contact, des battements isochrones au pouls.

Les *kystes* sont arrondis, translucides quand ils sont superficiels, toujours très tendus, on voit à leur surface courir des arborisations vasculaires tranchant sur leur teinte blanche opaline ; s'il s'agissait de kystes dermoïdes, ils seraient opaques.

L'amygdale atteinte d'*hypertrophie pseudo-polypeuse* offre l'aspect d'une glande augmentée de volume au niveau d'un de ses lobes qui se pédiculise de plus en plus ; on croit à un fibrome ; l'examen histologique rectifie souvent le diagnostic.

Le *goitre lingual* se développe au niveau du foramen cæcum : il forme parfois une tumeur très volumineuse, pédiculée, lobulée, qui refoule l'épiglotte en arrière, mais qui est heureusement très rare.

Les *tumeurs mixtes du voile* sont encapsulées au-dessous de la muqueuse qui les laisse apercevoir par transparence et qu'elles soulèvent fortement. Elles sont blanchâtres, lobulées ; elles ne contractent pas d'adhérences avec le tissu du voile, ni avec le squelette. Elles sont formées de tissu épithélial et de tissu de soutènement conjonctif, muqueux et chondromateux.

Des *calculs*, nous ne dirons rien ; ils sont exceptionnels, ressemblent aux calculs salivaires et sont enchatonnés dans les tissus du voile dont ils refoulent la muqueuse.

Ces différentes tumeurs ont pour caractères communs de se développer très lentement et de n'entraîner de troubles fonctionnels que lorsqu'elles ont acquis des dimensions suffisantes pour gêner le fonctionnement normal de l'organe sur lequel elles vivent en parasites.

Seuls, les angiomes donnent quelquefois lieu à des hémorragies conséquentes, sans être très volumineux.

Les symptômes accusés par les malades varient avec l'organe envahi.

Les tumeurs bénignes de l'amygdale amènent peu à peu de la voix amygdalienne, parfois de la gêne de la respiration et de la déglutition, de la toux spasmodique, plus souvent du hemmage et une sensation de corps étranger dans la gorge.

Les tumeurs de la base de la langue ont à peu près la même symptomatologie ; elles ne s'en distinguent, dans quelques cas, que par la pénétration des aliments dans le larynx pendant la déglutition et par une gêne respiratoire plus marquée et souvent très brusque, due à l'engagement de la tumeur dans le vestibule laryngé.

Sur le voile, les néoplasmes bénins un peu volumineux amènent du nasonnement, du reflux des liquides par le nez, par immobilisation de l'organe et défaut d'obturation de l'isthme pharyngien, de la gêne respiratoire avec recrudescence quand le malade est couché.

Dans le pharynx, la symptomatologie varie avec le point d'implantation. Une tumeur d'une certaine dimension gêne la déglutition, entraîne des nausées et parfois des accès de suffocation par le même mécanisme que s'il s'agit de tumeur de la base de la langue. Elle est susceptible d'apparaître dans la bouche pendant les efforts de vomissements.

Traitement. — Comme thérapeutique, bornons-nous à donner ici des indications générales, ces différentes tumeurs sont d'ailleurs très rares si l'on en excepte les papillomes du voile du palais.

On extirpe les papillomes, les fibromes, les adénomes et les lipomes soit au bistouri, soit à la pince coupante, soit mieux encore à l'anse galvanique quand la tumeur est pédiculée.

L'anesthésie locale à la cocaïne suffit généralement :

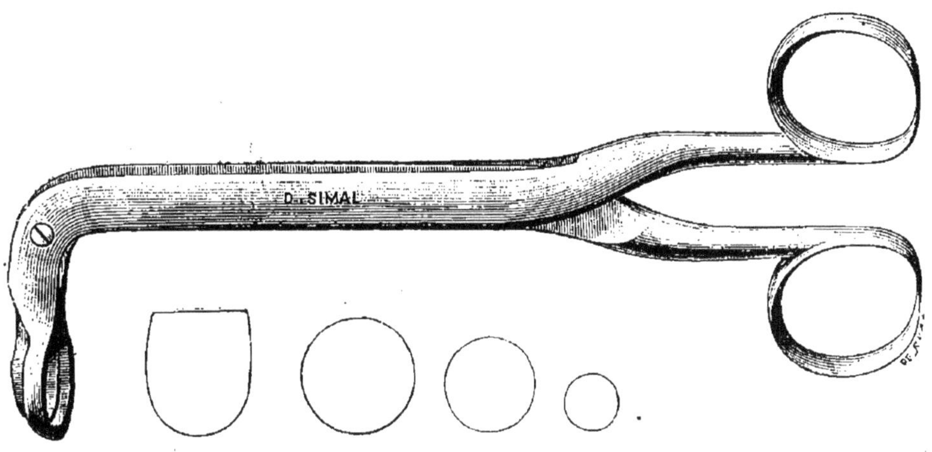

Fig. 48. — Pince à épiglectomie de Moritz Schmidt.

dans des cas exceptionnels, si la tumeur est volumineuse et doit être décortiquée, la chloroformisation est tout indiquée. Les voies naturelles permettent ordinairement une voie d'accès suffisante. Toutefois la méthode transhyoïdienne de Gussenbauer et Vallas, devrait être employée si on avait affaire à une tumeur sessile et volumineuse de la base de la langue.

On traitera les angiomes par l'électrolyse, s'ils sont gênants par leurs dimensions ou les hémorragies auxquelles ils donnent lieu.

Pour les kystes, il suffit de les ouvrir et d'enlever tout ou même partie de leur poche pour les voir disparaître totalement. La poche devrait être extirpée de suite s'il s'agissait d'un kyste dermoïde.

Quant aux calculs, il suffit de leur frayer un passage vers l'extérieur pour en débarrasser le malade : on referme ensuite la muqueuse si l'ouverture est de trop grande dimension.

B. **Tumeurs malignes.** — Les tumeurs malignes de l'arrière-gorge sont le *sarcome* ; le *lymphadénome* ou *lympho-sarcome* et l'*épithélioma*.

Nous ne parlons ici que des tumeurs primitives de la région et non de celles qui, ayant pris naissance sur les organes voisins, envahissent par propagation, l'amygdale palatine ou linguale, le voile ou le pharynx.

Le sarcome, sur l'amygdale, forme une tumeur globuleuse, dure, bosselée, recouverte de muqueuse rouge foncé ; il n'occupe qu'un seul côté, mais devient rapidement assez volumineux pour obstruer l'isthme pharyngien et une partie de la cavité buccale dont il épouse la forme et la disposition.

Sur le voile il se présente sous l'aspect de saillies bourgeonnantes apparaissant de préférence sur la partie antérieure de l'organe et prend rapidement un grand développement.

Sur la paroi pharyngienne il a la forme d'une tumeur irrégulière d'aspect rougeâtre, bourgeonnante (champignon), assez molle, parfois pédiculée.

Dans la majorité des cas il s'agit de sarcome embryonnaire ou fasciculé sur l'amygdale et le pharynx et de myxosarcome sur le voile.

Le lymphadénome ou lymphosarcome, né sur l'une ou les deux amygdales, a l'aspect au début, d'une hypertrophie de la glande. Un peu plus tard la tumeur augmente de volume ; elle est arrondie, dure, bosselée, d'aspect assez pâle ou à peine rosée, s'accroît dans tous les sens, envahit le voile, la base de la langue, s'étend vers le naso-pharynx, la bouche, le pharynx inférieur. A cette période, elle peut offrir à sa surface des ulcérations fongueuses : toutefois ce qui la caractérise essentiellement, c'est l'adénopathie multiple dont elle s'accompagne dès le début. Sous la mâchoire, et dans la région cervicale jusqu'à la clavicule, on voit des ganglions volumineux, séparés les uns des autres, peu ou pas douloureux au toucher, mobiles.

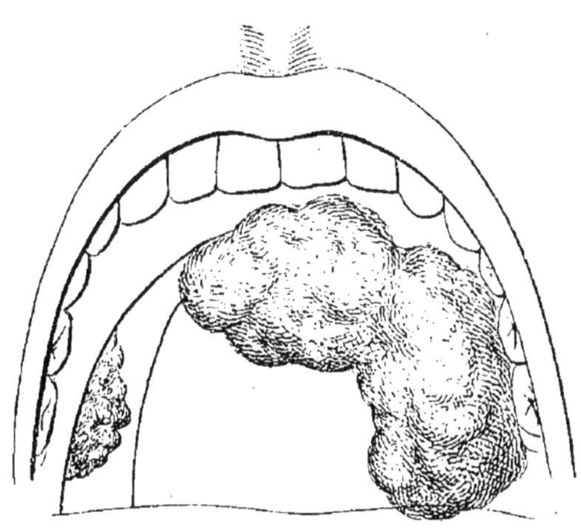

Fig. 49. — Epithélioma de l'amygdale et du voile.

L'épithélioma est la tumeur maligne par excellence de l'arrière-gorge. Ses caractères sont identiques quel que soit l'organe envahi. Il apparaît toujours sous l'aspect d'une tumeur rougeâtre, mamelonnée, bourgeonnante, s'ulcérant avec la plus grandre facilité et saignant au moindre contact. A l'œil, les bords se confondent insensiblement avec la muqueuse voisine ; tout le tissu envahi offre cependant une induration très caractéristique qui permet de délimiter le tissu sain du tissu malade. L'amygdale ou la portion de pharynx envahies s'immobilisent rapidement ; il se crée, à la surface du néoplasme, une ulcération sanieuse, parfois recouverte d'exsudats diphtéroïdes.

Sur le voile du palais on peut rencontrer une variété d'épithélioma (endothéliome), qui se présente sous l'aspect d'un tissu lardacé, dur et mamelonné, sans tendance à l'ulcération, infiltré dans l'épaisseur du voile.

Chez les malades porteurs de tumeurs malignes de l'arrière-gorge on observe deux ordres de symptômes, les uns mécaniques, les autres inhérents à la nature de l'affection.

Les sarcomes et les lymphadénomes se décèlent par les premiers, au moins tant qu'ils ne sont pas encore ulcérés ; ils engendrent une sensation de corps étranger, un besoin de râcler, de la voix amygdalienne, du nasonnement, plus tard de la gêne de la déglutition et de la respiration.

Les épithéliomas, au contraire, éventent de bonne heure leur présence par :

a. Des douleurs spontanées qui, nées sur place, s'irradient bientôt à tout le côté du cou et à l'oreille correspondante et s'exagèrent par la déglutition et la phonation. Dans une période avancée de la maladie, elles immobilisent la région cervicale, tout mouvement du cou en amenant la recrudescence.

b. Une expectoration sanguinolente et plus tard sanieuse ;

c. Une salivation abondante exagérée ;

d. Une fétidité de l'haleine très caractéristique ;

e. Une adénopathie précoce : les ganglions envahis sont durs, souvent douloureux au toucher, immobiles, adhérents aux parties profondes; ils occupent la région sous-angulo-maxillaire et cervicale.

f. Enfin par une altération morbide de l'état général, le malade prenant très vite une teinte jaune paille caractéristique et maigrissant à vue d'œil.

La marche des néoplasies malignes de l'arrière-gorge est assez rapide ; la mort survient par cachexie, par défaut d'alimentation, par empoisonnement ichoreux, par gêne des grandes fonctions (déglutition, respiration), par hémorragie.

Le traitement peut être curatif ou palliatif.

Le premier s'adresse à une tumeur maligne au début, bien délimitée, sans adénopathie. C'est quelquefois le cas dans les épithéliomas de la luette ou du bord libre du voile du palais et dans les sarcomes des divers organes de l'arrière-gorge.

On enlève alors largement le néoplasme en se créant au besoin une voie d'accès; cette ablation se fait, selon les cas, au bistouri, au thermo ou au galvano-cautère et on a quelques chances pour guérir radicalement son malade.

Malheureusement, quand le cancer débute par l'amygdale, la base de la langue ou le pharynx, il est généralement inopérable d'emblée. On se borne alors à un traitement purement palliatif destiné à combattre quelques-uns des symptômes les plus gênants, comme l'obstruction de l'arrière-gorge, le bourgeonnement, ou la fétidité de l'haleine.

On y arrive en y faisant des résections partielles du néoplasme avec l'anse galvanique, la pince à morcellement (lymphosarcomes), en badigeonnant la tumeur avec une solution d'adrénaline, ou en prescrivant au malade de se gargariser avec une solution de thuya et de chélidoine suivant la formule :

Solution avec :

Extrait de thuya. . . . . Extrait de chélidoine.	4 grammes.
Teinture de thuya	100 —
Glycérine	50 —

1 cuillerée à café par 1/2 verre d'eau tiède pour gargarisme et pur en attouchements locaux.

Dans ces dernières années on a essayé la radiothérapie et la radiumthérapie sans grand succès d'ailleurs, au moins jusqu'à ce jour.

A l'intérieur, il sera bon de prescrire de l'arsenic à haute dose, de tonifier le malade dans la mesure du possible, et de lui calmer les douleurs avec les hypnotiques variés. Les injections de morphine rendent sous ce rapport d'éminents services.

Il pourra se faire que les troubles de la respiration nécessitent, à un moment donné, l'ouverture de la trachée. Cette même opération sera parfois indiquée, comme temps préliminaire à une intervention plus conséquente, comme la pharyngotomie médiane ou transversale, pour aller à la recherche d'une tumeur de l'amygdale, du pharynx, ou de la base de la langue.

DEUXIÈME PARTIE

LARYNX

Anatomie clinique. — Séméiologie générale ; Thérapeutique générale ; Méthodes d'exploration. — Pathologie.

ANATOMIE CLINIQUE

Le larynx sert à deux fonctions : à la *respiration* d'abord et à la *phonation* ensuite. Situé entre la base de la langue, l'os hyoïde et les téguments en avant, et la paroi postérieure du pharynx inférieur en arrière, le larynx est un précipice béant où les aliments s'engloutiraient fatalement s'il n'existait, pendant la déglutition, une soupape qui, grâce à la base de la langue qui l'abaisse, en obture l'ouverture. L'opercule glottique, sorte de pont-levis qui s'abaisse et se relève presque à volonté, n'est autre chose que l'épiglotte dont nous connaissons déjà les rapports avec la base de la langue.

Dans les conditions où nous l'examinons au miroir, le larynx nous apparaît sous les traits suivants :

Au milieu une fente triangulaire, antéro-postérieure dont la base s'élargit au moment de l'inspiration et dont les deux côtés sont constitutés par deux rubans blancs, lisses et nacrés comme l'émail de belles dents; ces deux rubans aplatis sont les cordes vocales.

En dehors des cordes, parallèlement à elles, on aperçoit, sur l'image laryngoscopique, deux sillons antéro-postérieurs : ce sont les orifices de cavités appelées ventricules de Morgagni. Deux bourrelets bordent en dehors l'orifice des ventricules : ce sont les bandes ventriculaires, cordes vocales supérieures ou encore fausses cordes. L'espace compris entre les cordes est appelé glotte.

En avant est une lame blanchâtre, en forme de chapeau de gendarme, de languette, ou de feuille assez large au milieu, amincie à ses deux extrémités : image de l'épiglotte.

De chacune des extrémités amincies de l'épiglotte part un cordon rosé qui se dirige en arrière en forme d'arc de cercle et arrive sur la ligne médiane si on fait prononcer la voyelle E au sujet examiné. On désigne ces deux cordons sous le nom de replis ary-épiglottiques.

Pendant l'inspiration, les cartilages sur lesquels se terminent les replis (cartilages aryténoïdes) laissent entre eux un espace appelé glotte intercartilagineuse, ou glotte respiratoire par opposition à la glotte interligamenteuse située entre les deux cordes, ou glotte phonatrice.

Quand cette dernière est bien ouverte on distingue parfaitement l'ouverture d'un canal (espace sous-glottique et trachée) qui fait suite au larynx.

Des deux bords latéraux de l'épiglotte partent également deux replis aplatis d'avant en arrière et se dirigeant en dehors et en avant; nous les connaissons déjà, ce sont les replis pharyngo-épiglottiques.

Telle est l'image laryngoscopique telle qu'elle se présente à nous dans le miroir; mais cette image n'est en quelque sorte que la projection, sur une surface plane, des divers éléments constitutifs de l'organe vocal éclairé par sa face supérieure, image dans laquelle la partie antérieure apparaît en haut du miroir et la postérieure en bas.

En réalité, le larynx est un canal béant, composé de cartilages articulés entre eux et dont les mouvements sont assurés par le jeu d'un système musculaire. Une muqueuse en tapisse l'intérieur, elle se continue en haut avec celle du pharynx, en bas avec celle de la trachée.

Examinons successivement : 1° les cartilages; 2° les muscles; 3° la muqueuse.

1° Cartilages. — Les cartilages sont au nombre de neuf dont cinq principaux : le thyroïde, le cricoïde, les deux aryténoïdes et l'épiglotte; les quatre autres sont les cartilages de Wrisberg et de Santorini : ces derniers surmontent les aryténoïdes, les premiers sont situés dans l'épaisseur des replis ary-épiglottiques; les quatre sont de très petite dimension et ne jouent aucun rôle, nous nous contentons de les mentionner.

Le cartilage thyroïde, impair, a la forme d'un livre à moitié ouvert et regardant en arrière; c'est le bouclier du larynx, celui qui donne à l'organe vocal sa configuration externe. On en sent très bien à la palpation, l'arête médiane, verticale, terminée en haut par une saillie appréciable, la pomme d'Adam, et les deux faces latérales. Le doigt retrouve avec facilité le bord inférieur, horizontal, des faces latérales, séparé du cricoïde par une membrane (membrane crico-thyroïdienne); il en suit également très bien le bord supérieur qui a la forme d'un accent circonflexe renversé. Une autre membrane (thyro-hyoïdienne) sépare ce bord de l'os hyoïde.

En arrière, la palpation ne permet pas de sentir le bord postérieur des lames thyroïdiennes, car elles sont cachées par les parties molles et les gros vaisseaux du cou. Ce bord se prolonge en haut pour former les cornes supérieures reliées à l'os hyoïde, en bas pour donner naissance aux cornes inférieures articulées avec la face externe du cricoïde.

Dans l'angle rentrant formé par les lames on voit s'insérer, en haut l'épiglotte, au milieu, les cordes vocales avec les muscles thyro-aryténoïdiens.

Le cricoïde a la forme d'un anneau complet (bague à chaton postérieur). Il est situé entre le premier anneau de la trachée et le thyroïde, sous lequel il s'engage en arrière, pour combler en partie l'espace laissé libre par l'écartement des deux lames. Sur son bord supérieur, en arrière, on voit s'emboîter, près de la ligne médiane, la base des aryténoïdes (articulation crico-aryténoïdienne).

Les aryténoïdes ont la forme d'une pyramide triangulaire à sommet supérieur, à base inférieure. Les faces sont antérieure, interne et postérieure.

La face interne triangulaire, regarde celle du côté opposé ; elle se termine en bas et en avant par une saillie. l'apophyse vocale, où s'insère le muscle thyro-aryténoïdien (corde vocale), en bas et en arrière, par une autre apophyse, où prennent leur point d'appui supérieur les crico-aryténoïdiens postérieurs et latéraux.

Rappelons que les aryténoïdes sont unis par leur sommet avec l'épiglotte au moyen des replis ary-épiglottiques.

L'épiglotte dont nous connaissons déjà les attaches, dont les formes sont assez variables, ressemble habituellement à la forme d'une raquette transversale. Sa face antérieure, ou linguale, est appuyée sur l'os hyoïde et la base de la langue à laquelle elle est reliée par trois replis.

Sa face postérieure s'applique sur l'ouverture laryngée pendant la déglutition.

2° **Muscles**. — Les muscles intrinsèques laryngés, les seuls dont nous nous occuperons ici, forment deux systèmes antagonistes : les uns sont constricteurs, les autres dilatateurs. Les constricteurs sont : les thyro-aryténoïdiens, les crico-aryténoïdiens latéraux, les crico-thyroïdiens et l'ary-aryténoïdien ; les dilatateurs sont les crico-aryténoïdiens postérieurs.

Les thyro-aryténoïdiens sont situés dans l'épaisseur des cordes vocales, sous la muqueuse laryngée ; nous en avons vu les insertions : angle rentrant du thyroïde, apophyse vocale de l'aryténoïde.

L'ary-aryténoïdien unit entre eux les aryténoïdes par des fibres qui s'entre-croisent sur la ligne médiane. C'est le seul muscle médian et impair du larynx.

Les crico-aryténoïdiens latéraux prennent leur point d'appui sur le bord supérieur et la face externe du cricoïde et leur point mobile sur l'angle externe de la base des aryténoïdes.

Les crico-thyroïdiens, situés sous les téguments, partent de la face antérieure du cricoïde et se dirigent, en forme d'éventail, au bord inférieur et aux faces externe et interne du cartilage thyroïde.

Les crico-aryténoïdiens postérieurs, de forme triangulaire, prennent leur point fixe sur deux fossettes larges, situées de chaque côté de la ligne médiane du chaton cricoïdien. Leur point mobile, ou pointe, s'insère sur l'apophyse externe de la base du cartilage aryténoïde.

La paralysie double de ces derniers muscles amène la fermeture de la glotte, car l'équilibre étant rompu entre constricteurs et dilatateurs, les premiers agissant seuls amènent les cordes en contact sur la ligne médiane.

3° **Muqueuse**. — Avec la muqueuse, nous étudierons la configuration intérieure du larynx.

La cavité laryngée présente un rétrécissement antéro-postérieur au niveau de la glotte. On peut donc la diviser en trois parties : zone sus-glottique, glotte, zone sous-glottique.

La zone sus-glottique, ou vestibule du larynx, est limitée en avant par l'épiglotte, en arrière par la face antérieure et supérieure des aryténoïdes, et l'échancrure qui les sépare sur la ligne médiane, de chaque côté par les replis ary-épiglottiques. Elle est plus large en avant qu'en arrière.

La glotte, qui est l'espace compris entre les cordes vocales, se trouve en réalité limitée par les bandes ventriculaires, le ventricule de Morgagni et les cordes vocales inférieures.

Partie du vestibule laryngien, la muqueuse forme deux bourrelets antéro-postérieurs libres au niveau de leur bord inférieur. Sur ce bord la muqueuse se replie sur elle-même pour aller tapisser la face interne du thyroïde et gagner ensuite la face supérieure du muscle thyro-aryténoïdien. Les bourrelets sont les bandes ventriculaires ou fausses cordes, la cavité formée par la muqueuse est le ventricule de Morgagni; l'ouverture de ce ventricule est représentée par une simple fente elliptique antéro-postérieure, séparant les vraies des fausses cordes.

L'espace sous-glottique, assez régulièrement cylindrique, est constitué par la muqueuse qui tapisse la face interne du cricoïde tout entier et l'extrémité inférieure du thyroïde en avant, y compris la face inférieure des cordes vocales.

Faisons tout de suite remarquer l'inextensibilité de la zone sous-glottique, due au cartilage en forme d'anneau complet qui en forme le squelette.

La muqueuse est revêtue d'épithélium pavimenteux sur les deux faces de l'épiglotte, l'extrémité supérieure des replis ary-épiglottiques et le bord libre des cordes vocales inférieures; c'est ce qui explique, sur ces différentes parties, la présence fréquente des épithéliomas pavimenteux. Partout ailleurs l'épithélium est cylindrique à cils vibratiles.

Le derme renferme de nombreuses glandes en grappes et des follicules clos, ainsi que Coyne l'a démontré le premier; aussi n'est-il pas rare de voir, dans la fièvre typhoïde, des ulcérations se montrer dans certaines parties du larynx. Dans plusieurs points, replis ary-épiglottiques, région aryténoïdienne, le tissu cellulaire est assez lâche pour permettre des suffusions séreuses (œdème), très importantes à bien connaître, surtout chez les enfants et certains sujets à petit larynx.

Les artères qui nourrissent la muqueuse proviennent des thyroïdiennes supérieure et inférieure. Les lymphatiques se rendent, les uns, dans les ganglions sous-sterno-mastoïdiens, les autres dans le ganglion prélaryngé qui occupe la face antérieure de la membrane crico-thyroïdienne.

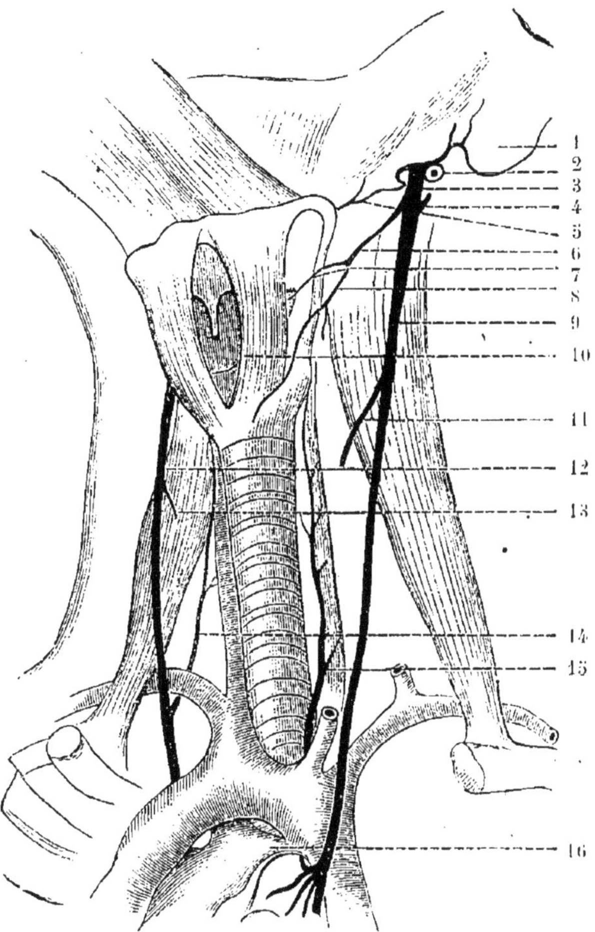

Fig. 50. — Rapports des pneumo-gastriques et des nerfs laryngés (d'après Ziemssen et Henle).

1, apophyse mastoïde ; 2, veine jugulaire ; 3, Plexus ganglionnaire du pneumo-gastrique anast., avec la branche pharyngée du glosso-pharyngien ; 6, nerf laryngé supérieur ; 7 et 8, branches internes et externes du laryngé supérieur ; 9, pneumo-gastrique gauche ; 10, muscle thyro-hyoïdien ; 11, branche cardiaque du pneumo-gastrique ; 12, pneumo-gastrique droit : 13, branches cardiaques droites ; 14 et 15, recurrents droit et gauche ; 16, conduit veineux.

Les nerfs sont de deux sortes, les uns sensitifs, les autres moteurs.

Les nerfs sensitifs viennent du laryngé supérieur, branche du pneumogastrique.

Les nerfs moteurs sont des branches du laryngé inférieur ou récurrent, qui innerve tous les muscles du larynx à l'exception du crico-thyroïdien. Ce dernier reçoit le mouvement du laryngé supérieur.

Les récurrents sont au nombre de deux, un droit et un

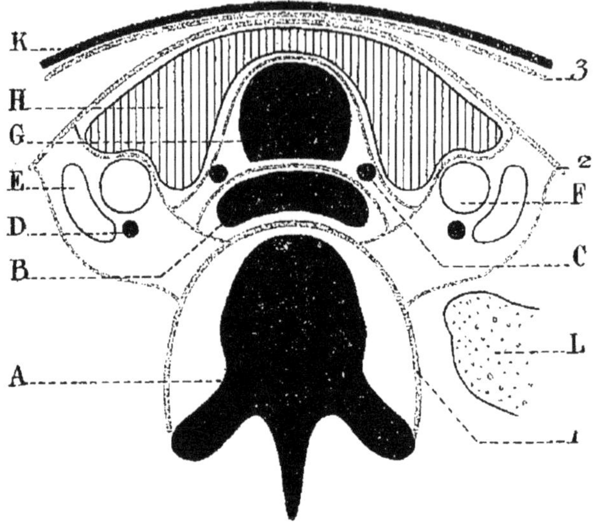

Fig. 51. — Coupe transversale du cou au niveau de la première dorsale (Schématique). — Rapport des récurrents avec les conduits œsophagien et trachéal.

A, vertèbre dorsale; B, œsophage; C, récurrent; D, pneumogastrique; E, jugulaire; F, carotide; G, trachée; H, corps thyroïde; K, peau; L, sommet du poumon droit. — 1, aponévrose cervicale profonde; 2, aponévrose cervicale moyenne; 3, aponévrose cervicale superficielle.

gauche. Ils se détachent l'un et l'autre du pneumogastrique mais à des hauteurs différentes. On sait que le droit contourne la sous-clavière et remonte le long de la trachée pour se distribuer aux muscles du côté droit du larynx, crico-thyroïdien excepté. A noter aussi le rapport de ce nerf avec le sommet du poumon, rapport qui explique certaines toux laryngées à forme coqueluchoïde, dans les cas d'induration du sommet de cet organe. Le gauche, plus long que son congénère, embrasse la crosse aortique pour se placer près de la trachée à la face antérieure de l'œsophage, dans l'angle formé par ces deux organes ; il se rend aux muscles symétriques du côté gauche.

Cette différence dans le trajet des nerfs moteurs du larynx explique la diversité des lésions pathogéniques des paralysies droite et gauche.

On remarquera également que les muscles dilatateurs et constricteurs de la glotte sont innervés par le même nerf.

Onodi a démontré qu'il existait en outre des anastomoses entre les filets du récurrent et ceux du laryngé supérieur. en sorte que l'un et l'autre de ces nerfs contient à la fois des fibres sensitives et motrices, issues les unes et les autres de la combinaison vago-spinale qui se fait à la sortie du crâne entre la 10e et la 11e paire.

Broeckaert a démontré en outre que certains muscles du larynx reçoivent un supplément d'influx nerveux venu du sympathique.

Rapports du larynx. — Le larynx est compris dans l'espace sous-hyoïdien. il est limité en avant par les téguments, en arrière par le pharynx dont il forme la paroi antérieure, de chaque côté par les gros vaisseaux du cou. Il est en continuité en haut avec le pharynx, en bas avec la trachée.

Le larynx est retenu en place par des appareils de suspension qui sont : en haut, la membrane thyro-hyoïdienne. le muscle thyro-hyoïdien, le constricteur inférieur du pharynx et le stylo-pharyngien ; en bas les muscles sterno-thyroïdiens et la membrane fibreuse qui unit le cricoïde à la trachée.

Étant donnée la fréquence relative des interventions par voie externe sur le larynx, il est bon de connaître les différentes couches qui séparent cet organe de l'extérieur.

Nous avons vu qu'on trouvait, sur la ligne médiane, la membrane thyro-hyoïdienne, l'arête du thyroïde, la membrane crico-thyroïdienne et la face antérieure du cricoïde.

Or, pour atteindre ces différentes parties, si on reste exactement sur la ligne médiane, on ne rencontre que la peau et l'aponévrose cervicale.

Pour peu qu'on s'écarte de la ligne médiane on trouverait d'abord le muscle peaucier, puis l'aponévrose cervicale superficielle, les muscles sterno-hyoïdien, thyro-hyoïdien et sterno-thyroïdien compris dans un dédoublement du feuillet moyen de l'aponévrose cervicale.

Au milieu en effet, les deux feuillets superficiel et moyen de l'aponévrose cervicale n'en forment plus qu'un et le cartilage thyroïde peut être atteint très facilement.

Si on voulait découvrir l'épiglotte, il serait préférable, toujours en se tenant sur la ligne médiane, de sectionner en son milieu l'os hyoïde, de passer dans l'interstice des thyro-hyoïdiens et de fendre verticalement la membrane thyro-hyoïdienne. On n'aurait plus qu'à traverser une couche adipeuse qui tapisse la face postérieure de cette membrane et puis la base de la langue et on se trouverait sur la face antérieure de l'épiglotte.

Cette même voie trans-hyoïdienne permet d'aborder la base de la langue et le pharynx inférieur.

SÉMÉIOLOGIE GÉNÉRALE

Le larynx servant à parler et à respirer, nous étudierons successivement les troubles de la phonation et de la respiration.

L'ENROUEMENT est le terme générique qui sert à caractériser l'altération de la voix. Il est plus ou moins prononcé et a des caractères variés suivant les affections qui l'engendrent ; mais on ne saurait affirmer qu'il est d'autant plus marqué que la lésion du larynx est elle-même plus avancée. Une aphonie totale est parfaitement compatible avec une intégrité apparente des cordes vocales.

La marche de l'enrouement, c'est-à-dire la façon dont il s'est établi et dont il se comporte à mesure qu'on s'éloigne du début de la maladie, a plus d'importance que son degré de développement.

Il existe cependant des altérations de la voix assez caractéristiques pour faire songer à une lésion déterminée de la muqueuse laryngée, telles sont : la *raucedo* syphilitica, la voix *éructante* des tuberculeux, la *voix éteinte* du croup ou des corps étrangers, la *voix à roulettes* des polypes du larynx, la *voix boisée* des cancéreux, la *voix bitonale* des malades atteints d'immobilisation d'une corde vocale, la voix eunuchoïde, l'*aphonie* subite des hystériques, etc.

On devra, bien entendu, contrôler toujours au miroir les données fournies par les caractères objectifs de la phonation et avoir présent à la mémoire le fait qu'il peut exister des lésions graves de l'organe vocal, mettant en danger la vie des malades, sans qu'il y ait la moindre altération appréciable de la voix (paralysie des dilatateurs).

Respiration. — Les troubles de la respiration ne marchent pas toujours de pair avec ceux de la phonation. Quand ils existent ils se traduisent par une difficulté éprouvée par l'air pour entrer dans les poumons (*dyspnée*) ou par des secousses convulsives qui chassent brusquement l'air déjà inspiré (*toux*).

La dyspnée est plus ou moins accusée ; celle qui est d'origine laryngée ou trachéale porte le nom de cornage. Le cornage existe à un seul ou aux deux temps de la respiration ; s'il est très marqué il s'accompagne de tirage sus-sternal et cervical ou sus-claviculaire : il est dû à un rétrécissement des voies aériennes.

La dyspnée peut être continue ou avoir des recrudescences (accès de suffocation) dans lesquelles la face devient cyanosée, l'individu anxieux faisant des efforts considérables pour appeler l'air dans la poitrine. La mort en est quelquefois la conséquence.

La toux d'origine laryngée est provoquée par un corps étranger, une altération de la muqueuse ou même par simple voie réflexe, les sensations éprouvées au niveau du larynx devenant le point de départ de secousses convulsives dans les muscles expirateurs. Elle est très variable de timbre et de forme, souvent en rapport avec les troubles de la voix, elle peut changer avec la cause qui l'a engen-

8..

drée ; on distingue la *toux rauque*, la *toux voilée*, la *toux éteinte*, la *toux spasmodique*, etc.

La douleur, dans les affections du larynx, a une assez grande importance. Siégeant au niveau de l'organe vocal elle est l'indice d'une affection inflammatoire ou d'une néoplasie maligne. Il est utile de savoir si elle est augmentée par la phonation, la déglutition (odynphagie), si on la retrouve à la pression extérieure, si elle se propage à distance (oreille).

On ne saurait s'entourer d'un trop grand nombre de renseignements quand on examine un larynx ; on recherche avec soin les caractères de l'*expectoration*, si elle est purulente, sanieuse, hémorragique, muqueuse, si elle renferme des fausses membranes, des débris cartilagineux, des croûtes ozénateuses, etc.

L'haleine des malades contribuera également au diagnostic dans certaines affections ; elle est particulièrement fétide chez les malades atteints de cancer du larynx ; elle a l'odeur caractéristique chez les sujets porteurs d'ozène laryngien ou trachéal, ou même de paralysies.

Enfin l'*inspection extérieure* et la *palpation* de l'organe vocal donneront elles aussi de précieuses indications ; on se rendra compte, en particulier, des dimensions de l'organe, de l'existence ou non de périchondrite externe (cancers, gommes), de l'existence ou de l'absence du craquement laryngien, son absence ajoutant aux signes de probabilité en faveur d'une infiltration de la région postérieure (périchondrite, arthrite, etc.).

Enfin on cherchera avec soin s'il existe ou non de l'adénopathie au niveau des ganglions carotidiens, signe qui a sa valeur, en particulier dans les cas de tumeurs malignes.

THÉRAPEUTIQUE GÉNÉRALE

Nous avons déjà parlé de la fumigation et de la pulvérisation à propos de l'arrière-gorge ; nous n'y reviendrons pas.

L'*anesthésie du larynx* se pratique habituellement au moyen d'une solution de cocaïne au 1/10 ou au 1/5 à l'aide d'un tampon d'ouate monté sur une tige recourbée et manœuvrée sous le contrôle du miroir.

On passe d'abord le tampon sur le vestibule laryngé, sur l'épiglotte et la base de la langue ; on s'avance ensuite dans le larynx pas à pas, sans frotter et jusque dans la trachée. Si besoin est on peut aussi insensibiliser l'isthme du pharynx et le pharynx inférieur si l'on veut avoir une anesthésie complète.

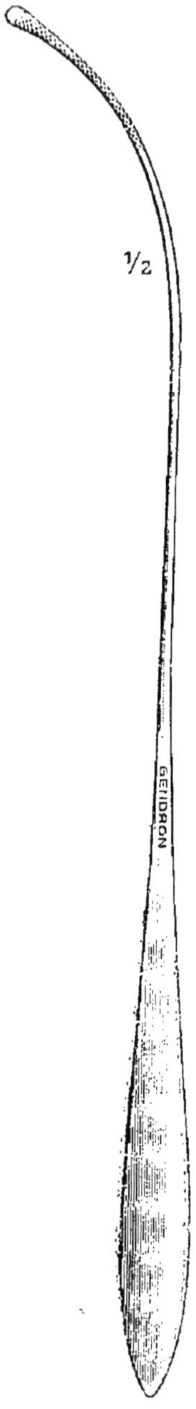

Il faut avoir soin de prévenir le sujet qu'il éprouvera, pendant la cocaïnisation, une gêne considérable au fond de la gorge, une sorte de boule à la région cervicale, avec sensation d'étouffement et de difficulté pour la déglutition. Chez quelques sujets pusillanimes, l'anesthésie peut être commencée en insufflant de la cocaïne en partie mélangée

Fig. 52. — Porte-ouate laryngien de Killian.

avec du sucre au 1/3, ou en pulvérisant une solution cocaïnée à 1/10 ; l'addition de quelques gouttes d'adrénaline à 1 p. 1000 facilite parfois l'anesthésie, chez les sujets dont la muqueuse enflammée résiste à l'action de la cocaïne employée seule.

Les *attouchements médicamenteux* s'opèrent de la même façon sur la muqueuse laryngée ; on emploie à cet effet, et suivant le cas, des solutions variées (acide phénique, créosote, chlorure de zinc, nitrate d'argent, acide lactique ou iode, etc.).

Quand on utilise les caustiques un peu énergiques, on fait précéder leur application d'une anesthésie de la muqueuse laryngée.

On fait quelquefois, sur cette muqueuse infiltrée, des *pointes de feu ;* on se sert pour cela d'un galvano à pointe, long, courbé à angle droit, et on ne fait passer le courant qu'une fois la pointe en place, sur la muqueuse préalablement insensibilisée.

Quand il existe de l'atonie des muscles laryngés, on utilise l'*électricité*. L'électrisation s'exécute, soit extérieurement (une plaque étant dans le dos et l'autre électrode étant promenée sur les faces latérales du larynx), ou intérieurement, la seconde électrode, ou même les deux montées sur un manche coudé à angle droit, étant portées directement en contact avec la muqueuse laryngée.

Pour la même raison, on fait du massage extérieur de l'organe, soit à la main, soit au moyen d'une plaque coudée à angle obtus ou de deux branches métalliques, flexibles, actionnées par un moteur électrique.

Enfin dans certaines affections (ozène trachéal, tuberculose pulmonaire) on pratique des *injections intra-trachéales* de substances médicamenteuses véhiculées par l'huile stérilisée (menthol, gaïacol, eucalyptol, thymol,

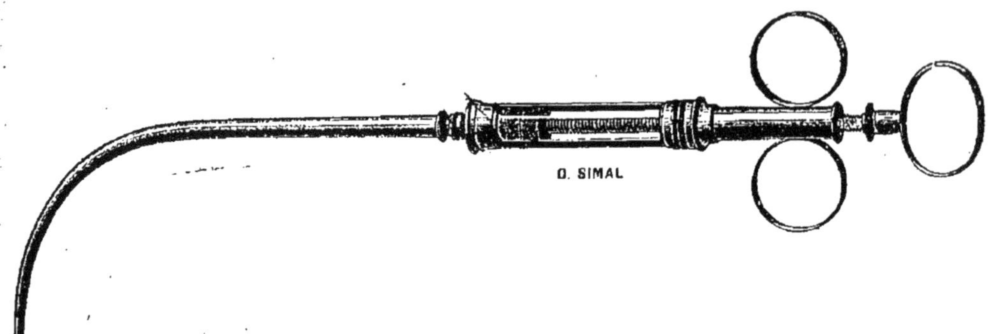

Fig. 53. — Seringue pour injections intralaryngées ou trachéales.

essence de pin, etc.). On se sert à cet effet d'une seringue ayant une contenance de 2 à 3 centimètres cube et dont l'embout long et coudé à angle droit, est dirigé dans l'espace sous-glottique. Des anneaux servent à maintenir l'instrument et à pousser le piston pour faire sortir le liquide.

Ces injections, sont, en général, assez bien supportées par les malades, même par ceux qui présentent une toux opiniâtre et quinteuse, laquelle est d'ailleurs de ce chef, favorablement influencée.

MÉTHODES D'EXPLORATION

L'*examen extérieur* du larynx, le seul qu'on possédât avant la découverte du laryngoscope, est peut-être trop négligé aujourd'hui.

Il permet de se rendre compte des dimensions de l'organe, de sa situation, de sa direction, de l'état de sa charpente cartilagineuse et des téguments qui l'entourent. La palpation indique les points douloureux, les tuméfactions thyroïdiennes et trachéales, leur forme, la motilité de ces organes, la conservation des craquements normaux des cartilages. L'examen extérieur permet surtout de reconnaître l'existence ou l'absence d'adénopathie (ganglions carotidiens ou autres).

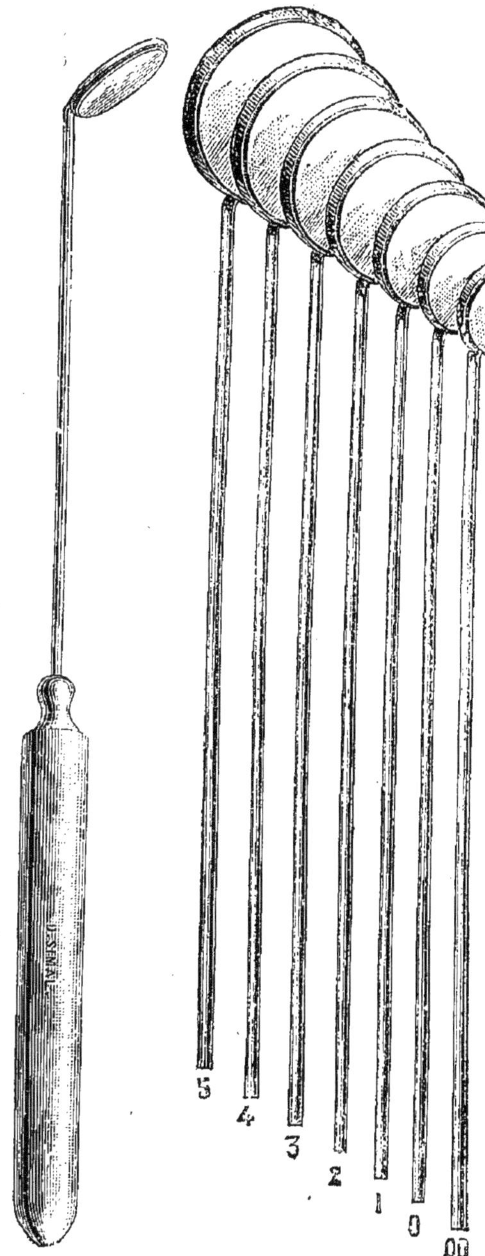

Fig. 54. — Série de miroirs laryngoscopiques.

Examen direct. — La laryngoscopie peut se faire de différentes manières : au moyen du miroir appelé laryngoscope, ou par l'examen direct (autoscopie).

Le principe du laryngoscope est celui-ci : projeter un faisceau lumineux sur un miroir placé au fond de la gorge et incliné de 45° environ. Ce miroir reflète la lumière dans le larynx et en reproduit en même temps l'image éclairée que l'œil de l'observateur peut apercevoir dans la surface réfléchissante (fig. 56 et 57).

La source lumineuse est quelconque ; soleil, jour, gaz, acétylène, électricité. Le gaz et l'électricité sont les plus employés. Quand on se sert du premier, on utilise des rayons que l'on réfléchit au moyen d'un miroir frontal à grande courbure et dont le point focal se trouve à 0,25 à 0,30 centimètres de distance. Le miroir de Clar (fig. 55) et les photophores électriques sont aujourd'hui connus de tous; ils ont un pouvoir éclairant considérable et sont d'un maniement facile. La source d'éclairage étant reliée au miroir ne forme qu'un, de telle sorte que la lumière étant convenablement cintrée on n'a plus à se préoccuper de la position à donner à la tête de son sujet pendant le temps que dure l'examen.

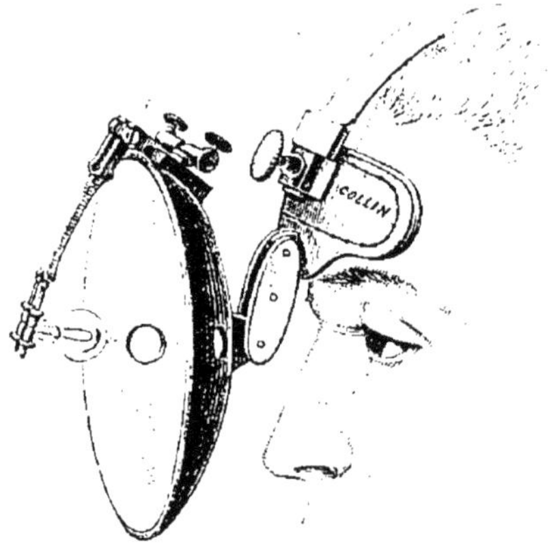

Fig. 55. — Miroir de Clar en place.

Pour voir un larynx par cette méthode, on se place en face du malade auquel on fait ouvrir la bouche et tirer la langue. Prenant celle-ci de la main gauche, entre le pouce et l'index, au moyen d'un linge quelconque, et le miroir laryngoscopique de la main droite, on place ce dernier contre le voile du palais, au-devant de la base de la luette que l'on refoule. Instinctivement, quand on en a l'habitude, on dirige le faisceau lumineux sur le miroir et en faisant varier l'inclinaison de ce dernier on arrive à voir tous les détails de l'organe et quelquefois l'intérieur de

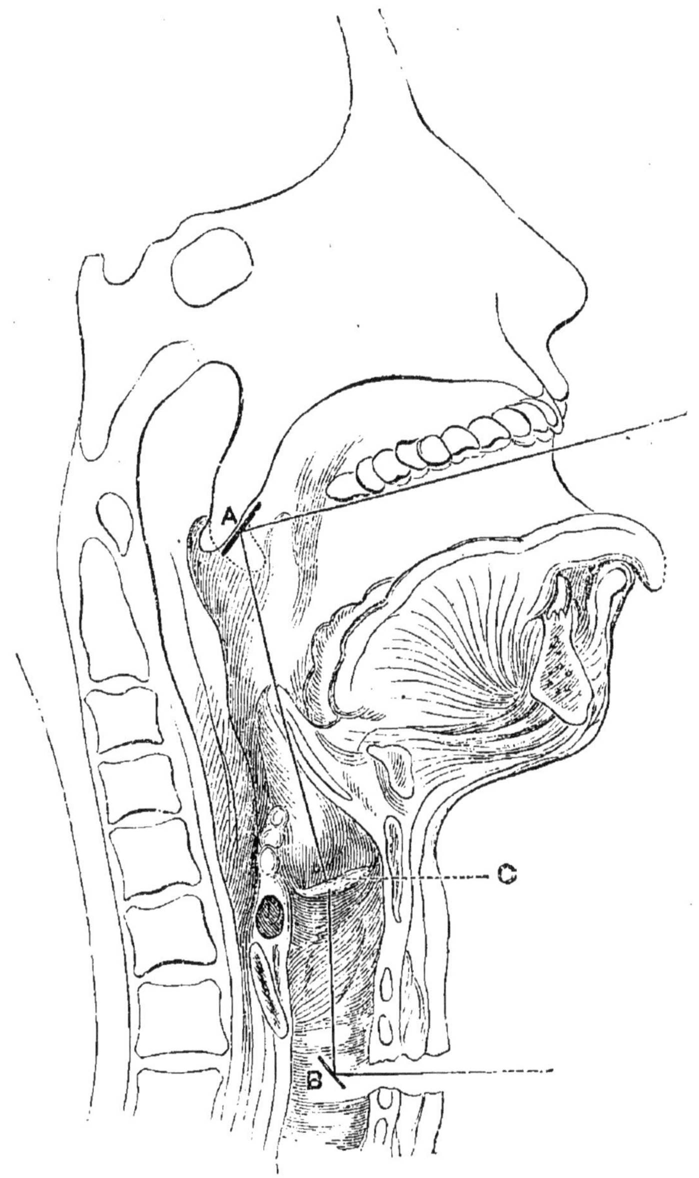

Fig. 56. — Montrant l'angle d'incidence et de réflexion pendant l'examen laryngoscopique et sous-glottique.

A, miroir ; B, position du miroir sous-glottique ; C, corde vocale gauche.

la trachée jusques et y compris l'éperon bronchique.

L'image reflétée est droite et de même sens ; autrement dit, ce qui est à droite de l'opérateur sur le miroir représente le côté gauche du malade et vice-versa ; mais elle est relevée à 45° (la région postérieure servant de char-

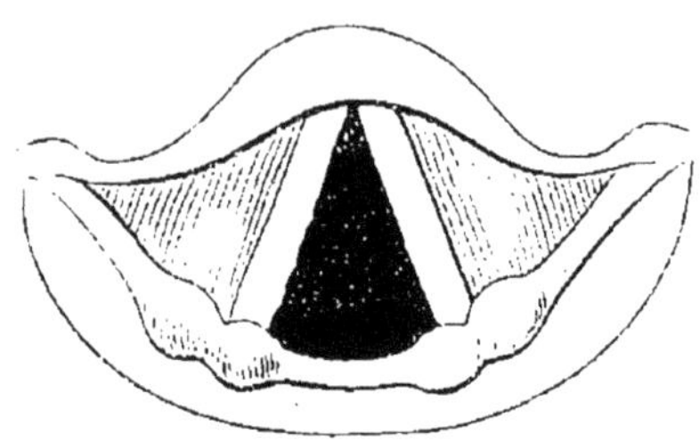

Fig. 57. — Image laryngoscopique normale.

nière est en bas et la région antérieure en haut du miroir réflecteur).

Dans certaines cliniques on se sert, pour exercer les élèves au maniement du miroir, et aux manœuvres endolaryngées, d'un laryngo-fantôme dont la figure ci-contre montre le dispositif (fig. 58).

Cette figure représente une image laryngoscopique normale pendant la respiration ; on y voit sur un même plan, la projection de l'épiglotte, des replis ary-épiglottiques, les bandes ventriculaires, les cordes vocales, les aryténoïdes, l'ouverture du ventricule de Morgagni, l'ouverture trachéale.

L'examen direct du larynx sans miroir, ou autoscopie, nécessite l'emploi d'une spatule spéciale (*autoscope de Kirstein*, abaisse-langue d'Escat) qui refoule en avant la base de la langue et fait pivoter l'épiglotte sur ses attaches de façon à découvrir le vestibule laryngien.

Dans ce but, le sujet étant assis sur un siège bas, en face de l'opérateur qui est debout, ce dernier commande au malade de défléchir le plus possible sa tête en arrière et d'ouvrir la bouche. Il introduit ensuite son autoscope en s'éclairant avec le miroir frontal, aussi bas que possible

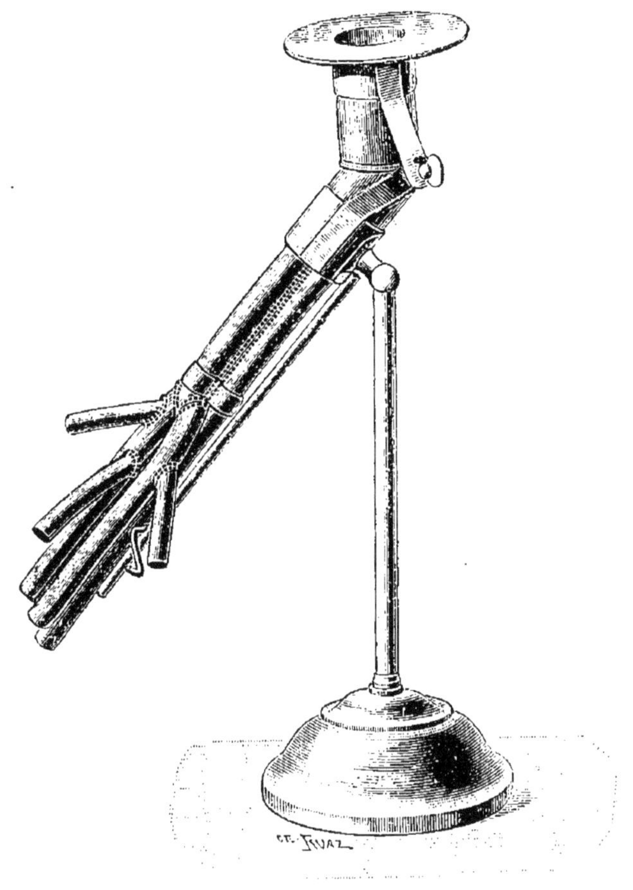

Fig. 58. — Fantôme de Killian, pour s'exercer à pratiquer la bronchoscopie et l'œsophagoscopie.

sur la base de la langue ; une pression assez forte refoule en avant cet organe et fait basculer l'épiglotte. On arrive de la sorte à voir assez facilement l'entrée de l'œsophage, la partie postérieure du larynx, c'est-à-dire la région aryténoïdienne, et le tiers ou la moitié postérieure du larynx. Il faut un entraînement spécial ou tout au moins une docilité particulière du sujet pour apercevoir par ce procédé la totalité du larynx. Chez les enfants, la chloroformisation est nécessaire pour l'application de ce procédé.

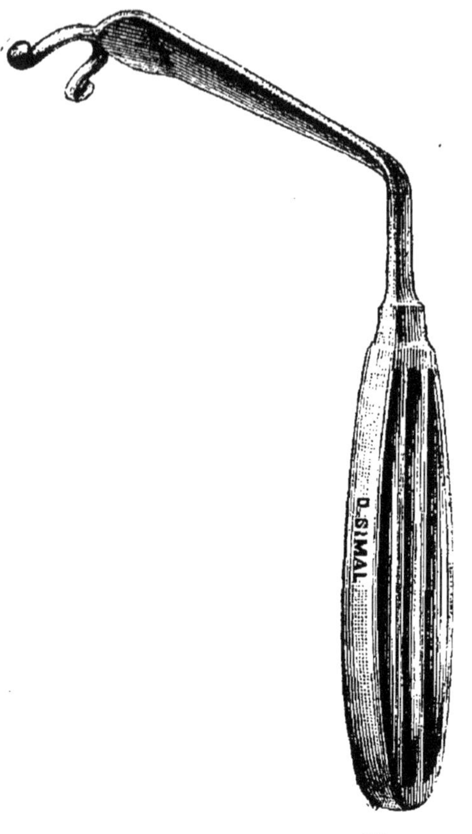

Fig. 59. — Abaisse-langue d'Escat pour laryngoscopie.

Depuis quelques années on se sert couramment d'une nouvelle méthode imaginée par Killian pour l'exploration des voies aériennes. Toutefois, depuis 1884 Pieniazek, introduisant par l'ouverture trachéale des trachéotomisés un tube droit et rigide, inspectait la trachée et les grosses bronches, les dilatait au besoin, c'était la *trachéo-bronchoscopie inférieure par voie trachéale*, méthode qui rend de plus en plus des services signalés.

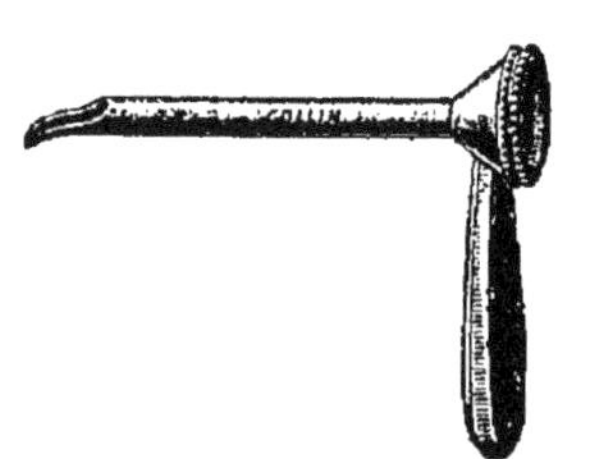

Fig. 60. — Tube spatule pour la trachéoscopie directe.

En appliquant ce procédé au larynx, à la trachée et aux bronches, en passant par les voies naturelles, Killian a complété et perfectionné la méthode de Pieniazek (*trachéo-bronchoscopie supérieure*).

La première de ces méthodes est d'une simplicité enfantine grâce à la cocaïne ; il suffit d'éclairer l'intérieur du tube introduit dans la trachée anesthésiée, manœuvre grandement facilitée par l'adjonction, à son extrémité libre, d'un entonnoir conique noirci, pour mieux concentrer les rayons lumineux. En enfonçant son tube doucement et progressivement on arrive sur l'éperon bronchique. On le dirige ensuite soit à droite, soit à gauche suivant qu'on veut explorer la bronche droite ou la bronche gauche : on va de la sorte à la recherche d'un corps étranger qu'il eût été autrefois impossible de retirer sans s'exposer à de graves mécomptes. Le sujet, pour ces manœuvres, est simplement assis sur un siège bas ou couché sur le dos, la tête pendante, hors de la table et soutenue par un aide.

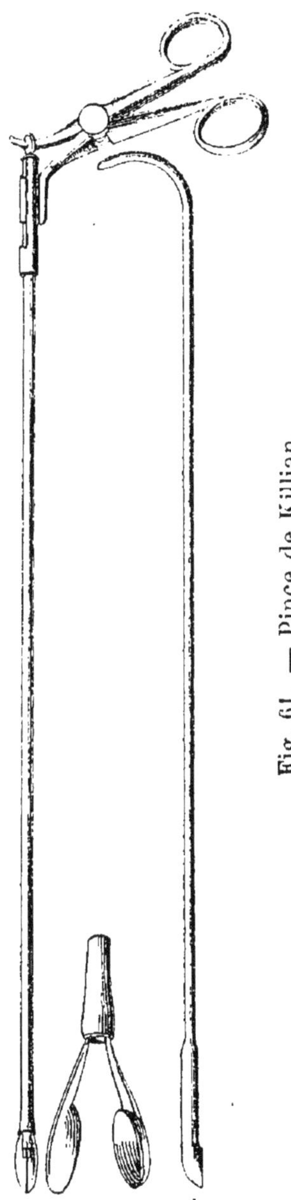

Fig. 61. — Pince de Killian.

Pour la laryngo-trachéo-bronchoscopie supérieure, le malade est également en position allongée, la tête en position de Rose ou placé sur le côté droit de préférence (en position d'œsophagoscopie) ou bien encore assis sur un siège bas et dans tous les cas la tête fortement défléchie en arrière. Le tube spatule déprime la langue, charge

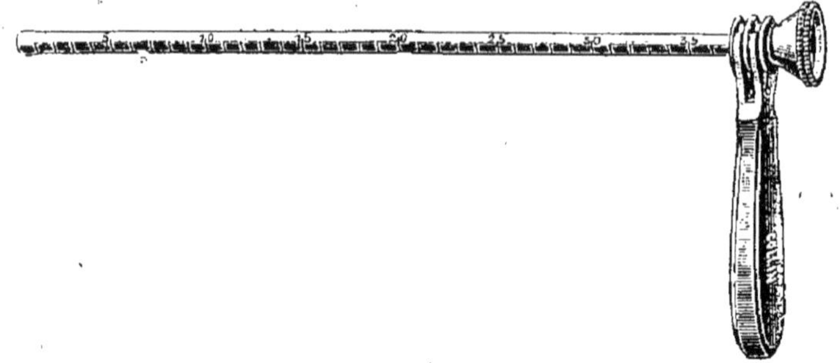

Fig. 62. — Tube bronchoscopique avec manche de Guisez.

l'épiglotte, franchit la glotte et se trouve ensuite dans la trachée où il manœuvre comme précédemment. Ces explo-

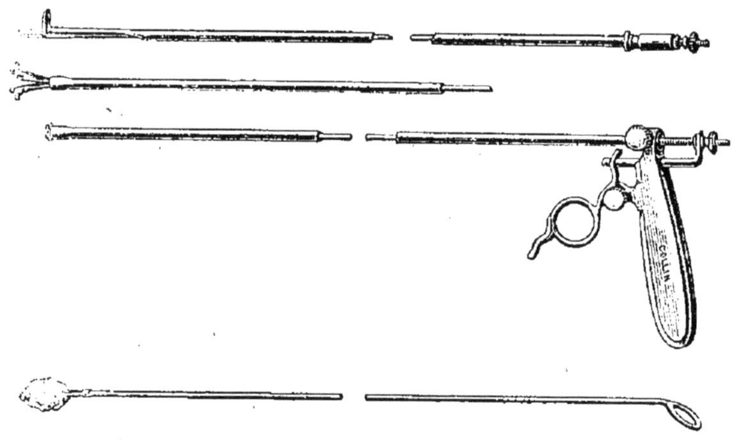

Fig. 63. — Pince de Guisez; porte tampon.

rations se font, suivant les cas, à l'aide de l'anesthésie cocaïnique (au 1/10) ou chloroformique.

Il va sans dire que toutes ces parties, isthme du pharynx, pharynx inférieur, base de la langue, larynx et trachée ont été au préalable fortement cocaïnées et adrénalisées et que l'opérateur n'avance que sous le contrôle du miroir, en s'éclairant parfaitement.

Un simple miroir frontal de Clar, convenablement manié, a toujours suffi à nos explorations ; nous croyons tout au moins inutile de recourir au manche de Casper ou aux photophores compliqués et spéciaux de quelques autres auteurs.

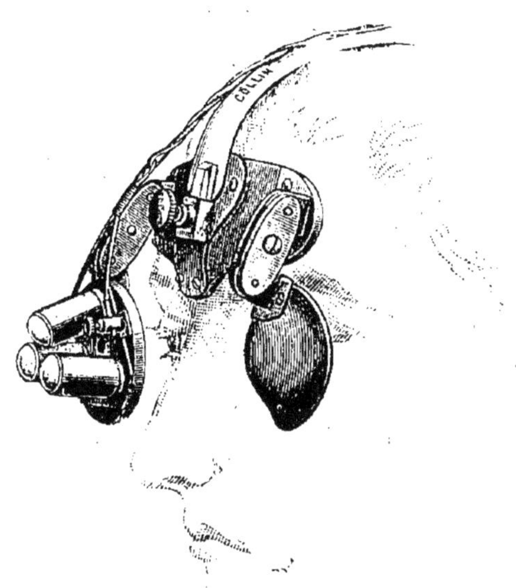

Fig. 64. — Eclairage frontal de Guizez.

Nous ne saurions terminer ce chapitre, sans dire quels avantages on peut, dans certains cas, retirer de l'emploi des rayons X. La *radioscopie* et la *radiographie*, d'un usage courant aujourd'hui, sont indiquées notamment pour la recherche des corps étrangers du larynx, de la trachée ou des bronches. Cette méthode, jointe à l'auscultation de la trachée et du thorax, donne souvent de précieuses indications sur la localisation du corps du délit.

PATHOLOGIE

LARYNGITE CATHARRALE AIGUE

On appelle ainsi l'inflammation aiguë catarrhale de la muqueuse laryngée.

Elle survient à la suite d'un refroidissement, d'un coryza aigu, de respiration de vapeurs irritantes, de libations trop copieuses (crapulite) ou dans le cours de fièvres éruptives comme symptôme ou complication de ces dernières.

Les symptômes sont différents suivant qu'on a affaire à un adulte ou à un enfant.

Chez le premier, l'affection débute par une sensation de sécheresse, de picotement, d'ardeur au niveau du larynx ; bientôt après survient un peu de toux sèche, quinteuse, de l'enrouement plus ou moins prononcé allant quelquefois jusqu'à l'aphonie, et plus tard apparaît une sécrétion visqueuse lorsque l'inflammation a gagné la trachée.

A l'examen laryngoscopique on voit la muqueuse laryngée hyperémiée dans sa totalité ; sur les cordes elle est rouge, dépolie, peut même présenter de petites exulcérations superficielles. Assez fréquemment les cordes se tendent mal pendant la phonation (parésie des crico-thyroïdiens et des ary-aryténoïdiens). Entre les cordes, pendant l'inspiration, on voit des mucosités blanchâtres, former un pont allant de l'une à l'autre.

Chez l'enfant, l'inflammation catarrhale peut revêtir deux formes : la *forme spasmodique* (*laryngite striduleuse*) et la *forme inflammatoire*.

A. La première survient brusquement, au milieu de la nuit, après des signes prémonitoires nuls ou insignifiants. L'enfant se réveille avec un accès de suffocation : la toux est rauque, aboyante ; la face est vultueuse, les yeux sortent de l'orbite, la respiration est sifflante, stridente. L'accès dure de quelques minutes à un quart d'heure ou une demi-heure, puis tout rentre dans le calme et le matin, au réveil, il n'en reste plus trace. Cet accès toutefois peut ne pas être isolé, se répéter 2 ou 3 fois dans la même nuit ou plusieurs jours consécutifs. Il est parfois le début d'une affection plus grave des voies aériennes profondes.

On l'observe chez les enfants à tare nerveuse ou à respiration nasale défectueuse (adénoïdiens) ; les troubles gastriques, la dentition et les vers intestinaux favoriseraient l'éclosion de la laryngite striduleuse.

B. Dans la forme inflammatoire, les symptômes ressemblent à la laryngite de l'adulte ; ils s'en distinguent néanmoins par la rapidité de l'évolution, les caractères de la toux (rauque, croupale) et la gêne respiratoire ; cette dernière s'explique aisément par les faibles dimensions de l'organe vocal et le siège plus particulièrement sous-glottique de la tuméfaction inflammatoire avec immobilisation partielle des aryténoïdes en position médiane.

Chez l'adulte, la lésion a une marche rapide et en dix ou quinze jours, la muqueuse a repris son aspect normal ; les muscles néanmoins restent parésiés un peu plus longtemps et la voix altérée.

Chez l'enfant, la laryngite striduleuse est plus effrayante que grave et n'a souvent qu'une nuit de durée; elle est due à un spasme des muscles du larynx, et cesse momentanément avec la disparition du spasme et définitivement avec la guérison de la lésion causale.

Plus grave est la forme inflammatoire qui peut mettre en péril la vie de l'enfant et nécessiter l'ouverture des voies aériennes ou du moins le tubage du larynx.

Le diagnostic est facile chez l'adulte.

Chez l'enfant, il y a lieu de différencier l'attaque de faux croup, du croup véritable, la laryngite inflammatoire sous-glottique de la diphtérie laryngée ou de l'introduction d'un corps étranger dans les voies aériennes.

Le traitement consiste dans des applications chaudes, émollientes, sur la face antérieure du cou ; les fumigations, l'absorption de boissons chaudes, légèrement alcoolisées, et le séjour à la chambre sont également à recommander. Quand il y a menace d'asphyxie chez les enfants, il y a lieu de tuber le larynx ou de pratiquer la trachéotomie.

LARYNGITE AIGUE ŒDÉMATEUSE

Cette affection se rencontre le plus souvent : 1° comme conséquence d'un coup de froid ou 2° dans le cours de la grippe. Dans les deux cas les symptômes sont bien différents.

1° *La laryngite du type à frigore*, peut, en dehors du refroidissement, reconnaître pour cause une brûlure par un liquide bouillant, le passage d'un corps étranger, des attouchements laryngiens, les opérations sur le larynx, l'ingestion d'iodure de potassium (laryngites œdémateuses primitives) ou encore une inflammation purulente de voisi-

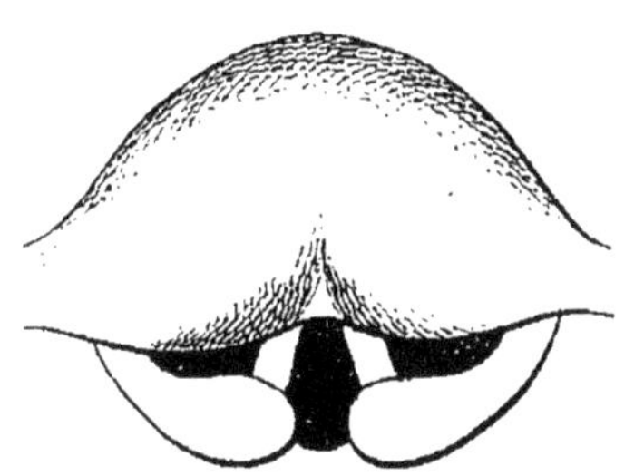

Fig. 65. — Laryngite œdémateuse aiguë.

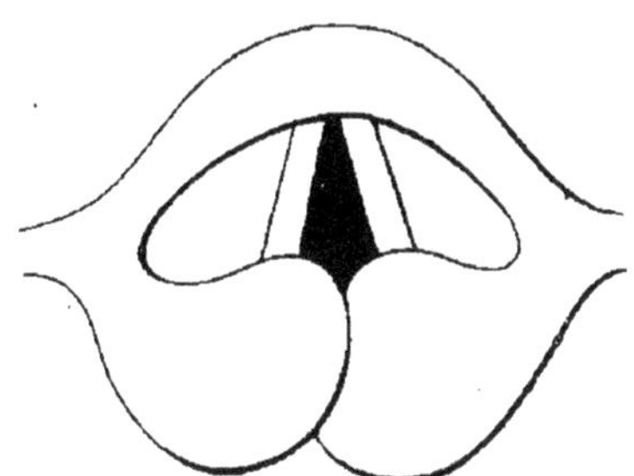

Fig. 66. — Laryngite œdémateuse aiguë.

nage, une périchondrite des cartilages laryngiens, un mal de Bright, une hyposystolie (laryngites secondaires).

Cette laryngite se révèle par une sensation de corps étranger dans la gorge; un besoin de râcler pour l'expulser, une raucité de la voix, une douleur assez vive à la déglutition, une gêne respiratoire plus ou moins marquée suivant que l'œdème siège plus avant dans l'intérieur du larynx mais toujours plus accentuée à l'inspiration qu'à l'expiration. Quand cet œdème progresse rapidement et occupe le vestibule laryngé, c'est-à-dire les replis ary-épiglottiques et l'épiglotte, il produit rapidement des accès de suffocation susceptibles de devenir mortels.

A l'examen laryngoscopique (fig. 66) la partie tuméfiée

(épiglotte, replis) apparaît boudinée, translucide, lisse, analogue à une vessie de poisson, cachant les tissus sous-jacents et immobilisant les articulations autour desquelles s'est faite l'infiltration. Sur les bandes ventriculaires la muqueuse est plus rouge ; les cordes vocales, quand elles sont atteintes, sont augmentées de volume, gélatiniformes.

A part les cas graves dans lesquels l'œdème considérable amène une asphyxie rapide, l'affection évolue assez rapidement vers la guérison ; elle dure de huit à quinze jours, et se résout sans laisser de trace. Exceptionnellement, l'infiltration de séreuse devient purulente et il y a formation d'abcès.

Chez les enfants, la laryngite œdémateuse se confond assez souvent avec la forme sous-glottique que nous venons d'étudier dans le chapitre précédent.

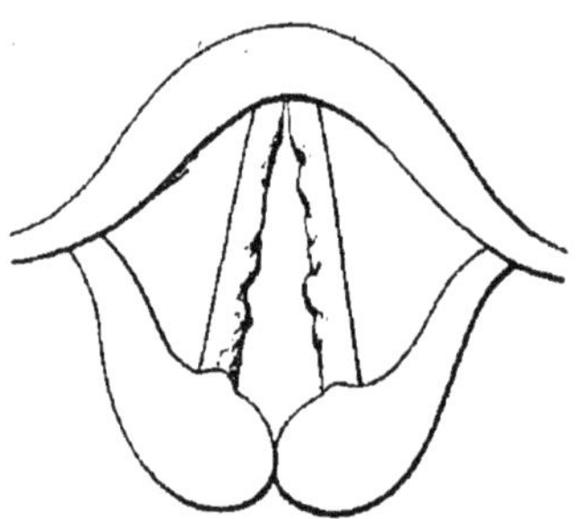

Fig. 67. — Laryngite aiguë grippale (infiltration aryténoïdienne et ulcérations superficielles des cordes vocales.

2° La *laryngite grippale* (fig. 67) se caractérise, dans les formes accentuées, par une infiltration œdémateuse aiguë de la région aryténoïdienne et interaryténoïdienne, et des replis, mais ici les parties œdématiées sont rouges, la douleur à la déglutition très vive. Les malades n'osent pas parler tellement est pénible tout mouvement du larynx. Ils ont une recrudescence de leurs douleurs, le soir de 3 à 5 heures, et pendant la nuit.

L'affection ressemble à s'y méprendre, à une laryngite tuberculeuse, à la période d'infiltration. Comme dans le cas de laryngite catarrhale simple on peut observer des ulcérations superficielles de la muqueuse ainsi que des hémorragies interstitielles et des parésies musculaires concomitantes ou consécutives.

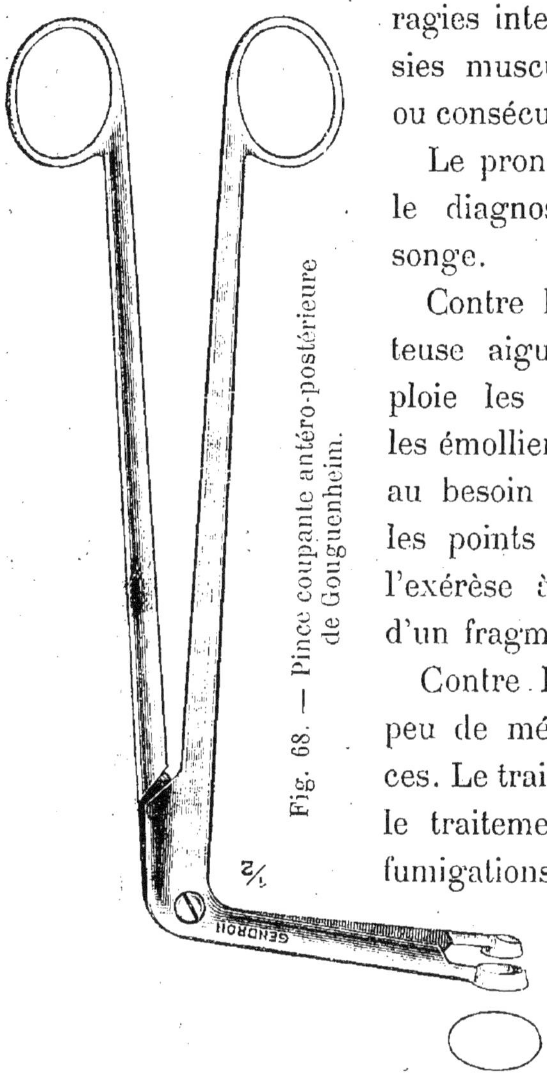

Le pronostic en est bénin et le diagnostic facile si on y songe.

Contre la laryngite œdémateuse aiguë à frigore, on emploie les inhalations chaudes, les émollients au-devant du cou, au besoin les scarifications sur les points œdématiés et même l'exérèse à la pince coupante d'un fragment de tissu infiltré.

Contre la laryngite grippale peu de médications sont efficaces. Le traitement général prime le traitement local : quelques fumigations sont à recommander. L'antipyrine et la quinine, prises à l'intérieur, calment les douleurs et favorisent la guérison qui ne survient jamais avant cinq à six jours.

Fig. 68. — Pince coupante antéro-postérieure de Gouguenheim.

LARYNGITE PSEUDO-MEMBRANEUSE

Bien qu'il existe des laryngites à fausses membranes indépendantes de la diphtérie (même chose se passe pour les angines) c'est la laryngite à bacilles de Lœffler ou *croup* que nous aurons principalement en vue dans ce chapitre.

Le croup est primitif (croup d'emblée) ou consécutif à une angine, à une pharyngite, à une rhinite diphtérique.

Dans l'un et l'autre cas, il s'annonce par un ensemble de symptômes caractéristiques.

Les troubles généraux sont les mêmes que dans l'angine, nous n'y reviendrons pas ; seuls diffèrent les phénomènes laryngiens.

L'envahissement de l'organe vocal par les fausses membranes se traduit par une raucité de la voix qui s'accentue très rapidement, en quelques heures, et va jusqu'à l'aphonie complète ; une toux éteinte, une gêne respiratoire qui s'accroît très vite et amène du tirage et du cornage ; de temps à autre, l'expulsion de fausses membranes blanchâtres, expulsion suivie immédiatement par une rémission dans la gêne respiratoire (ce dernier signe n'est pas constant), une adénopathie carotidienne très marquée.

Quand l'examen laryngoscopique est possible (et il l'est presque toujours), on voit la muqueuse laryngée recouverte de fausses membranes blanchâtres dont la distribution est variable : l'épiglotte, les bandes ventriculaires et les cordes vocales sont leur siège de prédilection. Ce qu'on peut apercevoir de muqueuse est rouge, enflammé, saignant quelquefois, lorsqu'une fausse membrane a pu être rejetée.

L'air pénétrant mal dans les poumons il existe de l'obscurité respiratoire dissimulée en partie par le retentissement du cornage laryngien.

Dans bien des cas la formation des fausses membranes

s'étend à l'espace sous-glottique, à la trachée et aux bronches, si bien qu'à l'obstruction du larynx s'ajoute encore la diminution du calibre de ces divers conduits.

Dans l'arbre trachéo-bronchique on voit parfois les fausses membranes se libérer de leurs attaches à la muqueuse et constituer alors de véritables corps étrangers mobiles susceptibles de donner, pendant la toux, le bruit de clapet caractéristique, en venant butter à la face inférieure des cordes vocales.

Les membranes expulsées spontanément ou à la suite des injections de sérum, offrent alors parfois le moulage de la trachée et des grosses bronches.

On comprend très bien que l'obstacle à la respiration entraîne progressivement des accès de suffocation de plus en plus rapprochés, en même temps que de la plus haute gravité.

Qu'on se représente un enfant assis sur son lit, s'arcboutant à ses couvertures, la tête penchée en arrière, les yeux hagards, la bouche entr'ouverte, le faciès pâle, qu'inonde une sueur froide, les lèvres décolorées (asphyxie blanche), faisant des efforts inouïs pour aspirer un air qui s'obtine à ne vouloir pénétrer dans la poitrine qu'en trop faibles proportions, ne réussissant à chaque inspiration qu'à aspirer son abdomen et ses creux sus-claviculaires (tirage), puis peu à peu perdant la notion des choses et se laissant tomber abattu et inconscient sur sa couchette ; tel est à grands traits le tableau de l'enfant atteint de croup arrivé à la période asphyxique.

L'extension à la trachée et aux bronches n'est pas la seule complication du croup, cette affection peut encore déterminer l'apparition d'une broncho-pneumonie dont la gravité s'ajoute à celle de l'infection diphtérique et à la gêne mécanique de la respiration.

Nous ne citons ici que les complications spéciales au croup, mais il va sans dire qu'on peut observer dans cette affection, comme dans l'angine de même nom, de l'albuminurie, des paralysies, de la myocardite, etc.

Chez les adultes, la laryngite pseudo-membraneuse est

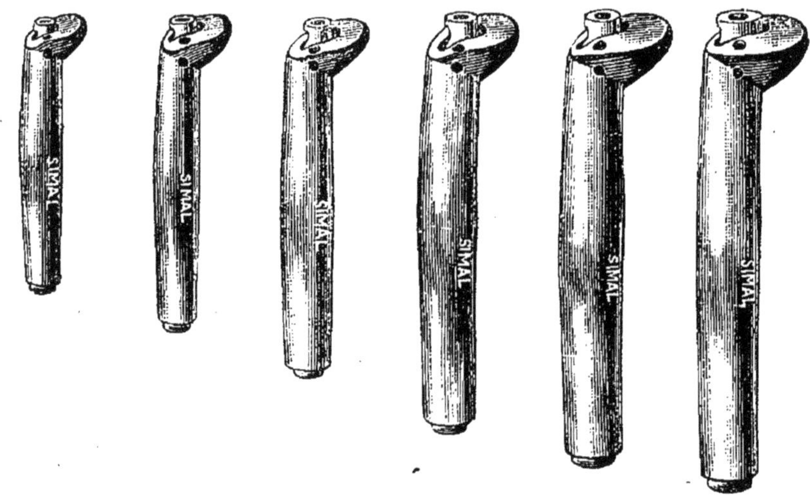

Fig. 69. — Tubes d'O'Dwyer pour intubation.

moins grave que chez l'enfant en raison des dimensions plus considérables du calibre de l'arbre aérien.

Le pronostic de cette lésion était redoutable autrefois, avant la découverte du sérum de Behring et de Roux. Il l'est infiniment moins aujourd'hui. On voit actuellement des enfants s'améliorer très rapidement, grâce à l'emploi de ce sérum, alors que l'asphyxie était déjà imminente.

Malheureusement il arrive encore que le médecin soit appelé trop tard, alors que le sérum n'a pas le temps matériel d'agir.

Si la gêne respiratoire est extrême, l'on recourra au tubage ou à la trachéotomie pour parer aux accidents

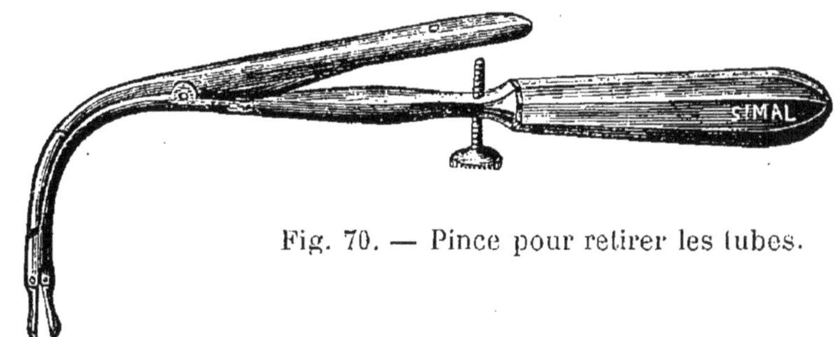

Fig. 70. — Pince pour retirer les tubes.

immédiats. (Nous renvoyons le lecteur à la description de cette dernière méthode à la p. 207.)

Dans tous les cas, le sérum devra être injecté.

Grâce à lui, généralement les fausses membranes se

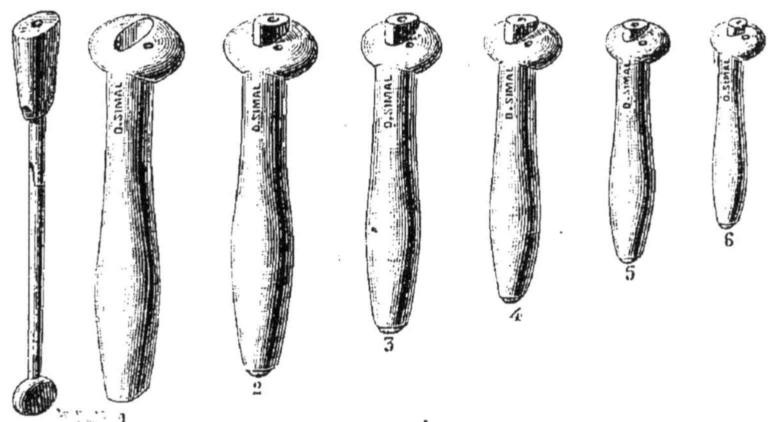

Fig. 71. — Série de tubes du Dr Sevestre (d'après O'Dwyer).

détachent et sont expulsées par les voies naturelles ou l'orifice trachéal : la respiration devient alors plus libre ; l'état général se remonte et la guérison survient assez rapidement, à condition toutefois qu'une complication intercurrente ne vienne retarder ou compromettre totalement les résultats de la sérothérapie. Un traitement tonique doit aussi être institué de bonne heure.

LARYNGITES DES FIÈVRES ÉRUPTIVES

Nous grouperons dans ce chapitre les inflammations aiguës du larynx survenant du fait de : 1° l'*herpès;* 2° les *aphtes ;* 3° la *rougeole ;* 4° la *scarlatine ;* 5° la *variole ;* 6° la *fièvre typhoïde* ; 7° l'*érysipèle* ; 8° le *rhumatisme.*

1° Herpès du larynx. — L'un de nous (Brindel) a fait le premier travail d'ensemble qui ait été publié sur ce sujet (1895).

Cette affection apparaît comme conséquence, la plupart du temps, d'un herpès labio-bucco-pharyngé ; elle peut néanmoins être primitive.

Outre les phénomènes généraux qui accompagnent toute éruption d'herpès, fièvre, malaise, inapétence, on voit survenir, quand l'affection se propage à l'organe vocal, un peu d'enrouement, de la dysphagie, une sensation de brûlure au niveau du larynx.

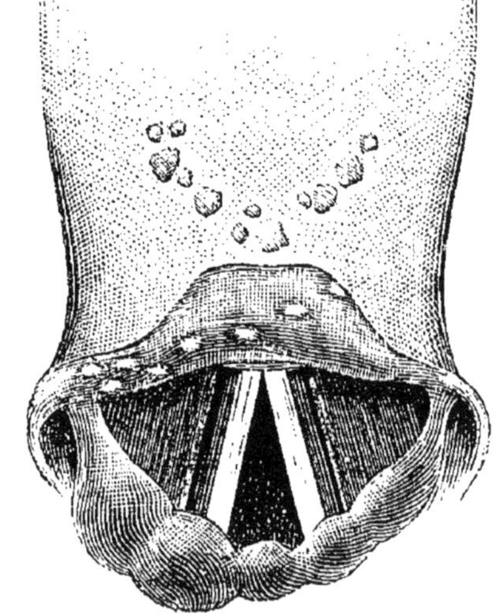

Fig. 72. — Laryngite herpétique.

A l'examen, on observe sur le voile du palais, aux lèvres, des vésicules herpétiques et discrètes et dans le larynx, principalement sur l'épiglotte et les aryténoïdes, les mêmes vésicules au nombre de 2, 3, 4 ou 5, rarement davantage. La muqueuse environnante est souvent enflammée, tuméfiée, même quand l'éruption siège sur les aryténoïdes. On ne voit que rarement la vésicule remplie de liquide, la plupart du temps elle s'est ouverte, la poche s'est affaissée et apparaît blanchâtre, entourée d'un liséré rouge. Cette auréole délimite la vésicule.

L'affection ne dure que quelques jours et guérit par un traitement anodin ; léger purgatif, pulvérisations, repos de l'organe.

2° LARYNGITE APHTEUSE. — Également décrite pour la première fois par nous, elle est caractérisée par l'apparition d'un ou deux aphtes sur le vestibule laryngien (replis ary ou glosso-épiglottiques, épiglotte).

Elle survient isolément ou en même temps qu'une stomatite de même nature.

Elle est caractérisée par une douleur vive, cuisante, au moment de la déglutition et par une sensation de brûlure intense, sans phénomènes généraux.

L'aphte laryngien se présente sous la forme d'une petite exulcération blanchâtre arrondie, au milieu d'une muqueuse très rouge et enflammée. Il met sept à huit jours à disparaître et la douleur qu'il provoque est fortement accrue par le passage de certains aliments épicés (bouillon, charcuterie, jus de viande, etc.).

Le régime alcalin est tout indiqué en pareille occurence. Localement on pourra toucher l'aphte avec un peu de nitrate d'argent ou d'acide chronique fondu à l'extrémité d'un stylet.

3° LARYNGITE RUBÉOLIQUE. — Elle se montre comme symptôme prodromique au cours, ou pendant la convalescence de la rougeole.

A la période prémonitoire, on note un peu d'enrouement, de la dysphonie, de la toux à timbre déchiré (toux férine) et, dans quelques rares cas, des accès de suffocation.

A cette période, la muqueuse est rouge, donnant l'idée d'une simple laryngite catarrhale. Quand il existe des accès de suffocation on note de l'infiltration aryténoïdienne ou sous-glottique, de l'immobilisation des articulations crico-aryténoïdiennes ou même de l'adénopathie trachéo-bronchique.

Pendant l'éruption, la muqueuse laryngée est uniformément rouge avec pointillé plus rouge encore ; dans quelques cas on voit à sa surface de petites érosions ou une infiltration œdémateuse des aryténoïdes.

Pendant la convalescence il s'agit soit d'une inflammation de même nature que la fièvre éruptive, se traduisant par une rougeur vive, un aspect velouté de la muqueuse, parfois même de petites ulcérations qu'entoure une zone infiltrée, soit d'une infection surajoutée, diphtérique la plupart du temps.

Le pronostic de l'affection varie avec celui de l'infection générale et avec la forme d'inflammation laryngée : il est en général bénin.

Le traitement consiste à faire de la révulsion en avant du larynx ; quelques fumigations sont également tout indiquées. S'il existait de la gêne respiratoire, on s'adresserait au tubage ou à la trachéotomie après avoir toutefois épuisé les moyens médicaux y compris la sérothérapie s'il s'agissait de croup secondaire.

4° Laryngite scarlatineuse. — Elle est habituellement

d'origine et de nature diphtérique, nous ne reviendrons pas sur la description de cette affection. Dans certains cas cependant elle est due à la violence de l'infection scarlatineuse et se traduit par un œdème sus ou même sous-glottique et des ulcérations de la muqueuse qui creusent en profondeur et sont susceptibles de s'attaquer au cartilage lui-même (périchondrite) dont elles peuvent amener la nécrose.

Le traitement à lui appliquer variera avec chaque cas particulier, le clinicien se laissant guider par l'indication à remplir.

5° Laryngite variolique. — Les complications laryngées de la variole n'apparaissent guère qu'au moment de l'éruption (4e ou 6e jour) ; elles sont d'ailleurs très fréquentes. Elles se décèlent par une douleur vive à la déglutition, de l'enrouement progressif, l'expulsion de crachats sanguinolents, un peu de toux et parfois de la gêne respiratoire accentuée. L'organe vocal est douloureux au toucher.

Au miroir, on voit, au début, des pustules sous-épithéliales qui font très rapidement place à des exulcérations, d'abord discrètes puis confluentes, puis à des ulcérations profondes et fongueuses qui s'attaquent aux cartilages et aux articulations laryngées. Toute la muqueuse est sanieuse et infiltrée. La parole et la déglutition sont fort douloureuses.

Le pronostic dépend de l'intensité de la lésion ; il est bénin dans les formes légères, grave dans les laryngites avec périchondrite et arthrite. La mort peut survenir du fait de l'asphyxie due à l'infiltration de la muqueuse.

Contre cette affection on dirigera une thérapeutique appropriée : pulvérisations émollientes, scarifications sur l'œdème; au besoin trachéotomie. S'il y avait plus tard sténose post-ulcéreuse il serait indiqué de faire de la dilatation progressive.

6° Laryngo-typhus. — Il apparaît dans le cours ou pendant la convalescence de la dothiénentérie sous quatre formes : *érythémateuse, diphtérique, ulcéreuse* (nécrotique d'emblée et nécrotique secondaire) et *myopathique.*

Il annonce son invasion par de l'enrouement, de la dysphagie, et une sensation de cuisson ; à ces symptômes (les seuls qui existent dans la forme érythémateuse), se joignent, à des degrés divers, de la gêne respiratoire, quelquefois très rapide, du cornage, du tirage, une tuméfaction de l'organe vocal.

A l'examen laryngoscopique la muqueuse peut simplement être dépolie, rouge, vernissée, recouverte de sécrétion visqueuse et noirâtre (forme érythémateuse), ou tapissée d'une mince fausse membrane gris sale sous laquelle existe parfois une véritable ulcération (forme diphtérique). D'autrefois, on voit les aryténoïdes, les replis aryépiglottiques, l'épiglotte, la région sous-glottique se tuméfier en masse, des ulcérations d'abord superficielles, arrondies, se creuser en profondeur, devenir sanieuses, noirâtres, et atteindre le cartilage sous-jacent qui se nécrose. C'est d'ordinaire le cricoïde qui est atteint le premier par la nécrose, puis viennent l'aryténoïde et enfin le thyroïde et l'épiglotte. Il peut même se former des fistules externes communiquant avec un cartilage enflammé ou nécrosé (forme ulcéro-nécrotique).

On observe enfin, dans quelques cas, une simple paresse ou une paralysie d'un ou de plusieurs muscles du larynx (forme myopathique ou par névrite).

Les deux premières formes guérissent sans laisser de trace. La troisième (ulcéro-nécrosante) quand elle guérit, ce qui est rare, engendre fréquemment des sténoses cicatricielles. Dans la quatrième les muscles restent paralysés, même après guérison.

La forme ulcéro-nécrosante est de beaucoup la plus grave. Elle accompagne ordinairement une infection très accusée par le bacille d'Eberth.

Le traitement variera avec les phénomènes observés; il n'est d'ailleurs pas toujours applicable en raison de l'état de prostration dans lequel se trouve le typhique. On se bornera à prescrire quelques fumigations ou pulvérisations antiseptiques. S'il y avait gêne de la respiration par tuméfaction de la muqueuse vestibulaire ou sous-glottique, jointe ou non à une immobilisation de l'articulation crico-aryténoïdienne, il faudrait rapidement recourir à une trachéotomie faite aussi basse que possible, pour éviter le cricoïde souvent malade en cette occurence.

7° Érysipèle du larynx. — L'érysipèle est primitif ou secondaire à une lésion de même nature de la face et de ses cavités naturelles.

Il s'annonce par un frisson, une fièvre vive, une douleur violente à la déglutition, un enrouement très prononcé, puis vient de la gêne respiratoire plus ou moins accusée, souvent très rapide.

A l'examen laryngoscopique on a tous les signes d'un

œdème aigu des replis ary-épiglottiques, œdème s'accompagnant parfois, à sa surface, de petites phlyctènes et, dans d'autres cas, de la formation d'un phlegmon infectieux du larynx.

En général, pas d'adénopathie.

Le pronostic varie avec le caractère infectieux de la maladie et le degré de résistance du sujet.

Le traitement général sera tonique (injections de sérum). Localement on fera des fomentations chaudes autour du cou, des inhalations antiseptiques et on se tiendra prêt à parer, par une trachéotomie, aux accidents asphyxiques, si le besoin s'en fait sentir.

8° Rhumatisme. — Il peut atteindre les articulations crico-aryténoïdiennes et crico-thyroïdiennes (Escat). Il accompagne, précède ou suit ordinairement une poussée dans une autre partie du corps.

L'arthrite rhumatismale du larynx se décèle par les signes habituels de l'œdème aigu de cet organe. Ce qui domine c'est la douleur à la déglutition, pendant la phonation (phonophobie) et au contact.

A l'examen laryngoscopique il existe un œdème, souvent unilatéral de l'aryténoïde avec immobilisation de l'articulation correspondante et de la corde vocale du même côté.

La pression au niveau de l'articulation atteinte est extrêmement douloureuse.

La durée de la maladie est de huit à vingt jours.

Elle varie avec la violence de l'infection générale et coïncide souvent avec des manifestations rhumatismales articulaires qu'elle peut également précéder ou suivre.

Le traitement est celui du rhumatisme (salicylate de soude à l'intérieur : 4 à 6 grammes, frictions au salicylate de méthyle, pulvérisations externes au chlorure de méthyle).

La bilatéralité des lésions est capable d'entraîner de la gêne respiratoire nécessitant une trachéotomie.

ABCÈS DU LARYNX

Une collection purulente peut se former dans le larynx (intrinsèque), ou autour de lui (extrinsèque, juxta-pharyngienne), à la suite d'une maladie infectieuse, à l'occasion d'un refroidissement, comme conséquence d'une infection de voisinage, ou d'un traumatisme quelconque sur l'organe vocal.

L'abcès débute par des phénomènes généraux : fièvre, malaise ; bientôt surviennent, dans le larynx, une douleur très vive s'irradiant vers l'oreille et s'exagérant par la déglutition et la pression extérieure ; une dysphagie très marquée et une dyspnée variant avec le siège de l'abcès, mais en général très accusée, surtout lorsqu'il existe de l'immobilisation articulaire et de l'inflammation œdémateuse des replis.

La toux est pénible, la phonation très gênée, comme empâtée, (il peut exister de l'aphonie complète), les sécrétions deviennent rapidement muco-purulentes et même sanieuses.

L'examen direct permet de se rendre compte du siège de la lésion et de son étendue. S'il y a de la périchondrite, le gonflement et la rougeur des parties molles, en avant du larynx et sur les côtés du cou, mettent sur la voie du diagnostic. S'il s'agit d'un abcès pharyngo-laryngé le gonflement et la rougeur des gouttières latérales du pharynx inférieur, l'infiltration œdémateuse des replis ary et glosso-épiglottiques et de la partie correspondante de l'épiglotte, parfois même la présence d'une saillie lisse, blanchâtre, au milieu d'un tissu rouge indiquant la présence du pus, permettent de connaître le siège véritable de la collection purulente. Dans cette forme on constate toujours l'existence d'un gonflement externe du cou (région carotidienne supérieure) et un état général des plus mauvais.

Quand l'abcès est intra-laryngé, il trahit son existence par de la rougeur et de la tuméfaction de la muqueuse avec infiltration périphérique. Son siège de prédilection est la bande ventriculaire, la face laryngée de l'épiglotte, la muqueuse sous-glottique, l'un des aryténoïdes.

La marche de l'abcès laryngé est d'ordinaire rapide ; la mort survient en quelques heures par asphyxie due à l'œdème de voisinage. Dans d'autres cas, le sujet étant moins infecté, le pus décolle le périchondre, nécrose le cartilage et est susceptible de fuser vers la peau, autour des vaisseaux du cou ou dans le médiastin. La mort peut encore survenir du fait de l'une de ces complications, ou par syncope.

L'examen laryngoscopique permettra, d'ordinaire, d'établir son diagnostic ; un œil habitué distinguera assez facilement le pus sous la muqueuse. La violence de l'infection, la dysphagie intense, la douleur vive à la pression, l'empâtement ligneux thyroïdien ou laryngo-trachéal empêcheront de confondre cette affection avec l'œdème aigu du même organe.

Dès qu'une collection purulente est soupçonnée, il faut

lui donner issue, soit au bistouri (voie externe), si elle est extérieure, soit au galvano ou à la pince emporte-pièce si elle est intérieure.

Une trachéotomie d'urgence est souvent indispensable pour assurer la respiration du malade avant toute autre intervention.

Tout à fait au début, avant que le pus ne soit collecté, on pourrait essayer le traitement résolutif (émissions sanguines locales, applications de glace, fumigations émollientes, pansements humides à l'extérieur, etc.).

LARYNGITE CATARRHALE CHRONIQUE

Cette affection est simplement congestive, hypertrophique ou ulcéreuse.

Elle est la conséquence de laryngites aiguës à répétition, d'efforts vocaux prolongés, de malmenage vocal chez les professionnels de la voix, chez les prédisposés (arthritiques, alcooliques, fumeurs).

Elle se manifeste par un enrouement plus ou moins prononcé, en général plus marqué le matin, au réveil, par une difficulté pour le chanteur à filer des sons et à attaquer des notes piano, par une sensation de picotement au niveau du larynx et un besoin constant de racler, enfin par une expectoration matinale muqueuse et visqueuse, comme perlée.

A l'examen laryngoscopique les cordes vocales ont perdu leur aspect nacré ; elles sont rouges, dépolies, cylindriques, recouvertes de mucus laiteux et détendues, par conséquent sinueuses ; la muqueuse aryténoïdienne est souvent gaufrée (aspect velvétique) ; c'est là la forme congestive. Un côté du larynx peut présenter seul ces différentes altérations.

Quand, à ces lésions, se joint un état papillaire prononcé dans l'espace interaryténoïdien, empêchant les cordes de se rapprocher (pachydermie), on dit que la laryngite est hypertrophique. L'état papillaire peut même se prolonger sur une partie des cordes. La pachydermie est fréquente chez les malades atteints de coryza atrophique ozénateux et surtout chez les anciens syphilitiques.

Sur un larynx atteint d'inflammation chronique on peut encore observer de petites ulcérations superficielles taillées en coup d'ongle, siégeant de préférence sur le bord libre des cordes ou au niveau des apophyses vocales (forme ulcéreuse). L'absence de toute infiltration de la muqueuse dénote la nature purement catarrhale de la laryngite.

La laryngite catarrhale chronique a une marche lente, mais elle est bénigne. Elle peut néanmoins rendre impossible l'exercice de certaines professions et devenir en outre le point de départ d'une infection plus profonde du larynx (tuberculose).

Le traitement est causal (soustraire le malade aux causes provocatrices), diététique et antiphlogistique : repos vocal, guérison des lésions nasales ou naso-pharyngées, pulvérisations du larynx avec :

Borate de soude . . . } à parties égales. Bromure de potassium. }	6 grammes.	
Alcool de menthe.	10	—
Glycérine neutre.	50	—
Eau	450	—

à employer matin et soir pendant cinq minutes avec un pulvérisateur à vapeur; des attouchements de la muqueuse deux fois par semaine avec une solution de chlorure de zinc ou de nitrate d'argent à 1/50 ou à 1/30 ; enfin, dans quelques cas, seule une cure hydro-thermale (eaux sulfureuses ou arsenicales), sera capable d'amener la guérison.

Les laryngites professionnelles des chanteurs par malmenage ou surmenage vocal se traduisent surtout par des troubles locaux, rougeur, congestion passagère, état dépoli, et surtout par des troubles musculaires très importants à connaître (asynergie vocale). Lorsqu'ils surviennent chez les débutants, ils sont en général l'indice d'un mauvais travail vocal, mauvaise méthode ou mauvais classement. Le seul traitement à employer dans ces cas, c'est le repos d'abord, puis le changement de l'émission de la voix, et souvent le classement plus normal basé sur l'examen du larynx, des poumons (soufflets) et des résonateurs (cavités de résonance), puis enfin sur le timbre de la voix.

Contre les congestions passagères des chanteurs, on peut prescrire la potion suivante :

Alcoolature de racine d'aconit	XX	gouttes.
Bromure de potassium.	3	grammes.
Benzoate de soude de benjoin.	4	—
Sirop d'érysimum composé.	30	—
Eau de laurier-cerise.	10	—
Eau de tilleul	110	—

3 à 4 cuillerées par jour dans infusion pectorale chaude.

On ajoute à ce traitement la pulvérisation formulée plus haut.

LARYNGITE SÈCHE

La laryngite sèche est l'extension à l'organe vocal de la rhino-pharyngite atrophique. Elle se propage assez fréquemment à l'arbre trachéal (ozène trachéal).

On la reconnaît à de l'enrouement plus prononcé le matin. A ce moment il peut même exister une aphonie complète qui disparaît après l'expulsion d'amas croûteux fétides rejetés après des efforts pénibles de toux déchirante.

Les croûtes expectorées peuvent être accompagnées de filets de sang ; leur accumulation dans le larynx et la trachée donne parfois lieu à une gêne respiratoire prononcée au point d'amener l'asphyxie et la mort.

L'haleine est fétide quand il existe de l'ozène laryngo-trachéal, mais il faut se rendre compte que la fétidité ne vient pas des fosses nasales.

A l'examen laryngoscopique, il est facile d'apercevoir sur les cordes, sur les bandes ventriculaires, dans l'espace aryténoïdien, des croûtes noirâtres ou verdâtres. Après leur expulsion la muqueuse laryngo-trachéale apparaît rouge, dépolie, desquamée à sa surface. L'espace inter-aryténoïdien présente un état papillaire très accusé. Les cordes vocales sont souvent parésiées. De plus, l'attouchement du larynx est ordinairement peu sensible, ce qui explique l'accumulation facile des sécrétions croûteuses dans son intérieur, sécrétions qui se comportent comme de véritables corps étrangers.

Le pronostic est en général bénin, sauf dans le cas où

les croûtes seraient assez volumineuses pour gêner la respiration et la muqueuse assez peu sensible pour favoriser cette accumulation : une trachéotomie sera parfois nécessaire en pareille occurrence.

Le traitement s'adresse à l'affection nasale, cause première de l'ozène laryngo-trachéal et à la maladie elle-même qui fait l'objet de ce chapitre.

Contre l'affection laryngo-trachéale on prescrit des inhalations excitantes sulfureuses, mentholées, eucalyptolées, etc., telles par exemple :

Baume de térébenthine	10	grammes.
Menthol	5	—
Teinture d'eucalyptus	200	—

1 cuillerée à café par 1/2 litre d'eau chaude, en inhalations matin et soir pendant cinq minutes chaque fois, ou bien encore une cuillerée à café de la poudre suivante :

Essence de pin	XXX	gouttes.
Menthol	5	grammes.
Thymol	1	—
Borate de soude	200	—

Les injections intra-trachéales d'huile de vaseline mentholée à 1/30, l'ingestion de benzoate de soude de Benjoin et le traitement hydro-minéral sulfureux surtout, conviennent à cette affection des voies aériennes supérieures.

TUBERCULOSE DU LARYNX

La tuberculose laryngienne est primitive ou secondaire à une lésion pulmonaire ; le second cas est le plus fréquent.

Elle se montre chez les prédisposés, à la suite d'une fatigue générale, d'une fièvre anémiante (typhoïde), chez les malades dont les expectorations, chargées de bacilles de Koch, sont constamment en contact avec la muqueuse vocale.

Elle revêt plusieurs formes (*ordinaire*, *miliaire*, *lupique*). La forme ordinaire elle-même suit plusieurs stades : elle est catarrhale, infiltro-œdémateuse, ulcéreuse, nécrotique.

Certains troubles fonctionnels sont communs aux différentes formes : tels sont l'enrouement, la toux, la douleur et l'expectoration.

L'enrouement est plus ou moins marqué ; son intensité n'est pas en rapport avec le degré de la lésion ; on observe souvent, à la période catarrhale, des troubles dysphoniques extrêmement prononcés (ils sont alors d'origine myopathique) allant jusqu'à l'aphonie complète, alors qu'une grosse infiltration de l'épiglotte et des aryténoïdes peut ne modifier en rien l'émission vocale.

La toux provient parfois, au début surtout, d'une sorte de chatouillement laryngé ; plus tard elle pourrait être tout aussi bien attribuée à la lésion pulmonaire. Quand elle est d'origine laryngée elle est d'ordinaire quinteuse, brève, sèche, coqueluchoïde.

Les plus graves altérations de la muqueuse intra-laryngée sont indolores. Si ces altérations occupent le vestibule du larynx (épiglotte, replis ary-épiglottiques, aryténoïdes) elles donnent fréquemment lieu à une odynphagie des plus pénibles que réveille la déglutition de la salive et du plus petit bol alimentaire. Les malades en arrivent à se priver de manger plutôt que de s'exposer à une douleur intolérable qui accompagne le passage de certains aliments (notamment du lait, du bouillon et du jus de viande) ; les douleurs se répercutent en général jusque dans les oreilles. La douleur à la pression existe seulement quand il y a de la périchondrite ou de la nécrose des cartilages.

Il est difficile de dire la part d'expectoration qui revient au larynx attendu que le poumon est toujours malade quand il y a expectoration.

On peut observer, outre ces différents symptômes, de la gêne respiratoire quand la tuméfaction de la muqueuse, l'œdème péri-articulaire et l'immobilisation des articulations laryngiennes, par arthrite tuberculeuse, ont rétréci petit à petit le calibre de l'organe vocal. La sténose est souvent suffisante pour nécessiter une trachéotomie.

Les symptômes généraux sont en rapport plutôt avec la lésion pulmonaire qu'avec la lésion laryngée.

Tuberculose laryngienne a forme ordinaire. — Objectivement la tuberculose laryngée classique, habituelle, parcourt les stades suivants :

Une première période dite catarrhale, est caractérisée par les signes d'une laryngite catarrhale aiguë; toutefois elle s'en distingue, dans la majorité des cas, par la localisation plus spéciale de la rougeur qui occupe de préférence la région aryténoïdienne et le bord des cordes ou bien par la présence d'une infiltration plus ou moins accusée des replis ary-épiglottiques, par la durée de l'affection et la décoloration concomitante des muqueuse buccale et palatine.

Une deuxième période dite ulcéro-œdémateuse (fig. 73), circonscrite ou diffuse, végétante ou polypoïde.

L'infiltration, parfois localisée à la région inter-aryténoïdienne (état velvétique, hypertrophie papillaire), à une seule région aryténoïdienne, atteint ordinairement les deux côtés de l'organe et le plus souvent les aryténoïdes, les replis ary-épiglottiques, l'épiglotte et enfin les bandes ventriculaires.

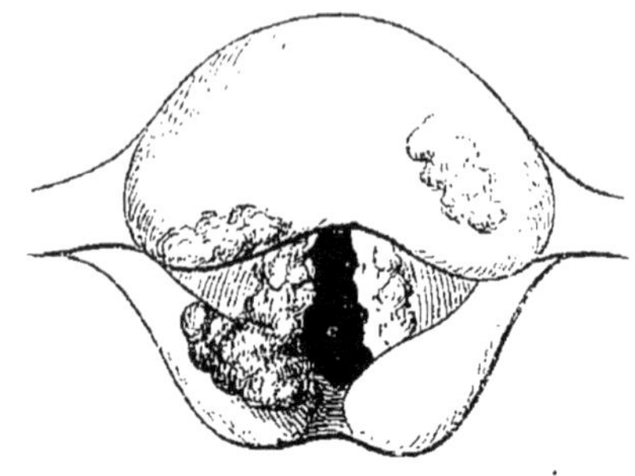

Fig. 73. — Laryngite tuberculeuse ulcéro-œdémateuse.

La muqueuse du ventricule, tuméfiée elle aussi, semble parfois faire hernie par l'orifice ventriculaire; c'est ce qu'on a improprement nommé : éversion du ventricule.

Les cordes vocales participent fréquemment à cette infiltration générale; elles ont un aspect bosselé, en dents de scie (serratique).

Des ulcérations de profondeur et à distribution variables recouvrent les parties tuméfiées; superficielles au début (coup d'ongle), elles deviennent plus tard anfractueuses, grisâtres, à bords déchiquetés. C'est dans cette période que surviennent les arthrites crico-aryténoïdiennes ; celles-ci se décèlent par l'infiltration autour de l'articulation et le défaut de fonctionnement de la corde vocale correspondante.

Dans ces cas, la muqueuse a souvent un aspect pâle, décoloré, correspondant au mauvais état général du malade.

La forme végétante (fig. 74) est caractérisée par la production, dans l'espace inter-aryténoïdien, de saillies papillaires très prononcées, en forme de coin dont la pointe est dirigée en avant, entre les cordes (état pachydermique).

Cet état se rencontre dans les tuberculoses laryngées à marche lente.

Chez d'autres malades enfin, il se fait une production de

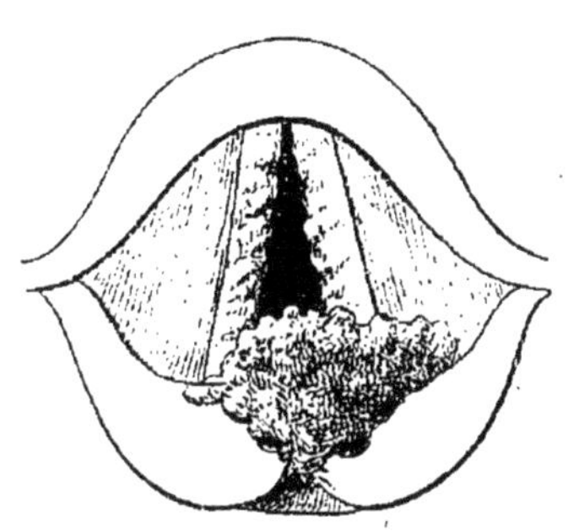

Fig. 74. — Laryngite tuberculeuse; 2e période, forme végétante.

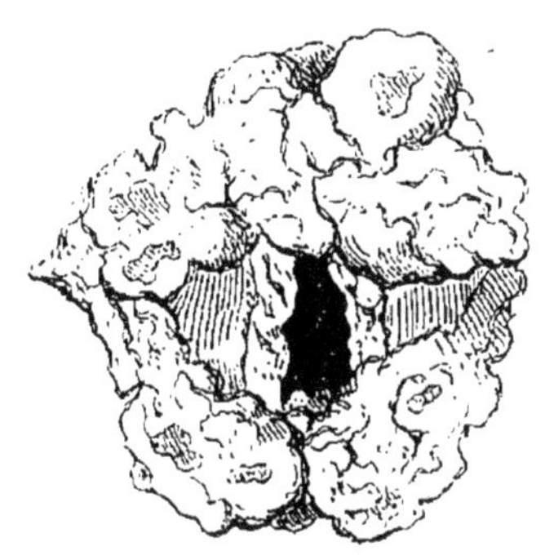

Fig. 75. — Laryngite tuberculeuse 3e période, ulcérations fongueuses de tout le vestibule glottique.

fongosités polypoïdes, ou même de véritables polypes ressemblant macroscopiquement à s'y méprendre à des polypes simples, mais s'accompagnant presque toujours d'un état d'infiltration de la muqueuse laryngée. Les polypes tuberleux sans autre lésion de la muqueuse vocale sont de véritables raretés.

Quatrième période, dite de périchondrite et de nécrose. L'ulcération a gagné en profondeur et atteint maintenant le cartilage et le périchondre. Des abcès se forment intérieurement et extérieurement. Des fistules cutanées s'établissent, pendant que l'aspect général interne du larynx s'est totalement déformé ; la déglutition est des plus pénibles, le malade dépérit rapidement par défaut de nutrition et accroissement des lésions pulmonaires; sa mort arrive à grands pas.

La marche de la tuberculose laryngée est extrêmement

variable. Elle est plus rapide dans l'enfance, l'adolescence et même chez les vieillards qu'à l'âge adulte. Elle subit parfois des temps d'arrêt, de régression parallèlement à la lésion pulmonaire. Comme cette dernière, elle est susceptible de guérir.

Le plus habituellement, elle s'aggrave petit à petit et conduit à la mort par asphyxie, par inanition, par cachexie.

Le traitement s'adresse en premier lieu à l'état général.

La cure d'air, de repos et de bonne nourriture doit toujours entrer en première ligne dans le régime à faire suivre aux tuberculeux du larynx, comme à ceux des autres organes, du poumon en particulier.

Le traitement local varie avec l'état du larynx. Il consiste, suivant le cas, en pulvérisations phéniquées ou résorcinées, telles sont par exemple :

Acide phénique neigeux ou créosote. .	$0^{gr},60$
Résorcine	5 grammes.
Eau de laurier-cerise. . . . . } Glycérine . . . . }	50 —
Eau.	400 —

Deux à trois fois par jour, cinq minutes chaque fois, avec un pulvérisateur à vapeur ; en attouchements de la muqueuse laryngée à la glycérine phéniquée, à 1/10, 1/5 ou 1/3, ou au sulforicinate de soude. Les solutions d'acide lactique aux mêmes doses, après cocaïnisation de la muqueuse, sont aussi recommandables.

Les insufflations de poudre antiseptique (iodoforme, menthol) ou calmantes (orthoforme), et les révulsifs cutanés : teinture d'iode, pointes de feu, trouvent aussi tour à tour leur application.

Poudre avec :

Diiodoforme.	5 grammes.
Menthol.	1 —
Acide borique ou lactose pulvérisée . .	10 —

Une pincée chaque fois.

Certaines formes chroniques et à évolution lente sont justiciables d'un traitement chirurgical (pointes de feu

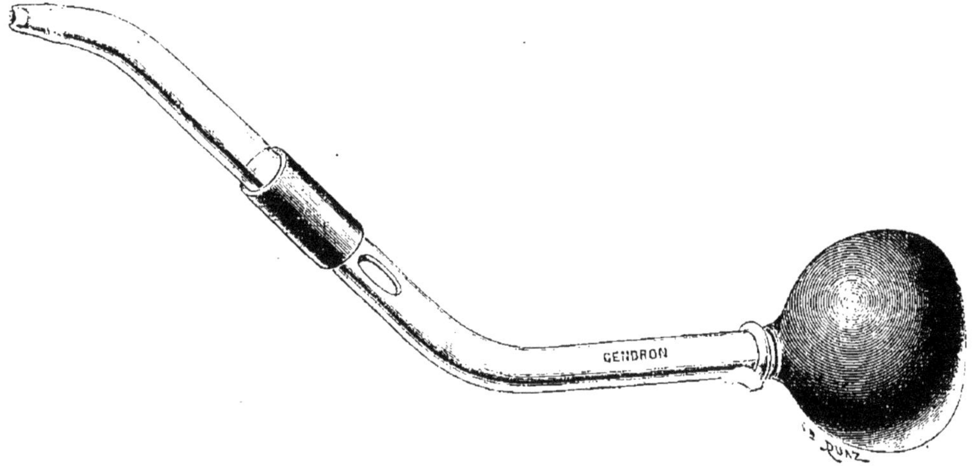

Fig. 76. — Insufflateur de poudre pour le larynx (modèle en verre du Dr Moure).

intra-laryngées, curetage de la muqueuse, extirpation des saillies papillaires, thyrotomie, trachéotomie).

Quand il existe des poussées aiguës avec dysphagie accentuée, nous joignons au liquide de la pulvérisation, de la cocaïne et de la morphine suivant la formule suivante par exemple :

Chlorhydrate de cocaïne	0gr,25 à 1 gramme.
Chlorhydrate de morphine . . .	0gr,25 à 0gr,50
Antipyrine.	4 grammes.
Bromure de potassium	

Glycérine neutre.	40	grammes.
Alcool de menthe.	10	—
Eau distillée.	450	—

en pulvérisations matin et soir pendant trois à cinq minutes, précédant le repas de dix minutes à un quart d'heure. Dans les formes congestives, on peut remplacer le bromure par XXX à IL gouttes d'adrénaline en solution à 1 p. 1000.

Tuberculose miliaire aigue. — *Dans la tuberculose miliaire aiguë*, l'état général s'altère rapidement; il existe une fièvre vespérale de 39 à 40° et l'odynphagie est très marquée. L'arrière-gorge participe fréquemment au processus tuberculeux, l'aspect des lésions est d'ailleurs le même.

La miliaire laryngée est constituée par une tuméfaction générale, avec coloration pâle, de l'épiglotte, des replis ary-épiglottiques, des aryténoïdes, des bandes ventriculaires et même des cordes vocales.

La surface de cette infiltration est parsemée d'ulcérations grisâtres superficielles, à bords déchiquetés, se confondant peu à peu avec le tissu sain. La muqueuse tout entière est parsemée de granulations jaune grisâtres qui s'ulcèrent pour donner naissance aux ulcérations mentionnées plus haut.

Cette forme de tuberculose a une marche très rapide; on l'observe de préférence chez les jeunes sujets (quinze à vingt-cinq ans), et chez les vieillards. Rien ne peut en arrêter l'évolution; on doit se borner à calmer, dans la mesure du possible, les douleurs à la déglutition, particulièrement violentes chez les malades qui en sont atteints; voici une formule de poudre calmante :

Chlorhydrate de cocaïne.	0gr,50
Chlorhydrate de morphine.	0gr,10
Diiodoforme.	5 grammes.
Menthol.	1 —
Lactose pulv.	5 —

Insuffler une pincée dans le larynx de temps à autre.

Lupus du larynx. — *Le lupus du larynx* est une affection à peu près indolore qui coexiste habituellement avec un lésion identique de l'arriège-gorge. C'est une sorte de tuberculose atténuée qui se décèle par une tuméfaction bourgeonnante, rosée, avec petites ulcérations cupuliformes susceptibles de creuser en profondeur et de détruire les cartilages sous-jacents.

L'épiglotte est d'ordinaire la première et la plus atteinte. Le lupus la ronge insensiblement au point de la faire disparaître tout entière. Sur les replis glosso et ary-épiglottiques, sur les aryténoïdes, même aspect de la lésion ; surface granuleuse, rougeâtre, comme parsemée de bourgeons pâles et grisâtres.

Dans l'espace inter-aryténoïdien on observe des saillies papillaires concomitantes ou des pertes de substance.

La marche de l'affection est toujours lente : elle est parfois accrue par des recrudescences passagères inflammatoires ; assez fréquemment le lupus laryngien est susceptible de guérison. Il laisse alors après lui des traces de son passage, sténoses, cicatrices vicieuses, très difficiles à corriger. Rarement il se généralise.

Le traitement général consiste à donner des fortifiants (huile de foie de morue, sirop d'iodure de fer, vin iodé). Le traitement local, particulièrement efficace, comprend : des pulvérisations antiseptiques, des attouchements des parties atteintes avec la glycérine phéniquée, l'acide lactique pur ou en solution, des pointes de feu profondes sur les parties infiltrées longues à se résoudre ; enfin le curettage des régions atteintes et l'ablation à la pince de la muqueuse lupique.

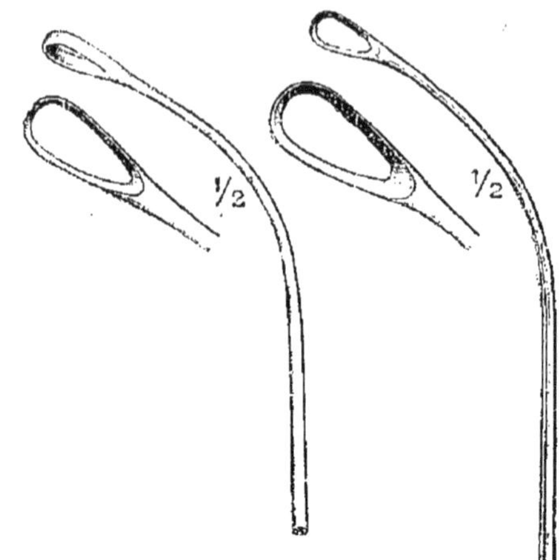

Fig. 77. — Curettes laryngiennes du Dr Moure.

SYPHILIS DU LARYNX

Le larynx est fréquemment le siège d'accidents syphilitiques. Si l'accident initial y est rare, par contre les lésions secondaires et tertiaires sont plus fréquentes.

On a signalé l'existence du *chancre induré* sur l'épiglotte ; il y apparaît sous forme d'ulcération grisâtre, à surface rugueuse, entourée d'une zone inflammatoire rouge. Des ganglions témoins existent sous la mâchoire.

Les accidents secondaires observés sont

l'érythème pointillé, rouge vermillonné (sur les aryténoïdes, les bandes ventriculaires et les cordes vocales); les plaques muqueuses (face linguale de l'épiglotte, cordes vocales, bandes ventriculaires); l'œdème, rarement (replis épiglottiques); les condylomes, rarement aussi (base linguale de l'épiglotte); des paralysies unilatérales (corde vocale) sans qu'on puisse découvrir la cause de ces dernières.

Ces différents accidents sont à peine douloureux; ils sont particulièrement accusés chez les buveurs, les fumeurs et les chanteurs et donnent lieu à des troubles dysphoniques dont la « raucedo syphilitica » est le type le plus connu.

Dans les *accidents tertiaires* il faut ranger : les gommes circonscrites ou diffuses (tuméfactions lisses, rouge foncé, occupant de préférence une des deux bandes ventriculaires, un côté de l'épiglotte ou la région sous-glottique); les ulcérations, excavations profondes à bords taillés à pic, environnées d'une zone inflammatoire, plus ou moins serpigineuse (épiglotte, replis, bandes ventriculaires, cordes vocales); les périchondrites, nécrose cartilagineuse avec augmentation de volume du périchondre, zone inflammatoire avoisinante augmentant les dimensions de l'organe vocal, création de fistules externes; les hypertrophies diffuses pseudo-polypeuses, rares, analogues à des papillomes diffus; des cicatrices vicieuses dont nous aurons à nous occuper avec les autres sténoses du larynx; enfin des paralysies par compression récurrentielle ou altérations myopathiques.

Les symptômes fonctionnels accompagnant les accidents tertiaires sont en petit nombre. La douleur est muette, sauf s'il y a périchondrite. La toux manque, l'expectoration est nulle, à moins qu'il y ait ulcération ; dans ce cas elle peut être teintée de sang ou renfermer des débris de cartilage nécrosé ; la respiration n'est gênée que lorsqu'il y a gomme volumineuse diminuant fortement le calibre de l'organe vocal (glotte, espace sous-glottique) ou qu'une cicatrice vicieuse a déterminé une sténose très prononcée. Par contre, les troubles de la voix sont assez fréquents, ils sont en rapport avec les lésions observées sur ou au voisinage des cordes.

La marche de la syphilis laryngée est relativement rapide. Les accidents secondaires sont tenaces, mais les accidents tertiaires évoluent assez vite, amenant l'ulcération et la nécrose en l'espace de quelques mois.

Le pronostic dépend du degré d'avancement des lésions tertiaires. Plus tôt est appliqué le traitement, plus rapidement et plus intégralement est obtenue la guérison. Quand il existe de la nécrose des cartilages, l'affection est très lente à guérir et ne se cicatrice qu'au prix de déformations considérables.

Le traitement spécifique sera toujours mixte (iodure et mercure) dans les manifestations laryngées de la syphilis. Nous nous sommes toujours bien trouvés de la formule suivante :

Biiodure de mercure.	0gr,15
Iodure de potassium.	15 à 20 grammes.
Eau.	300 —

Mettre ce liquide dans un peu d'eau sucrée et aromatisée

au gré du malade et boire une grande cuillerée aux repas matin et soir.

Comme traitement local, on se bornera à pratiquer quelques attouchements des surfaces ulcérées avec une solution iodo-iodurée dans de la glycérine.

S'il existait de la sténose glottique trop accentuée, il faudrait recourir à la trachéotomie. Nous verrons plus loin comment il faut traiter les sténoses cicatricielles.

LÈPRE

Quand la lèpre envahit le larynx, elle ne donne lieu à aucun trouble fonctionnel caractéristique. (Nous serons d'ailleurs bref dans sa description, étant donnée l'extrême rareté de cette maladie en France.)

Elle s'y manifeste objectivement par une première période érythémateuse ou catarrhale; une deuxième constituée par l'apparition de grosses nodosités disséminées dans l'organe vocal; une troisième dans laquelle apparaissent de vastes ulcérations nécrosantes en lieu et place des nodosités.

L'affection coexiste ordinairement avec des lésions semblables de l'arrière-gorge et de la peau. Son pronostic est fatal, mais sa marche heureusement lente, tout au moins jusqu'à la troisième période.

Le traitement se bornera à être prophylactique en isolant le lépreux, et palliatif en parant, par la trachéotomie, aux accidents asphyxiques qui ne manquent pas de se produire pendant l'évolution de cette terrible maladie.

LÉSIONS TRAUMATIQUES DU LARYNX

Coup de fouet. — Le coup de fouet laryngien ou rupture du thyro-aryténoïdien, décrit pour la première fois par l'un de nous (Moure), survient brusquement au moment d'un effort vocal exagéré, de préférence chez les chanteurs ou les orateurs qui ont déjà le larynx fatigué.

Il s'annonce par une douleur vive au niveau du larynx; en même temps la voix se couvre et le malade devient aphone. La douleur cesse rapidement; l'aphonie persiste pendant quelques semaines.

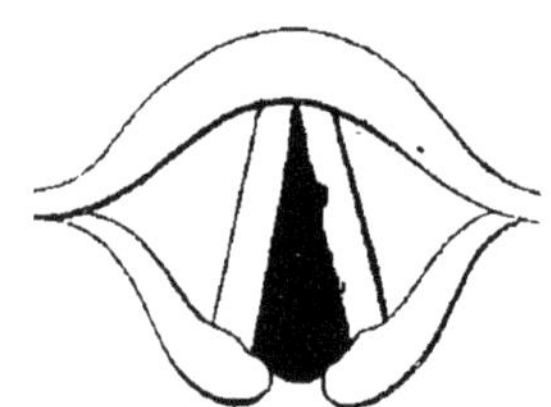

Fig. 78. — Coup de fouet laryngien.

A l'examen objectif, une des cordes vocales est rouge, augmentée fortement de volume, en un mot, le siège d'une hémorragie violente sous-muqueuse. Pas d'infiltration voisine. La corde est mobile.

Quelques jours plus tard, au fur et à mesure que la lésion rétrocède, on voit la rougeur disparaître et une encoche se former à la surface de la corde, au point nodulaire habituellement (fig. 78). Peu à peu le malade récupère sa voix, mais cette dernière n'en reste pas moins fragile, pendant longtemps. Chez les chanteurs, la guérison de la dysphonie peut n'être jamais absolue.

Le traitement consiste dans le repos de l'organe, quelques fumigations et plus tard, dans des attouchements légers de la corde avec une solution astringente (chlorure de zinc ou nitrate d'argent à 1/50). Le malade ne devra reprendre ses occupations vocales qu'avec une extrême prudence.

Brûlures du larynx. — On les observe par ingestion d'aliments bouillants ou caustiques, en même temps que des lésions identiques sur l'arrière-gorge.

L'épiglotte et la région aryténoïdienne sont les plus fréquemment atteintes dans ces conditions.

Des attouchements laryngiens avec des liquides trop caustiques pourraient amener des désordres semblables sur la muqueuse intra-laryngienne. La symptomatologie (enrouement, douleur, dysphagie, gêne respiratoire, œdèmes, exsudat pseudo-membraneux, ulcération, nécrose), varie avec chaque cas particulier.

Une lésion grave peut entraîner de la sténose consécutive par atrésie cicatricielle. Le traitement est identique à celui que nous avons préconisé pour les brûlures de l'arrière-gorge.

Fractures. — Nous ne ferons que mentionner les contusions dont peut être le siège l'organe vocal, pour signaler la gravité qu'elles sont susceptibles d'acquérir en entraînant la mort par réflexe inhibitoire.

Quant aux fractures, elles sont assez rares, à cause de la mobilité du larynx et de sa constitution (lames cartilagineuses élastiques). Elles sont favorisées par l'ossification du thyroïde chez l'adulte et le vieillard et reconnaissent pour cause une pression latérale (agression), un choc direct. Dans le premier cas, il y a rapprochement exagéré des deux lames du thyroïde, dans le second, écartement trop prononcé ou écrasement contre la colonne vertébrale (cricoïde).

Les signes d'une fracture sont : une déformation du larynx (aplatissement ou saillie excessive). Ce signe peut être masqué par le gonflement des parties molles; dans quelques cas il est possible de donner aux lames du thyroïde une position anormale (rapprochement trop considérable) ou de constater sur elle une solution de continuité.

La crépitation est rarement perçue et dangereuse à rechercher.

La douleur est toujours très vive à la pression sur le trait de fracture.

Si la muqueuse est intéressée on pourra voir se produire de l'emphysème.

On constate au laryngoscope une ecchymose plus ou moins étendue occupant la muqueuse vocale, la paroi pharyngienne et même la trachée.

Au moment de l'accident, la douleur est très violente; elle est ensuite réveillée par les mouvements de déglutition ou du cou.

La fracture du larynx occasionne fréquemment une gêne respiratoire, très prononcée, par œdème, luxation aryténoïdienne, décollement des cordes vocales, emphysème progressif (cette gêne peut entraîner la mort par asphyxie). Les troubles vocaux sont en rapport avec les lésions des cordes, la dysphagie est très marquée, l'expectoration sanglante d'abord, purulente et fétide plus tard, s'il y a sphacèle ou nécrose.

La radiographie donnera parfois d'excellents renseignements pour affirmer l'existence d'une fracture. Le trait de fracture est souvent unique ; il siège en arrière pour le cricoïde, en avant pour le thyroïde.

La guérison s'opère par soudure, néoformation cartilagineuse ou osseuse. Elle peut être retardée par l'infection de la plaie par les crachats et la suppuration des tranches du cartilage.

Le pronostic est très grave, la mort survenant rapidement, le plus souvent par asphyxie.

On remédie à ce danger par la trachéotomie, faite à temps, dès qu'apparaissent des symptômes sérieux de gêne respiratoire, symptômes que le laryngoscope a pu faire découvrir, soit quelques heures après l'accident, soit après guérison des troubles du début, alors qu'on croyait tout danger écarté et qu'une sténose cicatricielle s'est installée sournoisement.

Plaies du larynx. — On désigne ainsi des solutions de continuité produites chirurgicalement ou accidentellement sur l'organe vocal, avec des instruments tranchants, piquants ou contondants.

Ces plaies occupent l'arbre laryngo-trachéal, mais de préférence la membrane crico-thyroïdienne et la trachée (nous ne parlerons que des plaies accidentelles).

Si la plaie est petite, faite par un instrument piquant par exemple, elle donne lieu à de l'emphysème sous-cutané, à une hémorragie d'ordinaire peu importante, à des troubles vocaux en rapport avec la lésion des cordes vocales.

Si elle est grande, les lèvres de la plaie sont plus ou moins écartées suivant que la tête est baissée ou en extension ; l'hémorragie est toujours considérable, souvent mortelle. Pendant l'inspiration, on entend un sifflement caractéristique ; pendant l'expiration on voit bouillonner le sang à travers la plaie.

Quand la trachée est sectionnée totalement, les deux bouts s'écartent, le bout inférieur attiré vers le médiastin, se ferme et l'air ne pénètre plus dans l'arbre aérien ; l'asphyxie survient de ce chef par pénétration de sang dans les bronches.

Les troubles vocaux varient avec le point de section du conduit laryngo-trachéal.

La déglutition est gênée, notamment quand la plaie porte sur la membrane thyro-hyoïdienne ; dans ce cas les aliments peuvent refluer dans le larynx.

Le diagnostic est en général facile ; on s'aidera, si besoin est, du laryngoscope pour l'établir ; on se rappellera néanmoins que la plaie du larynx ou de la trachée ne répond pas toujours comme grandeur et comme situation à celle des téguments.

Les plaies trachéo-laryngées peuvent se compliquer de l'entrée de l'air dans les veines, d'hémorragie, d'emphysème, d'œdème, et plus tard, de fusées purulentes et de septicémie.

Le pronostic est variable avec les soins immédiats, les complications indiquées ci-dessus et les conséquences ultérieures (sténoses cicatricielles).

Le traitement consiste à parer aux dangers d'hémorragie (ligature des vaisseaux) et d'asphyxie (canule trachéale) ; au besoin on suturera la plaie de la trachée ou du larynx, mais on évitera l'emphysème en laissant une petite boutonnière aux téguments au-devant de la région suturée.

STÉNOSES ET LÉSIONS CICATRICIELLES

Le rétrécissement du calibre de l'organe vocal, qu'il soit congénital ou acquis, inflammatoire ou cicatriciel, porte le nom de laryngo-sténose.

Le rétrécissement peut également intéresser la trachée et les grosses bronches.

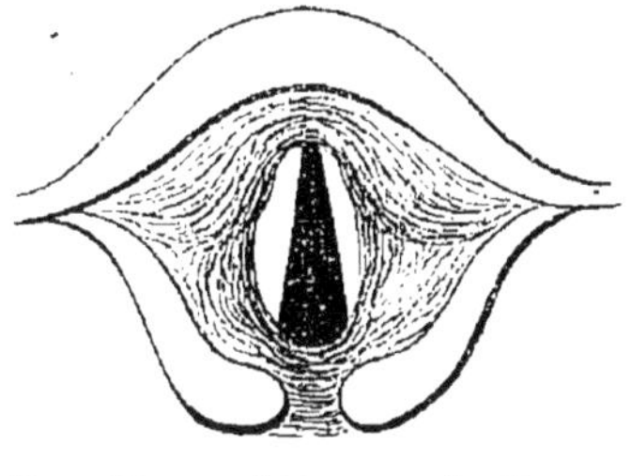

Fig. 79. — Sténose de l'entrée du larynx.

La laryngo-sténose est parfois due à la présence d'une membrane réunissant entre elles une partie plus ou moins considérable des cordes vocales : c'est la lésion congénitale par excellence.

Les lésions acquises (fig. 79) sont dues à des ulcérations cicatrisées ou à des périchondrites (fièvres éruptives en particulier, fièvre typhoïde, syphilis, lupus, brûlures, ulcérations du tubage) ; à une irritation de voisinage (trachéotomie intercrico-thyroïdienne). L'un de nous (Moure) a insisté sur les graves inconvénients de cette opération chez l'enfant et l'adolescent. La mise d'une canule dans le cricoïde non seulement irrite la région sous-glottique, mais surtout immobilise les aryténoïdes en position médiane, d'où impossibilité de décanuler les malades opérés par ce moyen, s'ils ont gardé leur canule pendant quelques semaines ; elles peuvent en outre résulter d'une intervention chirurgicale (ablation d'une partie du larynx, thyrotomie en dehors de la ligne médiane) ou d'une inflammation spécifique (rhino-sclérome.)

Les symptômes auxquels donne lieu la laryngo-sténose

sont des troubles de la voix et de la gêne respiratoire. Cette dernière peut être minime, avec un rétrécissement très serré, parce que la sténose s'étant installée progressivement et lentement, le sujet s'y est habitué sans s'en apercevoir.

L'aspect du larynx varie avec la lésion observée ; nous ne le décrirons pas.

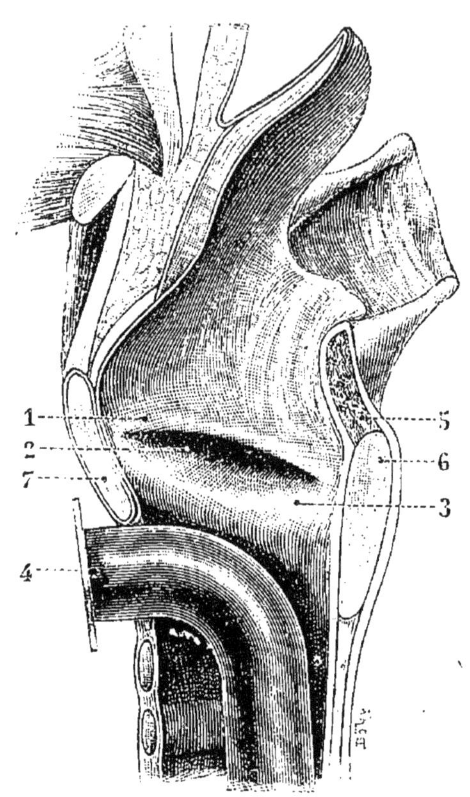

Fig. 80. — Coupe antéro-postérieure montrant la canule trachéale dans l'espace crico-thyroïdien et indiquant les rapports intimes qu'elle affecte avec la région sous-glottique.

1, bord de la bande ventriculaire ; 2, ventricule ; 3, corde vocale ; 4, orifice de la canule ; 5, coupe de l'aryténoïde ; 6, coupe du cricoïde (chaton) ; 7, coupe du cartilage thyroïdien.

Quant au pronostic, il est lui aussi extrêmement variable suivant la nature du rétrécissement, sa cause, son siège, sa forme et sur le moment où on est appelé à le combattre.

Le traitement de la laryngo-sténose consiste à dilater l'orifice qui persiste encore, avec ou sans trachéotomie préalable, soit à l'aide de l'électrolyse, soit avec des tubes dilatateurs (Shrotter, O'Dwyer) de plus en plus gros, soit en supprimant les brides cicatricielles, après ouverture du larynx (thyrotomie). Dans quelques cas, il sera utile de mettre dans la trachée, au-dessous du deuxième anneau, une canule qui avait été placée dans l'espace intercrico-thyroïdien et d'attendre patiemment, sans toucher au larynx rétréci.

A chaque cas particulier correspond un traitement et

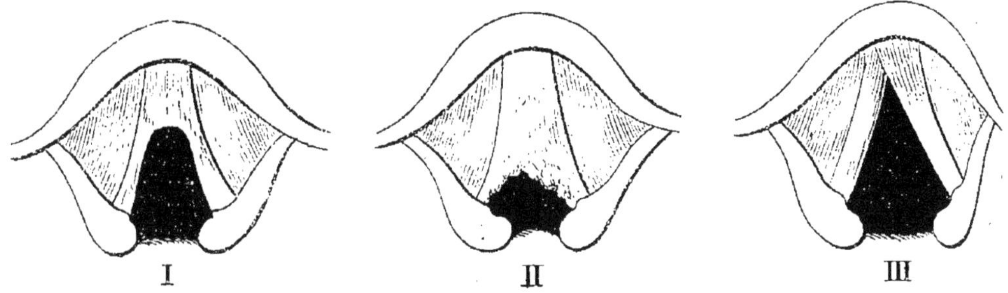

Fig. 81. — Sténose du larynx d'origine tertiaire.

I, pont fibreux unissant les deux cordes vocales et rétrécissant peu à peu l'orifice glottique. = II, aspect du larynx un mois après. La sténose nécessite la trachéotomie. III, aspect de la glotte après huit mois de dilatation avec les tubes de Schrötter.

une instrumentation particulière. Il est même des rétrécissements contre lesquels tous nos moyens restent impuissants.

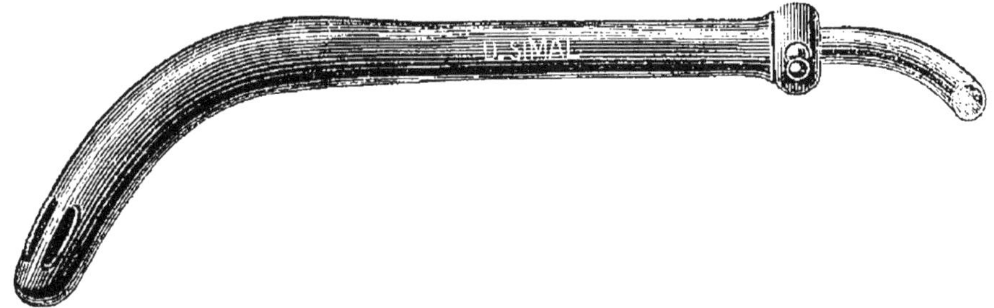

Fig. 82. — Dilatateur laryngien de Schrötter, en caoutchouc durci, du n° 1 à 12.

La trachée et les grosses bronches sont parfois le siège de sténose plus ou moins marquée et cette sténose peut dépendre, soit d'une affection de voisinage (extrinsèque), soit d'une lésion cicatricielle intéressant ces organes eux-mêmes (intrinsèque).

Les principales causes extrinsèques sont : les goitres bénins (plongeants) ou malins, les tumeurs de l'œsophage, les adénopathies, les tumeurs du médiastin (anévrysmes, cancers).

Les causes intrinsèques les plus fréquentes sont : les lésions tertiaires cicatrisées des parois de la trachée avec élimination d'un ou de plusieurs anneaux, les cicatrices dues au port prolongé d'une canule, aux lésions causées par le séjour d'un corps étranger, le rhinosclérome, etc.

La gêne respiratoire (cornage trachéal), la toux étouffée, rauque, à timbre tout à fait spécial et la dyspnée consécutive, l'obscurité du murmure vésiculaire dans une zone du poumon, s'il s'agit de sténose bronchique, sont les seuls signes du rétrécissement de l'arbre trachéo-bronchique.

L'intégrité fonctionnelle du larynx permet de soupçonner le siège plus inférieur du rétrécissement.

Ce dernier est quelquefois visible par le miroir laryngoscopique s'il occupe la trachée : on voit alors la paroi de cet organe faire une saillie notable dans sa lumière. Dans d'autres cas, on le découvre au moyen de la trachéo-bronchoscopie inférieure. Le miroir permet encore de constater l'état des récurrents, leur participation ou non à la lésion qui détermine la sténose trachéale.

Le pronostic d'une telle affection varie essentiellement avec la cause qui l'a engendrée. Dans quelques cas (goitre plongeant, tumeur cervicale) il suffira de supprimer la cause pour supprimer l'effet. Dans d'autres (lésions cicatricielles) on emploiera avec avantage la dilatation progressive au moyen de la trachéo-bronchoscopie inférieure. Les adénopathies seront traitées par les moyens appropriés.

Dans bien des cas on en sera réduit à assister impuissant aux progrès d'une affection qui deviendra rapidement mortelle (tumeurs de l'œsophage, du médiastin, anévrysmes).

CORPS ÉTRANGERS

Des corps étrangers sont fréquemment introduits dans les voies aériennes. On en a observé de toutes les catégories, liquides, solides, inertes, animés (sangsues, lombrics, etc.). Les plus fréquents sont : les boissons, le sang, les noyaux, les os, les arêtes, les aiguilles, les petites pièces de monnaie, les cailloux, les graines. Certains pénètrent par effraction (balles, ganglions caséeux), d'autres se forment dans les voies aériennes (fausses membranes, croûtes ozénateuses).

Les symptômes varient avec la forme du corps étranger, son volume, sa position, sa mobilité. Ordinairement au moment de l'introduction, il se produit une quinte de toux très violente d'une durée plus ou moins longue, avec menace de suffocation (suffocation même si le corps du délit est très volumineux) ; puis la toux s'apaise et tout paraît être rentré dans l'ordre, au moins pour quelques instants.

Le corps étranger fixé dans le larynx pourra occasionner des troubles vocaux s'il est au voisinage des cordes vocales. Dans la trachée ou les bronches il ne modifiera pas la phonation.

Un corps étranger mobile dans l'arbre aérien produit des quintes de toux étouffée caractéristique, accompagnées d'un bruit de clapet absolument pathognomonique dû au choc du corps étranger contre la face inférieure des cordes vocales.

La douleur est souvent nulle.

L'expectoration est muqueuse, muco-purulente, purulente ou sanguinolente suivant que le corps étranger a séjourné longtemps dans les voies aériennes, est inerte ou vivant.

A la palpation on sent quelquefois le frottement du corps étranger sur la trachée pendant la toux. L'auscultation permet sa localisation dans une bronche, lorsque le corps du délit est enclavé à l'intérieur de cette dernière.

L'examen au miroir, l'autoscopie, la radioscopie et la radiographie sont des moyens précieux pour déceler la présence et la situation d'un grand nombre de corps étrangers. Enfin la trachéo-bronchoscopie supérieure et inférieure permet de lever tous les doutes quand il s'agit d'objets introduits dans la trachée ou les bronches.

Certains corps étrangers ont pu séjourner pendant plusieurs mois et même plusieurs années dans les voies aériennes. Habituellement cependant, il n'en est pas ainsi. Leur présence détermine des accidents septiques locaux et généraux (pneumonie, abcès du poumon, emphysème, ulcération de la trachée et des grosses bronches) qui mettent en péril la vie de ceux qui en sont porteurs.

Il est parfois difficile de diagnostiquer un corps étranger des voies aériennes : l'examen des commémoratifs et les signes énoncés plus haut permettront, dans la majorité des cas, d'admettre ou de nier l'existence du corps étranger.

Pour en pratiquer l'extraction on rejetera l'usage des vomitifs et des manœuvres aveugles avec la pince dirigée par le doigt, *sans le contrôle de la vue.*

Si l'objet est intra-laryngien il sera souvent facile de l'extraire à la pince, après cocaïno-adrénalisation.

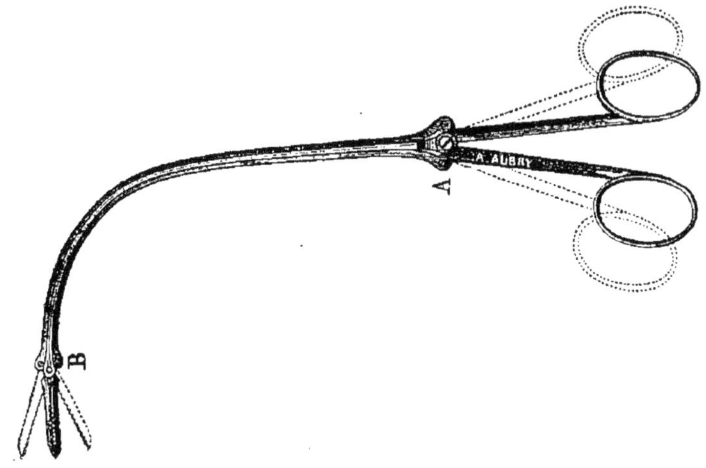

Fig. 83. — Pince à mors mobilisables (modèle Aubry).

S'il est enclavé sous les cordes ou dans les ventricules de Morgagni, les manœuvres au laryngoscope et à la pince

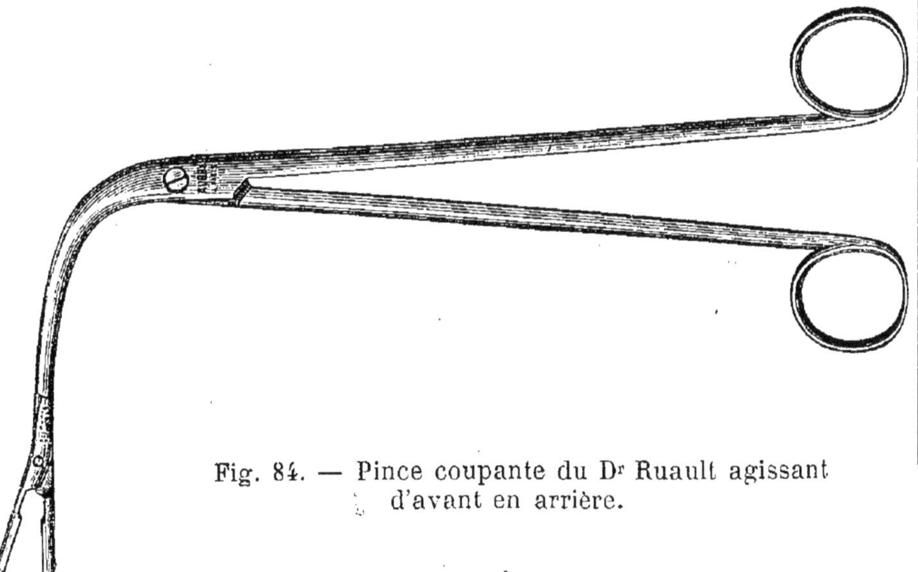

Fig. 84. — Pince coupante du Dr Ruault agissant d'avant en arrière.

deviendront insuffisantes ; il en sera de même si le corps étranger siège dans la trachée ou les bronches.

Dans ce cas, on a le choix entre deux méthodes : l'extraction par les voies naturelles au moyen de la trachéo-bronchoscopie supérieure, ou par une voie artificielle (thyrotomie ou trachéotomie seule suivie de manœuvres trachéo-bronchoscopiques par cette ouverture). L'une ou l'autre méthode ont leurs indications et leurs contre-indications.

On n'attendra pas, pour intervenir, qu'il se soit produit une infection des voies aériennes.

AFFECTIONS NEURO-MUSCULAIRES

1° Troubles de la sensibilité. — On observe dans le larynx, comme dans la muqueuse de l'arrière-gorge, de l'*anesthésie*, de l'*hyperesthésie*, de la *névralgie* et de la *paresthésie*.

L'*anesthésie* s'observe dans l'hystérie, dans certaines névrites périphériques (diphtérie), dans les affections bulbaires et la paralysie générale.

L'anesthésie artificielle à la cocaïne permet de reproduire les symptômes de cette affection (sensations de boule, de corps étranger au niveau du larynx).

Le malade qui a de l'anesthésie du larynx laisse facilement des débris alimentaires pénétrer dans son organe vocal.

Le pronostic de l'affection varie avec la cause productrice.

Dans la diphtérie l'usage de courants continus redonnera à la muqueuse sa sensibilité normale.

L'*hyperesthésie* est fréquente dans la tuberculose pulmonaire, chez les buveurs, les fumeurs et les névropathes. Elle se traduit par des sensations de pointes d'aiguilles à l'entrée du larynx. Calmée par la déglutition elle est souvent exagérée par le malade.

Le traitement à lui appliquer s'adresse à l'état général (antinerveux, bromures, valérianates).

La *névralgie* est rare et se traduit par des élancements douloureux ressentis, par certains neuro-arthritiques, au niveau de la grande corne de l'os hyoïde et s'irradiant de là vers l'oreille. L'action de parler la réveille. Elle est justiciable de l'usage des calmants (antipyrine, exalgine, phénacétine, quinine, aconitine).

La *paresthésie* produit une sensation de corps étranger, d'arête, de piqûre, les malades qui en sont atteints se croient porteurs de cancer, de syphilis. La sensation paresthésique est calmée par l'action de manger, pour reparaître ensuite avec ténacité.

Il y a des paresthésiques avec anesthésie. On les traite avec des excitants (arsenic, strychnine), et d'autres avec hyperesthésie justiciable des bromures, de la valériane.

Aux uns et aux autres, on prescrira un traitement général tonique, de l'hydrothérapie, des exercices physiques, de la distraction, des occupations.

Il va sans dire que dans ces divers troubles de la sensibilité que nous venons de passer en revue, la muqueuse laryngée est toujours intacte, ce dont on ne négligera jamais de se rendre compte pour assurer son diagnostic.

2° Troubles de la motilité. — Paralysies. — Tous les muscles du larynx sont innervés par les récurrents, à l'exception du crico-thyroïdien qui reçoit son influx nerveux du laryngé supérieur. Une altération portant sur l'un quelconque de ces nerfs produira la paralysie périphérique, par opposition à la paralysie d'origine centrale que l'on rencontre dans les affections cérébrales et médullaires.

Enfin il existe une paralysie d'origine myopathique, lésion musculaire d'origine inflammatoire.

Étudions successivement : les paralysies d'origine centrale ; les paralysies périphériques ; les paralysies localisées à un seul muscle du larynx.

PARALYSIES D'ORIGINE CENTRALE

Elles se rencontrent fréquemment dans les scléroses diffuses, le tabes, les maladies bulbaires, la syphilis cérébrale, la sclérose en plaques, certaines intoxications (saturnine) exceptionnellement dans les hémiplégies.

Elles sont uni ou bilatérales, n'offrent rien de caractéristique et ne sont qu'un épilogue au cours des affections générales qui les ont déterminées.

La corde paralysée a de la tendance à se mettre sur la ligne médiane, ou parfois dans une position intermédiaire à la phonation et à la respiration.

Une lésion de l'œsophage, de la trachée, du corps thyroïde ou des ganglions, pourra atteindre le tronc vago-spinal et donner lieu à une paralysie atteignant la motilité et la sensibilité du larynx en même temps qu'elle provoquera des désordres cardiaques tout au moins passagers.

Les troubles moteurs laryngés seront analogues à ceux qu'on observe dans les paralysies récurrentielles.

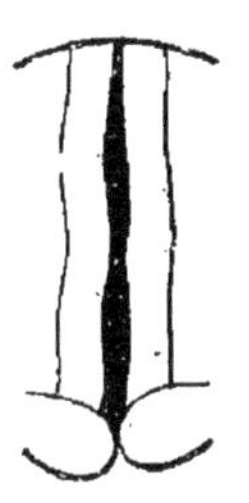

Fig. 85. — Paralysie des tenseurs crico-thyroïdiens (cordes sinueuses).

La paralysie isolée du laryngé supérieur amène une anesthésie de la muqueuse laryngée et une immobilisation du muscle crico-thyroïdien qui se traduit objectivement par un relâchement de la corde vocale correspondante. Les rubans vocaux ne se rapprochent plus et ont leurs bords sinueux d'où dysphonie assez prononcée. L'hystérie est la cause habituelle de cette paralysie, d'où pronostic bénin.

PARALYSIES RÉCURRENTIELLES

Les paralysies récurrentielles sont les plus fréquentes. Les causes habituelles sont : les anévrysmes de la crosse de l'aorte (côté gauche), de la sous-clavière (côté droit), les indurations du sommet du poumon droit, les tumeurs de l'œsophage, du corps thyroïde, les ganglions du cou, l'hystérie, les intoxications (saturnisme, diphtérie, fièvre typhoïde, syphilis, grippe, tuberculose), les sections chirurgicales.

Ces paralysies donnent lieu à des troubles fonctionnels, altérations de la voix, gêne de la respiration en rapport avec l'étendue de la paralysie, son siège, son degré.

D'une façon générale, on peut dire que si la paralysie porte sur les constricteurs de la glotte, la respiration n'est pas modifiée : seule la voix est altérée. Par contre, si les dilatateurs sont paralysés, la phonation peut n'être en rien modifiée, mais la respiration est fortement gênée. Cela est vrai pour les paralysies bilatérales et complètes de chacun des deux groupes musculaires antagonistes.

Si la compression des récurrents est double on voit au début, à la période d'irritation, les deux cordes vocales occuper le milieu de l'espace glottique, la voix est alors normale, la toux un peu voilée et la respiration striduleuse ou bruyante (cornage), le malade asphyxie. Plus tard, quand la paralysie est complète, les deux cordes s'écartent légèrement de la ligne médiane, il existe de l'aphonie ; la toux est étouffée ; pendant la phonation on observe une sorte de coulage d'air. La gêne respiratoire, du moins chez l'adulte, n'apparaît qu'au moment des efforts vocaux et des exercices violents.

Si la lésion récurrentielle est unilatérale au début, la corde correspondante est fixée sur la ligne médiane ; voix et

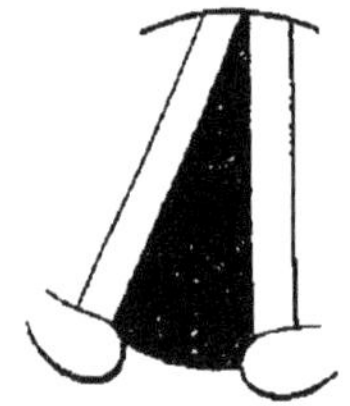

Pendant la respiration.

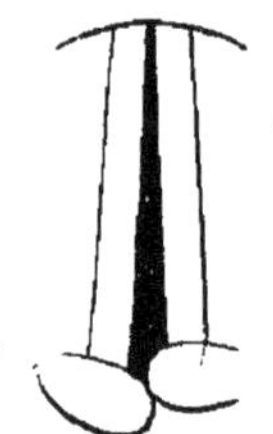

Pendant la phonation.

Fig. 86. — Paralysie du récurrent gauche.

toux sont à peu près normales. La respiration est libre. Plus tard, quand la paralysie est complète, la corde s'écarte un peu de la ligne médiane, prend la position cadavérique. Voix et toux sont bitonales.

L'adduction des cordes au début s'explique par la contracture des constricteurs, le dilatateur étant le premier atteint par la paralysie (Semon, Broeckaert). Plus tard, quand tout influx nerveux est supprimé, la tonicité musculaire des antagonistes (ary-aryténoïdien, crico-aryténoïdiens) maintient la corde en position intermédiaire.

La paralysie isolée des dilatateurs et des constricteurs du larynx ne se rencontre guère que dans l'hystérie. Elle est alors bilatérale.

Si la paralysie porte sur les dilatateurs (crico-aryténoïdiens postérieurs) les cordes occupent la ligne médiane ou son voisinage comme dans la paralysie récurrentielle double à la période de début. Voix intacte. Cornage intense bruyant, caractéristique. Menace d'asphyxie.

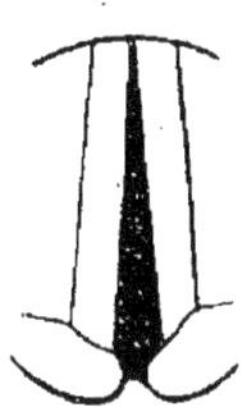

Fig. 87. — Paralysie bilatérale des dilatateurs.

Si les constricteurs sont pris, les cordes occupent la position externe. Il existe de l'aphonie complète. Pas de gêne respiratoire.

Les constricteurs d'un seul côté peuvent être atteints. Dans ce cas une des deux cordes est en position externe, l'autre cherche à atteindre sa congénère en dépassant la ligne médiane, d'où asymétrie de l'image laryngée.

PARALYSIES ISOLÉES

La paralysie isolée des muscles du larynx est fréquente. Elle engendre des troubles dysphoniques souvent très marqués, allant jusqu'à l'aphonie. Il n'y a de gêne respiratoire que si les deux crico-aryténoïdiens postérieurs (dilatateurs) sont lésés.

Le miroir seul permet de poser le diagnostic. Les schémas ci-joints donneront une idée de l'image glottique pendant la phonation.

Dans la paralysie du crico-aryténoïdien latéral, la corde atteinte présente dans son tiers postérieur une cassure, une encoche, formant un angle qui regarde la corde opposée.

La paralysie du thyro-aryténoïdien se traduit par une ondulation de la corde qui l'empêche d'adhérer en tous

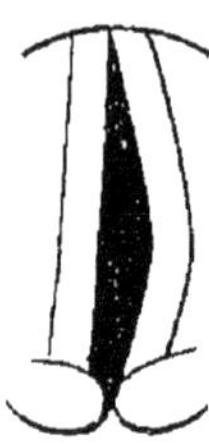

Fig. 88. — Paralysie du crico-aryténoïdien latéral gauche.

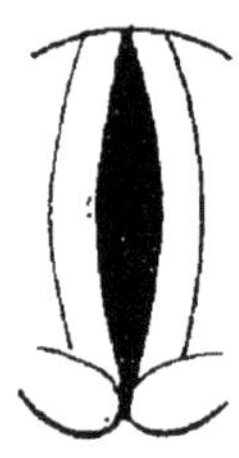

Fig. 89. — Paralysie du thyro-aryténoïdien.

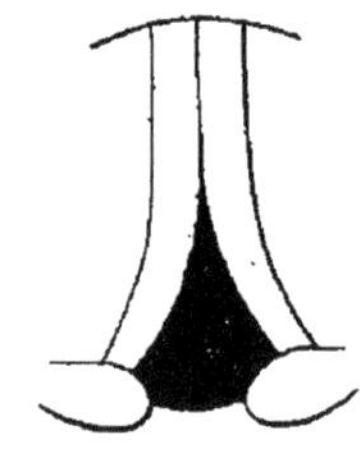

Fig. 90. — Paralysie ary-aryténoïdienne.

points à sa congénère. Quand les deux côtés sont atteints, il persiste une fente elliptique et sinueuse entre les deux cordes ; les bandes ventriculaires font souvent de la compensation.

La paralysie de l'ary-aryténoïdien se manifeste par de l'aphonie absolue et un espace triangulaire à base postérieure laissé par le rapprochement des 2/3 antérieurs seulement des cordes vocales.

Le traitement des diverses paralysies laryngées s'adresse à la cause qui les a engendrées. Inefficace dans les affections d'origine centrale, il est très utile dans l'hystérie, la syphilis, les laryngites aiguës.

Les paralysies hystériques se guérissent par l'électrisation externe et interne, le massage extérieur, la suggestion.

Dans quelques cas, s'il existe de la gêne de la respiration, on doit recourir à l'ouverture des voies aériennes.

SPASMES, VOIX EUNUCHOÏDE, VERTIGE

Le spasme laryngé est une contraction passagère ou durable de tout ou d'une partie seulement des muscles laryngés.

Il peut être fonctionnel, et se produire chez les chanteurs (crampes du larynx). Il se traduit alors par une aphonie complète ; le malade fait des efforts exagérés pour contracter ses cordes mais n'arrive pas à faire sortir un son. Au laryngoscope on constate facilement cette contraction brusque et exagérée des muscles adducteurs.

Le spasme fonctionnel est capricieux dans sa marche et dans sa durée. La guérison est la règle; on l'obtient au moyen des anti-spasmodiques, du repos vocal et de la gymnastique respiratoire.

Au spasme fonctionnel se rattache l'étude de la voix eunuchoïde.

Par *voix eunuchoïde*, on entend une voix qui, au moment de la mue, au lieu de se modifier dans son timbre et de devenir grave, comme le comporterait le développement de l'organe vocal, conserve au contraire une tonalité aiguë ressemblant à la voix infantile.

Le sujet parle en voix de fausset. Cela tient à ce qu'il utilise mal ses muscles du larynx, contracte sa glotte au lieu de la relâcher et ne parle qu'avec une partie restreinte de son anche vocale.

Le traitement consiste à faire cesser cette contraction vicieuse des cordes en rapprochant, par des manœuvres externes, le cricoïde du thyroïde, ou en faisant basculer le thyroïde en arrière, pendant que le sujet émet des sons en voix de poitrine.

Une éducation de quelques instants suffit souvent à faire disparaître cette infirmité et à donner au malade une voix à timbre grave qui l'étonne au début. Des exercices de quelques jours assurent la guérison.

C'est toujours chez des sujets destinés à être porteurs de grands larynx (barytons graves ou basses chantantes) qu'on observe la voix eunuchoïde.

Certains spasmes laryngés ont pour cause une irritation directe : catarrhe aigu chez les enfants (laryngite striduleuse), œdème aigu, tumeurs pédiculées, corps étrangers, liquides ingérés (engouement), vapeurs ou poussières irritantes, topiques médicamenteux (acide lactique, nitrate d'argent), manœuvres locales ou de voisinage (attouchements du larynx, de l'arrière-gorge).

D'autres sont d'origine périphérique, conséquence de l'irritation vive du pneumogastrique ou des récurrents (goitres, tumeurs malignes de la trachée, anévrysmes de l'aorte ou de la sous-clavière, adénopathies trachéo-bronchiques).

Quelques spasmes ont une origine centrale (syphilis spinale, tumeurs ou hémorragies cérébrales, paralysie générale progressive, sclérose en plaques, tabes).

D'autres encore reconnaissent pour causes des lésions d'organes éloignés : ce sont les spasmes réflexes (irritations de l'oreille, de l'utérus, de l'estomac et surtout des fosses nasales).

Un certain nombre sont liés à une affection générale ; ce sont : la toux nerveuse et la chorée du larynx ; on les rencontre surtout dans l'hystérie ou chez les sujets qui, sans être hystériques, sont entachés de névropathie, à l'occasion d'un désordre de l'appareil génital, d'une auto-intoxication, de la chlorose, de l'anémie, ou seulement d'une émotion un peu vive.

Enfin, certains spasmes laryngés sont assez violents pour déterminer un étourdissement avec perte de connaissance (*vertige laryngé*). Ces derniers surviennent chez des sujets nerveux porteurs de larynx malades ou de larynx parfaitement sains, même pendant le sommeil, ou à l'occasion d'une impression de froid, d'une émotion, d'une vapeur irritante, de la déglutition d'un liquide alcoolique.

Quelle qu'en soit la cause, le spasme se présente sous la forme d'une quinte de toux spasmodique caractérisée par une série d'expirations courtes et rapides auxquelles succède une inspiration bruyante, sifflante, difficultueuse mais insuffisante. Le malade, en proie à une anxiété très grande, entr'ouvre la bouche, se courbe en deux, fait des appels d'air violents dans ses poumons, mais l'air ne rentre pas par suite de la contraction des cordes vocales. La face devient alors vultueuse et, pour peu que l'accès dure, le malade se cyanose et tombe en syncope. La syncope arrête le spasme et le sujet reprend bientôt ses sens et la liberté de sa respiration.

Dans beaucoup de cas, le spasme s'arrête avant la syncope; dans quelques cas exceptionnels, l'arrêt du cœur produit par la syncope est définitif.

On voit souvent une sorte de chatouillement laryngé précéder l'état spasmodique ; d'autres fois, le spasme proprement dit est précédé d'une série de quintes de toux sèche, saccadée, ou constitué uniquement par ces accès de toux nerveuse, aussi ennuyeux pour le patient que pour son entourage.

Chez les tabétiques le spasme revêt parfois la forme apoplectique ; le malade est pris soudain d'une sensation violente de strangulation; sa face se cyanose, les yeux sortent de l'orbite, l'apnée est presque totale ; des convulsions épileptiformes accompagnent cette crise violente, puis tout rentre petit à petit dans l'ordre jusqu'à une nouvelle crise, à moins que la première n'ait déterminé la mort du malade.

Le *spasme choréique* est constitué par une toux, brusque dans son apparition, ressemblant parfois à un aboiement, s'accompagnant, dans quelques cas, de mouvements convulsifs de la face et des membres. Ce spasme est intermittent ou continu. Certains sujets peuvent l'arrêter, ou du moins en retarder volontairement l'apparition. Le sommeil calme ordinairement les quintes.

Dans ces différents cas, l'examen laryngoscopique ne donne que des résultats insignifiants.

Il est difficile de décrire la marche de ces divers spasmes. Certains sont légers, n'apparaissent qu'à l'occasion d'une irritation et cessent avec cette dernière.

D'autres ont une ténacité désespérante (toux nerveuse); d'autres, beaucoup plus rares heureusement, sont aussi beaucoup plus graves et peuvent entraîner la mort.

Le pronostic varie à l'infini; il n'en est pas moins sérieux et doit inciter à rechercher la véritable cause du spasme laryngé.

Un bon diagnostic permettra d'établir un traitement en conséquence; chez un malade porteur d'un spasme du larynx il faudra successivement passer en revue les causes productrices; lésion directe, irritation des nerfs pneumo-gastriques ou récurrents, lésion des centres nerveux, maladies d'organes susceptibles d'engendrer un réflexe laryngé, affection générale pouvant se compliquer d'état spasmodique de l'organe vocal; il faudra s'enquérir en outre de l'état névropathique du sujet, de ses antécédents nerveux et ne pas se hâter de conclure à un simple trouble fonctionnel avant d'avoir éliminé une à une les causes génératrices du spasme laryngé.

Le traitement varie avec chaque cas particulier; il sera néanmoins indiqué de lutter toujours contre l'état névropathique du sujet au moyen des antispasmodiques (bromure, valériane, exercices physiques, bains tièdes, douches).

Le traitement de l'accès consiste à rassurer le sujet, à lui faire arrêter pendant quelques secondes, puis reprendre doucement, *par le nez*, sa respiration. Des pressions un peu violentes sur le lobule de l'oreille arrivent quelquefois à calmer parfaitement le spasme. D'autres fois, l'ouverture des voies aériennes s'impose immédiatement pour parer à un accident fatal. L'application de sinapismes de moutarde sur la poitrine ou les mollets, les aspersions d'eau froide, la flagellation, la respiration artificielle empêcheront, dans quelques cas, de recourir à une telle extrémité, même dans les formes graves.

Pour éviter le retour des accès, on s'adressera à la cause productrice; en supprimant la cause (inflammation de la pituitaire, tumeur, corps étranger, éperon de la cloison du nez, gros cornets, bouchon de cérumen) on supprimera l'effet. La cocaïno-adrénalisation du larynx empêchera les réflexes dus à l'action des médicaments irritants (acide lactique, nitrate d'argent) sur la muqueuse vocale.

Chez certains malades, on assistera impuissant, à la marche de l'affection, le réflexe laryngé n'étant qu'un des symptômes de la maladie des centres nerveux dont le sujet est atteint.

Enfin le spasme laryngé disparaîtra quelquefois de lui-même, par suite de l'évolution de la lésion productrice; ainsi en sera-t-il dans les spasmes liés à une irritation du pneumogastrique ou seulement des récurrents. La tumeur, en augmentant de volume, annihilera, au lieu d'irriter simplement, les cordons nerveux; le réflexe cessera du même coup, pour ne plus reparaître. A l'état de contracture des muscles du larynx, succédera un état paralytique, d'où abolition du réflexe.

TUMEURS BÉNIGNES

Les tumeurs bénignes du larynx, plus fréquentes chez l'homme, à l'exception des nodules, sont dues pour la plupart, à une inflammation répétée, à un usage immodéré ou à un malmenage de l'organe vocal.

Polypes. — Ils altèrent la voix dans sa sonorité, dans son timbre, dans son étendue, dans son émission (voix à roulettes). Quelques-uns amèneront une aphonie complète. Les troubles dysphoniques sont en relation avec le siège, le volume, le mode d'attache du polype. Des tumeurs bénignes occupant l'épiglotte peuvent n'exercer aucune influence fâcheuse sur la phonation.

La respiration n'est influencée que par le volume du néoplasme et sa saillie permanente ou intermittente (polypes à long pédicule) dans la lumière du larynx. A volume égal

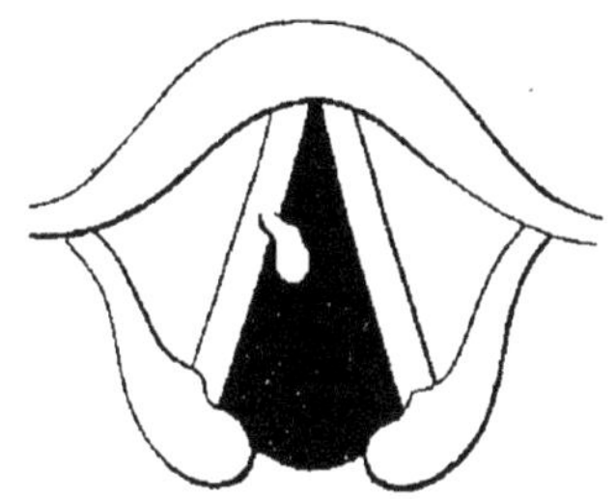

Fig. 91. — Polype de la corde vocale droite.

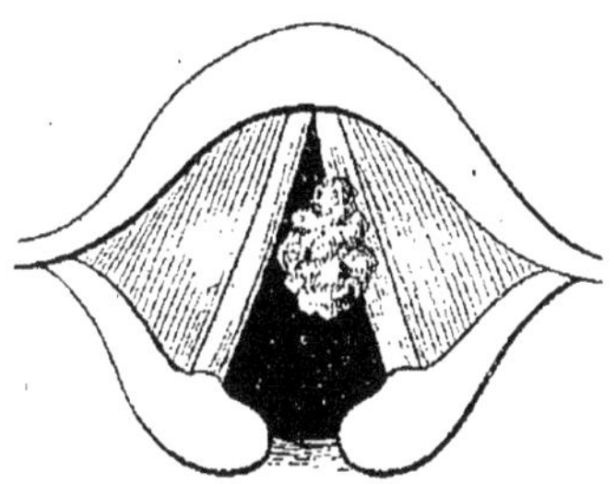

Fig. 92. — Petit papillome de la corde vocale gauche.

un polype produira des troubles respiratoires plus accentués chez un enfant que chez un adulte.

La toux, la douleur et l'expectoration n'existent pour ainsi dire pas. La dysphagie ne se montre que dans les grosses tumeurs obstruant l'entrée de l'œsophage.

L'examen laryngoscopique permet de reconnaître à la fois l'existence, la forme, la couleur, le volume, le siège et souvent la nature de la tumeur.

On observe, dans le larynx, des *papillomes*, des *kystes*, des *fibromes*, des *myxomes*, des *adénomes*, des *angiomes*, des *enchondromes* et des *tumeurs mixtes*, ces dernières étant constituées histologiquement par un mélange, à des degrés divers, de deux, trois et même quatre tissus néoplasiques différents.

A l'état de pureté *les papillomes* sont uniques ou multiples, formés d'un seul lobe ou multilobés, limités ou diffus, simples ou récidivants. Quand ils ont acquis un volume suffisant on les reconnaît à leur aspect papillaire et blanc analogue aux saillies qui surmontent une langue de veau cuite (chou-fleur). Ils tranchent par leur couleur sur la muqueuse avoisinante toujours un peu congestionnée, jamais infiltrée.

Les kystes ont pour siège de prédilection le bord des

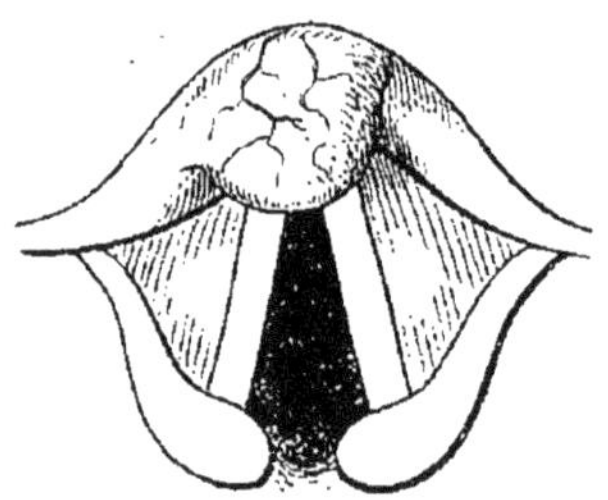

Fig. 93. — Kyste de l'épiglotte.

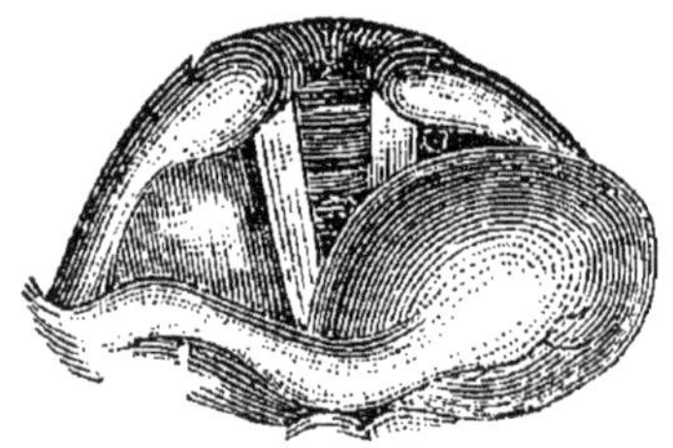

Fig. 94. — Kyste de l'épiglotte.

cordes vocales (ils sont alors minuscules) ou les faces et le bord libre de l'épiglotte (ils sont, dans ce cas, capables d'acquérir de grosses dimensions). Leur surface lisse, arrondie, recouverte de petites veinosités, leur transparence, les fait aisément reconnaître.

Les fibromes souvent sessiles et presque toujours uniques, occupent habituellement le bord libre des cordes. Arrondis et quelquefois multilobés ils sont grisâtres, durs au toucher.

Les myxomes sont mous, étalés sur la muqueuse du

bord libre des cordes, ont un aspect gélatiniforme tout à fait caractéristique.

Les adénomes sont rares ; nous en avons observé un qui fut le stade initial du développement d'un épithélioma.

Les lipomes, rares eux aussi, occupent en général l'épiglotte ; leur surface est unie, parfois bosselée et jaunâtre. Leur consistance est molle et élastique.

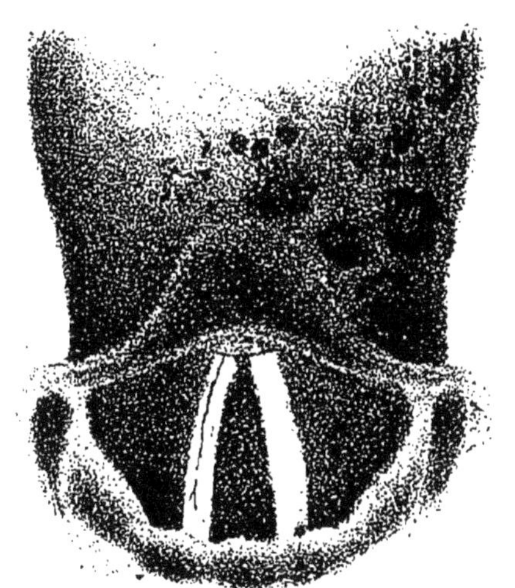

Fig. 95. — Angiome de la base de la langue (occupant l'amygdale linguale du côté gauche).

Les angiomes sont formés par des saillies à aspect bleuâtre, lie de vin foncée, caractéristique. Ils sont sessiles et mous au toucher.

Les enchondromes n'ont d'autre aspect que celui de la muqueuse qu'ils soulèvent. Ils sont lisses, d'une dureté ligneuse, font saillie dans la lumière du larynx qu'ils rétrécissent, s'accompagnent fréquemment d'une déformation extérieure des cartilages laryngés sur lesquels ils prennent leur point d'implantation.

Les tumeurs mixtes ont des caractères variables avec la nature du tissu qui prédomine dans leur constitution.

L'évolution de ces différents néoplasmes est extrêmement variable. Exceptionnellement, ils peuvent se transformer en tumeurs malignes. Dans d'autres cas, ils gênent par leur volume et la gêne respiratoire qu'ils déterminent. L'asphyxie est parfois la conséquence soit de leur progres-

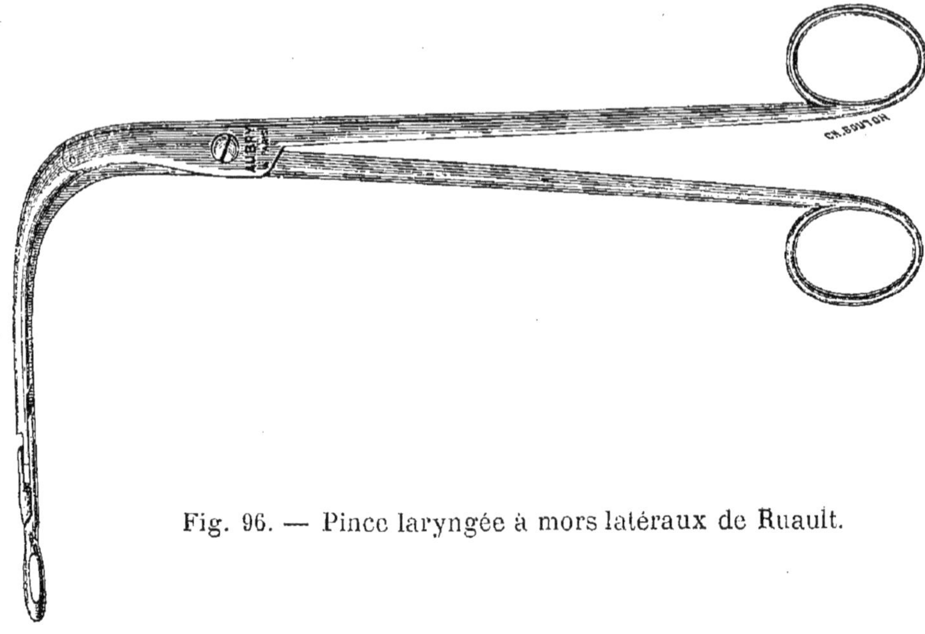

Fig. 96. — Pince laryngée à mors latéraux de Ruault.

sion, soit de leur pénétration brusque dans l'isthme du larynx quand il s'agit d'une tumeur extra-laryngée pédiculée.

Leur présence détermine des troubles dysphoniques incompatibles avec l'exercice de certaines professions (orateurs, chanteurs).

Ils sont d'ailleurs faciles à reconnaître par les signes indiqués plus haut, auxquels il faut ajouter l'intégrité de la muqueuse avoisinante (exception faite d'un peu de congestion résultant des efforts vocaux), le fonctionnement parfait des articulations du larynx ; l'absence de tuméfaction aryténoïdienne et inter-aryténoïdienne.

Le traitement à leur appliquer est l'ablation, soit par la

voie endo-laryngée (cas de beaucoup le plus ordinaire)

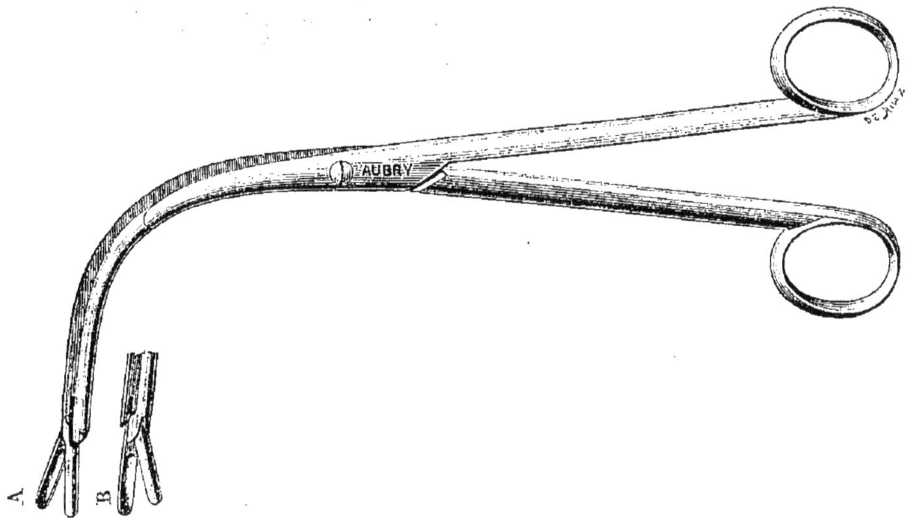

Fig. 97. — Pince laryngée antéro-postérieure.

après cocaïnisation ou cocaïno-adrénalisation et au moyen

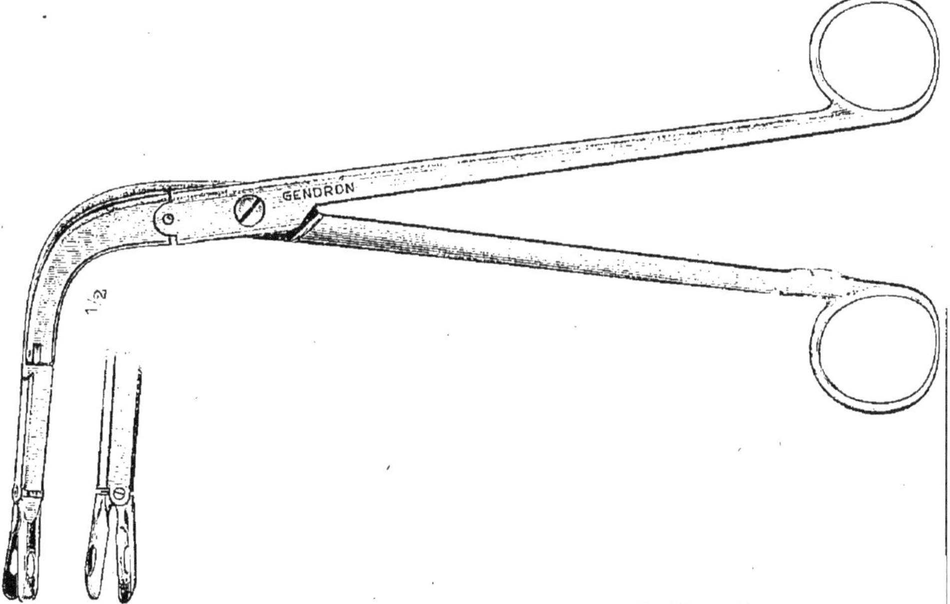

Fig. 98. — Pince laryngée latérale de Ruault.

de pinces appropriées (pinces laryngiennes), soit par la méthode externe (thyrotomie) à laquelle on est parfois obligé de recourir (enfants en bas âge porteurs de tumeurs volumineuses, papillomes récidivants chez l'adulte, tumeurs sous-glottiques de grandes dimensions).

Nous parlerons de cette méthode à propos du traitement des tumeurs malignes.

A l'exception des papillomes diffus, les polypes du larynx, une fois extirpés, n'ont guère de tendance à récidiver.

Nodules. — La présence d'une ou deux petites saillies, en général symétriques, sur le bord des cordes vocales, à l'union du 1/3 antérieur avec les 2/3 postérieurs, constitue la laryngite nodulaire.

Cette affection se rencontre chez les enfants qui ont l'habitude de pousser des cris violents, ou qui font la seconde partie dans les chœurs, et chez les adultes qui malmènent ou surmènent leurs cordes vocales (ténors, institutrices, soprani, qui parlent en voix de poitrine). Leur présence est l'indice d'une fatigue vocale et souvent la marque d'une voix qui se perd. Chez les chanteurs, le défaut d'user de la voix dite de poitrine (régistre inférieur de certains professeurs) est une des principales causes de la formation des nodules vocaux.

La laryngite nodulaire est caractérisée (fig. 99 et 100) par la présence d'un épaississement de l'épithélium et du chorion muqueux, aussi et surtout dans les cas graves, par un trouble dans le fonctionnement de la musculature du thyro-aryténoïdien (*asynergie*).

Au début, le chanteur a de la difficulté à faire le passage de sa voix, à filer des sons, à chanter en demi-teinte; il est obligé d'appuyer pour donner les notes élevées; il s'enroue assez vite en chantant. Plus tard, ces phénomènes s'accentuent : tout chant devient impossible.

Au miroir, on voit sur le bord des cordes, à l'union du 1/3 antérieur avec les 2/3 postérieurs, plus rarement dans

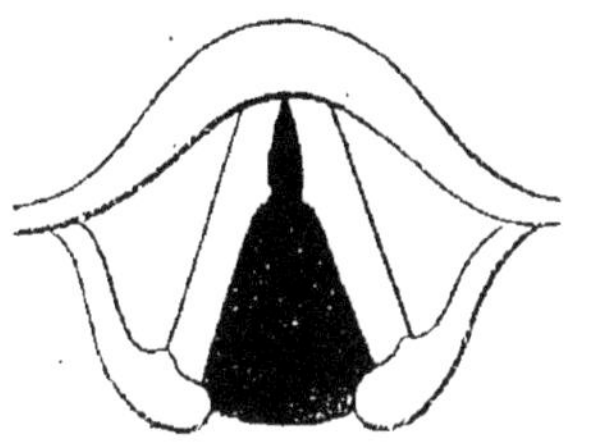

Fig. 99. — Nodules des cordes vocales pendant la respiration.

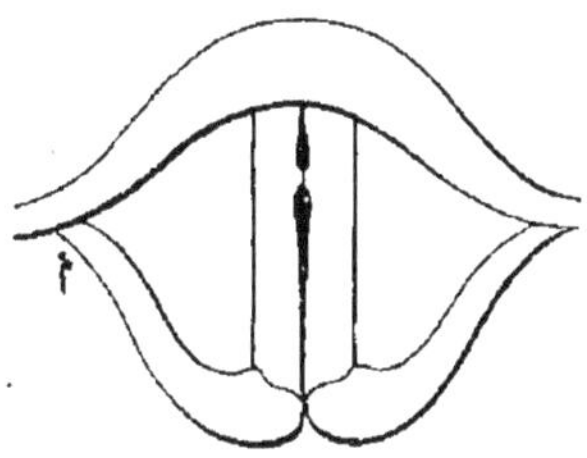

Fig. 100. — Nodules des cordes vocales dans la phonation.

le 1/4 postérieur, une petite saillie triangulaire, symétrique, dont le contact, pendant la phonation, empêche le rapprochement du reste de la corde. Cette saillie, sessile, a la même coloration que le reste de la muqueuse, elle-même un peu rosée à cause des efforts vocaux. Des mucosités blanchâtres recouvrent souvent les nodules.

La marche de cette affection est lente et sa durée toujours très longue. Le pronostic est grave, pour le chanteur seulement, qui a sa voix très compromise à moins qu'un traitement hâtif ne soit appliqué.

Quand le nodule est gros, fait une forte saillie au-dessus de la muqueuse, on peut l'enlever délicatement, après avoir demandé au repos de l'organe tout ce qu'il peut donner, au point de vue curatif.

Dans tout autre cas on le respecte. Mais le malade doit être mis au repos vocal absolu pendant plusieurs mois et modifier ensuite sa méthode de chant, se contentant, pendant longtemps encore, de faire des exercices de chant dans son registre et avec les notes qu'il possède, sans

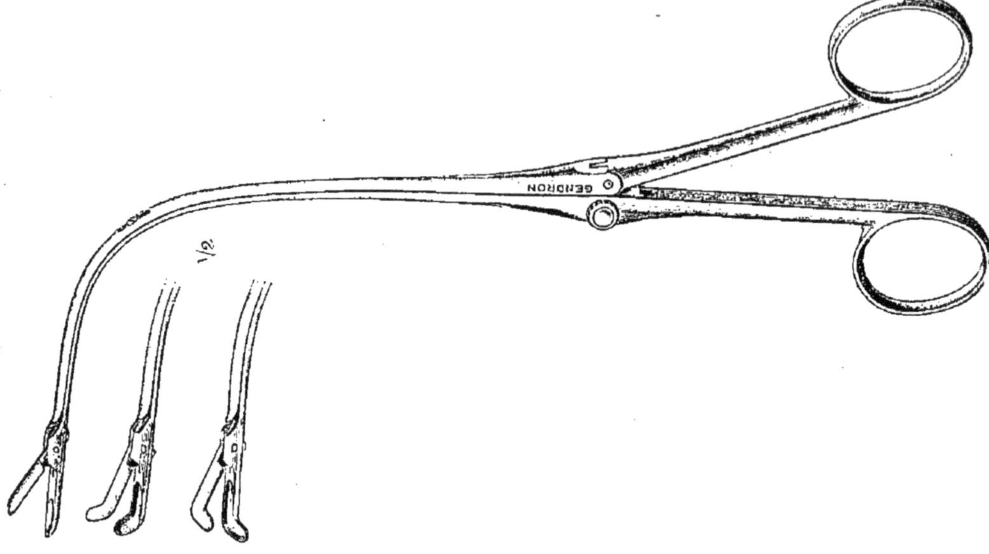

Fig. 101. — Pinces laryngées droite et coudée (côté gauche et droit) de Moure.

chercher à pousser sa voix et surtout en évitant les sons dits de poitrine.

Chez les enfants, la laryngite nodulaire ne disparaîtra souvent qu'à la puberté, au moment du développement de l'organe vocal, sans autre traitement qu'un repos relatif.

Éversion des ventricules. — L'affection improprement appelée éversion ventriculaire consiste dans la saillie, à travers l'orifice ventriculaire, d'une partie infiltrée et légèrement pédiculée de la muqueuse du ventricule. Cette pseudo-éversion est tantôt une hyperplasie inflammatoire, tantôt un polype sessile, tantôt une hypertrophie tuberculeuse ou syphilitique.

L'éversion ventriculaire ne se révèle fonctionnellement que par des troubles vocaux. Elle apparaît brusquement à la suite d'un catarrhe laryngé, d'un effort vocal et se manifeste par un son voilé, couvert, parfois même de l'aphonie.

Au laryngoscope, on constate en lieu et place de l'orifice ventriculaire une saillie rouge, lisse, allongée d'avant en arrière, recouvrant la corde vocale, semblant se continuer directement avec la bande ventriculaire. Cette saillie souvent mobile pendant la respiration et les efforts vocaux, peut quelquefois être refoulée, momentanément du moins, après cocaïno-adrénalisation, et au moyen du porte-ouate, dans la cavité ventriculaire.

On doit la différencier d'avec les polypes ventriculaires proprement dits, les tumeurs malignes et les hyperplasies tuberculeuses et syphilitiques. Le microscope aidera beaucoup à ce diagnostic.

Comme traitement, il est indiqué de réduire l'hyperplasie inflammatoire chronique, soit par l'extirpation à la pince, soit par la galvano-cautérisation, soit au besoin par la section au bistouri après ouverture du larynx.

La laryngocèle, affection très rare, est caractérisée par une tumeur gazeuse développée brusquement au voisinage du larynx ou même dans cet organe, à la suite d'un effort violent, d'une toux quinteuse ou d'un traumatisme.

Elle est due à la rupture de la muqueuse ou à la hernie de cette dernière entre les pièces cartilagineuses qui composent l'organe vocal et à l'infiltration de l'air qui, franchissant ce passage ouvert, va se répandre sous les téguments.

La laryngocèle est lisse, arrondie, sonore, presque toujours réductible par la pression ; elle se distend pendant l'effort et a une consistance gazeuse.

Il suffira souvent de réduire la tumeur et de la maintenir réduite pendant quelque temps, par un appareil approprié, pour en amener la guérison. On devra, dans quelques cas, aller à la recherche de la poche gazeuse, en pratiquer l'extirpation, en aviver et en lier le pédicule. La découverte de cette poche offrira, la plupart du temps, de grandes difficultés.

TUMEURS MALIGNES

L'étiologie en est inconnue. On accuse les excès de tabac, d'alcool, l'hérédité, l'arthritisme de prédisposer à cette affection qui est l'apanage à peu près exclusif de l'âge adulte (quarante à soixante ans) et beaucoup plus fréquent dans le sexe masculin.

Le début est un peu différent suivant qu'il s'agit d'une tumeur intra ou extra-laryngée.

Dans la première, l'enrouement est précoce; dans la seconde, les troubles de la déglutition précèdent l'enrouement.

Après une période de deux, trois, quatre ans et même davantage d'enrouement prononcé, la voix devient rauque, inégale, rude, boisée, voilée ou tout à fait éteinte.

Au début, dans le cancer laryngé, il existe un peu de gêne de la déglutition, mais pas de douleur à proprement parler. La toux est nulle, l'expectoration aussi. Plus tard, le malade rejette une salive muqueuse, puis muco-purulente avec des filets de sang. Il se plaint également de douleurs lancinantes avec répercussion dans l'oreille. Puis vient la période de gêne respiratoire, de cachexie et d'extériorisation du néoplasme.

La gêne respiratoire apparaît progressivement, se manifestant par du cornage, du tirage et parfois des accès de suffocation qui mettent immédiatement la vie du malade en danger. Elle est due au développement de la tumeur, et à l'immobilisation précoce des articulations crico-aryténoïdiennes. La période asphyxique apparaît d'autant plus tôt et plus rapidement que la tumeur est développée plus près de la glotte.

La cachexie est due au développement du néoplasme, aux toxines qu'il forme dans l'organisme, à l'ichor qu'il forme à sa surface, à la gêne respiratoire qui empêche l'hématose, à la dysphagie intense qui entrave la déglutition de la salive et des aliments ; aux douleurs intolérables qui privent le malade de tout repos et quelquefois aux hémorragies répétées qui se font à la surface de la tumeur.

A cette période où existe également une fétidité de l'haleine tout à fait caractéristique, la tumeur a déjà franchi les limites du larynx. Elle s'est propagée au cartilage (périchondrite), aux ganglions (adénopathie), aux tissus périlaryngiens. L'organe vocal tout entier est pris dans une gangue épaisse, dure, immobile, volumineuse, qui occupe toute la face antérieure du cou (cou proconsulaire). Le craquement laryngien a disparu, et les diverses pièces de l'organe vocal ne sont plus reconnaissables au toucher.

L'adénopathie uni ou le plus souvent bilatérale, offre les caractères de toute adénopathie néoplasique, induration, fixité, volume, indolence (à moins qu'une inflammation aiguë ne vienne en modifier les caractères).

Objectivement, au laryngoscope, l'aspect de la tumeur varie avec son siège, sa nature, son ancienneté.

Chez un sujet d'un certain âge, toute tumeur laryngée unique à surface irrégulière mamelonnée plus ou moins développée, qui immobilise d'une façon précoce l'articulation cricoïdienne correspondante, qui s'accompagne d'un peu d'infiltration de la muqueuse voisine, qui a été précédée d'un enrouement datant de plus ou moins loin, qui s'accompagne d'expectorations sanguinolentes et de douleurs lancinantes irradiées, a bien des chances pour être une tumeur maligne.

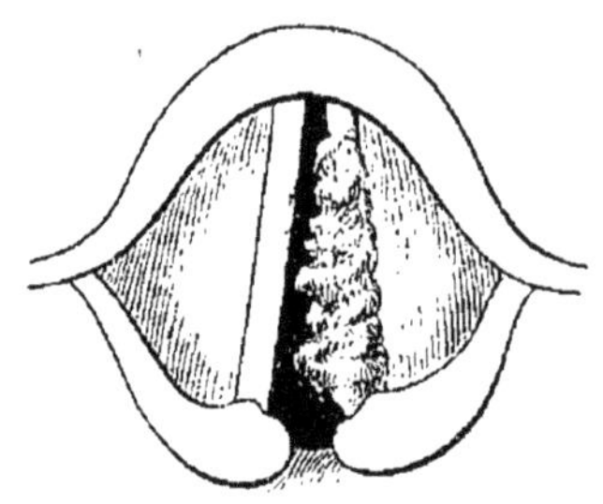

Fig. 102. — Epithélioma de la corde vocale gauche.

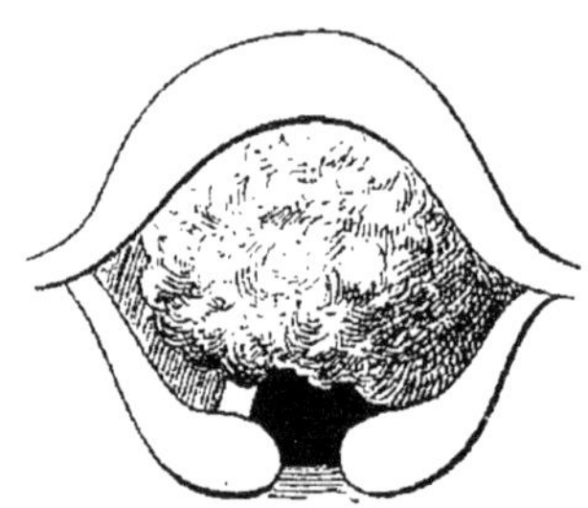

Fig. 103. — Epithélioma du larynx.

L'épithélioma (pavimenteux), qui a son siège de prédilection sur la corde vocale, se présente au début sous l'aspect verruqueux ; le ruban vocal atteint a un aspect villeux, papillaire ; il est tuméfié, inégal, rosé par places. Pas d'infiltration de voisinage. Plus tard, c'est-à-dire deux ou trois ans après, l'état papillaire s'accuse davantage, la tumeur prend l'aspect d'un chou-fleur ; l'aryténoïde se tuméfie et s'immobilise, s'ulcère en surface et devient sanieux. Au moindre attouchement la tumeur saigne.

Dans l'encéphaloïde, tumeur extra-laryngée habituellement, le développement est plus rapide, le gonflement plus uniforme, l'ulcération plus précoce.

Le *sarcome* est plus rare. Il est susceptible d'acquérir de grandes dimensions et naît de préférence sur l'épiglotte. Plus rares encore sont les tumeurs mélaniques.

La marche du cancer du larynx est très variable; la forme extra-laryngée est beaucoup plus rapide; l'épithélioma intra-laryngé est parfois très lent, tout au moins jusqu'à la période asphyxico-cachectique. — Livré à lui-même, il a une issue fatale; le malade meurt d'asphyxie (accès de suffocation), d'inanition, de cachexie, et quelquefois des deux en même temps.

Une telle affection ne saurait être trop hâtivement diagnostiquée : nous avons donné plus haut les caractères qui permettront de le reconnaître au début, seule période intéressante pour le chirurgien à cause de la thérapeutique à employer.

Deux grands moyens sont à recommander en cas de doute :

1° Si l'on est vraiment hésitant sur le diagnostic un traitement spécifique d'essai pendant une huitaine tout au plus; plus long son emploi serait dangereux et hâterait l'évolution du cancer.

2° L'examen histologique d'un fragment du néoplasme. Le prélèvement de ce fragment n'offre aucune difficulté, aucun danger, et son examen donne, dans l'immense majorité des cas, à un œil exercé, avec la sécurité du diagnostic, l'indication opératoire.

Le traitement médical n'a jamais donné aucun résultat, pas plus d'ailleurs, jusqu'ici tout au moins, que l'application des rayons X.

Reste l'ablation : de rares auteurs ont conseillé les voies naturelles. Si cette méthode a donné quelques succès, dans les cas de tumeurs très circonscrites de l'épiglotte ou du bord de la corde vocale, son emploi ne saurait être généralisé. Il suffit d'avoir ouvert un larynx atteint d'un néoplasme qui paraissait très limité au laryngoscope, pour se convaincre de l'impossibilité matérielle où l'on eût été d'enlever tout le mal. Or ici, comme dans les cancers des autres organes, il faut faire largement la part du feu. Donc méthode insuffisante.

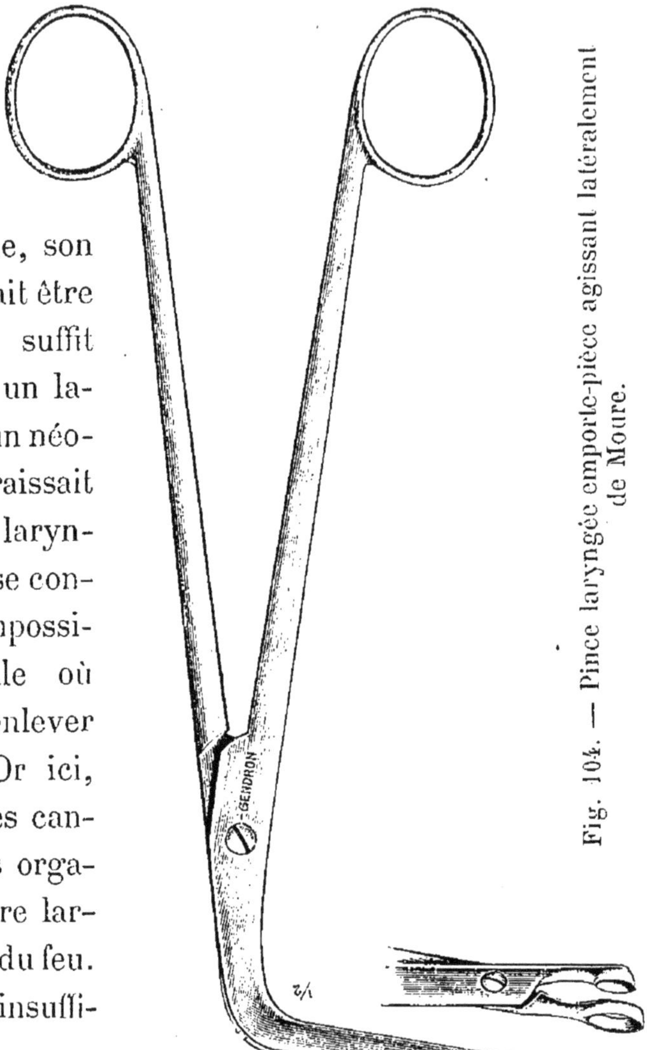

Fig. 104. — Pince laryngée emporte-pièce agissant latéralement de Moure.

Se contenter d'un traitement palliatif, c'est-à-dire attendre l'arrivée des accidents asphyxiques pour y parer par l'ouverture des voies aériennes, ne saurait être humain quand on a la possibilité de faire mieux et de tenter la guérison radicale.

La trachéotomie employée seule, ne doit donc s'adresser qu'aux cas inopérables.

Reste l'ablation par voie externe : ici deux méthodes

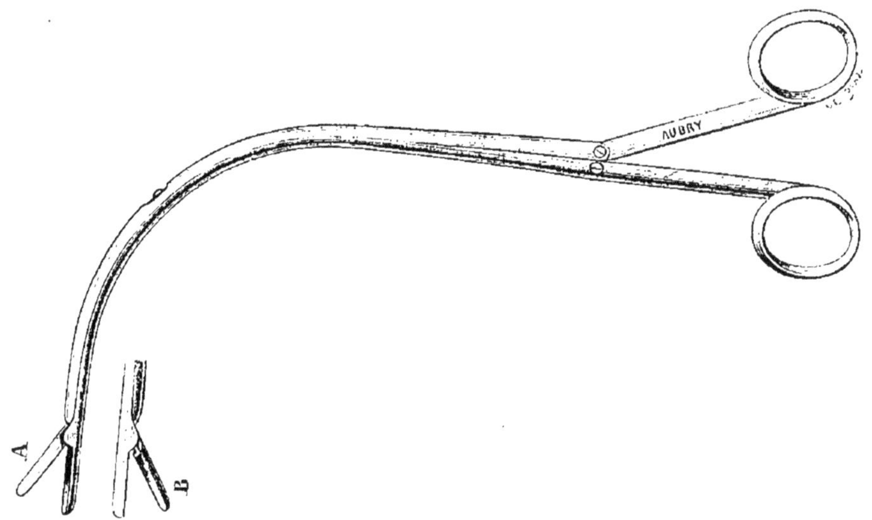

Fig. 105. — Pince antéro-postérieure de Moure.

se disputent l'honneur d'amener la guérison : la thyrotomie d'une part, l'extirpation partielle ou totale du larynx de l'autre.

Ces deux méthodes, que quelques-uns veulent opposer l'une à l'autre, ne sont pas comparables, à notre avis, parce qu'elles ne s'adressent pas aux mêmes cas.

Pour nous la thyrotomie est indiquée, quand la tumeur peut être enlevée en entier, c'est-à-dire qu'elle est encore intra-laryngée, débute et siège au niveau des cordes vocales, n'a pas encore attaqué le cartilage et est bien limitée. Faire l'extirpation du larynx dans de telles conditions serait exposer beaucoup plus sérieusement le malade et entraîner une mutilation parfaitement inutile.

Cette extirpation doit être réservée au cas où la tumeur,

plus diffuse, s'étant déjà attaquée aux cartilages, inopérable par conséquent par simple thyrotomie, n'a pas encore amené d'infiltration périphérique, d'adénopathies multiples, ou ne s'est pas encore propagée à la base de la langue. Si ces conditions existaient, un traitement palliatif serait seul à conseiller.

Il va sans dire que l'extirpation du larynx pourra être partielle ou totale suivant les cas.

Pratiquée à temps, la thyrotomie donne très souvent des succès définitifs, c'est à notre avis l'opération de choix dans le traitement des cancers du larynx opérables par cette voie.

INTERVENTIONS SUR LE CONDUIT LARYNGO-TRACHÉAL

1° Trachéotomie. — 2° Thyrotomie. — 3° Extirpation du larynx.

1° Trachéotomie. — La trachéotomie de l'adulte consiste à ouvrir la trachée et à laisser en place une canule destinée à assurer la respiration. On l'exécute quand un obstacle momentané ou permanent empêche l'accès de l'air dans la trachée ou comme opération préliminaire à certaines interventions sur la gorge ou les voies aériennes.

Elle comprend trois temps : 1° *incision des téguments et découverte de la trachée;* 2° *incision de la trachée;* 3° *introduction de la canule.*

La région cervicale antérieure, du menton à la fossette sternale, étant convenablement aseptisée et le sujet ayant été anesthésié au chloroforme, lorsque la chose est possible, ayant reçu une simple injection de 1 à 3 centimètres cubes d'une solution de chlorhydrate de cocaïne à 1 p. 100; ou quand le temps presse et que l'asphyxie est imminente,

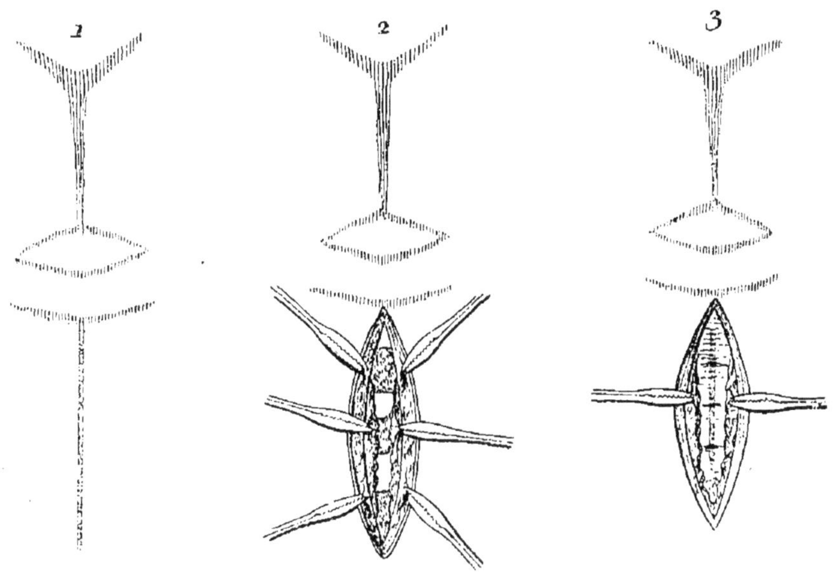

Fig. 106. — Trachéotomie.

1, tracé de l'incision cutanée partant du bord inférieur du cricoïde. Les saillies du larynx sont indiquées par les hachures. — 2, la peau a été incisée ainsi que les muscles et le corps thyroïde. La trachée est à nu. — 3, section des deux premiers anneaux de la trachée.

une désinfection ayant seule été faite sur le champ opératoire, le chirurgien prend ses points de repère.

Un billot sous les épaules fait saillir la région cervicale; un aide placé derrière la tête maintient celle-ci en bonne position, menton relevé, nez, sommet des deux thyroïdes (pomme d'Adam), et fourchette sternale placés sur une même ligne. Le chirurgien est à droite, son aide à gauche en face de lui : il repère le thyroïde, puis le cricoïde, fait ensuite une incision médiane de 4 à 5 centimètres, commençant au-dessous de ce dernier et se dirigeant vers le milieu de la fourchette sternale.

Il trouve la peau, le tissu cellulaire, et, s'il est bien sur la ligne médiane, voit devant lui le raphé médian qui apparaît sous la forme d'une ligne blanchâtre et qu'il incise dans sa longueur. Pour écarter il prend, avec des pinces à forcipressure, les bords de son incision et les laisse retomber de part et d'autre; s'il y a des vaisseaux il les pince au fur et à mesure. Il en trouve du reste très peu s'il se tient sur la ligne médiane. Il arrive ainsi sur le corps thyroïde plus ou moins volumineux suivant les sujets ; il l'incise à son tour et en prend les deux tranches avec des pinces. Il écarte, avec deux écarteurs mousses, les lèvres de la plaie et se trouve ainsi sur la trachée qu'il dénude avec soin sur une hauteur de deux ou trois anneaux.

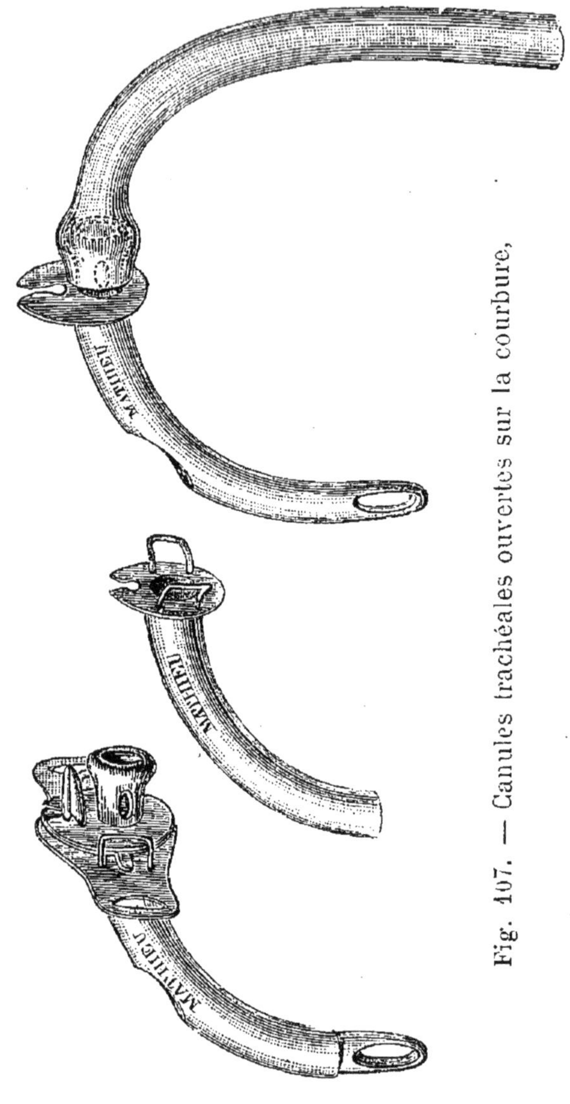

Fig. 107. — Canules trachéales ouvertes sur la courbure.

Ces diverses incisions ont été faites couche par couche, sans se presser, quel que soit l'état du malade. L'hémostase est assurée par les pinces; si on a le temps, on posera au catgut une ligature sur tous les vaisseaux pincés, en ayant soin, s'il s'agit de veines longitudinales, de les dénu-

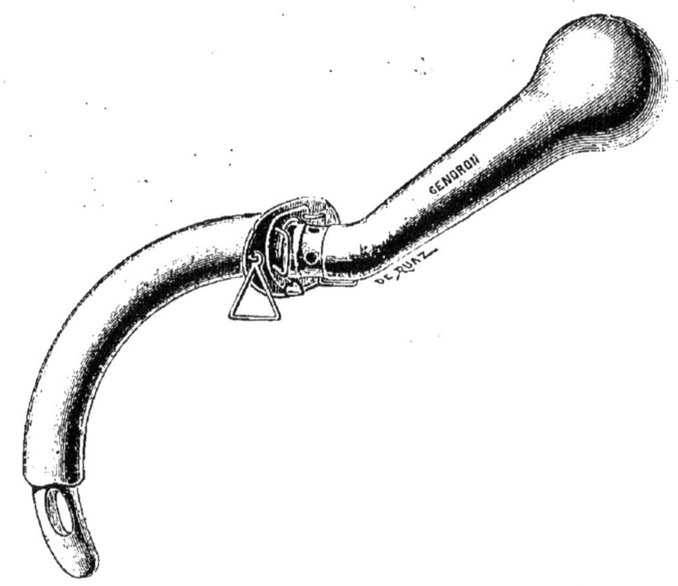

Fig. 108. — Canule trachéale avec son mandrin coudé de Moure.

der et de les sectionner entre deux ligatures comprenant toute l'épaisseur du vaisseau.

Si l'asphyxie était imminente on passerait au second temps immédiatement.

La canule, munie de son mandrin et de ses lies, est placée à la portée de la main du chirurgien. Celui-ci, après avoir recommandé au sujet de s'abstenir autant que possible de tout mouvement, pratique au bistouri l'incision de deux ou trois anneaux suivant les dimensions de la trachée et celles de la canule. Mieux vaut *faire une incision très courte* qui obligera la canule à entrer à frottement dur dans l'orifice trachéal. Cette incision devra être faite en se tenant sur la ligne médiane afin que la canule ait sa platine bien horizontale une fois en place. Pour éviter de blesser à nouveau le corps thyroïde et d'autre part pour faciliter la section des anneaux trachéaux, l'aide protège avec un petit écarteur plein la lèvre inférieure de la plaie et tire en haut avec un ténaculum, sur le cartilage cricoïde.

La trachée incisée, il ne reste plus qu'à introduire la canule, temps relativement très facile si le chirurgien, *secondé par un bon éclairage frontal*, a devant lui un champ opératoire exsangue et la trachée bien à découvert.

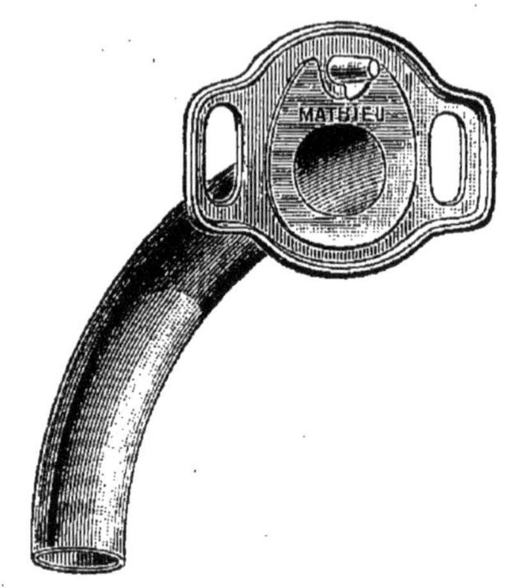

Fig. 109. — Canule trachéale.

L'extrémité du mandrin qui dépasse la canule est introduit entre les lèvres de la plaie trachéale ; la canule est poussée avec une certaine vigueur, le mandrin lui ouvrant déjà la route ; ce dernier est enlevé et la canule maintenue en place pendant quelques secondes par l'opérateur lui-même.

A ce moment le malade a parfois de violents réflexes ; on peut l'asseoir un instant ; il tousse énergiquement, puis tout se calme. Pendant ce temps, l'aide assujettit la canule autour du cou au moyen des lies.

Il peut arriver qu'immédiatement après l'introduction de la canule, un accès de toux amène une violente hémorragie quand l'hémostase n'a pas été suffisamment bien faite. Il suffit de tamponner à la gaze au-dessus et au-dessous de la canule pour s'en rendre maître. Quand l'orage est passé, on cherche le vaisseau qui donnait, on le pince et on le lie.

L'hémostase assurée, il est d'usage de faire un ou deux

points de suture aux téguments au-dessous de la canule pour diminuer la plaie cutanée.

L'usage du dilatateur est parfaitement inutile dans ces

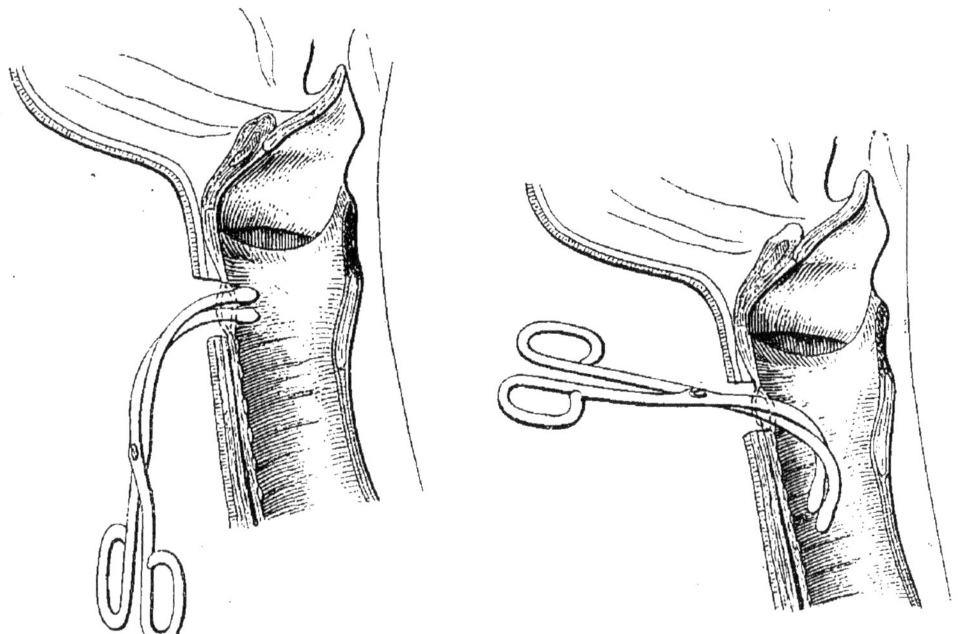

Fig. 110. — Dilatateur en place mais en position vicieuse.

Les deux branches insuffisamment engagées dans l'orifice trachéal sont exposées à en sortir au moindre mouvement du malade.

Fig. 111. — Dilatateur bien placé dans l'orifice trachéal.

Les deux branches sont suffisamment engagées pour rendre impossible leur expulsion involontaire.

cas. Si on s'en servait, il faudrait avoir soin, une fois les valves introduites dans l'orifice trachéal, de relever le manche de l'instrument en haut de manière à faire descendre les deux lames de l'écarteur dans le conduit trachéal.

2° **Thyrotomie.** — L'ouverture du larynx peut être faite pour des cas très variés, par exemple, lorsqu'il s'agit d'enlever un corps étranger des voies aériennes, quelques tumeurs bénignes diffuses (papillomes), inopérables par les voies naturelles, voire même certaines infiltrations pachydermiques du larynx, ou bien encore des tumeurs malignes : dans la première série des cas, on peut opérer sans ouvrir d'abord la trachée ; au contraire, lorsqu'il s'agit d'enlever les néoplasmes malins, l'ouverture préalable des voies aériennes offre plusieurs avantages : elle permet à l'opérateur de bien enlever la tumeur, d'en dépasser même les limites, de cautériser énergiquement le point d'implantation, tout en assurant la respiration du malade chloroformé ; elle empêche en outre le sang de pénétrer dans les voies aériennes.

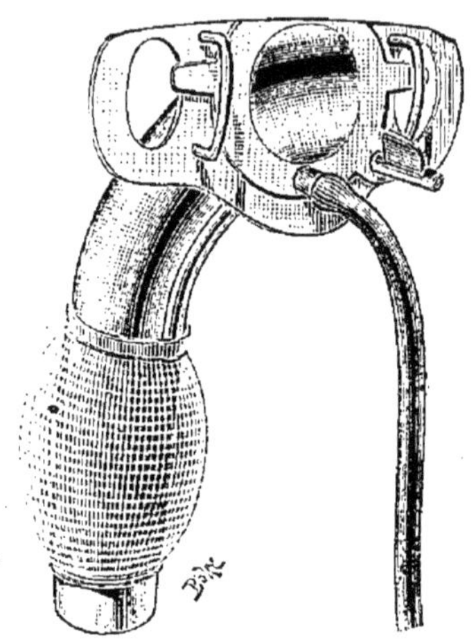

Fig. 112. — Canule de Trendelenburg dont le manchon en caoutchouc est gonflé.

Quelques auteurs ont conseillé de placer le malade en position de Trendelenburg, pensant par ce moyen éviter la pénétration du sang dans le conduit trachéal et de là dans les poumons. Ils semblaient ignorer qu'au moment de l'aspiration, le sang peut pénétrer dans la profondeur de l'arbre aérien.

Pour éviter ces inconvénients, graves en général, on a conseillé de mettre dans la trachée soit une canule tampon dite de Trendelenburg, soit la canule de Hahn qui est simplement munie d'éponge préparée dont il faut attendre le gonflement avant d'ouvrir le larynx.

Outre que ces procédés sont fatalement septiques, ennuyeux et prolongent inutilement l'opération, ils ont l'inconvénient de mal remplir le rôle auquel ils sont destinés, de telle sorte que d'une façon systématique, nous avons modifié l'opération de la manière suivante :

Procédé de Moure. — Le malade étant placé à plat avec un billot sous les épaules, de manière à ce qu'il puisse être fortement défléchi au moment voulu ; la tête étant maintenue par un aide ; on fait une incision médiane partant de l'os hyoïde, et allant vers la fourchette sternale. On dénude ensuite légèrement le larynx et la trachée de manière à pouvoir opérer sur cette dernière, soit avant d'endormir le

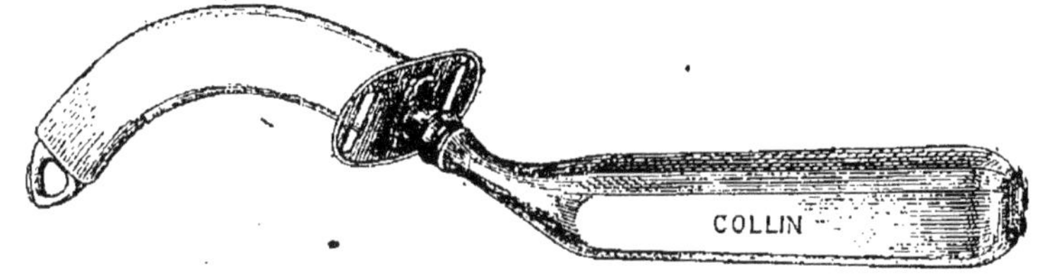

Fig. 113. — Canule plate de Moure munie de son mandrin.

malade s'il y a de la sténose qui empêche la chloroformisation, soit au début de l'opération si le malade est chloroformé d'avance.

Comme dans la trachéotomie simple, on fait une boutonnière trachéale partant du second anneau de la trachée et n'occupant guère plus de deux anneaux maximum. Puis on introduit dans cette ouverture une canule trachéale spéciale plate (canule de Moure) (fig. 113) qui, tout en assurant parfaitement la respiration, empêche d'écarter trop énergiquement les anneaux de la trachée, ce qui constitue ensuite un avantage si l'on veut refermer le conduit trachéal et enlever la canule une fois l'opération terminée.

La platine de cette dernière est réduite au minimum en hauteur, pour ne pas gêner les manœuvres dans le larynx.

Si le malade a été chloroformé, on continue l'anesthésie par la canule. Dans le cas contraire on procède à son anesthésie par cette même canule, au moyen d'un dispositif très simple.

La canule en place et le malade endormi ou le malade seulement endormi sans qu'il ait été procédé à une trachéo-

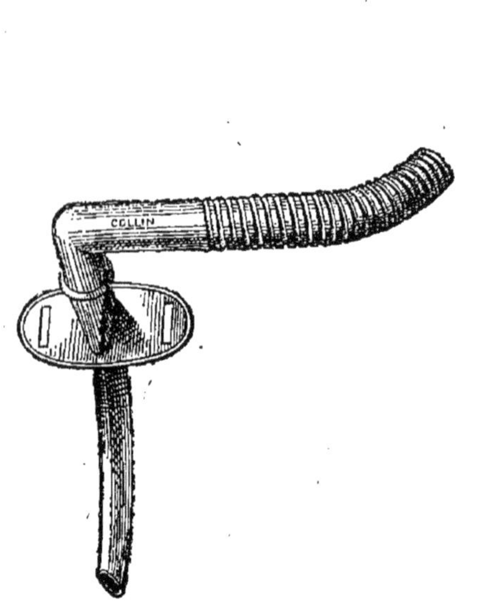

Fig. 114. — Canule plate de Moure avec embout relié à l'entonnoir.

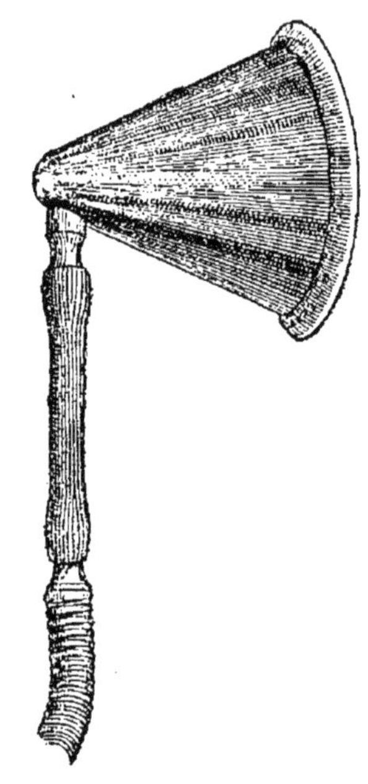

Fig. 115. — Entonnoir revêtu de gaze pour administrer le chloroforme par la canule.

tomie préalable, l'opérateur ouvre longitudinalement la membrane crico-thyroïdienne.

Si la trachéotomie a été faite, l'aide introduit par la boutonnière crico-thyroïdienne une mèche de gaze retenue par un fil, légèrement imbibée de cocaïne et d'adrénaline et bien exprimée ensuite.

Chlorhydrate de cocaïne.	1 gramme.
Adrénaline à 1/1000	2 —
Eau stérilisée	10 —

elle est destinée à empêcher toute communication entre le

larynx et la trachée, c'est-à-dire à éviter l'introduction du sang dans les voies aériennes ; seul le fil ressort par la boutonnière et ne gêne en rien les manœuvres suivantes :

L'un des mors d'une cisaille recourbée spéciale (cisaille de Moure) (fig. 116), est alors introduit par la boutonnière, et de là dans le larynx, la courbure regardant en avant. En fermant cette cisaille tout en ayant soin de bien appliquer

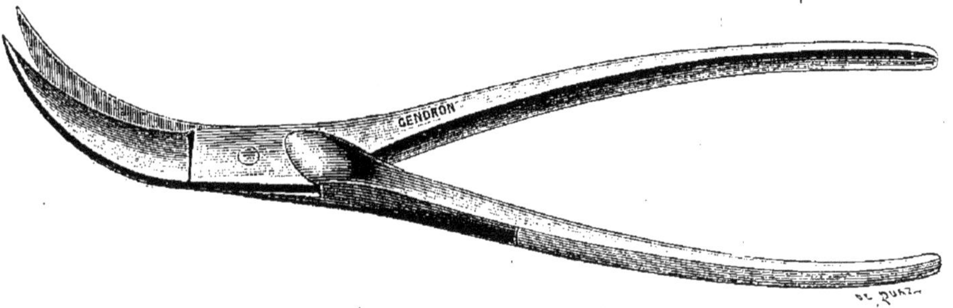

Fig. 116. — Cisaille pour couper le cartilage thyroïde (modèle du Dr Moure).

l'autre mors sur la ligne médiane, autrement dit sur l'angle dièdre formé par la réunion des deux lames du thyroïde, on ouvre du même coup, et sur la ligne médiane, la cavité laryngée.

Deux petits écarteurs recourbés analogues à deux épingles à cheveux coudées, éloignent doucement et progressivement les deux lames thyroïdiennes pendant que l'aide bourre la cavité laryngée avec une mèche de gaze imbibée, comme la précédente, de cocaïne et d'adrénaline.

Il est souvent utile de prolonger son incision de quelques millimètres sur la membrane thyro-hyoïdienne. Pour éviter le passage de la salive de l'arrière-gorge dans le larynx, on ferme, avec une gaze également, l'extrémité supérieure du larynx. En enlevant la gaze qui bourre la cavité laryngée, on a devant les yeux la lésion à enlever ; nous n'entrerons pas dans le détail de cette manœuvre,

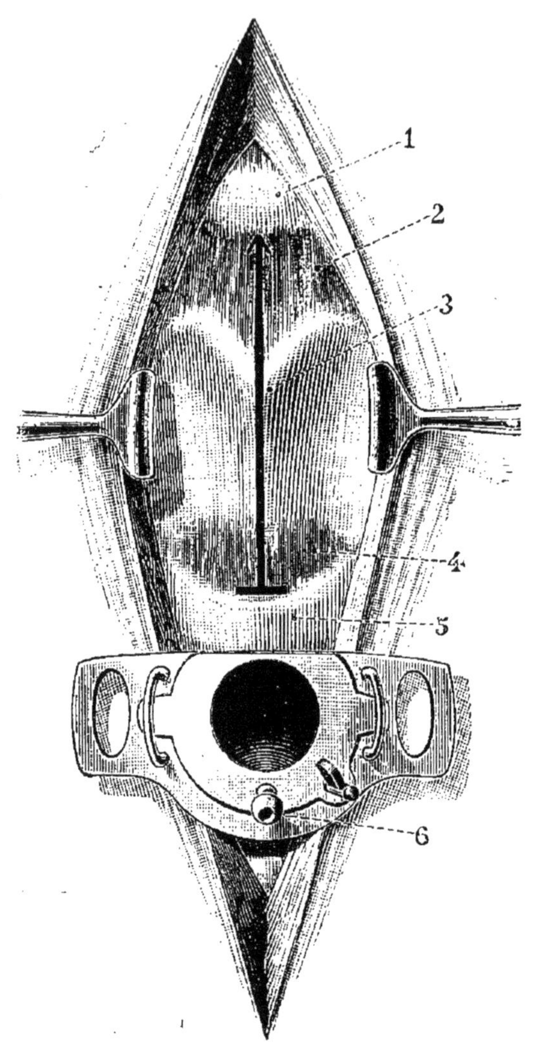

Fig. 117. — La canule a été mise en place, le trait noir indique la ligne de l'incision thyroïdienne.

1, os hyoïde ; 2, membrane thyroïdienne ; 3, cartilage thyroïde, angle saillant ; 4, membrane crico-thyroïdienne ; 5, cricoïde ; 6, embout destiné à gonfler le manchon de la canule.

la conduite à tenir étant variable avec chaque cas particulier.

L'opération terminée et l'hémostase assurée s'il y a lieu,

on laisse se rapprocher les deux lames thyroïdiennes que l'on fixe l'une à l'autre au catgut en les transfixant en deux

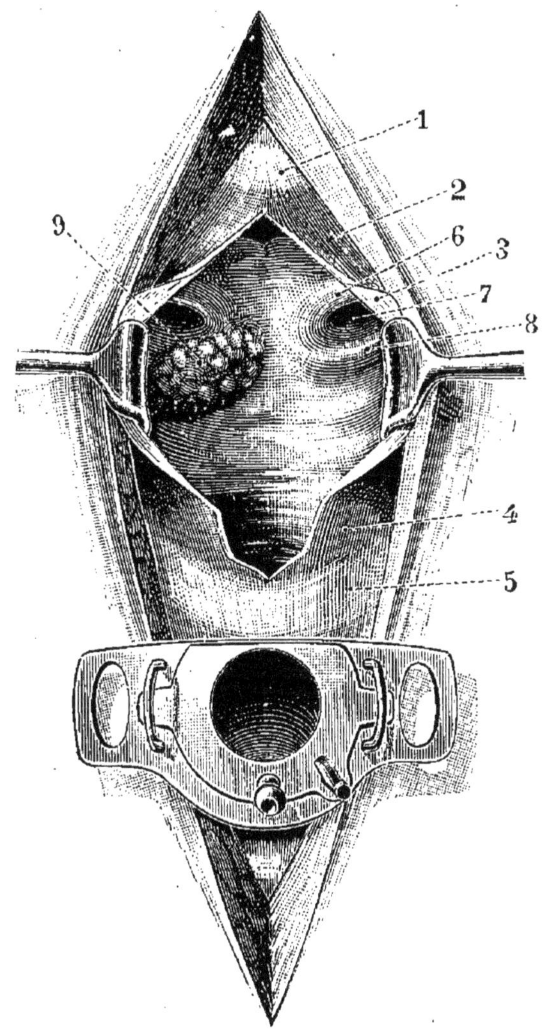

Fig. 118. — Dernier temps de l'opération : le larynx est ouvert et les valves thyroïdiennes écartées.

1, os hyoïde; 2, membrane thyro-hyoïdienne sectionnée en partie et écartée ; 3, valve du thyroïde réclinée ; 4, membrane crico-thyroïdienne ouverte; 5, cricoïde; 6, bande ventriculaire gauche écartée; 7, ventricule de Morgagni; 8, corde vocale gauche; 9, tumeur insérée sur la corde vocale droite.

endroits différents au moyen du perforateur (fig. 119). On réunit de même les lèvres de la membrane crico-thyroïdienne ; dans la plupart des cas, et s'il y a eu trachéotomie préalable, on rapproche également les lèvres de la trachée en faisant une réunion qui n'intéresse que l'extérieur et ne traverse pas de part en part la paroi trachéale.

On réunit les couches musculaires et les plans aponévrotiques au catgut au-devant du conduit laryngo-trachéal, en ayant soin toutefois de laisser un petit drainage à l'extré-

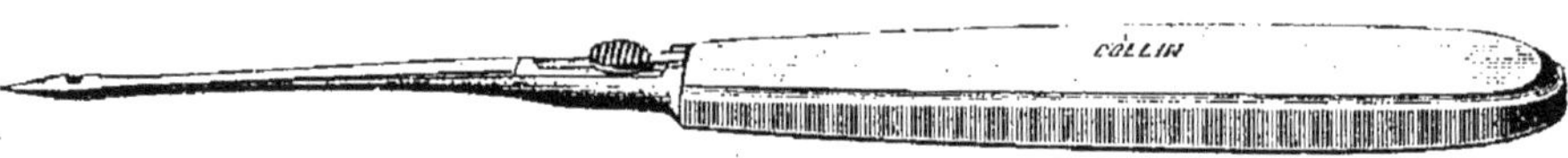

Fig. 119. — Aiguille droite pour perforer et suturer le cartilage thyroïde après la thyrotomie (modèle Moure).

mité inférieure de la plaie, allant de la paroi trachéale à l'extérieur pour éviter l'emphysème, toujours possible après l'opération. Il ne reste plus qu'à suturer au crin de Florence les lèvres de l'incision cutanée, en laissant toujours béante la portion de l'incision correspondant à l'orifice trachéal. Si on juge qu'il faille laisser en place la canule, on se contente de faire porter la réunion sur le larynx et les téguments qui le recouvrent.

3° Extirpation du larynx. — Le premier temps de cette intervention consiste à dénuder parfaitement le larynx et la trachée, cette dernière sur une longueur de trois ou quatre anneaux.

Pour cela on fait une incision en T, médiane comme pour la thyrotomie, surmontée d'une ligne transversale hyoïdienne.

Le larynx est alors libéré de chaque côté, en réclinant les muscles jusqu'aux constricteurs inférieurs du pharynx; même manœuvre pour la trachée en avant, de chaque côté et en arrière ; elle est séparée sur sa face postérieure de la face antérieure de l'œsophage.

Le larynx ne tient plus que par sa face postérieure pharyngo-œsophagienne. La trachée est portée en avant ; on la sectionne entre son premier anneau et le cricoïde et on l'attire vivement à soi en ayant soin de placer dans son embouchure une canule de gros calibre.

Un fil de soie passé à travers la trachée avant son ouverture, facilite son glissement et empêche sa rétraction vers le médiastin.

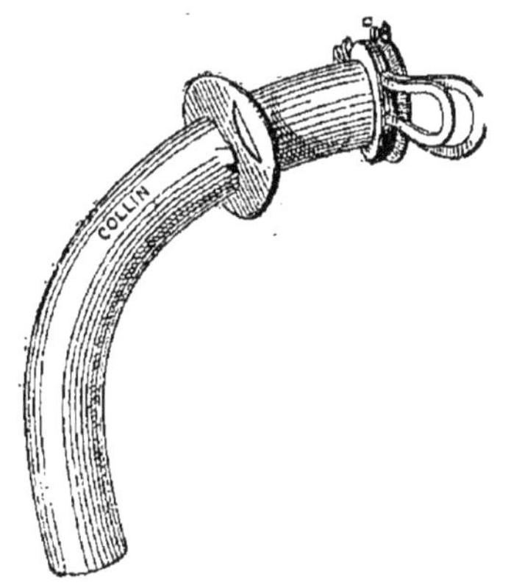

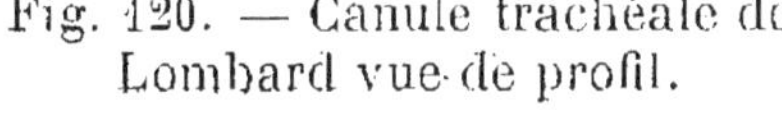
Fig. 120. — Canule trachéale de Lombard vue de profil.

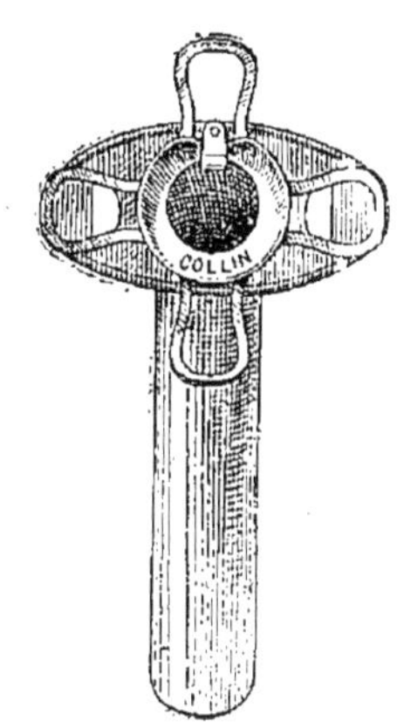

Fig. 121. — Canule trachéale de Lombard, vue de face.

Ceci fait on prend le larynx en introduisant le doigt indicateur dans le cricoïde, on le décolle de la paroi œsophagienne ; on le sépare de la muqueuse pharyngée, on sectionne les grandes cornes de l'os hyoïde, et au besoin l'insertion de l'épiglotte, si on tient à conserver cet opuscule. Le larynx se trouve ainsi complètement libéré et le sang n'a pu s'introduire dans la trachée si un aide expérimenté a bien épongé pendant l'opération et si l'on a pincé les vaisseaux à mesure qu'ils étaient ouverts.

Il ne reste plus qu'à suturer l'orifice trachéal aux bords

de l'incision cutanée (partie inférieure), et à réunir, si possible, la paroi antérieure de l'œsophage à la membrane thyro-hyoïdienne. (Il est préférable de laisser une canule dans la trachée.)

M. Sebileau pense qu'il y aurait peut-être intérêt à pratiquer d'abord la trachéotomie en fixant l'orifice de la trachée à la peau et quelques jours plus tard, lorsque le malade serait habitué à ce nouveau mode de respiration, on enlèverait le larynx avec la tumeur qu'il contient.

Une sonde est mise à demeure dans l'œsophage passant par le nez et la plaie extérieure est réunie plan par plan et par première intention, sauf en bas, au niveau de l'anneau trachéal. De cette façon, la cavité bucco-pharyngienne est complètement séparée des voies aériennes, et les aliments n'auront plus tendance à s'engorger dans ces conduits.

Souvent quelques points lâcheront au niveau de la suture pharyngo-hyoïdienne, mais la petite fistule ainsi créée aura des tendances à disparaître d'elle-même par les progrès de la cicatrisation.

Si le malade était asphyxiant avant l'opération, on ouvrirait d'abord la trachée pour y placer une canule trachéale, puis l'opération serait conduite comme il vient d'être expliqué ci-dessus.

Le pronostic de la laryngectomie s'est notablement modifié depuis que l'opération, mieux connue, est exécutée de meilleure heure avec plus de précautions et de soins qu'on n'en mettait autrefois.

D'après notre expérience personnelle, et d'après celle de quelques opérateurs habitués à pratiquer cette intervention,

Gluck, Sebileau, etc., la mortalité opératoire est devenue relativement réduite.

D'autre part, comme c'est le seul moyen pour le malade d'échapper à la mort fatale qui l'attend s'il refuse l'intervention, c'est en somme une opération que l'on peut et que l'on doit proposer, surtout dans les cancers intrinsèques, à la période préganglionnaire, ou lorsque les malades atteints sont encore vigoureux et en état de supporter l'intervention.

Dans le cas où la moitié seulement de l'organe vocal est dégénérée, on pratique l'hémi-laryngectomie en laissant la moitié saine. On peut être ainsi amené à ne faire que la cricoïdectomie, ou l'ablation d'une partie du cartilage thyroïde (voir Molinié *Etude sur le cancer du larynx*) (1907).

Une fois le malade guéri il peut être utile de faire une pharyngoplastie pour obturer une fistule de la région. Elle sera exécutée d'après le procédé à double lambeau de Gluck qui donne ici les meilleurs résultats.

La même opération sera pratiquée pour fermer les fistules trachéales que l'on observe chez les sujets ayant porté leur canule pendant plusieurs années.

Voir *Laryngostomie* à la fin du volume, p. 674.

TROISIÈME PARTIE

FOSSES NASALES, CAVITÉS ACCESSOIRES, NASO-PHARYNX

Anatomie clinique. — Méthodes d'exploration; thérapeutique générale; séméiologie générale. — Pathologie.

ANATOMIE CLINIQUE

NEZ ET FOSSES NASALES

Schématiquement, les fosses nasales sont constituées par deux cavités parallèles, accolées comme les deux canons d'un fusil et ouvertes à leurs deux extrémités.

En avant, elles débouchent à l'air libre (orifice des narines); en arrière, elles s'ouvrent dans un grand espace appelé naso-pharynx par des orifices appelés choanes.

Ces deux cavités, situées entre le cerveau et la voûte palatine, sont protégées extérieurement par une charpente osseuse en forme de pyramide triangulaire dont le sommet correspond à l'espace intersourcilier et la base à l'orifice des narines.

La charpente osseuse est le nez proprement dit.

Chacune des fosses nasales communique avec des cavités accessoires, creusées dans les os avoisinants (maxillaire, frontal, ethmoïdal, sphénoïdal). La pathologie des sinus a pris dans ces dernières années une importance telle que leur description anatomique ne saurait être séparée de celle des fosses nasales :

Nous passerons successivement en revue :

1° La charpente extérieure ;

2° La cloison qui sépare les deux fosses nasales ;

3° Les rapports, la conformation intérieure et le rôle physiologique de ces fosses nasales ;

4° Leurs cavités accessoires (sinus maxillaire, frontal, ethmoïdal et sphénoïdal).

Charpente extérieure. — La pyramide triangulaire dont se compose la charpente du nez comprend une arête saillante, dos du nez, située sur le milieu du visage, deux faces latérales qui, de l'arête, vont en divergeant vers les joues, et une base perforée de deux orifices elliptiques (entrées des narines) séparés par une barrière molle appelée sous-cloison.

Les faces latérales sont soutenues dans leur moitié supérieure par un squelette osseux composé des os propres du nez et de l'apophyse montante du maxillaire supérieur.

La moitié inférieure ou aile du nez, molle et dépressible, est soutenue par deux fibro-cartilages assez minces, doublés de peau à l'extérieur et de muqueuse à l'intérieur. Ce sont les cartilages latéraux et les cartilages de l'aile du nez ; ils aident à maintenir béants les orifices inférieurs des fosses nasales.

On désigne sous le nom de sillon naso-génien l'angle dièdre formé par les faces latérales du nez avec la joue.

Cloison du nez. — La cloison a la forme grossière d'un parallélogramme. Elle se compose d'un tissu osseux et cartilagineux. Rarement régulière, elle présente, sur l'une ou l'autre de ses faces, quelquefois sur les deux, des épaississements osseux ou cartilagineux appelés éperons.

Normalement verticale, interposée entre la boîte cranienne et la voûte palatine, la cloison peut subir dans sa direction des inflexions plus ou moins considérables ou déviations, qui, à elles seules, sont quelquefois suffisantes pour obstruer la lumière d'une fosse nasale.

Elle offre à considérer deux faces recouvertes de mu-

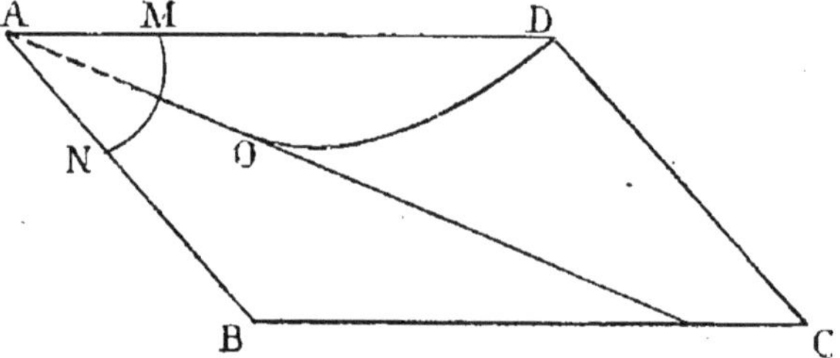

Fig. 122. — Schéma de la cloison.

queuse, un bord supérieur ou cranien, un bord inférieur ou palatin, un bord postérieur naso-pharyngien, un bord antérieur ou arête du nez.

Deux os et un cartilage composent le squelette de la cloison. Les deux os sont la lame perpendiculaire de l'ethmoïde et le vomer.

Pour fixer, dans la mémoire, la disposition de chacune de ces parties, reprenons la comparaison du parallélogramme.

La diagonale la plus longue constitue la limite supérieure du vomer qui occupe le triangle ABC. Du milieu de la diagonale, menons une ligne courbe à concavité supérieure OD.

L'espace AOD représentera la lame perpendiculaire de l'ethmoïde articulée en AD sur la lame criblée de cet os. Enfin, l'espace COD sera rempli par le cartilage de la cloison. La ligne DC est l'arête du nez, la ligne AB, le bord postérieur du vomer qui sépare les deux orifices postérieurs ou choanaux. Pour être un peu plus exacts, disons que l'angle situé en A est émoussé par la présence d'une cavité osseuse qui n'est autre que le sinus sphénoïdal.

En BC est figurée la voûte palatine.

FOSSES NASALES. — *Rapports.* — Les fosses nasales sont en rapport avec le crâne par leur arête supérieure, avec la voûte palatine par leur plancher, avec la cavité orbitaire et les sinus maxillaires par leur paroi externe, avec le sinus frontal (en haut), avec le sinus sphénoïdal (en arrière), avec l'extérieur et avec le naso-pharynx.

Conformation intérieure. — Chaque fosse nasale représente, sur une coupe vertico-transversale, la moitié d'un trapèze dont l'angle droit se trouve à l'union de la cloison avec le plancher. Du plancher, nous ne dirons rien.

Par contre, nous devons porter toute notre attention sur la paroi externe.

Vue par le sinus maxillaire elle est régulièrement plane. Vue par la fosse nasale elle présente au contraire trois saillies parallèles, longitudinales, aplaties latéralement et enroulées sur elles-mêmes, insérées d'avant en arrière, adhérentes par leur bord supérieur, libres par leur bord inférieur (cornets).

Les trois cornets sont insérés en arrière sur un même plan vertical, tandis qu'à la partie antérieure le cornet inférieur est le plus long et le supérieur le plus court de tous.

Ils sont disposés les uns au-dessus des autres à la façon

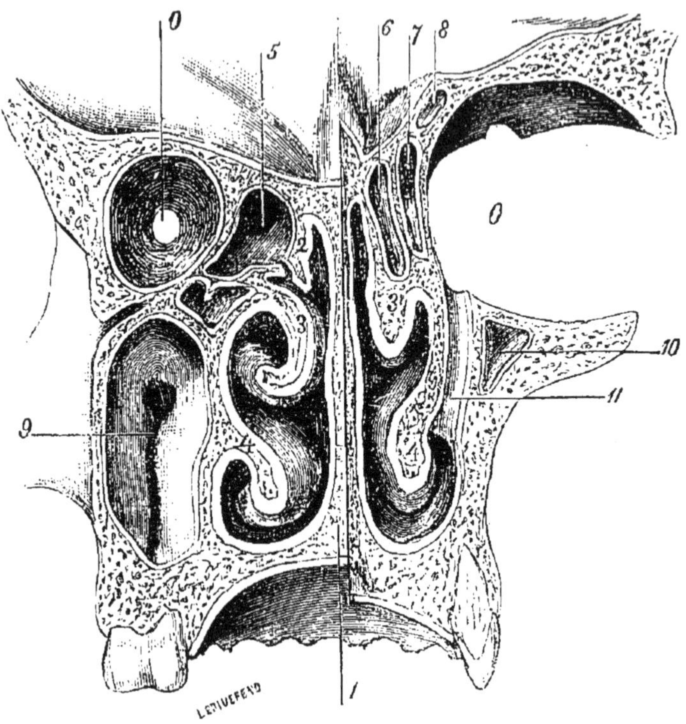

Fig. 123. — Coupes transversales des fosses nasales, celle de droite plus antérieure que celle de gauche.

1, Cloison; 2, cornet supérieur; 3, cornet moyen; 4, cornet inférieur; 5, bulle ethmoïdale; 6, 7, 8, cellules ethmoïdales; 9, 10, sinus maxillaire; 11, canal lacrymal; 0, cavité orbitaire.

des tuiles d'un toit dont l'extrémité inférieure serait libre, et délimitent trois espaces ou méats.

Le méat inférieur est compris entre l'insertion du cornet inférieur, la face externe de ce cornet et le plancher; il représente le point le plus déclive par lequel on puisse attaquer le sinus maxillaire par la fosse nasale.

A son extrémité antérieure, près de l'insertion du cornet, vient déboucher le canal nasal destiné à l'excrétion des larmes. A son insertion postérieure correspond l'orifice tubaire.

Le méat moyen est délimité en haut par l'insertion du cor-

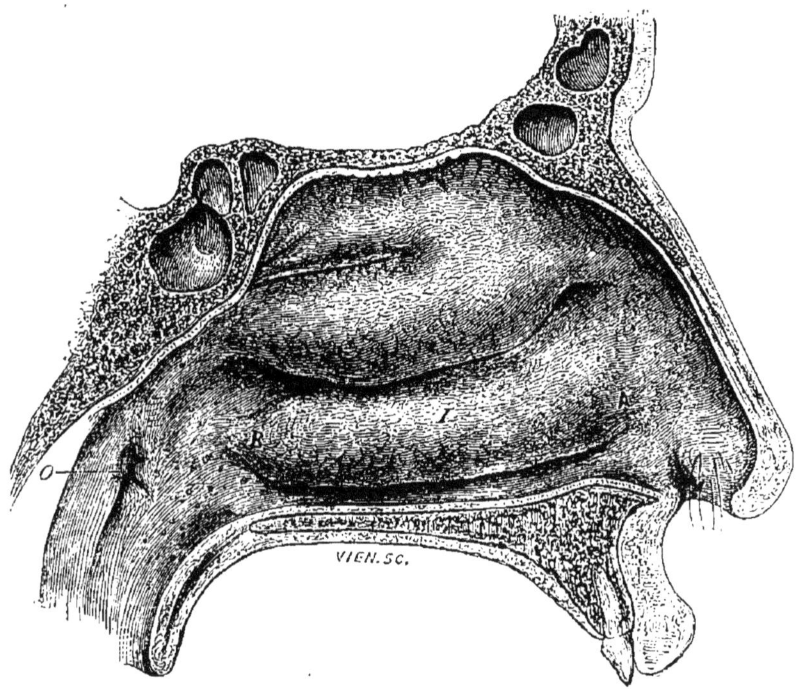

Fig. 124. — Coupe antéro-postérieure des fosses nasales.
I, cornet inférieur ; A, son extrémité antérieure ; B, son extrémité postérieure ; O, orifice tubaire.

net moyen, en bas par celle du cornet inférieur. C'est à son niveau et dans son tiers antérieur que vient se terminer la gouttière infundibulaire où se déversent les sécrétions des sinus maxillaire, frontal et ethmoïdal : aussi il est de tous le plus important à connaître.

Enfin le méat supérieur est limité à son tour par les insertions des cornets supérieur et moyen. Il est plus petit que les autres et plus postérieur.

Chacun de ces méats est en partie caché à la vue par le cornet lui-même, revêtu de sa muqueuse, qui forme en dedans, une sorte de rideau tombant protecteur. Le méat supérieur n'est même pas visible par la rhinoscopie antérieure.

Quand on passe une sonde recourbée à l'extrémité antérieure du méat moyen, en dirigeant son bec en haut, on pénètre dans une rainure, sorte de canal ou plutôt de gouttière, qui se dirige vers l'angle interne de l'œil. Cette gouttière forme l'extrémité inférieure d'une sorte de cuvette

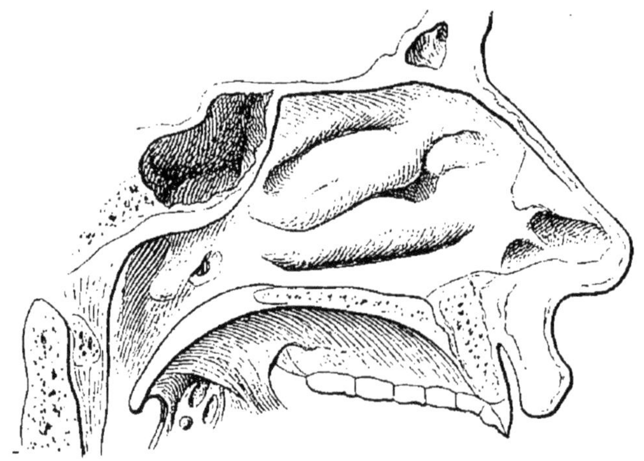

Fig. 125. — Coupe antéro-postérieure des fosses nasales (paroi externe).

en entonnoir appelée infundibulaire, s'ouvrant dans le sinus frontal.

Chemin faisant, cette gouttière reçoit les orifices des cellules ethmoïdales antérieures et plus bas le ou les orifices naturels du sinus maxillaire. Parfois aussi, autour de l'infundibulum, on aperçoit un ou deux renflements, véritables cellules ethmoïdales, antérieures ou postérieures. Pour certains auteurs (Mouret), le sinus frontal lui-même ne serait que le renflement terminal de l'infundibulum, c'est-à-dire une cellule ethmoïdale supérieure.

L'ouverture naturelle du sinus maxillaire se trouve à l'extrémité inférieure de cette gouttière et sur la paroi externe.

Le cathétérisme en est parfois rendu difficile par la conformation du cornet moyen et la direction de la gouttière infundibulaire, qui, au lieu d'être verticale, décrit une courbe plus ou moins prononcée à concavité postéro-supérieure.

Cette courbe est d'autant plus marquée qu'est elle-même plus accentuée une saillie osseuse constante, cachée par le cornet moyen, et formant la paroi postéro-supérieure de la gouttière, nous voulons parler du promontoire des fosses nasales ou mieux bulle ethmoïdale.

La grosseur de cette bulle, déterminée par l'importance des cavités ou cellules qu'elle recouvre, repousse en dedans l'insertion du cornet moyen de telle façon que plus elle est prononcée, plus ce cornet se rapproche de la cloison.

Elle repose par sa face externe sur la paroi interne de la cavité orbitaire; ainsi s'explique l'exophtalmie précoce qu'on observe dans les tumeurs malignes nées au niveau des cellules ethmoïdales.

La lèvre antérieure de la gouttière est formée par le rebord postérieur de l'apophyse unciforme.

Cornet supérieur, cornet moyen, bulle ethmoïdale et apophyse unciforme appartiennent à l'ethmoïde. Le cornet inférieur est un os isolé soudé au maxillaire supérieur.

L'orifice antérieur des narines a, dans la race blanche, la forme d'une de ces larmes qu'on représente sur les draps mortuaires. Il est situé dans un plan horizontal; sa face interne, garnie de peau, est également munie de poils et regarde en bas.

Les choanes, aplaties latéralement, ont une direction normalement verticale, mais sujette à de grandes variations suivant les individus et d'après le développement et la morphologie du naso-pharynx. Elles sont séparées l'une de l'autre par le bord postérieur du vomer, reposent sur l'os palatin, et ont, comme toit, la face inférieure du sinus sphénoïdal.

Plus ou moins rapprochées de la face postérieure du naso-pharynx, suivant la largeur de cette cavité, elles sont fréquemment obstruées par la présence des végétations adénoïdes ou par les tumeurs de cette région.

Muqueuse. — Une muqueuse revêt les fosses nasales dans leurs diverses anfractuosités et s'enfonce au niveau des orifices, jusqu'au fond des cavités accessoires. Cette muqueuse, recouverte de cellules cylindriques à cils vibratiles, présente une composition différente suivant le point où on l'examine et l'usage auquel elle est destinée.

Les fosses nasales ont une double fonction : fonction respiratoire (méats inférieurs et moyens), fonction olfactive (cornets supérieur et moyen, partie supérieure de la cloison). Il y a donc la *zone respiratoire* et la *zone olfactive* qui diffèrent dans la composition de la muqueuse par une épaisseur plus grande dans la région olfactive et par la présence, à ce niveau, de cellules spéciales ou cellules de Schultze.

De nombreuses glandes en grappes (zone respiratoire) et en tubes (zone olfactive) se trouvent au milieu du chorion. Ce dernier est formé d'un tissu conjonctif avec nombreuses fibres élastiques dans lequel les veines forment, dans la zone respiratoire, un véritable tissu caverneux analogue à celui de la verge.

La muqueuse pituitaire est donc en grande partie pour-

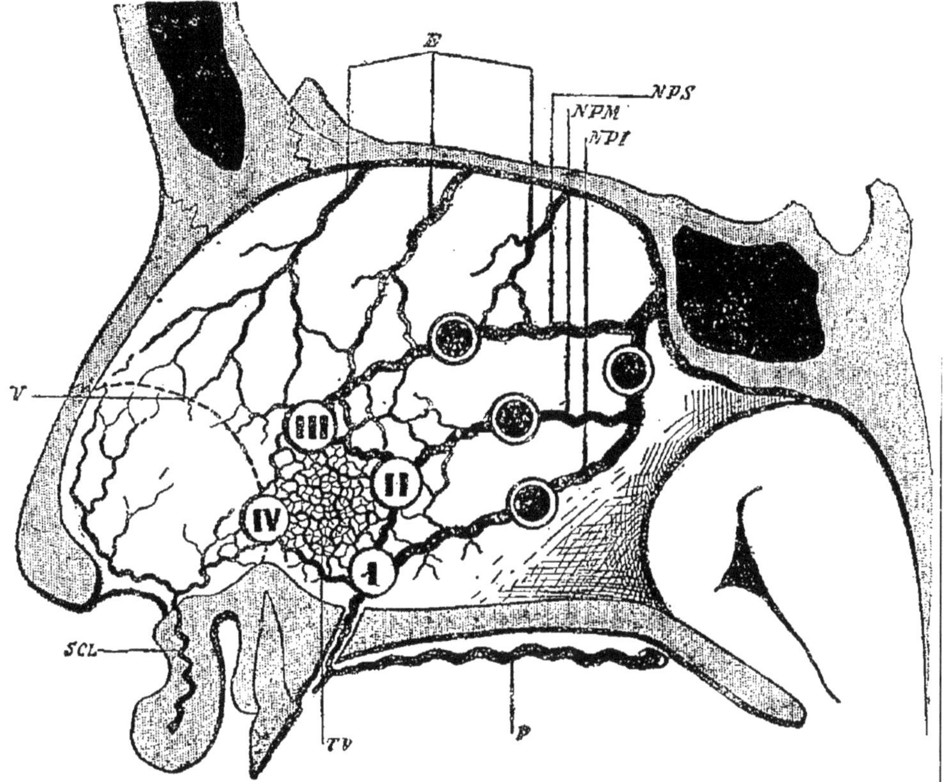

Fig. 126. — Coupe sagittale de la fosse nasale gauche montrant le schéma des foyers normaux de l'épistaxis.

NPS, NPM, NPI, branches supérieure, moyenne et inférieure de l'artère sphéno-palatine interne; E, artères ethmoïdales; P, artère palatine supérieure; SCL, artère de la sous-cloison; V, limite du vestibule et de la fosse nasale; TV, tache vasculaire; (I, II, III, IV), foyers marginaux de la tache vasculaire. — Les astérisques noirs représentent les foyers secondaires chez les artério-scléreux.

vue de tissu érectile susceptible de présenter des alternatives de gonflement et de resserrement indépendantes de la volonté.

Les artères qui l'alimentent viennent de l'ophtalmique, de la maxillaire interne, des palatines et de la faciale. Les veines se rendent, les unes antérieures, dans la faciale, d'autres, postérieures, dans le plexus maxillaire interne; d'autres enfin, supérieures, se jettent en définitive dans l'ophtalmique. Cette notion anatomique explique les désordres graves (phlébite) susceptibles d'accompagner la présence d'un simple petit furoncle de l'entrée du nez.

Nous ne saurions terminer cette courte description sans signaler l'existence, au niveau de la partie antéro-inférieure de la cloison, de petites veines superficielles, dont la rupture occasionne la grande majorité des épistaxis.

Physiologie. — Nous serons brefs sur le rôle physiologique des fosses nasales. L'étage supérieur est le siège de l'odorat; c'est ce qui explique pourquoi ce sens est fréquemment altéré dans les affections inflammatoires, récentes ou anciennes, du cornet moyen.

La zone respiratoire est destinée à filtrer l'air atmosphérique, à le réchauffer et à l'humidifier. Elle le débarrasse des poussières qu'il porte en suspens, retient à sa surface les bactéries qu'il charrie avec lui; c'est là l'explication de ce véritable dédale que parcourt l'air avant d'arriver au naso-pharynx. Le mucus nasal joue, en outre, un certain rôle bactéricide à l'égard de quelques microbes pathogènes.

Nous verrons plus tard les désordres que peut entraîner la suppression de la fonction respiratoire des fosses nasales, celle qui résulte de leur obstruction aussi bien que celle qui est due à l'élargissement du calibre des fosses nasales par atrophie des cornets.

Passons maintenant à l'étude des cavités accessoires.

CAVITÉS ACCESSOIRES

Sinus maxillaire ou antre d'Higmore. — Le sinus maxillaire est limité en dedans par la paroi externe de la fosse nasale, en haut pas le plancher de l'orbite, en avant par la fosse canine, en arrière par la paroi postérieure du maxillaire supérieur qui le sépare de la fosse ptérygo-maxillaire, en bas par le rebord alvéolaire ; il est

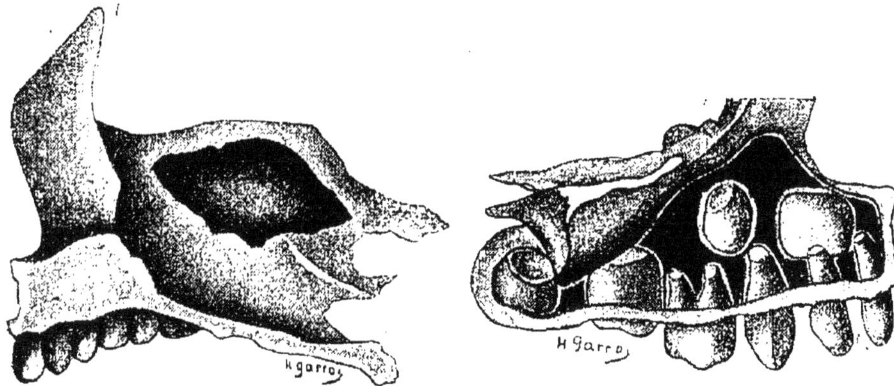

Fig. 127. — Sinus d'un enfant de deux ans et demi.

Fig. 128. — Rapports des dents temporaires avec les dents permanentes et le sinus (maxillaire d'un enfant de deux ans et demi).

creusé tout entier dans le maxillaire supérieur et affecte, en général, la forme d'une pyramide triangulaire.

Toutefois, cette forme est susceptible de varier à l'infini, comme les dimensions elles-mêmes de la cavité. Certains sinus sont spacieux et réguliers ; leur base est quadrilatère (paroi orbitaire) et leurs parois antérieure et postérieure vont en se rétrécissant régulièrement de l'orbite au bord alvéolaire. D'autres sont étroits et coniques ; d'autres encore présentent des récessus variables en profondeur, soit au niveau de l'os malaire, soit au niveau de l'angle antéro-inférieur, soit encore vers la paroi postérieure.

Enfin il n'est pas rare de rencontrer, surtout au voisinage des alvéoles, des cloisons complètes ou incomplètes qui divisent la cavité en deux, trois ou quatre loges secondaires.

Assez fréquemment aussi, les racines des molaires émergent dans l'antre et leur carie donne lieu à des inflammations purulentes de la muqueuse higmorienne. C'est encore sur cette paroi ou dans son voisinage que les kystes paradentaires refoulent et amincissent la paroi du sinus, s'en coiffent en quelque sorte pour remplir petit à petit le sinus tout entier.

La paroi de l'antre est assez mince, surtout au niveau de la face externe des fosses nasales ; c'est à ce niveau, dans le méat inférieur, en arrière de la branche montante du maxillaire, qu'on enfonce son trocart pour faire la ponction exploratrice du sinus.

Le point le plus déclive de la cavité antrale est le rebord alvéolaire ; aussi est-ce à la place d'une molaire (la 2e petite ou les 2 premières grosses) qu'on perfore quelquefois le sinus pour créer un orifice permanent destiné aux lavages quotidiens dans les cas de sinusites chroniques.

On peut encore aborder le sinus par la paroi canine et on utilise actuellement cette voie pour pratiquer la cure dite radicale de la sinusite invétérée et fongueuse.

Il existe bien un orifice naturel du sinus, dans le méat moyen, au niveau de la gouttière infundibulaire, et c'est par là que s'écoule la matière purulente qui remplit la cavité, mais cet orifice est situé à la partie la plus élevée de la face interne, à son point de jonction avec le plancher de l'orbite.

La position de cet orifice naturel, au-dessous et au voisinage des orifices des cellules ethmoïdales et du sinus frontal, explique la possibilité de l'accumulation dans le sinus maxillaire, du pus provenant de ces autres cavités. L'antre est alors le réservoir au lieu d'être la source de la suppuration (Empyème).

La cavité sinusienne est tapissée tout entière par une muqueuse qui est le prolongement de la pituitaire. Cette muqueuse renferme des glandes, un épithélium, et enfin un chorion qui se confond avec le périoste. Dans la cure radicale on décortique totalement les parois de la cavité.

Puisque nous parlons de cure radicale, disons qu'on peut utiliser l'ouverture large du sinus par la fosse canine pour pratiquer le curettage de deux autres cavités voisines ; les cellules ethmoïdales d'une part, le sinus sphénoïdal d'autre part. Il suffit de se rappeler la présence de l'orifice naturel de la gouttière infundibulaire et la composition de la paroi externe des fosses nasales à ce niveau pour remarquer le rapport intime qu'affectent les cellules ethmoïdales avec le sinus maxillaire et par conséquent la possibilité d'aborder ces cellules par voie antrale.

Nous verrons plus tard, en étudiant le sinus sphénoïdal, combien est rapprochée la paroi antérieure de ce sinus de l'angle postéro-supérieur de l'antre d'Higmore au voisinage de sa paroi externe : les deux parois sont en contact, d'une minceur souvent extrême et le plus petit coup de curette suffit à pénétrer largement dans la cavité sphénoïdale. Un bon éclairage permet de s'en rendre compte et de la nettoyer si elle est malade.

Sinus frontal. — Le sinus frontal est situé tout entier dans un dédoublement de l'os frontal, de chaque côté de l'échancrure nasale. Une cloison rarement perpendiculaire, souvent inclinée à droite ou à gauche, sépare les deux sinus frontaux.

Chacun d'eux a la forme d'une pyramide triangulaire à base correspondant à la cloison mitoyenne, à sommet dirigé vers la queue du sourcil.

Le sinus frontal a un orifice interne qui le fait communiquer avec le méat moyen par l'intermédiaire de l'infundibulum. Il y a lieu de lui considérer trois faces, trois angles dièdres, une base et un sommet.

Ses dimensions sont variables avec chaque sujet ; il manque parfois totalement, mais ses rapports affectent la plus haute importance.

Il a une face antérieure constituée par l'extrémité inférieure et médiane du front (bosse frontale) au-dessus des sourcils, qui se termine brusquement par l'arête de la voûte orbitaire ;

Une face inférieure qui forme la voûte de l'orbite (face orbitaire) ;

Une face postéro-supérieure qui le sépare de la cavité cranienne (paroi cranienne).

Les angles dièdres ou bords sont formés par la réunion des faces. Ces angles sont toujours aigus. Le bord antérieur présente assez souvent un prolongement très aplati d'avant en arrière, une véritable rainure profonde qui contourne la cavité orbitaire dans une assez grande étendue, et se termine d'une part en pointe vers la queue du sourcil et d'autre part dans le canal naso-frontal.

Le même fait existe pour l'angle postéro-supérieur

(réunion de la paroi frontale avec la paroi cranienne).

Il est assez fréquent de trouver de minces lames osseuses cloisonnant ces prolongements dans le sens vertical ou horizontal. Les cloisons peuvent être complètes et former un ou plusieurs sinus supplémentaires qui n'auront aucun point de communication avec la cavité principale et qui iront s'ouvrir isolément dans le canal naso-frontal.

On reconnaîtra ces cloisons d'abord à leur minceur et aussi à ce fait que les angles formés par l'union des parois du sinus, au lieu d'être aigus, seront plus ou moins obtus.

Le sommet du sinus correspond à la queue du sourcil et à la jonction des trois faces avec les trois bords. Il y a lieu de l'explorer avec soin, dans la cure radicale du sinus si on ne veut pas s'exposer à laisser dans la cavité un point d'infection, germe de la récidive de la sinusite.

L'inclinaison que forme la cloison sur la verticale allonge ou rétrécit la cavité d'un sinus aux dépens de l'autre. Cette cloison, parfois incomplète, dépasse souvent la ligne médiane et fait que le sinus droit, par exemple, s'étend chez quelques sujets, jusqu'au niveau de la tête du sourcil gauche.

L'orifice infundibulaire du sinus se trouve près de la cloison médiane, dans l'angle interne de la cavité, à l'union des parois orbitaires et craniennes, c'est-à-dire dans le point le plus déclive; aussi, pour qu'il y ait rétention de liquide dans le sinus frontal, est-il nécessaire qu'il y ait rétrécissement extrême de l'infundibulum par gonflement de la muqueuse ou présence de fongosités polypoïdes formant clapet dans la cavité sinusienne.

Une muqueuse tapisse les parois de cette cavité, c'est encore un prolongement de la pituitaire.

Le voisinage des méninges explique la possibilité des accidents cérébraux consécutifs à une infection du sinus frontal. Enfin il suffit de se rappeler que la voûte orbitaire est formée par la face inférieure, mince, du sinus, pour comprendre qu'on puisse confondre une tumeur de l'orbite avec une simple rétention de mucus ou de pus dans le sinus frontal.

Cellules ethmoïdales ou sinus ethmoïdal. — Nous savons que l'ethmoïde est constitué par deux lames perpendiculaires, une verticale (apophyse cristagalli et lame perpendiculaire proprement dite qui entre dans la composition de la cloison des fosses nasales) et une horizontale traversée en son milieu par la première et désignée sous le nom de lame criblée. A l'extrémité externe de chaque côté, et à la face inférieure de la lame criblée, sont appendues deux masses osseuses, comme les deux plateaux d'une balance : ce sont les masses latérales.

Ces masses latérales, limitées en haut par la lame criblée, en dehors par l'orbite dont elles contribuent à former la paroi (lame papyracée ou os planum), en arrière par le sphénoïde, forment par leur face interne le cornet supérieur, le cornet moyen, la gouttière infundibulaire limitée en avant par l'apophyse unciforme, en arrière par la bulle ethmoïdale. Leur face inférieure s'articule avec le maxillaire supérieur.

L'intérieur de ces masses est constitué par de minces travées osseuses qui délimitent des cavités dans lesquelles s'invagine la pituitaire. Les cellules ainsi formées se réunissent en deux groupes : un antérieur qui s'ouvre dans le méat moyen au niveau de la gouttière infundibulaire, un postérieur qui débouche dans le méat supérieur, au voisinage de l'orifice du sinus sphénoïdal.

Les cellules sont quelquefois développées jusque dans l'intérieur du cornet moyen et donnent à ce cornet la forme

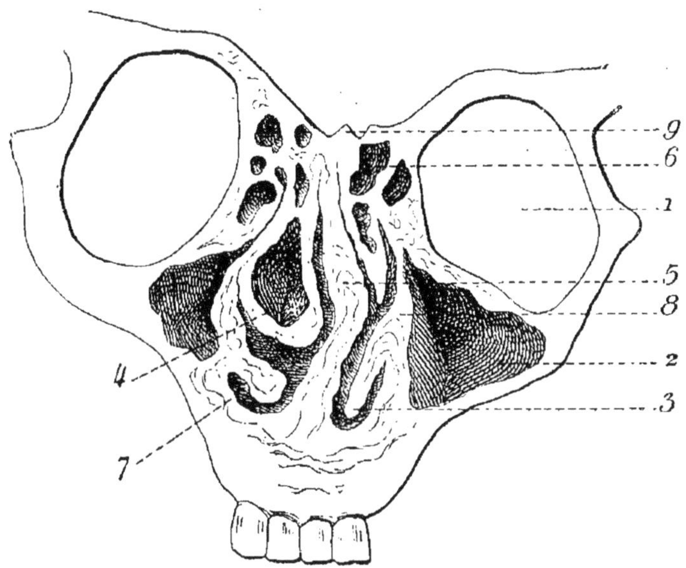

Fig. 129. — Coupe des fosses nasales montrant une bulle du cornet moyen.

1, cavité orbitaire; 2, sinus maxillaire; 3, cornet inférieur; 4, bulle du cornet moyen; 5, cloison refoulée par le cornet moyen; 6, cellules ethmoïdales; 7, Méat inférieur; 8, paroi interne du sinus maxillaire; 9, apophyse crista galli.

d'une bulle, d'où le nom de cornet bulleux ou ampullaire sous lequel on désigne cette production pathologique.

Il n'est pas rare également de trouver une cellule antérieure diverticulaire creusée dans l'épaisseur même de l'os propre du nez et déversant son contenu dans l'infundibulum (partie inférieure du sinus frontal).

La minceur de la paroi qui sépare les cellules de la cavité orbitaire explique la facilité avec laquelle les tumeurs, nées dans les cellules, défoncent cette paroi et refoulent le globe oculaire.

Enfin, quand on opérera sur cette région, on n'oubliera pas qu'il n'y a entre les cellules ethmoïdales et la cavité cranienne que l'épaisseur de la lame criblée.

Sinus sphénoïdal. — Situés sur la ligne médiane dans l'épaisseur du corps du sphénoïde les sinus sphénoïdaux, au nombre de deux, sont séparés l'un de l'autre par une mince cloison qui s'articule en avant avec la lame perpendiculaire de l'ethmoïde.

De forme cubique ils sont en rapport, par leur face supérieure avec la cavité cranienne (chiasma des nerfs optiques, selle turcique), par leur face inférieure avec la voûte du naso-pharynx qu'ils contribuent à former, et, sur la ligne médiane, avec l'insertion du vomer, par leur face postérieure avec l'occipital, par leur face antérieure avec les masses latérales de l'ethmoïde, c'est-à-dire la cavité des fosses nasales.

C'est donc la face antérieure qui se présente à notre inspection directe quand nous faisons la rhinoscopie antérieure. Sur cette face existe, vers le milieu, l'ouverture du sinus qui s'ouvre en arrière dans le méat supérieur.

Cette ouverture est située sur le prolongement d'une ligne qui jalonnerait d'avant en arrière l'insertion du cornet moyen ; aussi est-ce avec une sonde droite, introduite entre le cornet moyen et la cloison, qu'il faut chercher à pratiquer le cathétérisme de ce sinus.

Il résulte également de la position de l'orifice que les sécrétions qui s'en écouleront descendront dans le sillon qui sépare la partie la plus reculée du cornet moyen d'avec la cloison pour gagner de là, la voûte du naso-pharynx et s'accumuler sur la paroi postérieure de l'arrière-nez.

Comme pour les autres sinus, l'intérieur de la cavité sphénoïdale est tapissé par une invagination de la muqueuse nasale.

NASO-PHARYNX

Le naso-pharynx est une cavité dans laquelle débouchent en avant les deux fosses nasales et qui se continue en bas avec le pharynx proprement dit.

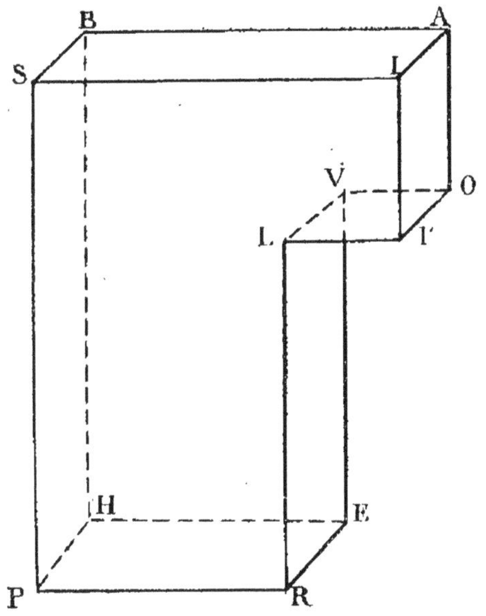

Fig. 130. — Schéma du naso-pharynx.

Les fosses nasales ayant une direction horizontale, le pharynx une direction verticale, il s'ensuit que le trait d'union entre les deux, aura la forme d'un tuyau de poêle coudé ouvert à ses extrémités.

Supposons à ce tuyau des ouvertures quadrilatères nous aurons ainsi la figure schématique ci-contre, composée d'une voûte B A S I, d'une paroi postérieure B S P H, d'une paroi antérieure V O I L' E R, de deux parois latérale B A O V E H et S I I' L R P et de deux orifices A I O I' et P H E R.

Un mot sur chacune de ces parois.

La paroi supérieure, ou voûte du naso-pharynx, est formée par l'apophyse basilaire de l'occipital doublée, à sa partie antérieure et à sa face supérieure, par le plancher du sinus sphénoïdal et à sa face inférieure par un tissu fibreux. On remarque sur le milieu de l'extrémité antérieure et inférieure de cette face l'insertion du vomer sur la face inférieure du corps sphénoïdal. Cette insertion se fait à une distance plus ou moins éloignée du bord antérieur A I de la voûte, si bien qu'on peut voir dans certains cas la voûte non plus plane ou légèrement concave comme elle doit

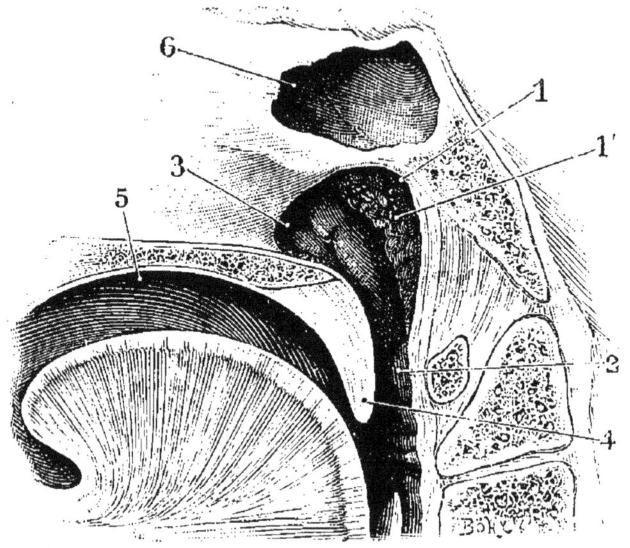

Fig. 131. — Naso-pharynx dit de configuration normale.

Coupe antéro-postérieure du crâne montrant : 1, paroi postéro-supérieure du naso-pharynx avec 1' des végétations adénoïdes ; 2, gouttière naso-pharyngienne ; 3, portion supérieure du vomer, arête osseuse ; 4, luette ; 5, voûte osseuse palatine ; 6, sinus sphénoïdal.

l'être théoriquement, mais bien divisée d'avant en arrière en deux loges. Les deux loges sont séparées par le vomer qui forme une sorte de crête médiane entre les deux ; nous y reviendrons tout à l'heure.

La paroi postérieure du naso-pharynx B S P H est la continuation en haut, de la paroi postérieure du pharynx buccal. Elle est formée par la face antérieure du corps des deux premières vertèbres (arc antérieur de l'atlas, apophyse odontoïde de l'axis). Sa surface est plane, mais elle va en se rétrécissant de haut en bas, dans le sens transversal.

La paroi antérieure au-dessous des choanes présente une incurvation légère à concavité antérieure. Elle est formée uniquement par la face postéro-supérieure du voile du palais ; elle est par conséquent mobile, sauf au niveau de

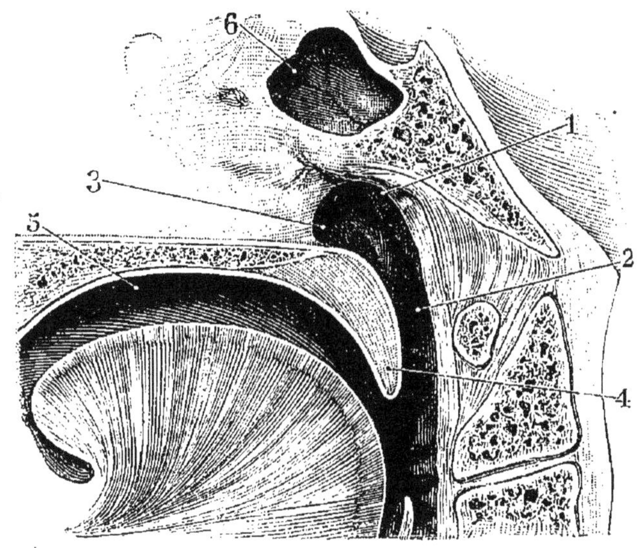

Fig. 132. — Type de naso-pharynx à voûte surbaissée.
1, paroi postéro-supérieure ; 2, gouttière naso-pharyngienne ; 3, bord postérieur du vomer ; 4, luette ; 5, voûte osseuse du palais ; 6, sinus sphénoïdal.

son point d'insertion supérieure. Nous l'avons déjà étudiée avec l'arrière-gorge.

Les parois latérales, comme la paroi postérieure, se rétrécissent transversalement de haut en bas.

On y trouve, dans leur tiers supérieur, trois choses qui méritent l'attention : un orifice (orifice de la trompe d'Eustache), une saillie cartilagineuse en forme de pavillon (pavillon de la trompe), une gouttière en arrière du pavillon (fossette de Rosenmüller).

L'orifice est situé au fond de l'entonnoir que forme le pavillon. Supposez un crochet de bottine regardant en avant et en bas et appliqué sur la paroi latérale du pharynx, sous la muqueuse, telle est la forme du pavillon. On y distingue un bord antérieur ou lèvre antérieure et un bord postérieur beaucoup plus saillant, lèvre postérieure, qui sont en continuité en haut mais sont interrompus en

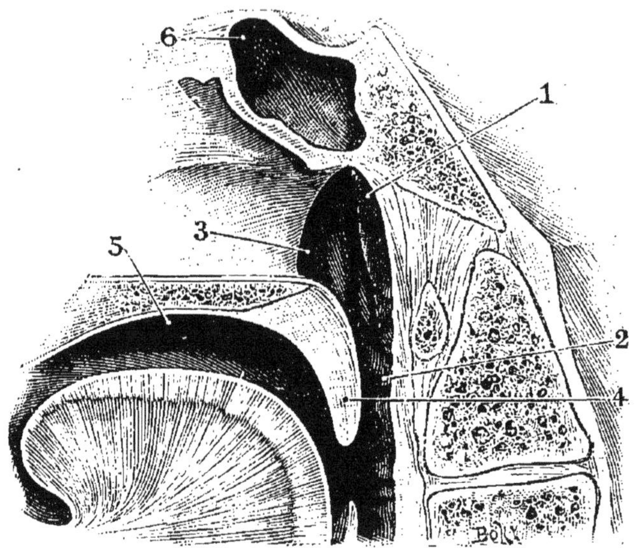

Fig. 133. — Naso-pharynx à récessus supérieur.

1, paroi postéro-supérieure du naso-pharynx : 2, gouttière naso-pharyngienne ; 3, portion postérieure du vomer, arête osseuse ; 4, luette ; 5, voûte osseuse palatine ; 6, sinus sphénoïdal. On aperçoit sur la paroi postérieure des restes de végétations en partie infiltrées.

bas. Entre les deux est l'orifice tubaire. Entre la lèvre antérieure et l'extrémité postérieure des cornets existe une rainure verticale (gouttière naso-pharyngienne) ; immédiatement en arrière de la lèvre postérieure, entre elle et la paroi latérale on voit une rainure profonde qui n'est autre que la fossette de Rosenmüller.

Le squelette de cette paroi est formé par l'aile interne de l'apophyse ptérygoïde.

Des deux orifices, l'inférieur se continue à plein canal avec le pharynx buccal. Il se ferme par le relèvement du voile pendant la déglutition et l'effort et constitue l'isthme du naso-pharynx.

Le supérieur, à parois rigides, est divisé en deux par un os vertical, le bord postérieur du vomer, formant ainsi les

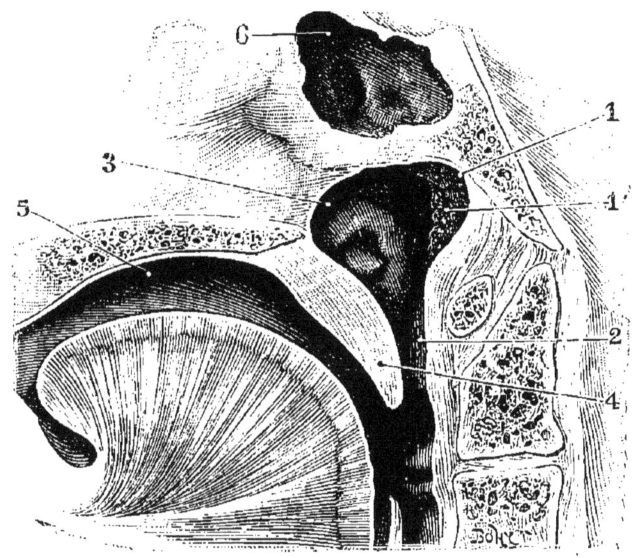

Fig. 134. — Naso-pharynx à récessus postéro-supérieur.

1, paroi postéro-supérieure du naso-pharynx avec 1' des végétations adénoïdes; 2, gouttière naso-pharyngienne; 3, portion postérieure du vomer, arête osseuse; 4, luette; 5, voûte osseuse palatine; 6, sinus sphénoïdal.

orifices postérieurs des fosses nasales ou choanes que nous connaissons déjà.

En réalité, les faces postérieures, latérales et supérieures du naso-pharynx ne s'unissent pas par angle dièdre de 90°. Ces angles sont arrondis si bien que la cavité tout entière prend l'aspect d'une gouttière. L'union de la voûte avec la paroi postérieure qui, d'ordinaire, se fait à angle obtus dont l'ouverture est voisine de 90°, revêt des aspects très différents suivant les individus.

De nombreuses coupes verticales, pratiquées sur le

cadavre (Moure et Lafarelle) nous ont montré que l'union des deux faces pouvait former un angle se rapprochant de 160 à 170° ou au contraire un angle aigu. Dans le premier cas on a les naso-pharynx à voûte surbaissée; dans le second on a les naso-pharynx à recessus supérieur si l'angle aigu est porté au-dessus du plan de la voûte, postéro-supérieur s'il est porté en arrière du plan de la face vertébrale.

Cette morphologie a une grosse importance pratique à cause des interventions si fréquentes dans la région.

On sait que les végétations adénoïdes sont implantées sur la voûte et la paroi postérieure du naso-pharynx ; or, si on se rappelle les anomalies fréquentes qui peuvent atteindre tout aussi bien la voûte que l'angle d'union entre la voûte et la paroi postérieure, on comprendra les difficultés auxquelles se heurtera l'opérateur inexpérimenté qui n'aura pas présent à l'esprit, nous ne disons pas seulement la conformation normale de l'arrière-nez, mais encore la conformation spéciale de la région sur laquelle il doit intervenir.

Intermédiaire entre les voies aérienne et digestive, la cavité naso-pharyngienne est revêtue d'une muqueuse qui tient de la pituitaire dans sa partie supérieure, de la muqueuse buccale dans sa partie inférieure. La première est tapissée d'un épithélium cylindrique à cils vibratiles, la seconde d'un épithélium pavimenteux stratifié. Le passage de l'un à l'autre se fait insensiblement, *natura non facit saltus*.

Au-dessus de l'épithélium vibratile on trouve un grand nombre de follicules clos sur la voûte et la paroi postérieure du pharynx ; leur hypertrophie constitue l'amygdale pharyngée ou végétations adénoïdes dont la composition histologique est en tout point semblable, à l'exception de l'épithélium, à celle de l'amygdale palatine dont nous avons dit quelques mots.

On observe parfois des anomalies veineuses et même artérielles (Texier) d'un assez gros calibre à la surface de la muqueuse, ce qui rend indispensable l'examen attentif de chaque cas particulier avant l'introduction de l'instrument tranchant.

Extérieurement, la muqueuse est doublée par une tunique fibreuse qui adhère sur la ligne médiane, au niveau de l'apophyse basilaire et de l'arc antérieur de l'atlas à l'aponévrose prévertébrale. Ainsi se trouvent constituées deux loges cellulaires complétées extérieurement par un feuillet sagittal aponévrotique. Elles renferment à leur intérieur les ganglions de Gillette. Ces ganglions reçoivent les lymphatiques du nez, du naso-pharynx, du pharynx ; leur suppuration donne lieu à un abcès rétro-pharyngien toujours unilatéral dans le naso-pharynx, ce qui s'explique par l'existence de deux loges séparées aponévrotiques à ce niveau.

MÉTHODES D'EXPLORATION

La description anatomique qui précède nous a montré la configuration intérieure du nez, des cavités accessoires et du naso-pharynx ainsi que les rapports intimes qu'affectent entre eux ces divers organes. Avant de passer à l'étude des maladies dont ils peuvent être affectés, nous avons cru bon d'exposer aussi brièvement que possible, les moyens dont nous disposons à l'heure actuelle pour explorer ces diverses cavités.

Inspection. — Elle permet de constater les déformations de la charpente extérieure, la tuméfaction au niveau des os propres, le soulèvement des ailes, les excoriations de l'entrée des narines, les déviations de la sous-cloison. Pour ce qui est des sinus, elle ne nous rendra de services que s'il existe de la tuméfaction ou des fistules au niveau de la paroi externe des cavités situées au voisinage de la surface cutanée (sinus frontaux, ethmoïdaux et maxillaires). Elle ne nous sera d'aucune utilité pour l'examen du sinus sphénoïdal pas plus d'ailleurs que pour le naso-pharynx.

L'exophtalmie pourra être un symptôme important à noter.

Palpation. — Elle permet de s'enquérir de l'élément douleur. La douleur à la pression sur une tuméfaction des os propres du nez, sur la paroi antérieure du sinus est, dans quelque cas, d'une grosse importance diagnostique. C'est encore la palpation qui fera découvrir les pertes de substance qu'on observe dans la continuité des os par suite d'une inflammation ancienne ou spécifique ou d'une fracture.

Toucher digital. — A la palpation il y a lieu d'adjoindre le *toucher digital*, qui est d'un précieux secours dans l'exploration du naso-pharynx. Chez l'adulte, mais surtout chez l'enfant où d'autres moyens sont souvent inapplicables, lui seul permet de reconnaître l'état des différentes parois, la variation dans leur configuration, la situation exacte, les dimensions, la consistance des tumeurs de toute nature qu'on rencontre si souvent dans le cavum.

Il se pratique par l'introduction, suivant toutes les règles de l'asepsie, de l'indicateur de l'une ou l'autre main, derrière le voile du palais. La pulpe du doigt parcourt les différentes parois, analyse les diverses saillies et dépressions, rend compte en un mot de l'état normal ou pathologique de l'organe exploré.

Pendant cet examen, et par mesure de précaution, pour éviter les morsures, un ouvre-bouche est placé entre les deux mâchoires, ou bien l'index de la main restée libre déprime la joue tout en maintenant la tête du sujet contre la poitrine de l'observateur.

Nous ne saurions trop engager les débutants à pratiquer fréquemment le toucher digital en ayant soin de faire contrôler chaque fois le résultat de leurs investigations par un doigt plus habile.

Inspection, palpation externe, toucher digital, telles étaient les méthodes employées autrefois pour explorer les cavités de la face. Nous possédons aujourd'hui d'autres moyens plus précis qui nous permettent, en quelques secondes, d'avoir des données exactes sur la plupart des affections pathologiques de ces cavités.

Rhinoscopie. — Secondée par la *diaphanoscopie* dans quelques cas, elle est d'un usage courant aujourd'hui ; elle est indispensable à l'établissement d'un diagnostic en affections nasales, sinusiennes ou rhino-pharyngiennes.

La rhinoscopie est l'art d'examiner à l'œil nu les différents points des cavités qui nous occupent. Elle suppose un bon éclairage des parties à explorer et l'emploi d'instruments propres à rendre accessibles aux rayons visuels chacune de ces parties.

Toutes les sources de lumière directe ou réfléchie sont utilisables, depuis la lumière du jour, faute de mieux, jusqu'à celle d'une simple bougie quand on n'a pas autre chose sous la main.

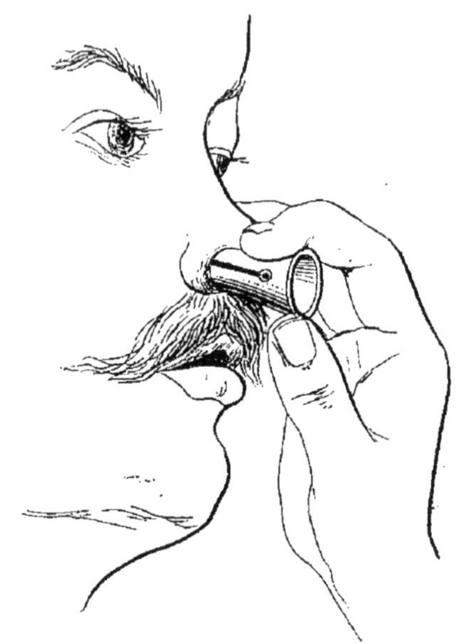

Fig. 135. — Rhinoscopie antérieure.

Lorsqu'on a le choix, on doit se servir d'électricité, ou, à son défaut, d'une lampe à gaz avec bec muni d'un manchon incandescent de préférence, ou encore de lampe à acétylène. L'élève doit apprendre à utiliser les éclairages les plus élémentaires et les plus simples.

La lampe électrique avec miroir de Clar atteint la perfection pour la rhinoscopie.

Quelle que soit la méthode employée, le but consiste à éclairer les différents points de la muqueuse des fosses nasales et du naso-pharynx, selon qu'on projette le faisceau lumineux par l'orifice externe des fosses nasales ou par l'isthme naso-pharyngien avec interposition, dans ce dernier cas, d'un petit miroir plan ; on dit alors qu'on pratique la *rhinoscopie antérieure* ou *postérieure*. Enfin, depuis quelque temps, on préconise un troisième moyen qui s'adjoint à la rhinoscopie antérieure dont il n'est qu'un perfectionnement : c'est la *rhinoscopie moyenne*.

Pour faire pénétrer un faisceau lumineux par l'orifice des narines, il est nécessaire d'introduire un instrument destiné à l'élargir ou plutôt à en écarter les parois (spéculum nasi). Cet instrument se compose de deux valves comme le spéculum vaginal. Comme ce dernier, il est introduit

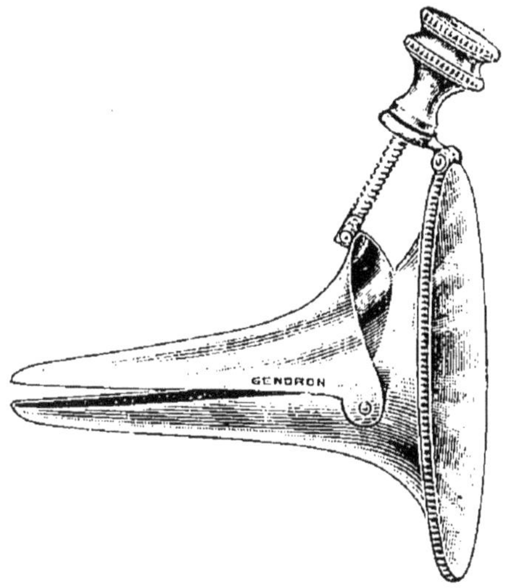

Fig. 136. — Spéculum de Duplay.

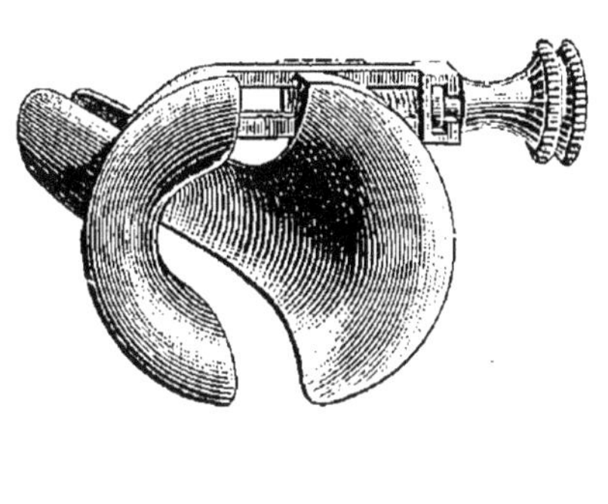

Fig. 137. — Spéculum bivalve de Moure.

fermé dans la cavité, les deux valves sont ensuite écartées au moyen d'une vis.

Le faisceau lumineux projeté dans l'écartement du spéculum, éclaire dans un nez normal la moitié antérieure du cornet inférieur, le cornet moyen avec la gouttière infundibulaire, les deux méats inférieur et moyen, la moitié antérieure du plancher et de la cloison. Sur un nez dont les cornets sont atrophiés la cavité nasale apparaît dans sa totalité : on voit également les différentes parois du naso-pharynx.

Il y a avantage, dans certains cas, quand il existe du gonflement de la muqueuse pituitaire, à en provoquer la rétraction, par un badigeonnage avec une solution de

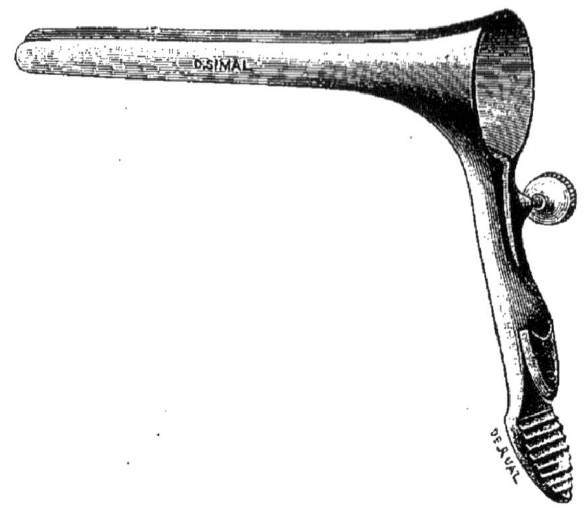

Fig. 138. — Spéculum de Texier pour la rhinoscopie moyenne.

cocaïne à 10 p. 100 par exemple, soit seule, soit mieux additionnée d'adrénaline à 1 p. 5.000 ou même 10.000.

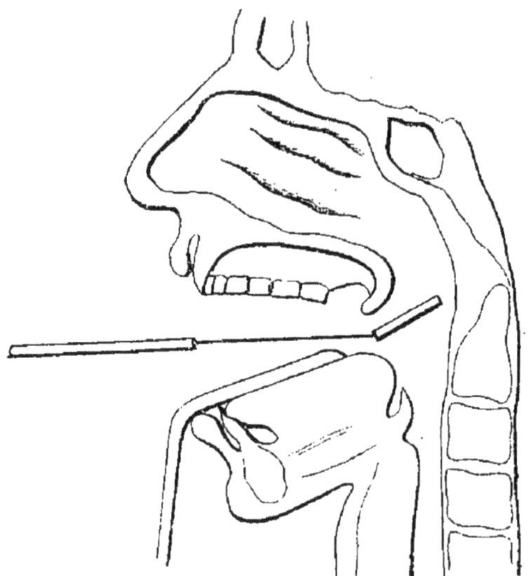

Fig. 139. — Rhinoscopie postérieure.

Quand on veut pousser plus avant ses investigations, quand on désire par exemple voir l'entrée du sinus sphénoïdal ou une partie reculée du méat moyen, il est préférable d'utiliser la *rhinoscopie moyenne.*

Ici la cocaïnisation préalable de la muqueuse est indis-

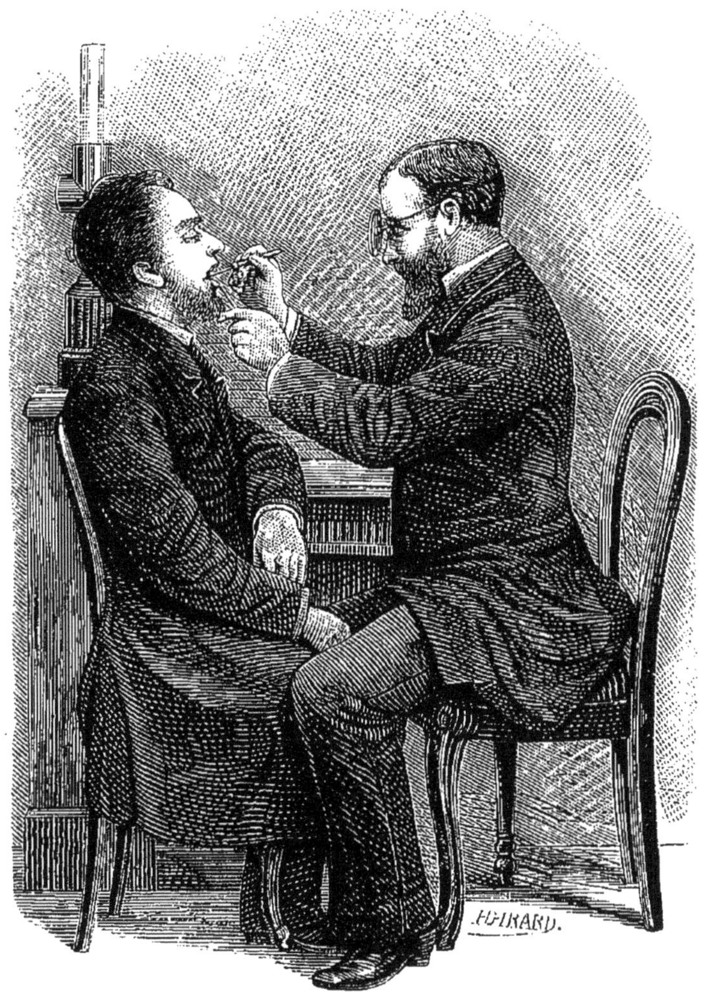

Fig. 140. — Rhinoscopie postérieure, attitude du malade et du praticien.

pensable. Un spéculum, dont les deux valves sont très allongées, est ensuite introduit entre le cornet moyen qu'il refoule, et la cloison, ou, dans d'autres circonstances, dans le méat moyen. Ainsi sont rendues accessibles à la vue, des régions que l'œil le plus exercé serait incapable de découvrir de toute autre façon.

La *rhinoscopie postérieure* nécessite l'emploi d'un miroir plan analogue au miroir laryngoscopique mais plus petit

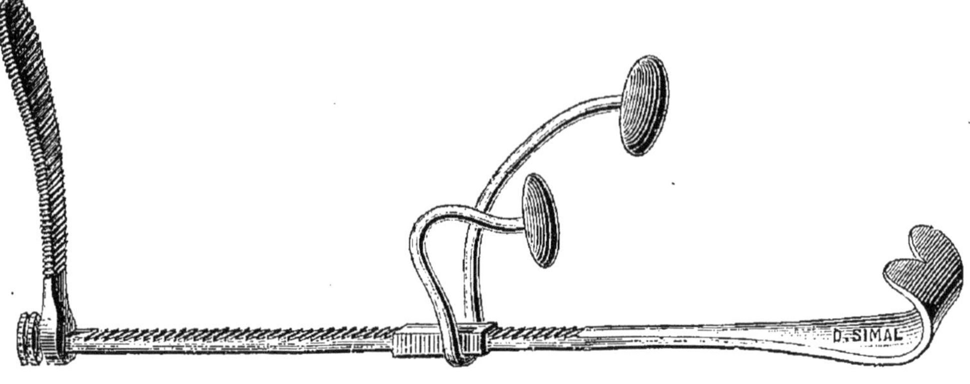

Fig. 141. — Releveur du voile de Moritz-Schmidt.

que l'on introduit jusqu'au contact de la paroi postérieure du pharynx buccal. On projette sur ce miroir le faisceau

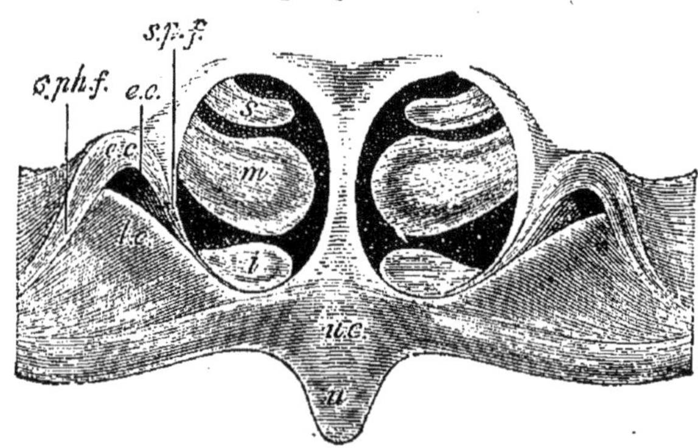

Fig. 142. — Image rhinoscopique de l'arrière-cavité des fosses nasales.

s, cornet supérieur ; *m*, cornet moyen ; *i*, cornet inférieur ; *e*, *c*, lèvres de la trompe d'Eustache ; *o*, *c*, orifice de la trompe ; *u*, *e* et *u*, face postérieure de la luette ; *s*, *ph*, *f*, repli salpingo-pharyngien ; *s*, *p*, *f*, repli salpingo-palatin.

lumineux, il le réfléchit vers le naso-pharynx dont il éclaire les différentes parties en même temps qu'il enregistre l'image de l'objet éclairé.

Pendant cette manœuvre, il est indispensable de maintenir la langue sur le plancher buccal au moyen d'un abaisse-langue et de recommander au patient de ne pratiquer aucun effort ou de respirer doucement par le nez

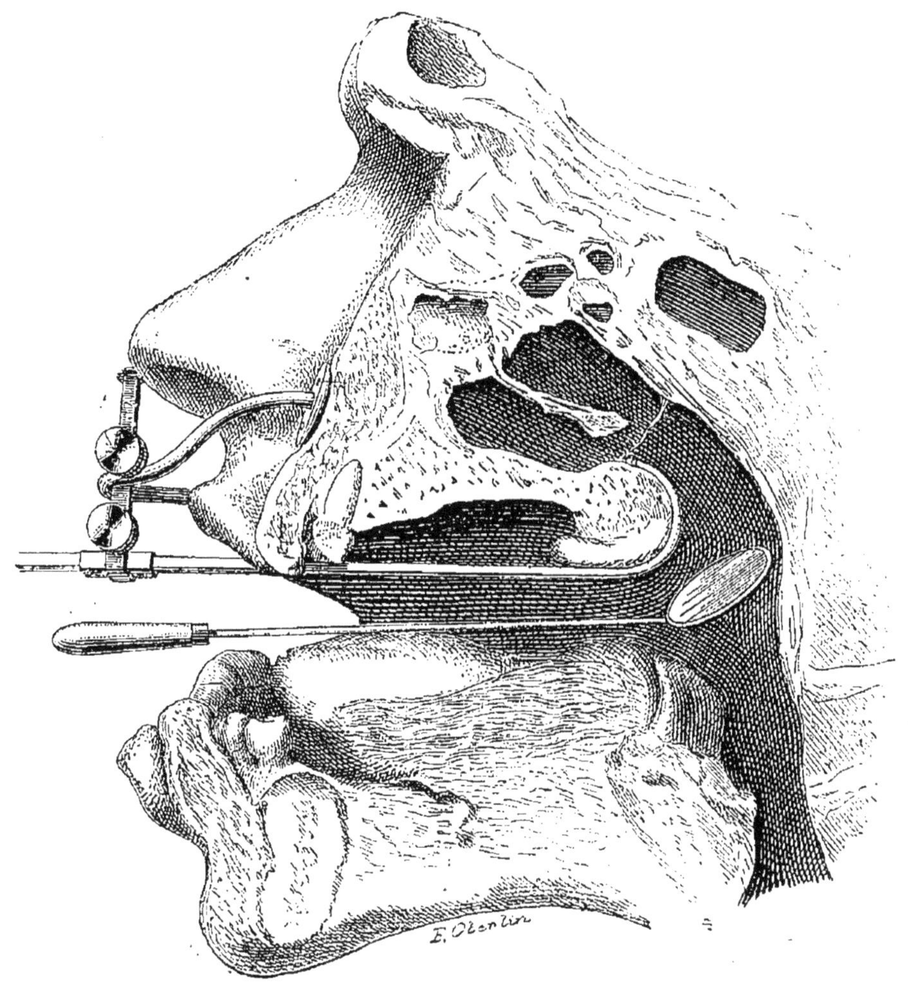

Fig. 143. — Rhinoscopie postérieure après la mise en place du releveur du voile de Moritz-Schmidt.

afin que le voile du palais reste immobile, aussi éloigné que possible de la paroi postérieure du naso-pharynx.

Par la rhinoscopie postérieure on aperçoit les différentes parties du cavum et aussi les orifices choanaux et la moitié postérieure des trois cornets et des trois méats.

Il est assez rare de pouvoir la pratiquer chez les tout jeunes enfants à cause de leur indocilité.

Dans un but de démonstration ou pour un examen plus approfondi, on joint quelquefois à l'usage de l'abaisse-langue et du petit miroir rhinoscopique un autre instrument destiné à attirer en avant le voile du palais : on le désigne sous le nom de releveur du voile du palais ; celui de Schmidt est d'un emploi facile (fig. 143).

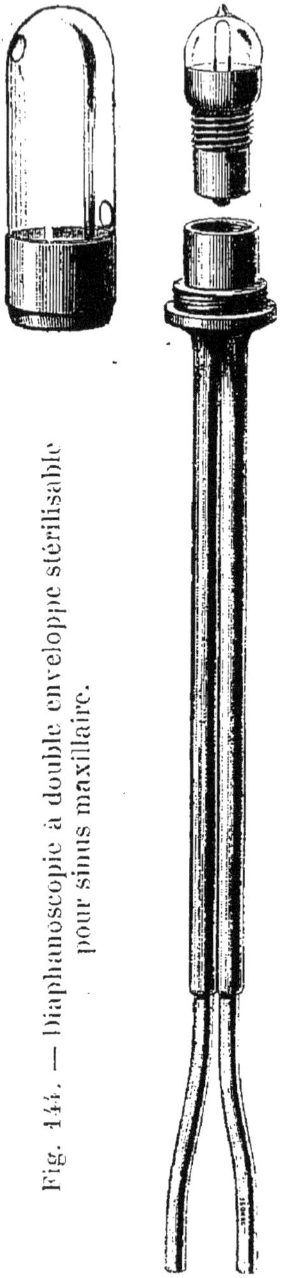

Fig. 144. — Diaphanoscopie à double enveloppe stérilisable pour sinus maxillaire.

DIAPHANOSCOPIE. — Elle repose sur le principe de la perméabilité aux rayons lumineux du tissu osseux sain et peu épais. Heryng en a montré la valeur. Elle est d'un emploi courant dans l'examen des sinus maxillaires et frontaux.

Pour les sinus maxillaires, on introduit dans la bouche du sujet placé dans l'obscurité une source lumineuse électrique. Quand ces cavités sont saines elles laissent passer la lumière et apparaissent comme des espaces rosés avec traînée lumineuse beaucoup plus accentuée au-dessous et le long de la paupière inférieure. Cette traînée fait défaut dans les sinus suppurants (signe de Heryng) ; en même temps le malade n'a pas, comme à l'état normal, la sensation d'une lueur rosée (signe de Garel).

Pour les sinus frontaux, on place la lumière, qui est

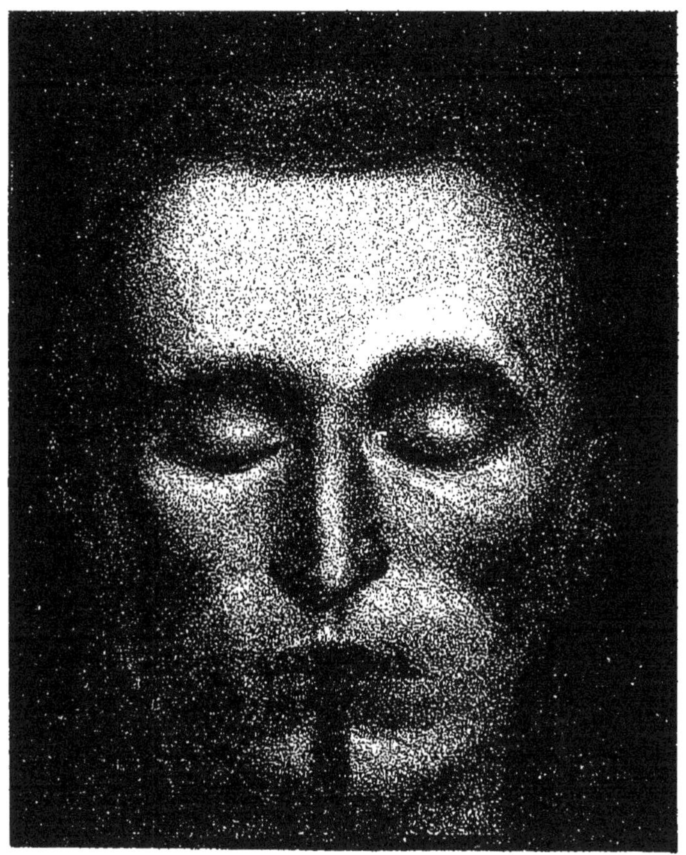

Fig. 145. — Diaphanoscopie des sinus fronto-maxillaire.

Le côté gauche est normal par conséquent la région sus et sous-orbitaire s'éclaire bien (on suppose que pour l'éclairage du sinus frontal le diaphanoscope a été placé dans l'angle interne de l'œil). — Le côté droit est pathologique et la région péri-orbitaire obscure.

cachée dans un manchon ouvert seulement à l'extrémité, sous l'un et l'autre rebord orbitaire alternativement. Le sinus sain est transparent et on en suit les contours par l'étendue de la zone éclairée. Le sinus malade est obscur[1].

[1] La diaphanoscopie frontale double simultanée ne donne pas de résultats précis parce qu'il est presque matériellement impossible d'avoir

Malheureusement les données fournies par la diaphanoscopie sont parfois et assez souvent sujettes à caution ; aussi constituent-elles un signe de présomption et non de certitude.

Chez les enfants, il n'y a guère lieu d'en tenir compte

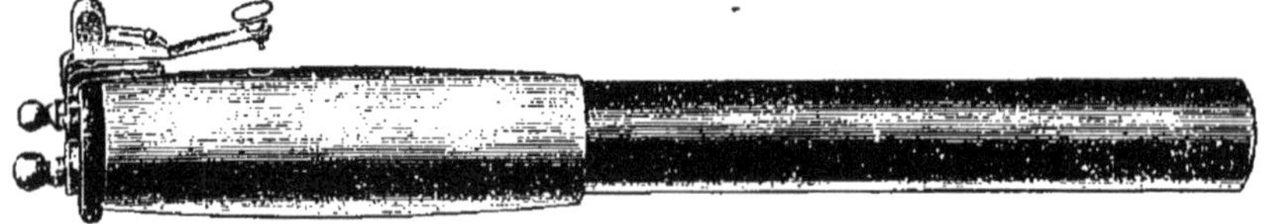

Fig. 146. — Diaphanoscope pour éclairage du sinus frontal (modèle Moure).

à cause de la minceur des parois osseuses qui laissent facilement passer les rayons lumineux. L'obscurité totale d'un sinus frontal pourrait signifier son absence et non sa purulence.

Radioscopie et radiographie. — Dans quelques cas on utilisera également la récente découverte de Röntgen : la *radioscopie* et la *radiographie* pourront renseigner sur le siège des dents par rapport aux sinus maxillaires, sur l'étendue d'un kyste paradentaire, les corps étrangers de quelques cavités, les fractures des os propres, etc.

Exploration des sinus. — Enfin, un dernier mode d'exploration consiste dans les lavages de certaines cavités accessoires (*ponction du sinus maxillaire*, *cathétérisme des sinus frontaux et sphénoïdaux*), moyens qu'on emploie couramment, non seulement dans l'exploration mais encore dans le traitement des affections inflammatoires de ces cavités. Nous nous contentons de les signaler pour le moment,

deux lampes donnant un éclairage identique et comparable entre les deux côtés, d'où source d'erreur possible.

nous réservant de les exposer tout au long dans le chapitre suivant de thérapeutique générale.

THÉRAPEUTIQUE GÉNÉRALE

Anesthésie. — Souvent le praticien est appelé à insensibiliser la muqueuse des fosses nasales, aussi doit-il connaître à fond la manière de pratiquer l'anesthésie locale de cette région.

L'anesthésique précieux, que nous utilisons journellement, est le chlorhydrate de *cocaïne* auquel on a donné, comme succédané, la stovaïne, l'eucaïne, etc.

Quelques badigeonnages à la surface de la muqueuse au moyen d'un tampon de ouate hydrophile, monté sur une tige et imbibé d'une solution de cette substance à 1/10, suffisent à produire en quelques secondes une insensibilisation absolue des parties touchées par le médicament. La cocaïne a le double effet d'anesthésier la muqueuse et d'en amener la rétraction. Elle produit donc l'élargissement du calibre des fosses nasales et permet de mieux en inspecter les récessus.

Mais il faut bien savoir qu'elle n'agit guère sur les muqueuses enflammées. De plus, la rétraction qu'elle produit n'est jamais ni bien considérable ni durable. Nous possédons depuis quelques années une substance qui nous est d'un puissant secours en rhinologie : l'*adrénaline* (ayant également comme succédané la rénaline) sur laquelle nous avons, les premiers, en Europe, appelé l'attention du monde médical.

L'adrénaline en solution au 1/1000 a un pouvoir rétractile extrêmement prononcé. En badigeonnage sur la muqueuse saine ou enflammée, elle en amène rapidement le pâlissement et permet à la cocaïne d'exercer alors son pouvoir anesthésique. Elle constitue donc, pendant que son action persiste, un hémostatique de premier ordre.

En pratique on peut composer une solution mixte de cocaïne et d'adrénaline dont l'application amène à la fois l'anesthésie, la rétraction de la muqueuse et fait de l'hémostase préventive si on a à intervenir sur la muqueuse.

La concentration du mélange en adrénaline variera avec l'effet désiré : rien n'est plus facile que de graduer la dose, car la solution-mère livrée au commerce est de 1/1000. Il faut savoir cependant, que chez quelques sujets, la vaso-constriction due à l'adrénaline est suivie d'une vaso-dilatation importante dont on doit connaître et surveiller les effets.

L'anesthésie du naso-pharynx se fait d'après les mêmes principes, mais ici, la tige qui portera l'ouate hydrophile aura l'extrémité recourbée pour pouvoir passer derrière le voile et s'appliquer sur la face postérieure de ce dernier. Une longue tige droite, introduite par le nez en suivant le plancher de la fosse nasale, pourra servir à insensibiliser la voûte naso-pharyngienne, l'orifice choanal, et l'extrémité supérieure du voile. Trois ou quatre attouchements devront être faits pour que les différentes parois soient également imprégnées du médicament.

On aura parfois avantage à commencer l'anesthésie du naso-pharynx par une insufflation ou une pulvérisation par voie buccale, au moyen d'un tube recourbé, d'une poudre composée d'un mélange de sucre pulvérisé formant véhicule et de chlorhydrate de cocaïne, ou de la solution cocaïnée à 1/10 pour la pulvérisation. Les badigeonnages seront ainsi rendus moins désagréables au bout de quelques secondes.

L'anesthésie du naso-pharynx s'accompagne d'une sen-

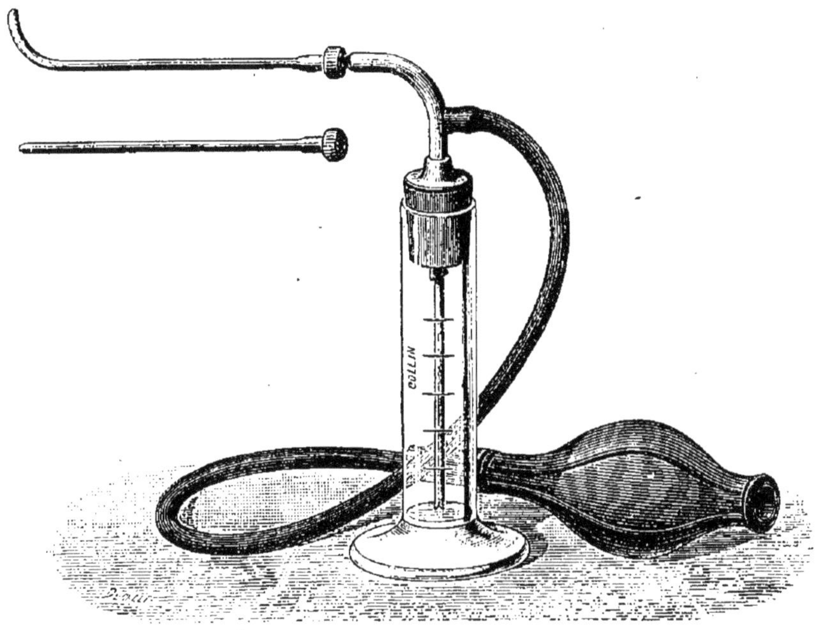

Fig. 147. — Pulvérisateur nasal et naso-pharyngien.

sation de constriction assez désagréable dont il est bon de prévenir le patient. Certains malades éprouvent également des efforts de vomissements dus au relâchement du voile du palais et au chatouillement de la luette sur la base de la langue.

Ces divers inconvénients ne durent guère au delà d'un quart d'heure à vingt minutes au maximum.

Si, au lieu de cocaïne, on voulait appliquer sur la muqueuse nasale, ou naso-pharyngée, tout autre médicament comme une solution iodo-iodurée par exemple, on suivrait la même technique du badigeonnage.

INJECTIONS. — Dans certaines circonstances il est nécessaire de faire passer dans les fosses nasales un courant liquide destiné à entraîner les amas purulents ou croûteux qui se forment sur la muqueuse.

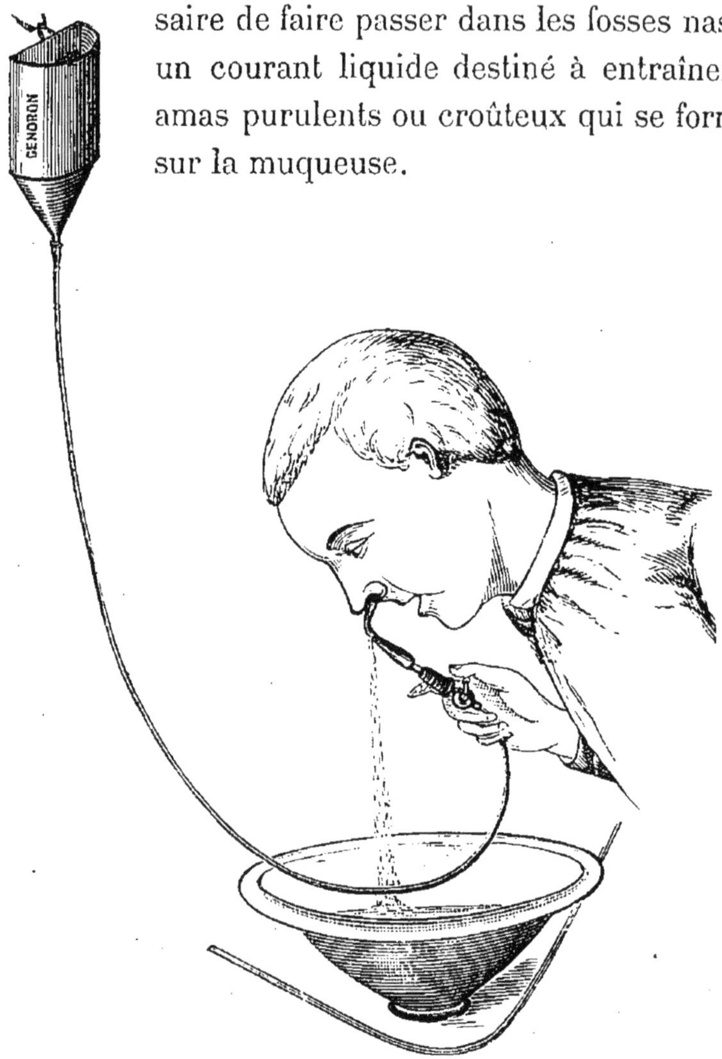

Fig. 148. — Dispositif et direction de la canule pour la douche nasale.

L'irrigation est nasale ou rétro-nasale suivant qu'elle se fait par le nez ou l'arrière-nez.

Le principe de l'irrigation ou douche nasale (fig. 148) est celui-ci : Quand, à l'entrée d'une narine, on fait couler sous pression un liquide quelconque, s'il ne rencontre pas d'obstacle, il parcourt le plancher d'avant en arrière, se réfléchit sur la partie postérieure de la cloison et revient par l'autre fosse nasale, en suivant le plancher d'arrière en avant, pour se déverser au dehors. Le relèvement du voile empêche le liquide de descendre dans la bouche, aussi doit-on recommander aux malades pendant la manœuvre, de respirer la bouche ouverte, la tête inclinée en avant du côté opposé à celui dans lequel on met la canule, et de prononcer la voyelle : *A*. Au début l'injection sera faite pendant une expiration prolongée, et arrêtée au moment de l'inspiration, ce qui facilitera l'éducation du malade.

On a beaucoup abusé et on abuse encore dans quelques stations thermales, de la douche nasale. C'est là un excellent mode de traitement, mais il a ses indications et ses contre-indications.

La douche nasale est utile quand les fosses nasales sont très perméables et que des sécrétions croûteuses ou du pus s'accumulent dans leurs anfractuosités : on évite ainsi la stagnation de produits qui auraient de la tendance à se dessécher et à engendrer une mauvaise odeur par leur séjour prolongé. On s'en sert aussi pour débarrasser la muqueuse naso-pharyngée sur laquelle on va porter un instrument tranchant, des mucosités purulentes étalées à sa surface. Elle est inutile et dangereuse dans tous les autres cas, et en particulier quand le gonflement de la muqueuse gêne la libre circulation du liquide d'une narine à l'autre : le liquide ne pouvant pas ressortir s'engage dans les orifices qu'il rencontre, la trompe d'Eustache par exemple.

Si l'une des cavités du nez est plus étroite que l'autre la canule devra toujours être placée de ce côté, car le fait important est le retour facile du liquide injecté par la narine opposée.

La douche nasale se fait, soit au moyen d'un réservoir élevé au-dessus de la tête du patient et muni d'un tube en caoutchouc à l'extrémité duquel est adaptée une canule

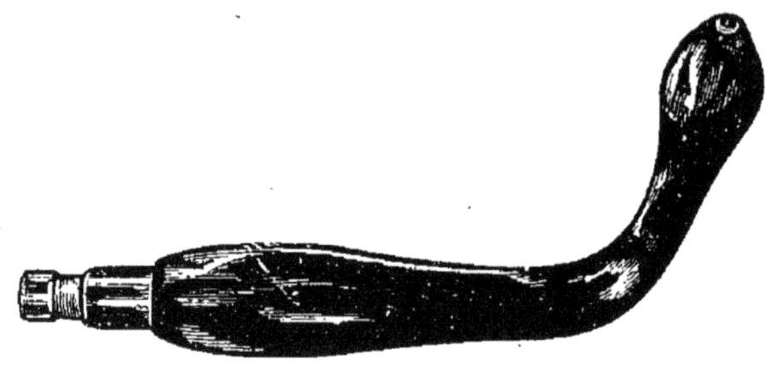

Fig. 149. — Canule nasale de Moure.

spéciale (canule nasale), ou avec un simple récipient (canard) en faïence placé à l'entrée de la narine. Souvent la pression du réservoir est trop régulière ou trop continue et il est nécessaire d'utiliser alors un instrument appelé

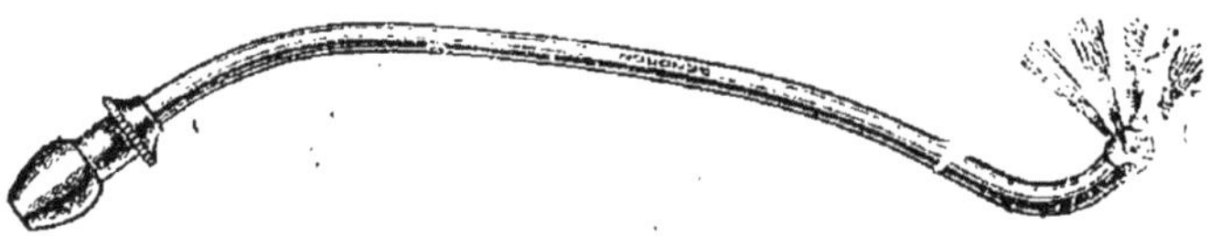

Fig. 150. — Canule rétro-nasale de Moure.

Enéma, sorte de pompe aspirante et foulante qu'on manie avec une seule main, et dont le jet interrompu détache mieux les concrétions croûteuses.

La même canule s'adapte à l'extrémité de l'énéma; on peut y adapter également la canule à injection rétro-nasale du modèle de celle qui est représentée ici (fig. 150).

Pour pratiquer l'irrigation rétro-nasale il suffit d'introduire derrière le voile du palais l'extrémité, percée de plusieurs trous, de la canule rétro-nasale (Moure) pendant que l'autre extrémité, adaptée à l'énéma, repose sur les dents de la mâchoire inférieure. La canule placée à plat dans la bouche est ensuite relevée lorsqu'elle a dépassé la luette. Le sujet penche fortement la tête en avant, respire par la bouche et exerce des pressions sur la poire de caoutchouc

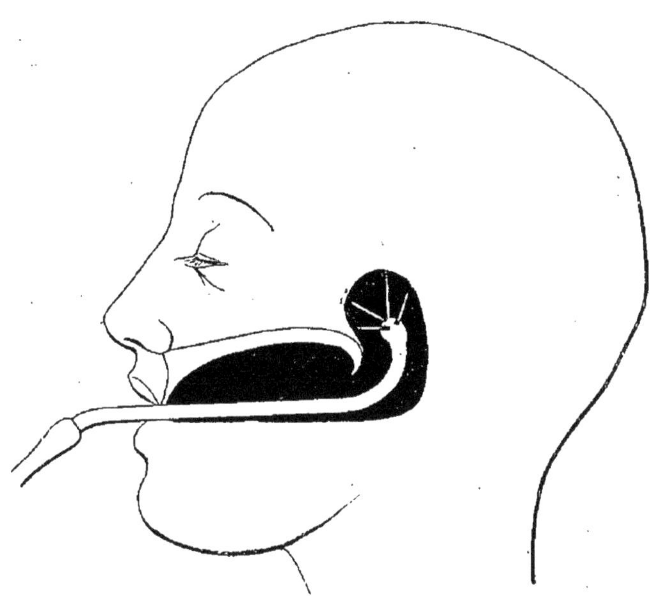

Fig. 151. — Canule rétro-nasale en place.

qui, d'une part, aspire le liquide à injecter par son embout libre et le refoule d'autre part à chaque pression vers la canule, c'est-à-dire vers le naso-pharynx.

La cavité naso-pharyngée est ainsi détergée et le liquide injecté s'engage dans les choanes et suit le plancher du nez d'arrière en avant.

On doit toujours recommander aux malades, qui ne l'oublient que trop souvent, de ne jamais se moucher après une irrigation nasale ou rétro-nasale. En laissant une narine grande ouverte et en soufflant par le nez, ils éviteront la pénétration dans les oreilles, par la trompe, d'une eau chargée de produits septiques.

Aujourd'hui que la thérapeutique des cavités accessoires de la face a pris une grande importance en rhinologie, il y a lieu de décrire la technique *des injections exploratrices ou curatives dans les sinus.*

LAVAGES DES CAVITÉS SINUSIENNES. — En décrivant la paroi externe de la fosse nasale, nous avons vu qu'on abordait le sinus maxillaire à deux endroits : 1° par le méat inférieur ; 2° par l'orifice naturel.

Dans le premier cas, on cocaïne l'entrée du méat infé-

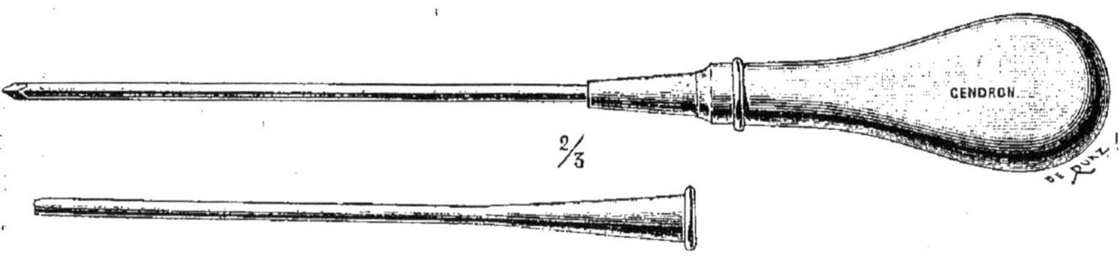

Fig. 152. — Trocart droit pour ponction du sinus maxillaire.

rieur, puis son extrémité antérieure, en passant le tampon sous le cornet inférieur et en remontant vers l'insertion de ce cornet, sur la paroi externe. Prenant ensuite un trocart droit stérilisé, muni d'une canule du modèle ci-contre (fig. 152), on en introduit la pointe sous le cornet inférieur, près de son insertion, en arrière de la saillie formée par la branche montante du maxillaire, et en dirigeant cette pointe obliquement en arrière et en dehors sur la paroi externe ; deux ou trois petits coups secs avec la paume de la main opposée à celle qui maintient en place l'instrument, font pénétrer, assez facilement d'ordinaire, l'instrument dans la cavité sinusienne.

Le trocart est alors retiré et la canule laissée en place. On fait pencher en avant la tête au malade et on adapte à l'extrémité en forme d'entonnoir de la canule, un embout conique relié à un énéma. On exerce alors des pressions très douces d'abord, plus fortes ensuite, sur la poire de

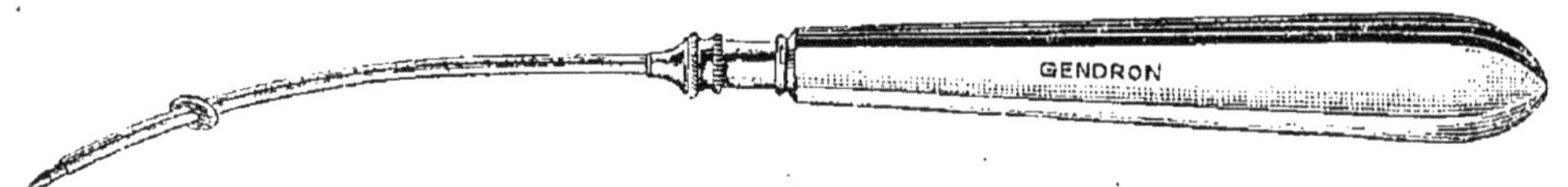

Fig. 153. — Trocart à sinus de Moure avec cran d'arrêt.

l'énéma. Le liquide injecté, entraînant avec lui les sécrétions accumulées dans le sinus, ressort par l'orifice naturel et est ensuite rejeté par la fosse nasale correspondante et

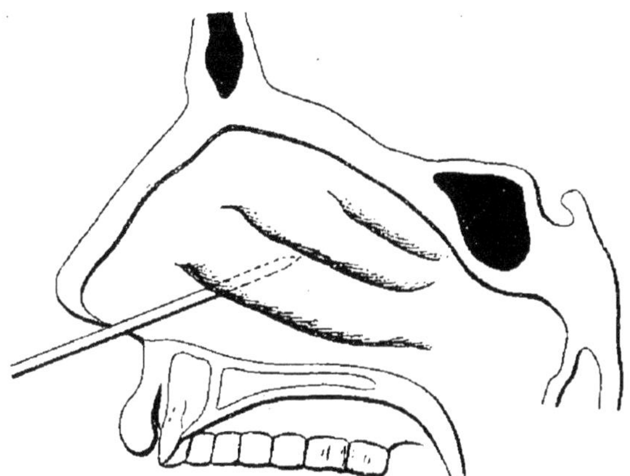

Fig. 154. — Trocart mis en place pour la ponction du sinus maxillaire.

recueilli dans un bassin propre, de façon à être examiné avec soin.

Si le liquide injecté ressortait avec difficulté, ou déterminait de la douleur au voisinage de la face interne de l'œil, on cocaïno-adrénaliserait l'extrémité inférieure de l'infundibulum de manière à amener la dilatation aussi complète que possible de l'orifice naturel. En cas d'insuccès, il suffirait d'introduire deux trocarts côte à côte par le méat inférieur ; une injection poussée par une des deux canules ressortirait sans difficulté par l'autre ; ce moyen nous a toujours réussi. Nous verrons plus tard que le gonflement de la muqueuse de l'orifice naturel ne constitue pas le seul obstacle à l'évacuation du liquide introduit sous pression dans le sinus.

Pour laver le sinus par l'orifice naturel, on commencerait par anesthésier l'ostium maxillaris ; puis se ser-

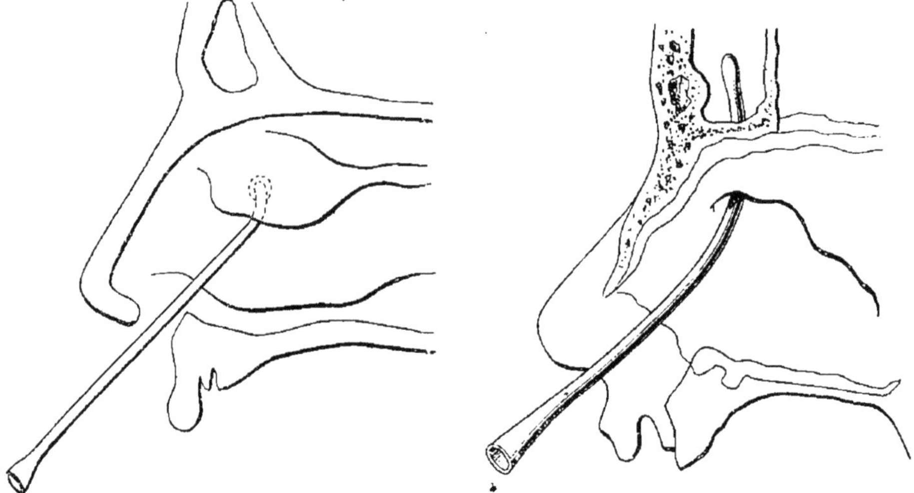

Fig. 155. — Cathétérisme du sinus maxillaire par l'orifice naturel.

Fig. 156. — Cathétérisme du sinus frontal.

vant d'une sonde stérilisée, recourbée à son extrémité et reliée à un énéma, on en dirigerait le bec vers la paroi externe de la fosse nasale, en suivant de bas en haut la partie inférieure de la gouttière infundibulaire. On sent à un moment donné le bec de la sonde pénétrer dans une cavité ; il ne reste plus qu'à pousser l'injection en faisant tenir à la tête du patient la même position que précédemment.

Ce lavage est plus difficile à exécuter que la ponction par le méat inférieur, laquelle est tout aussi indolore; de plus, avec cette dernière, la cavité est attaquée par un point plus déclive et les sécrétions parfois très épaisses, accumulées dans le sinus, sortent beaucoup plus facilement, puisqu'elles ont à leur disposition le calibre tout entier de l'orifice naturel et non un calibre rétréci par une sonde comme précédemment.

Le sinus frontal et les cellules ethmoïdales sont irrigués au moyen de la même sonde recourbée, mais dont la courbure est modifiée suivant la conformation de la gouttière infundibulaire.

Après cocaïnisation de l'entrée du canal naso-frontal et du méat moyen, on introduit le bec d'une sonde recourbée à l'extrémité supérieure de la gouttière. La sonde s'engage, quand aucun obstacle ne s'y oppose, assez profondément dans l'infundibulum. Une main maintient en place l'instrument, l'autre fait manœuvrer l'énéma. On recueille de même le liquide évacué et on fait souffler fortement le malade en obstruant la narine opposée.

Il va sans dire que préalablement à l'injection de ces diverses cavités, la fosse nasale a été complètement détergée des sécrétions qu'elle pouvait contenir : on fait ordinairement précéder le lavage du sinus frontal du lavage de l'antre d'Highmore pour éviter les causes d'erreur.

Quand on pratique une injection dans la direction du sinus frontal ou des cellules ethmoïdales antérieures, on n'est jamais sûr, sauf rares exceptions, que le liquide soit allé dans la cavité désirée, à cause de l'irrégularité même de la conformation anatomique de la région. Aussi n'y a-t-il lieu de tenir compte que dans une certaine mesure du résultat du lavage pour affirmer l'existence d'une suppuration du sinus frontal ou des cellules ethmoïdales.

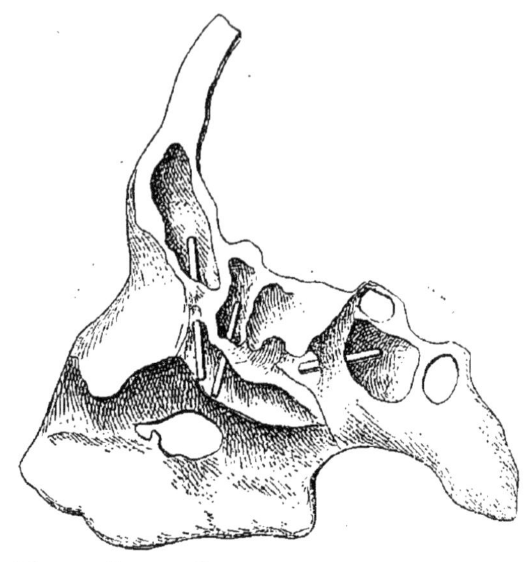

Fig. 157. — Coupe des fosses nasales montrant les orifices des sinus frontal et sphénoïdal et des cellules ethmoïdales antérieures.

Le lavage du sinus sphénoïdal est plus probant : il s'exécute, après cocaïnisation de la face interne du cornet moyen et de la partie de la cloison correspondante, au moyen d'une sonde à extrémité droite, du modèle ci-contre (fig. 158).

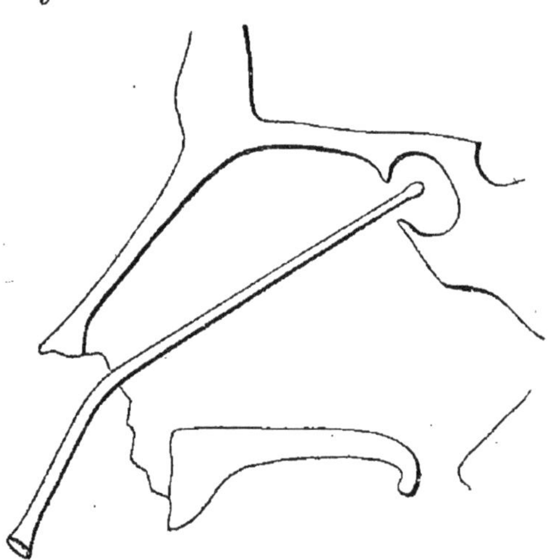

Fig. 158. — Cathétérisme du sinus sphénoïdal.

Nous avons appris, en anatomie, que l'orifice du sinus sphénoïdal était situé sur la paroi profonde de la fosse nasale, au-dessus de la choane, sur une ligne qui correspond au prolongement de l'insertion du cornet moyen. Quand on n'aperçoit pas de prime abord l'entrée du sinus, on suit, avec l'extrémité de la sonde, entre le cornet moyen et la cloison, la partie postérieure de la fosse nasale de bas en haut en partant de l'angle supérieur de l'orifice choanal.

A un moment donné, on sent le terrain manquer sous la sonde et le bec de celle-ci s'enfoncer de 1 à 2 centimètres. Il ne reste plus qu'à maintenir l'instrument en place avec une main, à faire pencher la tête au malade et à pratiquer son injection.

Les diverses manœuvres qui précèdent doivent être faites avec une main légère pour éviter les éraillures de la muqueuse; l'opérateur ira néanmoins assez vite, car les malades dont on explore les cavités accessoires les unes après les autres, n'ont pas toujours l'énergie nécessaire pour résister à la tentation d'avoir une syncope. Il n'est pas rare d'observer un tel accident après le lavage d'une seule cavité et plus particulièrement, il faut bien l'ajouter, lorsque ce lavage est pratiqué par un opérateur lent ou quelque peu maladroit. Il faut se rappeler aussi que l'irrigation des sinus frontaux et ethmoïdaux, par les orifices naturels, ne devra être fait qu'à bon escient et avec prudence, car ces manœuvres peuvent être dangereuses, mortelles même.

On devra toujours faire usage de liquides chauds ou tout au moins aseptiques.

Pour les irrigations nasales et rétro-nasales on emploie les solutions de chlorure de sodium (une grande cuillerée par litre d'eau), de bicarbonate ou borate de soude (même dose), d'eaux-mères de Salies-de-Béarn (même dose encore), les solutions de phénate de soude, de phénosalyl, résorcine, d'acide phénique (une cuillerée par litre d'une solution à 25 à 50 p. 1000 avec addition de glycérine), l'eau boriquée à 25 p. 1000, les solutions d'eau boro-oxygénée à 12 volumes (30 à 50 grammes et plus par litre d'eau à injecter).

Dans les sinus on s'est servi de tous les antiseptiques connus ; nous donnons la préférence aux solutions de cyanure de mercure à 1/5 000 à 1/10 000 et aux dilutions d'eau boro-oxygénée ou de perborate de soude, quand il y a du pus fétide. Dans la clientèle, nous ajoutons fréquemment quelques gouttes d'un vinaigre aromatique pour désodoriser le pus des sinusites maxillaires fétides.

Au lieu de liquides, on emploie quelquefois l'*acide carbonique* ou l'*oxygène* à l'état gazeux. On utilise alors une poche en caoutchouc qu'on remplit de l'un de ces gaz. Un tube de dégagement est muni d'un embout nasal placé à l'entrée de la narine qu'il obture ou d'un embout conique qui s'adapte à la canule sinusienne. Une pression exercée sur la poche en caoutchouc amène l'évacuation du gaz qui s'écoule par la narine opposée ou l'orifice naturel du sinus comme le ferait un liquide.

Plusieurs eaux thermales, sulfureuses en particulier, constituent d'excellents topiques pour injection.

Pulvérisations. — Dans d'autres circonstances on prescrit au malade des pulvérisations avec une substance comme le menthol, l'eucalyptol, le thymol, l'essence de pin ou autre produit aromatique ayant l'huile de vaseline comme véhicule.

Il suffit de se munir d'un instrument approprié, le glymol atomizer par exemple, d'introduire l'embout dans l'orifice du nez et de presser fortement sur la poire de caoutchouc.

S'il s'agissait de pulvérisations caustiques, comme celles

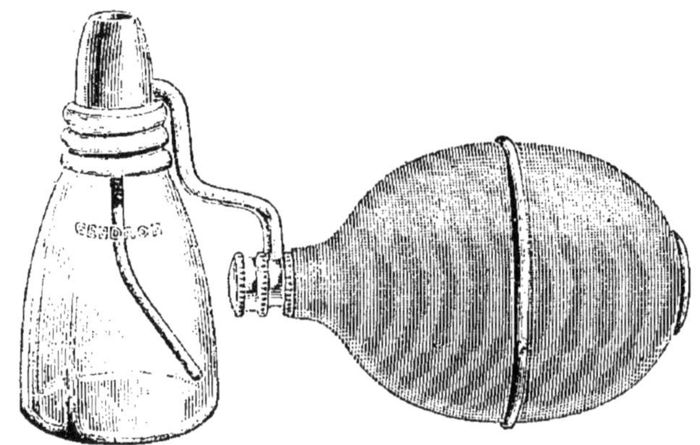

Fig. 159. — Pulvérisateur nasal pour solutions huileuses (glycol atomizer).

qu'on fait avec des solutions aqueuses de 5 à 20 p. 100 de nitrate d'argent, il faudrait se garder de confier l'appareil au malade comme on peut se le permettre pour les pulvérisations huileuses.

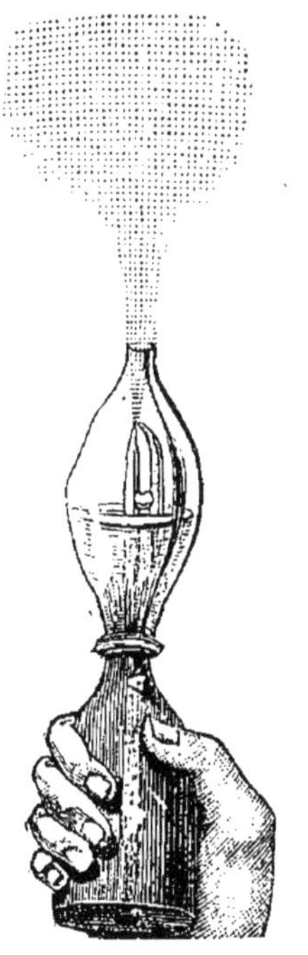

Fig. 160. — Pulvérisateur nasal de Vaast.

Les pulvérisations caustiques doivent toujours se faire sous le contrôle de la vue, par le médecin lui-même. Immédiatement après la pulvérisation de nitrate d'argent il faut avoir soin d'obturer l'orifice des narines au moyen de deux tampons d'ouate hydrophile imbibés d'une solution d'iodure de potassium à 5 p. 100 pour éviter les taches sur le visage. Le malade devra également incliner fortement la tête en avant pour qu'un excès de liquide ne coule pas dans la gorge.

Insufflations pulvérulentes. — On ne fait plus guère aujourd'hui d'insufflation de poudre dans le nez, même après des opérations sanglantes, on a reconnu que la muqueuse nasale faisait son antisepsie elle-même.

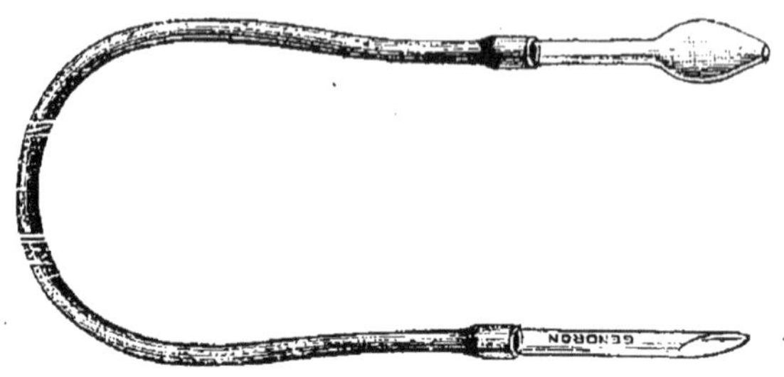

Fig. 161. — Auto-insufflateur.

Si pour une raison ou une autre l'insufflation de poudre

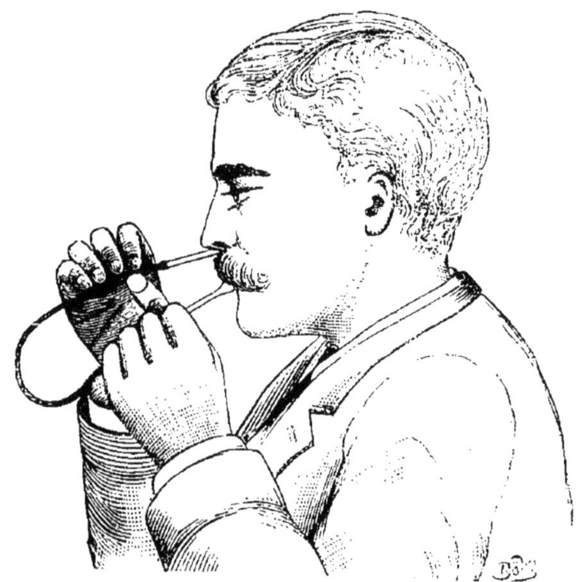

Fig. 162. — Manière de faire l'auto-insufflation de médicaments dans les fosses nasales.

était indiquée on se servirait avec avantage de l'appareil de Kabierské avec embout métallique, mobile et stérilisable.

Inhalations. — On ordonne quelquefois aux malades, surtout dans les inflammations aiguës de la muqueuse, des inhalations chaudes avec des vapeurs chargées de substances médicamenteuses (espèces aromatiques, menthol, eucalyptus). Pour ce faire, il suffit de placer la face pendant trois à cinq minutes au-dessus du récipient d'où sortent les vapeurs, de se faire un cornet en carton ou seulement avec les mains, dont les pouces se croisent sous le menton et les autres doigts se juxtaposent au-dessus de la racine du nez et de respirer par les fosses nasales.

Pommades. — L'emploi de pommades est d'un usage très courant en rhinologie ; il est du reste d'une extrême simplicité. On dépose à l'entrée de la narine une petite quantité de pommade prescrite, équivalente à la grosseur d'un pois ; le malade, en reniflant, fait progresser la pommade dans l'intérieur du nez où elle s'étale à la surface de la muqueuse.

S'il s'agit d'un petit enfant, la pommade doit être mise pendant que l'enfant est couché ; la chaleur la fait fondre et cheminer seule dans la fosse nasale.

Quelques auteurs prescrivent des solutions huileuses, mais il est préférable de les employer en pulvérisations, comme il a été dit plus haut, afin d'éviter la chute trop rapide du liquide dans l'arrière-gorge.

Le humage sera fait comme nous l'avons indiqué à la thérapeutique de la gorge et du larynx, voir p. 19.

Cautérisations. — Pour terminer ce chapitre de thérapeutique générale, il nous reste à parler des cautérisations chimiques ou galvaniques.

Les cautérisations doivent toujours être précédées de

l'anesthésie cocaïnique ou cocaïno-adrénalique de la muqueuse.

Nous n'employons plus guère, en cautérisation chimique, que les applications d'acide chromique sur les varices de la cloison. On fait usage alors de cristaux d'acide chromique fondus à une douce chaleur, à l'extrémité d'un stylet. Il se forme une perle qui, refroidie, a la couleur du phosphore des allumettes suédoises. Cette perle, en contact pendant quelques secondes avec le point de la muqueuse à cautériser, produit une escharre d'autant plus profonde que l'application elle-même est de plus longue durée. C'est un excellent moyen à employer chez les enfants.

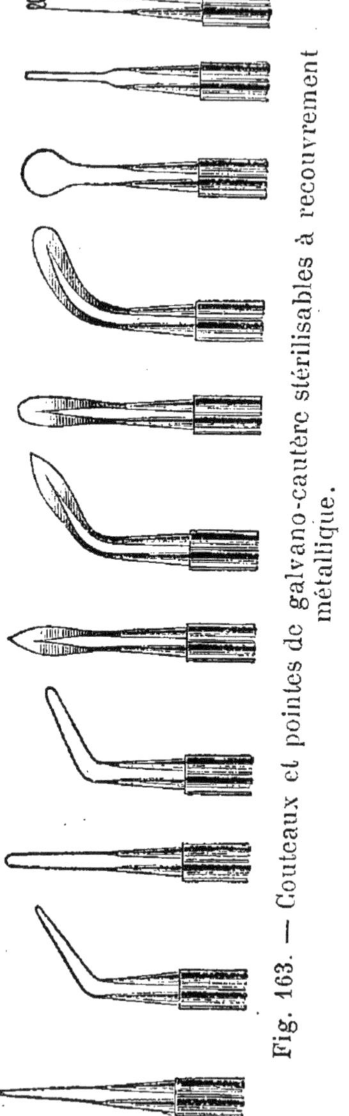

Fig. 163. — Couteaux et pointes de galvano-cautère stérilisables à recouvrement métallique.

Chez l'adulte, nous utilisons de préférence, pour le même objet, et sur les surfaces cruentées par la pince coupante ou l'instrument tranchant, afin d'éviter l'hémorragie secondaire la cautérisation au galvano-cautère.

Le couteau galvanique est promené au rouge sombre sur le point à cautériser, pendant que le doigt fait de fréquentes interruptions du courant.

Détail important, il faut avoir soin de retirer le couteau pendant que le courant passe encore, afin d'éviter qu'en se refroidissant, il n'adhère à la muqueuse, auquel cas en le retirant, on s'exposerait à provoquer une nouvelle hémorragie.

Électrolyse. — Nous devons dire un mot également d'une méthode qui a eu son temps de vogue et dont les indications sont aujourd'hui bien restreintes : nous voulons parler de l'électrolyse bipolaire. — On ne la préconise guère plus aujourd'hui que pour certaines tumeurs fibreuses du naso-pharynx chez des sujets qui se rapprochent de la vingtaine.

Deux aiguilles spéciales sont introduites en pleine tumeur, distantes l'une de l'autre de 2 à 3 centimètres autant que possible et reliées l'une au pôle positif, l'autre au pôle négatif d'une pile. On fait passer un courant de 20, 30, à 50 milliampères pendant dix à quinze minutes. Cette intensité est obtenue progressivement et réduite de même à zéro. Avant la fin de la séance, pour éviter l'hémorragie consécutive, on inverse les pôles pendant quelques secondes.

Le rhéostat de Bergonié permet d'obtenir sans secousse ces variations dans l'intensité du courant.

Massage vibratoire. — Enfin, depuis plusieurs années, une pratique nous a rendu des services signalés en thérapeutique nasale : c'est le massage vibratoire. Exécuté à la main, ou de préférence au moyen d'un petit moteur ad hoc, le massage a pour nous le double avantage de revivifier la muqueuse dans certaines affections, de la rendre moins sensible aux agents extérieurs dans certaines autres.

Un tampon de coton imbibé d'une substance médicamenteuse (solution iodo-glycérinée, baume du Pérou, etc.), et monté sur une tige, exécute des mouvements de va-et-vient pendant trois à quatre minutes à la surface de la

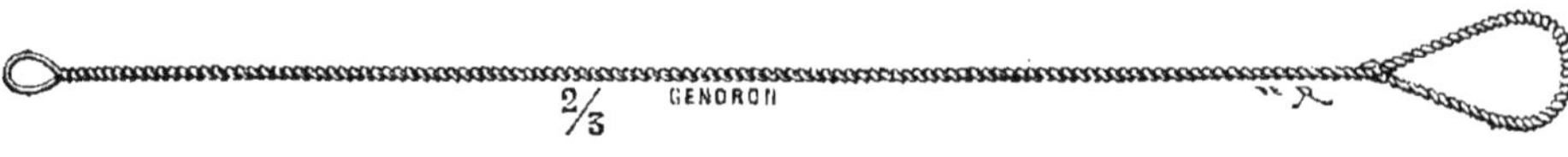

Fig. 164. — Petit masseur à main en argent pour l'auto-massage des fosses nasales (Moure).

muqueuse, dans ses différentes parties : tel est le principe du massage.

Le malade arrive à l'exécuter lui-même sans danger, si on lui confie une tige flexible, ayant un petit œillet à son extrémité pour retenir le coton, et si on lui indique la direction à suivre.

Le massage, même exécuté avec un moteur électrique, n'est nullement douloureux : nous avons des petits malades de quatre à cinq ans qui le supportent admirablement, sans anesthésie préalable de la muqueuse, moyen qu'on peut employer au début chez les personnes timorées.

SÉMÉIOLOGIE GÉNÉRALE

Les malades porteurs d'affections des cavités nasale, naso-pharyngienne ou sinusienne, peuvent se diviser en deux grandes catégories : les uns attirent immédiatement l'attention du médecin traitant sur leurs voies aériennes supérieures, soit par le masque de leur visage, soit par les symptômes dont ils se plaignent.

D'autres, presqu'aussi nombreux, n'offrant que des complications à distance de leur maladie nasale, sont loin de se douter de l'origine de leur mal et il ne faut pas moins que la sagacité du médecin pour soupçonner la véritable nature de leur affection.

Bien coupable serait aujourd'hui le praticien qui ignorerait que certaines déformations de la colonne vertébrale et du thorax, quelques affections des voies digestives, un grand nombre de bronchites et de laryngites à répétition, d'affections auriculaires, ou des névralgies rebelles de la face, certains réflexes comme la toux convulsive, l'énurésie nocturne, l'aprosexie, les tics, quelques épilepsies même, sont parfois engendrés par une maladie nasale, naso-pharyngienne ou sinusienne, et qu'il suffit de guérir la lésion primitive pour voir disparaître à tout jamais la complication qui n'en était que la conséquence : *sublata causa tollitur effectus.*

Le rôle du médecin général est donc important, même en pathologie nasale, puisque lui seul, dans les cas que nous venons de citer, sera appelé à découvrir la maladie ignorée par le sujet qui en est porteur.

Les symptômes qui attirent le plus particulièrement l'attention des malades de la première catégorie (fosses nasales), peuvent se ranger en 7 groupes principaux :

Ce sont d'abord : 1° l'*exagération de la sécrétion de la muqueuse*. Normalement le mucus fourni par la pituitaire, ajouté aux larmes qui se déversent par le canal nasal, n'est pas produit en assez grande quantité pour s'écouler soit en avant, soit en arrière. Quand il y a sécrétion abondante et expulsion soit de mucus filant empesant le mouchoir, soit de liquide limpide, soit de muco-pus ou de pus, à plus forte raison, de croûtes épaisses, plus ou moins odorantes, ou de sang, il y a état pathologique et le malade réclame assez vite l'assistance du médecin.

2° L'*obstruction nasale*, continue ou intermittente, stationnaire ou progressive, uni ou bilatérale, accompagnée ou non de sécrétions exagérées ou d'accès d'oppression.

3° Les *déformations extérieures* du squelette, qu'il s'agisse d'une simple courbure anormale dans l'arête du nez, d'une tuméfaction insolite siégeant au voisinage des os propres, de l'angle interne de l'œil, de la voûte orbitaire, de la fosse canine, etc.

4° La *douleur* endo-nasale, péri-orbitaire, hémicranienne, céphalique postérieure, à forme plus ou moins névralgique, avec ou sans obstruction nasale, avec ou sans tuméfaction externe anormale.

5° *Les hémorragies* spontanées plus ou moins abondantes se produisant à des intervalles variables, sans cause occasionnelle apparente.

6° Les *troubles de l'olfaction*, anosmie, parosmie et principalement cacosmie.

7° Enfin, les *vices dans l'articulation du langage* : nasonnement, impossibilité de prononcer certaines consonnes, etc.

Nous nous contentons de mentionner ces gros symptômes pour que le lecteur se familiarise avec leur existence, nous réservant, dans la description sommaire des affections que nous allons passer en revue, de revenir sur chacun d'eux et de les décrire plus en détail.

PATHOLOGIE

HERPÉTIDES DE L'ORIFICE DES FOSSES NASALES

Nous désignons sous ce nom une série de manifestations cutanéo-muqueuses de l'entrée du nez comme les fissures, l'impétigo, le sycosis, de petites lésions eczémateuses, toutes affections souvent très rebelles, ne laissant pas que d'inquiéter fortement les sujets qui en sont porteurs.

On pourrait encore ranger sous cette étiquette les folliculites récidivantes de la face interne de l'aile du nez, folliculites qui, dans certains cas, deviennent de véritables furoncles, et même des abcès chauds.

Deux conditions favorisent d'ordinaire l'éclosion de ces états morbides : 1° le terrain arthritique ou scrofuleux ; 2° la présence, dans les fosses nasales, d'une affection donnant lieu à un écoulement liquide ou purulent.

Chez les enfants, les lésions scrofuleuses dominent.

Chez les adultes, les lésions arthritiques ; l'homme est plus souvent atteint que la femme.

La peau qui se réfléchit dans l'orifice des fosses nasales est tuméfiée et rouge, souvent fendillée (fissures) et recouverte de petites croûtes jaunâtres qui s'étendent jusque sur la lèvre supérieure, au milieu des poils de la barbe (sycosis). L'introduction du spéculum dans le vestibule est difficile et douloureuse, car l'orifice n'est pas dilatable.

S'il y a folliculite, on aperçoit une ou plusieurs petites tuméfactions à la face interne de l'aile du nez, près de l'angle antérieur du vestibule. Il y a en même temps œdème et rougeur de la peau de l'extrémité du nez, quelquefois lymphangite avoisinante et le malade éprouve, non seulement une sensation de cuisson ou des picotements comme dans le cas de fissure ou d'eczéma, mais encore de vrais élancements douloureux, jusqu'au moment de l'expulsion du tourbillon ou de la collection purulente.

Après guérison de ces diverses affections, le pourtour du vestibule reste souvent infiltré, contribuant à donner à la physionomie un aspect scrofuleux.

Les croûtes eczémateuses enlevées se reforment avec une ténacité désespérante : elles proviennent du desséchement d'un suintement né sur de petites pustules développées dans les follicules pileux de la région, véritable eczéma pilaire rebelle et récidivant.

On a préconisé contre les herpétides une foule de moyens, c'est-à-dire qu'il y en a peu d'efficaces.

Au début, on se trouvera très bien des pommades au goudron ou à l'icthyol (0,60 centigrammes de goudron de hêtre pour 15 grammes de vaseline). S'il s'agit d'eczéma récent, il est possible que le goudron amène, dans les premiers jours, une légère recrudescence de l'affection qui ne tardera pas à disparaître par l'emploi prolongé du médicament.

Des pommades à l'oxyde de zinc (2 grammes sur 15), à l'huile de cade, 10 à 15 gouttes dans 15 grammes de vaseline. Voici une excellente formule : laver l'entrée des narines avec : eau résorcinée à 1 p. 100 ou eau de sulfate de cuivre à 1 p. 100 et mettre ensuite la pommade avec :

Goudron de hêtre	0gr,20 à 0gr,40
Ichtyol	
Oxyde de zinc.	1 à 2 grammes.
Vaseline.	15 —

de l'arsenic à l'intérieur seront particulièrement indiqués dans les lésions eczémateuses.

S'il y a des croûtes adhérentes, on les fera tomber avec des cataplasmes de fécule de pomme de terre ou mieux, au moyen d'un simple pinceau d'ouate imbibé d'eau oxygénée médicinale pure à 10 ou 12 volumes.

On devra, dans les folliculites tournant au furoncle ou à l'abcès, utiliser au début les pansements humides (eau boriquée, cyanure de mercure), inciser ensuite dès qu'il sera possible et expulser aseptiquement le bourbillon ou le pus.

Il va sans dire que s'il existe une affection suppurative ou hydrorrhéique des fosses nasales ou des sinus, il faudra sans retard s'attaquer à cette cause et il suffira bien souvent de la faire disparaître pour que la dermatose cutanéo-muqueuse disparaisse à son tour.

CORYZA AIGU

Encore appelé rhume de cerveau. Inflammation catarrhale de la muqueuse pituitaire.

Certains sujets y sont prédisposés. Il survient d'ordinaire, à la suite d'un refroidissement, d'un froid aux pieds, parfois aussi d'une exposition au soleil. Dans quelques cas il est la conséquence d'une inflammation de la gorge ou du naso-pharynx, de l'absorption d'un médicament par voie stomacale (iodures), ou sous forme de vapeurs (acide sulfureux, chlore, fumée), ou de poussières (coryzas professionnels).

Il débute par une sensation d'ardeur et de sécheresse dans le nez, bientôt suivie d'accès d'éternuements de plus en plus fréquents, de larmoiement et d'écoulement d'un liquide limpide et fluide, puis d'obstruction de l'une ou des deux fosses nasales. Il s'accompagne souvent d'un léger malaise, d'un peu de courbature.

L'odorat est très diminué, souvent aboli, le goût détruit en grande partie ; le malade nasonne fortement.

On remarque une atténuation très manifeste de la sécrétion pendant la nuit ; une narine est souvent perméable (celle qui est opposée au côté sur lequel est couché le malade).

Après vingt-quatre ou quarante-huit heures, la sécrétion devient filante, puis muco-purulente. Les fosses nasales recouvrent peu à peu leurs fonctions normales (respiratoire et olfactive), le muco-pus diminue de jour en jour de quantité, le goût revient et tout rentre dans l'ordre du sixième au dixième jour.

Chez le nourrisson, le symptôme qui domine est l'enchifrénement, la nécessité de garder la bouche ouverte, condition qu'il ne réalise qu'à grand effort ; l'impossibilité de prendre le sein, par manque de respiration, empêchera l'alimentation, toutes conditions qui font chez lui, du coryza aigu, une affection redoutable.

Si, dans le cours d'un coryza, on voit survenir des douleurs péri-orbitaires, de la pesanteur de tête, une sorte de fatigue cérébrale et une augmentation marquée de la sécrétion, c'est que les cavités accessoires participent à la phlegmasie, et la guérison sera beaucoup plus longue à obtenir.

S'il y a bourdonnement d'oreilles et surdité, c'est que le naso-pharynx est envahi et on a des chances pour voir l'affection se propager dans l'arbre laryngo-trachéo-bronchique (rhume qui tombe sur la poitrine) où à la caisse du tympan (rhume d'oreille).

La *rhinoscopie* permet de se rendre compte de la succession des phénomènes suivants : au début muqueuse des cornets inférieurs rouge, tuméfiée, remplissant l'aire respiratoire ; dès que la sécrétion s'établit, même tuméfaction mais coloration pâle de la muqueuse à la surface de laquelle on voit du mucus d'abord, du muco-pus ensuite ; quand l'affection évolue vers la guérison, retour de la coloration rouge rosé de la muqueuse ; présence de muco-pus sur les cornets et sur le plancher, puis diminution progressive de la tuméfaction et réapparition de la coloration rosée.

On observe parfois une évolution absolument isolée et successive du coryza dans chaque fosse nasale. Chez quelques malades l'affection passe à l'état chronique.

Le coryza aigu guérit en général sans médication. Dès le début, au moment des premiers éternuements, on peut le faire avorter par trois ou quatre douches d'acide carbonique gazeux, par un bain de vapeur, par une forte sudation.

Quand il est déclaré, on en atténue les inconvénients par

des pommades à la cocaïne, à l'adrénaline, au menthol : Pommade avec :

Adrénaline à 1 p. 1000	VI gouttes.
Chlorhydrate de cocaïne.	0gr,25
Menthol	0gr,05
Acide borique.	1 gramme.
Vaseline.	ãã 7gr,50
Lanoline.	

gros comme un pois dans chaque narine ; trois à quatre fois par jour, aspirer fortement.

On fera également avec avantage des fumigations mentholées, des bains de pieds sinapisés, un régime léger, des laxatifs.

On évitera toute imprudence pour ne pas s'exposer aux complications sinusiennes, auriculaires, laryngo-bronchiques qu'on traitera dès le début si on n'a pu les éviter.

CORYZA SPASMODIQUE VULGAIRE ET PÉRIODIQUE

Sous ce titre général, on comprend les gonflements intermittents qui se produisent au niveau de la muqueuse nasale et gênent la respiration.

L'augmentation passagère de volume de la pituitaire suit plusieurs modalités :

1° Elle ne s'accompagne d'aucun autre phénomène (*coryza spasmodique simple, coryza à balancement*).

2° Elle survient en même temps qu'un écoulement abondant de liquide aqueux (*coryza hydrorrhéique*).

3° Avec ou sans hydrorrhée elle revêt, chez certaines personnes, les allures d'un accès d'oppression à début nasal (*type asthmatique*).

4° Enfin, son évolution s'accompagne parfois de symptômes fébriles et elle revient d'une façon périodique au printemps et à l'automne (*coryza périodique*, *rhume des foins*, *hay fever*).

Ces quatre grandes variétés de coryzas spasmodiques ont toutes pour origine une hyperexcitabilité de la muqueuse pituitaire chez des sujets nerveux à souche généralement arthritique.

Les mêmes causes occasionnelles engendreront chez l'un une simple turgescence éphémère des cornets, chez l'autre du gonflement et de l'hydrorrhée, chez un troisième un accès d'asthme et chez le quatrième le hay fever.

Ces causes occasionnelles sont : les différences de température d'un appartement à un autre, la lumière solaire, les couleurs éclatantes, certaines odeurs (roses, ipéca, aloès, foin coupé, etc.), des poussières (pollen des graminées), la congestion d'organes éloignés (menstruation, coït, métrites, déviations utérines), l'impression de froid à la tête, aux pieds, aux bras, la présence de saillies anormales dans les fosses nasales (éperons, polypes), etc., etc.

Toutes les formes de coryza spasmodique s'observent chez l'enfant comme chez l'adulte (maximum de fréquence de vingt à trente-cinq ans).

Anatomie pathologique. — Au début simple gonflement (pseudo-hypertrophie) de la muqueuse des cornets, de la cloison ou du plancher, sans changement de coloration, et retour *ad integrum* au volume primitif par la cocaïnisation ou la disparition de la crise.

Plus tard, aspect macéré, blanchâtre de la muqueuse, surtout quand il y a hydrorrhée, e persistance d'un degré marqué d'hypertrophie avec dégénérescence polypoïde. Dans la forme asthmatique, on voit parfois de véritables polypes muqueux occupant la tête du cornet moyen ou le méat.

Au microscope, au début, développement très prononcé du tissu vasculaire ; glandes de la muqueuse plutôt hypertrophiées. Plus tard (hydrorrhée, hay fever), dégénérescence polypoïde, disparition de plus en plus marquée du tissu glandulaire étouffé par la sclérose, globules blancs nombreux à la périphérie, sous l'épithélium, hémorragies interstitielles fréquentes, extravasation du sérum sanguin à travers les mailles du tissu conjonctif (Brindel).

Symptômes. — **Coryza à balancement.** — Enchifrènement survenant brusquement la nuit comme le jour, tantôt d'un côté, tantôt de l'autre, parfois des deux en même temps, éternuements assez fréquents, sensation de gêne, d'obstruction de la narine, parfois lourdeur au niveau de la racine du nez : céphalalgie pas très rare. Objectivement, gonflement très marqué du cornet inférieur. Durée variable de quelques minutes à quelques heures. Puis décroissance progressive ou même rapide de ces différents phénomènes.

Coryza hydrorrhéique. — Début : céphalalgie frontale ou sous-orbitaire plus ou moins intense, crises d'éternuements souvent fort longues; enchifrénement, puis écoulement par l'une ou le plus souvent par les deux narines d'un liquide clair, limpide, séreux, semblable à de l'eau et en quantité très variable, venant non des glandes, mais d'une extravasation par les vaisseaux, exosmose œdémateuse. La crise dure de quelques minutes à plusieurs heures ; elle se répète dans la même journée ou pendant plusieurs jours consécutifs ; elle s'observe rarement pendant la nuit.

Coryza asthmatique. — Se présente sous forme d'accès passagers d'une durée de quelques heures, d'une nuit, ou avec tous les caractères d'un coryza aigu aggravé par une oppression manifeste et suivi fréquemment par une bronchite spasmodique. Début : enchifrènement, éternuements, sensation d'oppression très désagréable. Puis obstruction nasale complète, gêne respiratoire, accès de toux, quelquefois hydrorrhée. Dans certains cas, vrais accès d'asthme dont le début seul fait reconnaître l'origine pituitaire. Cessation souvent brusque de tous les phénomènes.

Hay fever, coryza périodique. — Début : en général presque subit par les symptômes de coryza aigu (chatouillements, picotements désagréables dans les fosses nasales, puis éternuements, très rapidement humides et enchifrènement prononcé). Bientôt après, hypersécrétion aqueuse extrêmement abondante accompagnée de larmoiement, de rougeur de la conjonctive et même de douleurs névralgiques à irradiation vers le front ou la nuque, avec crises de bronchite spasmodique plus ou moins violente. Souvent il existe un mouvement fébrile variable comme intensité suivant les sujets.

Les accès de coryza périodique sont tout à fait intermittents ; pendant l'intervalle de deux crises ils n'engendrent, chez les malades, aucun phénomène du côté des fosses nasales.

Ils sont fréquemment provoqués par un voyage à la

campagne, le séjour près du foin qu'on remue, un voyage en chemin de fer. Caractéristique, légers dans les années pluvieuses, se calment les jours de pluie ainsi qu'après le soleil coucher et après la coupe des foins ; maximum d'intensité au moment de la floraison des graminées.

Dans les trois dernières catégories de coryzas spasmodiques, la muqueuse offre, pendant les accès, les mêmes altérations objectives que dans la première période du coryza aigu.

Quand les crises se répètent ou durent depuis un certain temps, la pituitaire ne récupère pas ses dimensions primitives ; le séjour prolongé du sang dans son tissu caverneux amène la formation d'une endo-périartérite des petits vaisseaux, des phénomènes de stase veineuse et une augmentation permanente du volume des cornets (dégénérescence polypoïde, queues de cornets).

Pronostic. — Cette affection est plutôt gênante que grave, inquiète beaucoup les malades, les fatiguant souvent d'une façon assez sérieuse, les immobilisant pendant plusieurs jours ou même des semaines.

Traitement général. — Combattre l'état nerveux par l'hydrothérapie, l'exercice, les antispasmodiques, les toniques nerveux, une hygiène appropriée.

Localement : se résume en ceci, diminuer l'hyperexcitabilité de la muqueuse nasale. On agit médicalement par l'emploi de pommades cocaïnées et adrénalisées, qui amènent une rétraction momentanée et quelquefois permanente de la pituitaire simplement hyperémiée et l'arrêt de l'hydrorrhée ; le massage vibratoire qui atténue souvent l'excès de sensibilité de la muqueuse et la rend plus apte à supporter le contact des irritants ; les douches d'acide carbonique, l'air chaud (Lermoyez et Mahu). Parfois la crainte d'une opération a la même efficacité.

Quand ces divers traitements échouent, et on l'observe assez souvent, si la lésion est déjà ancienne et la muqueuse dégénérée, on doit s'adresser à la chirurgie : la cautérisation galvanique ou mieux encore la résection de la muqueuse des cornets inférieurs et moyens, des inférieurs surtout, et quelquefois d'une partie du cornet lui-même amène un soulagement rapide et durable ; elle rétablit la respiration nasale, supprime l'oppression ainsi que l'hydrorrhée.

Depuis quelque temps, nous essayons avec succès à la clinique (Brindel), les injections interstitielles de paraffine dans les cornets encore rétractiles. Cette médication arrête l'hydrorrhée, détruit l'hyperexcitabilité de la muqueuse et donne à cette dernière un volume fixe, empêchant ainsi la grande rétraction comme l'excès de dilatation.

CORYZAS INFECTIEUX

Sous ce titre, nous rangerons toute la catégorie des coryzas aigus qui surviennent au début, ou pendant le cours d'affections générales infectieuses (*rougeole*, *scarlatine*, *diphtérie*, *variole*, *grippe*, *fièvre typhoïde*, *érysipèle*, *morve*).

Ces différents coryzas symptomatiques diffèrent du coryza simple par leur modalité, leur virulence et la fréquence des complications auxquelles ils donnent lieu.

Le *coryza rubéolique* est un signe constant, précurseur de l'éruption ; il s'accompagne de fièvre, de larmoiement, de conjonctivite et de toux.

En même temps que le coryza, dans la *scarlatine*, existe l'angine caractéristique, une fièvre violente et un état général très défectueux.

Le *coryza diphtérique* peut exister seul, comme localisation unique de l'infection du bacille de Loeffler. En général, il est consécutif à l'apparition de l'angine. Il se manifeste par un écoulement de sanie rougeâtre avec excoriation du pourtour de la narine (jetage) et de la lèvre; apparition de fausses membranes à la surface de cette excoriation, de l'enchifrénement, des fausses membranes sur la muqueuse des cornets tuméfiés, un peu de fièvre, un facies pâle, une adénite sous-angulo-maxillaire volumineuse. L'examen bactériologique lève tous les doutes.

Dans la *variole* le coryza aigu symptomatique apparaît en même temps que l'éruption.

Le coryza aigu de la *grippe* est un des éléments constitutifs de l'affection dans sa forme catarrhale : il survient en même temps que la fièvre, une violente courbature, de l'asthénie, du malaise, de la toux opiniâtre, tous symptômes qu'on ne rencontre pas dans le coryza aigu idiopathique.

Dans le début de la *fièvre typhoïde* on observe assez fréquemment une congestion intense de la pituitaire et l'épistaxis est un symptôme banal de l'affection dothiénentérique.

Les fosses nasales servent parfois de porte d'entrée à l'*érysipèle*; dans d'autres cas elles ne sont envahies que secondairement par le streptocoque. Le coryza érysipélateux se traduit par une congestion intense de la muqueuse et des tissus cutanés avoisinant la narine, et s'accompagne de symptômes généraux facilement reconnaissables.

Le *coryza de la morve* est aigu ou chronique ; il est en général transmis par le cheval à l'homme. Il se traduit par la formation de pustules analogues à des brûlures, un écoulement sanieux, abondant et un envahissement des tissus avoisinants (peau, naso-pharynx, ganglions). Aigu, il s'accompagne de phénomènes généraux très graves, chronique il peut passer inaperçu.

Le traitement local de ces différents coryzas infectieux sera le même que celui du coryza aigu ; il sera un puissant adjuvant du traitement de l'affection générale. Toutefois les injections détersives d'eau boro-oxygénée au 1/5 constituent un moyen utile pour nettoyer et désinfecter les cavités du nez plus ou moins sujettes à infection.

CORYZA FIBRINEUX, PSEUDO-MEMBRANEUX SIMPLE

Inflammation locale aiguë de la pituitaire caractérisée par la présence, à la surface de la muqueuse, de fausses membranes n'ayant ordinairement aucune tendance à se généraliser.

Affection atteignant surtout les enfants, quelquefois contagieuse, en général bénigne. Débute par du malaise, et souvent un accès de fièvre. Caractérisée d'abord par un écoulement peu marqué et de l'enchifrènement, puis par une sécrétion abondante, muco-purulente ou sanieuse, avec légère odeur fade, excoriation de la lèvre supérieure et impossibilité absolue de respirer par le nez. Quelques jours après, chez certains malades, expulsion de fausses membranes au milieu de la sécrétion. Pas d'engorgement ganglionnaire.

A l'examen rhinoscopique gonflement de la pituitaire dont la surface est recouverte d'un exsudat pseudo-membraneux, gris jaunâtre, difficile à détacher. Sous lui, la muqueuse rouge, érodée, ramollie, saigne facilement.

BACTÉRIOLOGIE. — Microbes divers; staphylocoques, bacilles pseudo-diphtériques, streptocoques.

L'état général reste bon et l'affection dure de deux à trois semaines. Ne pas la confondre avec la diphtérie nasale, ni avec les pseudo-membranes qui se développent sur une plaie nasale chirurgicale.

TRAITEMENT. — Irrigations nasales alcalines. Pommades antiseptiques, légèrement cocaïnées et adrénalisées pour amener, autant que possible, une rétraction de la pituitaire, éviter les adhérences entre les cornets et la cloison et faciliter l'expulsion des fausses membranes. Des attouchements prudents à la glycérine iodée, après insensibilisation sont aussi fort recommandables. Lavages antiseptiques résorcinés à 1 p. 1000 et eau boro-oxygénée à 1/5, etc.

CORYZA PURULENT

Inflammation de la muqueuse nasale avec sécrétion et écoulement de pus, sans grande tendance à la guérison.

Très fréquent chez les enfants et les adolescents, quelquefois précurseur d'une atrophie de la pituitaire, d'autres fois symptomatique de l'inflammation des cavités accessoires du nez.

Consécutif à un traumatisme chirurgical ou autre, à la présence d'un corps étranger, à un simple coryza aigu, à un coryza infectieux, à un ensemencement de gonocoques (nouveau-nés, contagion digitale ou même immédiate chez l'adulte).

Survient de préférence chez les enfants lymphatiques, ou porteurs de végétations adénoïdes enflammées.

Symptômes. — Écoulement extrêmement abondant par les fosses nasales, de muco-pus jaunâtre qui tache le mouchoir en jaune verdâtre. La sécrétion s'écoule également par l'arrière-nez et le pharynx.

Elle produit des excoriations au pourtour des narines.

L'enchifrènement n'est prononcé que dans les cas où il survient des poussées aiguës, ou lorsque les sécrétions s'accumulent dans les fosses nasales. Ces sécrétions ont une odeur fade.

L'odorat est souvent altéré. Muqueuse rouge, hypertrophiée au début, ayant plus tard tendance à s'atrophier.

Comme complications on observe : des sinusites multiples, des lésions inflammatoires de l'oreille, des troubles gastro-intestinaux, des bronchites chroniques et rebelles, de la conjonctivite, quelques névralgies quand il y a rétention de pus.

L'affection évolue fréquemment sans occasionner la moindre douleur ; aussi le malade n'y apporte-t-il qu'une médiocre attention. Elle n'a aucune tendance à guérir spontanément.

TRAITEMENT. — Supprimer le corps étranger, enlever les végétations adénoïdes.

Pratiquer des irrigations nasales et, si possible, rétro-nasales quotidiennes et même bi-quotidiennes avec des solutions alcalines (borate et bi-carbonate de soude). Eaux-mères de Salies de Béarn, une cueillerée à bouche dans un litre d'eau aussi chaude que possible ; chez les petits bébés, lait coupé avec 2/3 ou 3/4 d'eau bicarbonatée ; antiseptiques (phénosalyl, phénate ou salicylate de soude, acide phénique, etc., etc.).

Faire des massages vibratoires de la muqueuse pendant une, deux, trois ou quatre semaines et plus si c'est nécessaire, à raison de trois, deux, un par semaine, suivis de pulvérisations de nitrate d'argent à la dose de 5 à 20 p. 100.

Il suffit quelquefois de deux ou trois traitements pour guérir l'affection, si elle est purement nasale.

Ne pas oublier de traiter en même temps l'état général (vins iodo-tanniques, sirop d'iodure de fer, arsenic, phosphates, huile de foie de morue, bains salés) et de désinfecter les sinus s'il y a lieu.

Après guérison, éviter avec soin les coryzas aigus susceptibles, pendant plusieurs mois, de ramener l'affection. Chez un enfant ayant présenté déjà du coryza purulent, ne pas laisser prolonger un rhume de cerveau au delà de cinq à six jours. Passé ce délai, se remettre immédiatement aux irrigations nasales et s'il persiste, au massage, et aux pulvérisations de nitrate dont une à deux séances ont fréquemment raison de l'affection réveillée.

CORYZA CHRONIQUE SIMPLE

Inflammation chronique de la pituitaire caractérisée par une exagération de la sécrétion normale et une obstruction plus ou moins marquée et intermittente des fosses nasales.

D'ordinaire consécutif à des coryzas aigus répétés, à l'action d'agents irritants sur la muqueuse (poussières, tabac, vapeurs) chez les chauffeurs et chez les ouvriers de certaines industries, à la présence de végétations adénoïdes. Les alcooliques et les arthritiques y sont plus prédisposés.

Deux symptômes principaux : enchifrènement plus ou moins accentué, plus ou moins intermittent, augmentation de la sécrétion nasale qui devient visqueuse, difficile à expulser.

Comme conséquence : sécheresse de la gorge le matin, raclements fréquents, sensations de matières qui tombent du nez dans la gorge; quelquefois céphalées frontales. L'odorat est souvent atteint.

A l'examen objectif muqueuse vascularisée, tuméfiée, à la surface de laquelle on aperçoit des mucosités glaireuses.

La cocaïne rétracte bien les cornets.

L'affection a des recrudescences en hiver et pendant les temps humides avec brusques variations de température. Abandonnée à elle-même, elle évolue vers le coryza hypertrophique ou vers le coryza atrophique. D'autres fois elle reste stationnaire pendant des années et des années. Elle se complique parfois de l'inflammation des canaux lacrymaux et se propage assez souvent vers le naso-pharynx.

Chez certains malades, elle engendre de la fatigue cérébrale, de la neurasthénie.

TRAITEMENT. — Supprimer la cause quand on peut la reconnaître. Appliquer des pommades au menthol et à la cocaïne.

Pommade avec :

Menthol	0gr,05 à 0gr,15
Chlorhydrate de cocaïne.	0gr,15 à 0gr,25
Acide borique	1 gramme.
Vaseline.	15 —

Prescrire des pulvérisations à l'huile mentholée.

Ici encore, on se trouvera très bien de quelques massages et de quelques pulvérisations au nitrate d'argent. Les irrigations nasales ou rétro-nasales, seront indiquées seulement lorsque les fosses nasales auront leur perméabilité normale.

Un traitement général avec des toniques, chez les enfants principalement, aura les meilleurs effets.

CORYZA HYPERTROPHIQUE

Tuméfaction et dégénérescence persistante, plus ou moins généralisée, de la muqueuse pituitaire.

Aboutissant d'un grand nombre d'autres coryzas : chronique, spasmodique.

Caractérisé fonctionnellement par : *A*. une gêne persistante dans la respiration nasale, uni ou bilatérale, avec ses conséquences : gorge sèche, irritée, ronflement nocturne, essoufflement facile pendant la marche, bouche constamment ouverte, sensation de corps étranger dans le nez ;

B. Un nasonnement accentué ;

C. Une perte, ou tout au moins une diminution notable de l'odorat ;

D. Parfois des phénomènes réflexes (asthme, névralgie, céphalée) ;

E. Peu ou pas d'exagération dans la sécrétion.

Objectivement par : une augmentation de volume très

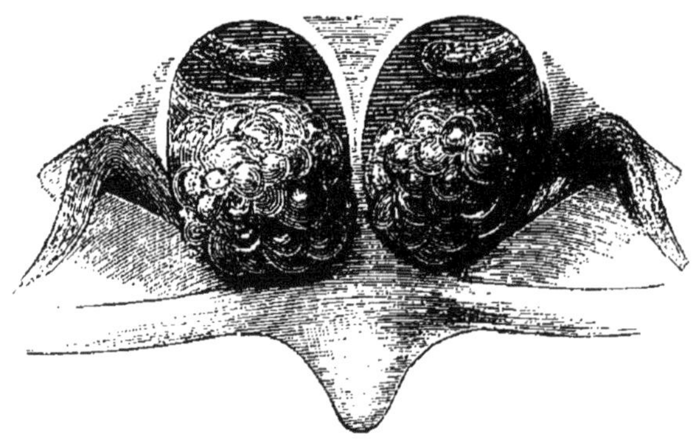

Fig. 165. — Dégénérescence polypoïde de la partie postérieure des cornets inférieurs ou queues de cornets vues au miroir.

manifeste des cornets inférieurs dont la tuméfaction empêche de voir le plancher des fosses nasales, souvent même le méat moyen. La muqueuse qui le recouvre est molle, tomenteuse, de coloration rosée, ou même pâle, rappelant un peu les polypes muqueux d'où le nom de dégénérescence polypoïde qu'on lui a donné. Ce gonflement peut s'observer, mais à un degré moindre, sur le cornet moyen et même sur le plancher de la fosse nasale et la cloison. A la partie postérieure des cornets inférieurs l'augmentation de volume et l'état framboisé sont encore plus accentués (queues de cornets) : on s'en rend compte *de visu* par la rhinoscopie postérieure.

Chez certains malades, l'hypertrophie porte seulement sur la moitié postérieure des cornets inférieurs ; elle est alors visible par la rhinoscopie antérieure. Les queues de cornets sont parfois assez volumineuses pour déborder les choanes, flotter dans le naso-pharynx, reposer sur le voile du palais ou obstruer les pavillons des trompes.

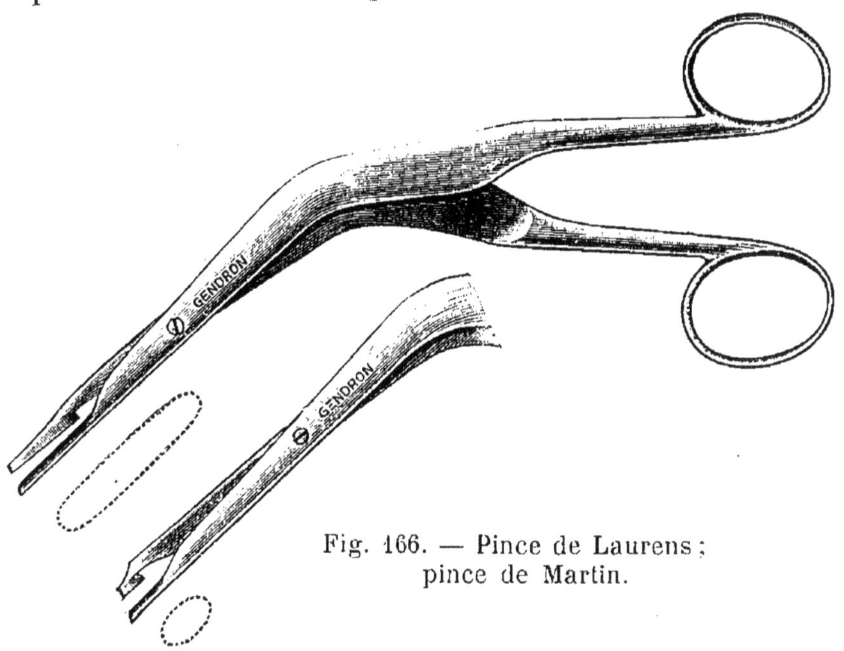

Fig. 166. — Pince de Laurens ; pince de Martin.

Le tissu réellement hypertrophié ne se rétracte pas sous l'influence de la cocaïne.

Histologiquement, il a perdu ses fibres élastiques, a comblé son tissu caverneux, l'a remplacé par du tissu fibreux, en un mot il est sclérosé. Il est néanmoins sensible dans une certaine mesure aux agents extérieurs : l'humidité le gonfle et amène un accroissement temporaire de l'enchifrènement.

L'affection ne rétrocède pas spontanément. Elle engendre fréquemment des troubles auriculaires (inflammations catarrhales).

Le traitement médical échoue presque toujours.

Nous avons pourtant vu, une fois, chez une personne âgée, et pusillanime, refusant toute intervention chirurgicale, une dégénérescence polypoïde très accentuée,

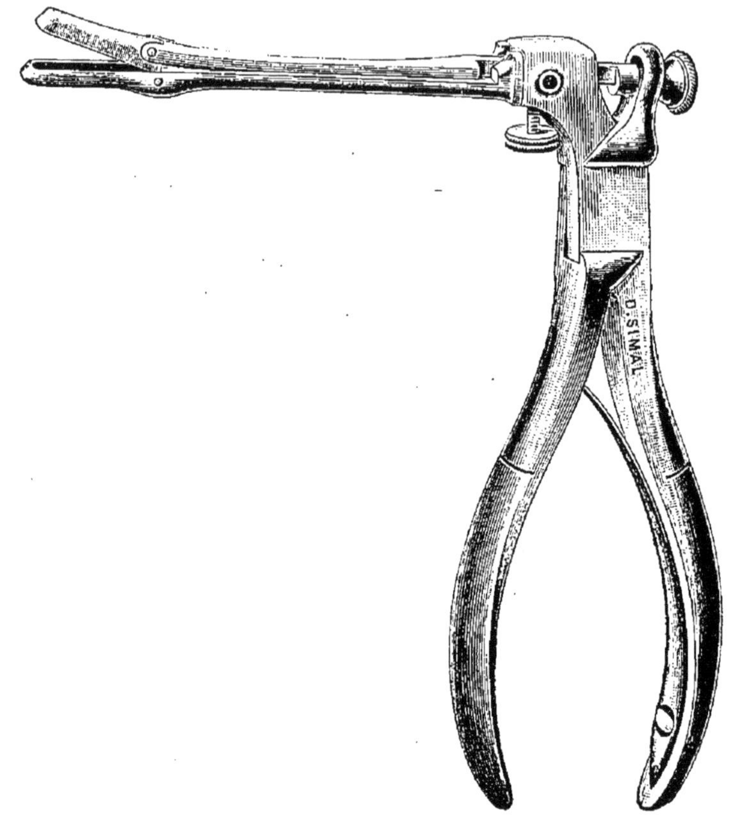

Fig. 167. — Cornétome de Moure.

presque pédiculée, disparaître totalement par quelques séances de massage vibratoire. Dans ce cas, la muqueuse primitivement pâle, reprit rapidement une coloration rosée et un aspect lisse.

Mieux vaut recourir d'emblée au traitement chirurgical qui consiste à faire disparaître le tissu dégénéré et à réduire la muqueuse à son volume normal.

On rejettera les cautérisations chimiques et galvaniques

seules, bien que celles-ci rendent des services dans les cas peu accentués.

On s'adressera à la cornétomie, c'est-à-dire à la résec-

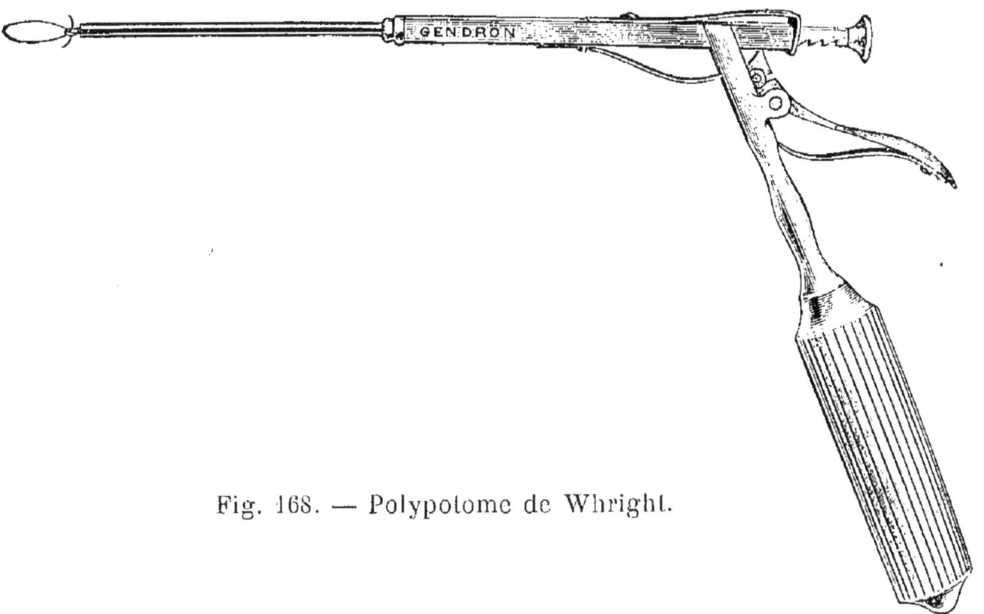

Fig. 168. — Polypotome de Whright.

tion, au moyen de pinces appropriées (Laurens, Mahu, Moure), de la muqueuse qui déborde le bord inférieur des cornets. Les queues de cornet seront à leur tour sectionnées au moyen d'un polyptome à crans (Wright), instrument merveilleux dont le maniement est des plus simples. En donnant à l'anse qui le termine une courbure spéciale (fig. 169) on arrive à saisir rapidement, puis à sectionner aussi lentement que l'on veut, le tissu dégénéré. Une cautérisation au galvano de la surface, arrête le sang et empêche une hémorragie secondaire.

Bien entendu, la fosse nasale a été cocaïnée et très légèrement adrénalisée, si c'était utile, avant toute intervention.

Dans les jours qui suivent on surveillera simplement

qu'il ne se produise pas de synéchies entre le cornet et la cloison mais on évitera de toucher à la muqueuse qui se cicatrice d'ordinaire toute seule. Pas d'injections, pas de tamponnements, sauf nécessité absolue. Au besoin quelques touffes de penghawar (Lubet-Barbon), si l'on redoute l'hémorragie.

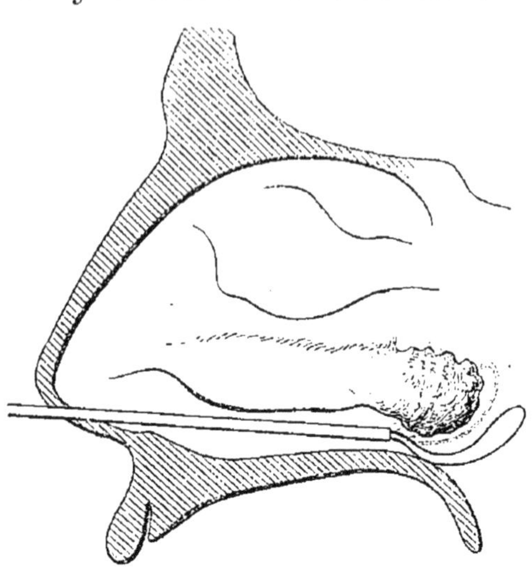

Fig. 169. — Ablation de la queue de Cornet.

Courbure à donner à l'anse avant son introduction dans la fosse nasale, et position qu'elle occupe une fois introduite. Les traits rouges montrent par quel mécanisme la queue du cornet est saisie au fur et à mesure de la rétraction de l'anse.

CORYZA CASÉEUX

On entend par là une accumulation, dans les fosses nasales, d'une sécrétion fétide, caséeuse, analogue au contenu de certains kystes sébacés.

Le coryza caséeux est plutôt la résultante d'autres inflammations de la pituitaire qu'une affection autonome. Il survient habituellement quand il y a obstacle au libre écoulement de sécrétions purulentes du nez et de ses cavités accessoires, ou encore, comme conséquence d'une irritation provoquée par la présence d'un corps étranger.

Il se manifeste par :

1° De l'enchifrènement progressif mais unilatéral ;

2° Une fétidité très marquée mais caractéristique ;

3° L'expulsion de matières fétides, striées de sang ;

4° Du nasonnement ;

5° Des troubles de l'odorat ;

6° Des douleurs, souvent très aiguës, du côté atteint (car l'affection n'atteint généralement qu'un côté) et parfois de la tuméfaction extérieure du nez, indice de la formation d'un abcès ou de points d'ostéite autour des concrétions. *Objectivement* la muqueuse est enflammée, ulcérée, fongueuse, saignant facilement, autour d'un amas de grumeaux caséeux formant une masse parfois assez considérable. Dans quelques cas, rares, destructions osseuses, points d'ostéite nécrosante (Wagnier).

Le pronostic est bénin. Il suffit d'enlever complètement le caséum et l'obstacle qui a favorisé sa formation, pour qu'en quelques jours tout rentre dans l'ordre.

L'expulsion des matières caséeuses se fera au moyen de lavages antiseptiques, de curettages légers, d'écouvillonnage avec un tampon d'ouate. On reverra le malade quelques jours après pour s'assurer de la parfaite guérison.

CORYZA ATROPHIQUE

Encore appelé ozène, punaisie. Caractérisé par l'élargissement des fosses nasales et l'accumulation, dans leur cavité, de croûtes épaisses, vertes, répandant une odeur repoussante spéciale.

Très fréquent dans l'enfance et l'adolescence, plus rare chez l'adulte après trente-cinq ans.

Nettement héréditaire et familial. Rencontré plus fréquemment dans la classe pauvre, chez les personnes atteintes de misère physiologique. Naissant à l'occasion d'un coryza aigu, purulent ou infectieux, aboutissant possible d'un coryza chronique. D'après Lermoyez il serait contagieux.

Chez beaucoup d'ozéneux déformation extérieure du nez caractéristique : aplatissement du dos du nez, élargissement des ailes (nez en forme de selle).

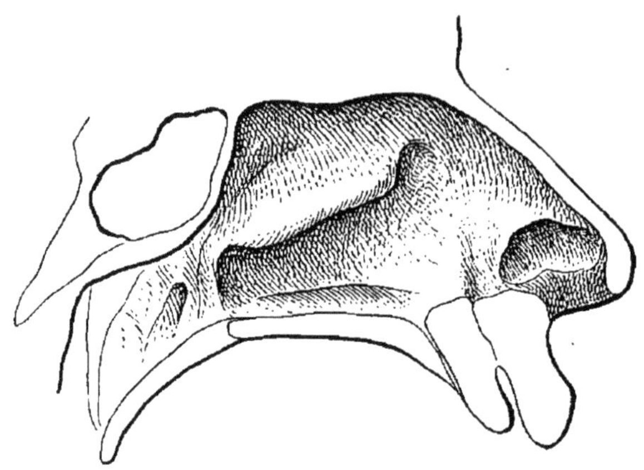

Fig. 170. — Coryza atrophique.

La maladie confirmée se manifeste *fonctionnellement* par :

1° Une odeur *sui generis* extrêmement fétide ;

2° L'expulsion de croûtes épaisses, vertes, moulant quelquefois les fosses nasales et dont le malade n'arrive à se débarrasser qu'au prix des plus grands efforts ;

3° Assez souvent de la diminution ou de la perte du sens de l'odorat.

Objectivement on constate :

Un élargissement considérable des fosses nasales dû à une atrophie très manifeste des cornets et de la muqueuse. Les trois cornets sont visibles et peuvent être représentés par de simples bandelettes. Le naso-pharynx apparaît à la rhinoscopie antérieure dans tous ses détails.

La muqueuse est recouverte d'amas croûteux adhérents. Après nettoyage elle se montre rose pâle, chagrinée.

Quand l'affection est ancienne la muqueuse du naso-pharynx et celle du pharynx buccal ont un aspect vernissé sec (pharyngite atrophique) et des sécrétions desséchées se montrent également à leur surface, sécrétions ne descendant pas au-dessous de la luette.

Le malade n'a généralement pas d'odorat, ne se rend pas compte de l'odeur pestilantielle qu'il dégage quand bien même l'odorat persisterait encore.

Plusieurs théories sont en présence pour expliquer la production de l'ozène :

1° L'odeur serait due à l'élargissement de la fosse nasale qui faciliterait la stagnation et la décomposition des sécrétions glandulaires de la muqueuse (Zaufal);

2° L'ozène reconnaîtrait pour cause un empyème de l'une quelconque, ou de plusieurs cavités accessoires (Grunwald) ;

3° L'affection aurait pour point de départ une inflammation et plus tard une dégénérescence des glandes entraînant à leur suite l'atrophie de la muqueuse et du squelette osseux (Gottstein) ;

4° Elle serait constituée par une dystrophie atteignant en même temps la muqueuse et les os ;

5° Elle serait purement microbienne (Löwenberg, Belfanti, Della Vedova, Pes et Gradenigo).

Il est probable que ces différents facteurs interviennent; mais le fait qu'en rétablissant le calibre normal de la fosse nasale, par une injection de paraffine dans le cornet inférieur, on supprime d'un seul coup l'ozène, semble donner à la théorie de Zaufal, un regain d'actualité, tout en accordant à la blennorrhée nasale une importance réelle dans la pathologie des sécrétions nasales.

En même temps que l'atrophie des différents éléments de la muqueuse et du tissu glandulaire on observe une transformation de l'épithélium normal cylindrique à cils vibratiles en pavimenteux stratifié à plusieurs couches.

Livré à lui-même, l'ozène entraîne la pharyngo-laryngite atrophique, et l'ozène trachéal, qui sont une simple extension de l'affection aux voies aériennes inférieures, des inflammations rebelles des voies lacrymales et de la conjonctivite, des otites catarrhales chroniques, des gastrites et des entérites. Il prédispose à la tuberculose (Moure).

Le *pronostic* est bénin et l'affection curable si les soins sont suivis avec ténacité et régularité. Un coryza aigu survenant chez un ozéneux constitue, à notre avis, un signe très important indiquant l'approche de la guérison. Il est, en effet, exceptionnel de voir un rhume de cerveau se superposer à un coryza atrophique ozénateux au cours de son évolution, c'est-à-dire à la période d'état.

Le *traitement* est : *a.* prophylactique ; *b.* palliatif et *c.* curatif.

a. On évitera parfois la rhinite atrophique en ne négligeant pas les coryzas chroniques et surtout les coryzas purulents.

b. Le *traitement palliatif* est celui qui s'adresse seulement au symptôme ozène ; il consiste à enlever, par un moyen quelconque, les croûtes qui se forment dans les fosses nasales au fur et à mesure de leur production. Pas de stagnation des sécrétions dans le nez, pas d'odeur. On y parvient au moyen d'injections nasales et rétro-nasales faites avec soin. Les autres méthodes (tamponnement, emploi de pommades, de pulvérisations odorantes, etc.), sont illusoires et inutiles.

Les injections se font avec de l'eau tiède additionnée de sel marin, de borate ou de bicarbonate de soude, de solutions antiseptiques ou désodorisantes diverses (phénate de soude, phénosalyl, acide phénique, résorcine, permanganate de potasse, etc.), la liste en est déjà longue.

On a avantage à se servir d'un énéma, car le jet, interrompu et vigoureux, détache mieux les croûtes, souvent très adhérentes sur les cornets, que l'écoulement régulier du liquide sortant d'un réservoir placé à une petite hauteur au-dessus de la tête du malade.

On a pu dire de cette thérapeutique : tant dure le traitement, tant dure la guérison.

c. Le traitement curatif s'attaque à l'atrophie de la muqueuse, cherchant à revivifier la pituitaire, à la faire augmenter de volume et à amener l'hypertrophie du tissu osseux des cornets.

La chose est possible : nombreux sont aujourd'hui les malades guéris complètement de leur rhinite atrophique à tel point qu'il est impossible de reconnaître l'affection ancienne dont ils étaient porteurs à des degrés parfois excessivement marqués. Certains malades font même, après guérison, de vraies poussées de coryza spasmodique avec hydrorrhée ou non, ce qui nous semble le comble de la guérison de l'ozène.

Nous obtenions ce résultat, avant d'avoir appliqué la paraffino-thérapie au traitement de cette ennuyeuse affection, par des irrigations régulières et prolongées, du massage de la muqueuse et des pulvérisations de nitrate d'argent à sa surface.

Pour mener à bien cette tâche, il nous fallait souvent plusieurs mois et même plusieurs années ; si les cavités accessoires participaient à l'affection, nous les traitions en même temps par des ponctions diaméatiques d'abord et au besoin par une opération radicale.

On doit prévenir les malades dès le début, que le traitement sera long et qu'il aura à mettre autant de persévérance que le médecin de patience dans son exécution.

Le massage se fait au moyen d'un tampon d'ouate monté sur une tige souple, maniée à la main, si le malade est lui-même son propre opérateur, rigide et mue par un moteur électrique dans le cas contraire.

Comme pulvérisations de nitrate, nous nous servions de solutions de 5 à 20 p. 100 (Meyjes).

Méthode de Moure et Brindel. — Depuis le commencement de 1902 nous essayons un nouveau traitement dont nous sommes les promoteurs et qui donne à tous les confrères qui l'ont employé après nous (Broeckaert, Mahu, etc.) des résultats très encourageants.

Nous cherchons à rendre aux fosses nasales leur calibre normal en injectant sous la muqueuse des cornets du plancher et de la cloison, de la paraffine liquéfiée à la chaleur, et fusible aux environs de 55°. Ci-joint le modèle de la seringue que l'un de nous a fait construire pour faire les injections à chaud (fig. 171).

Chaque fois que nous avons de la sorte réussi à donner à la fosse nasale une étroitesse voisine ou égale à la normale, nous avons vu en quelques jours disparaître les croûtes et par conséquent l'odeur. Les cornets conservent leur nouveau volume, la muqueuse qui les recouvre

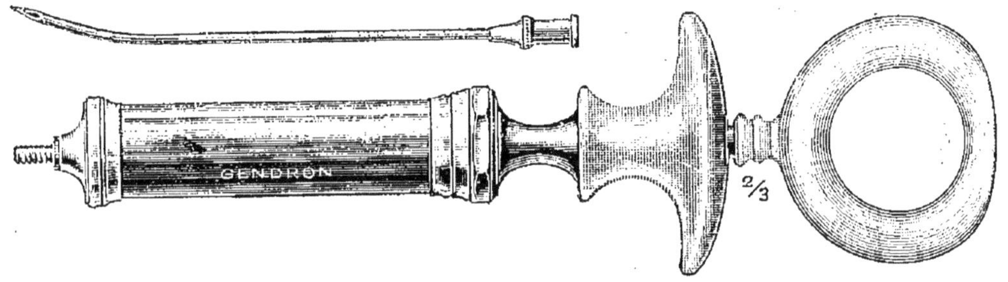

Fig. 171. — Seringue à paraffine liquide de Brindel. (Manche en ivoire pour éviter la brûlure des doigts de l'opérateur.)

reprend un aspect rosé et il n'y a plus à sa surface que peu ou même pas du tout de petites mucosités transpa-

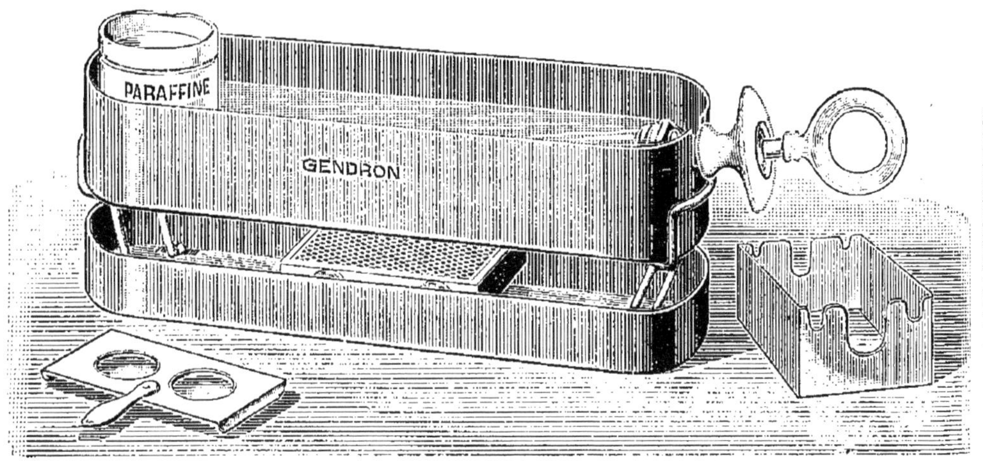

Fig. 172. — Dispositif de l'appareil pour les injections de paraffine à chaud. (Modèle Brindel.)

rentes, liquides ou visqueuses, sans odeur, et dont le malade se débarrasse avec la plus grande facilité en se mouchant.

Ce traitement n'est applicable que si la muqueuse possède encore assez d'élasticité pour pouvoir être distendue par l'injection (voir pour plus de détails nos différentes publications à ce sujet).

Quelques auteurs ont remplacé la paraffine liquide par la paraffine solide (Broeckaert, Mahu) ; outre qu'elle se met en grumeaux difficiles à étaler, qu'elle se répand moins facilement, elle a encore l'inconvénient très grand de traverser parfois la muqueuse et d'être souvent éliminée après un certain temps.

Un traitement général tonique, huile de foie de morue, vin iodé, eaux sulfureuses, bains salés, est tout indiqué quand la paraffino-thérapie n'est pas encore applicable (enfants trop jeunes, trop grande atrophie des cornets).

Pour résumer, nous dirons : l'ozène est curable et d'autant plus vite que l'affection sera traitée plus près de son début alors que la muqueuse aura conservé encore un certain volume ou du moins une assez grande élasticité.

TUBERCULOSE DES FOSSES NASALES

Nous décrirons successivement :

1° La tuberculose larvée ;

2° Le coryza pseudo-atrophique ou mieux prétuberculeux (Moure) ;

3° La tuberculose ulcéro-végétante ;

4° Le lupus.

Les deux premières formes ne sont point encore classiques.

Dans la première (*forme larvée*) aucun indice ne permet de songer à l'existence de bacilles de Koch dans la muqueuse : il s'agit plutôt d'une découverte microscopique que d'une affection possible à décrire. Chez une jeune femme semblant atteinte de coryza spasmodique typique avec hydrorrhée, nous pratiquâmes une cornétomie gauche. A l'examen microscopique la muqueuse réséquée fut trouvée farcie de tubercules caractéristiques avec cellules géantes et rares bacilles.

La guérison s'est faite sans incident et elle se maintient depuis plusieurs années : la fosse nasale est restée très perméable ; l'hydrorrhée existait depuis trois mois sans discontinuer. Peut-être y aurait-il lieu de songer à la possibilité d'une tuberculose larvée chez les malades dont l'écoulement hydrorrhéique se prolonge bien au delà du temps normal d'une crise, cinq à six jours environ.

2° Sous le nom de *coryza pseudo-atrophique* ou encore de prétuberculeux (Moure), nous désignons une inflammation chronique spéciale de la pituitaire encore mal connue des spécialistes et se traduisant :

a) Par l'élargissement de l'une ou des deux fosses nasales ;

b) La formation de petites croûtes pâles, *non odorantes*, à la surface des cornets. Les croûtes sont parfois remplacées par des mucosités épaisses, visqueuses ;

c) L'aspect pâle et légèrement granuleux de la pituitaire, particulièrement sur les cornets inférieurs et moyens, la cloison et le plancher.

On le rencontre chez les individus à facies strumeux, à grosses lèvres présentant souvent du lupus de la gorge, des excoriations de l'entrée des narines, des ganglions sous-maxillaires et cervicaux engorgés, parfois des traces d'adénites suppurées au niveau de ces mêmes ganglions.

Il s'agit là de coryzas strumeux chez des candidats à la tuberculose. Et de fait, nous avons vu plusieurs fois des lésions lupiques, et même ulcéreuses, s'installer dans les fosses nasales, la gorge et le larynx de malades (enfants ou adolescents surtout), atteints de ce coryza pseudo-atrophique que nous suivions pendant plusieurs années alors qu'ils étaient indemnes de tuberculose.

Il coïncide fréquemment avec des adénoïdes suppurantes et se rencontre presque toujours chez les futurs tuberculeux pulmonaires et chez les sujets dont les poumons sont déjà en puissance de bacillose.

La nature de ce coryza ne nous paraît pas douteuse bien que la preuve bactériologique n'ait pas encore été établie d'une façon positive.

3° La *tuberculose ulcéro-végétante* des fosses nasales est un peu plus rare. Les éléments qui la constituent (ulcération et bourgeonnement) sont isolés ou associés. Elle se montre sur la cloison et les cornets, forme plusieurs foyers, quelquefois un seul.

S'il y a ulcération, on observe une perte de substance cupuliforme, puis plus étendue, à fond pâle, grisâtre, tapissée de mucosités jaunâtres. La muqueuse environnante est toujours plus ou mois tuméfiée et parsemée de granulations jaunes (muqueuse irritée).

Dans la *forme végétante pseudo-polypeuse* (Cartaz) il y a de véritables tumeurs, parfois très grosses, situées presque toujours sur la cloison, tantôt en avant, tantôt en arrière, et écoulement séro-purulent ou sanieux par les narines antérieures. La tumeur est la plupart du temps mamelonnée, papilliforme (Pistre).

4° Le *lupus* se reconnaît à un mamelonnement spécial de la muqueuse, lui donnant un aspect fongueux. Les saillies ainsi formées sont rose pâle, indolores, souvent recouvertes de petites croûtes jaunâtres, très friables. Elles ont pour siège l'entrée des narines et principalement la cloison, le plancher et le cornet inférieur. Sous elles le cartilage est ramolli, détruit ; la lésion déborde souvent vers la peau et ronge les bords des orifices de la narine : elle se confond insensiblement avec le tissu sain.

Fait important, elle est indolore, même au toucher, saigne difficilement et ne gêne le malade que par l'obstruction nasale, bilatérale le plus souvent, qu'elle détermine.

La tuberculose nasale, à quelque catégorie qu'elle appartienne, peut être primitive ou secondaire, se généraliser à l'organisme tout entier ou s'étendre de proche en proche aux tissus avoisinants (peau, pharynx, voile du palais, voies lacrymales, trompes d'Eustache et oreille moyenne, ganglions sous-maxillaires et carotidiens).

Elle peut entraîner de l'épiphora par obstruction du canal nasal, des poussées érysipélateuses.

A l'inverse de la syphilis, elle respecte les os ; de plus elle n'altère pas la santé générale.

On peut voir se constituer dans les fosses nasales des associations de syphilis tertiaire à marche lente et de tuberculose ulcéro-végétante ou lupique : le scrofulate de vérole a même pour le nez une certaine prédilection.

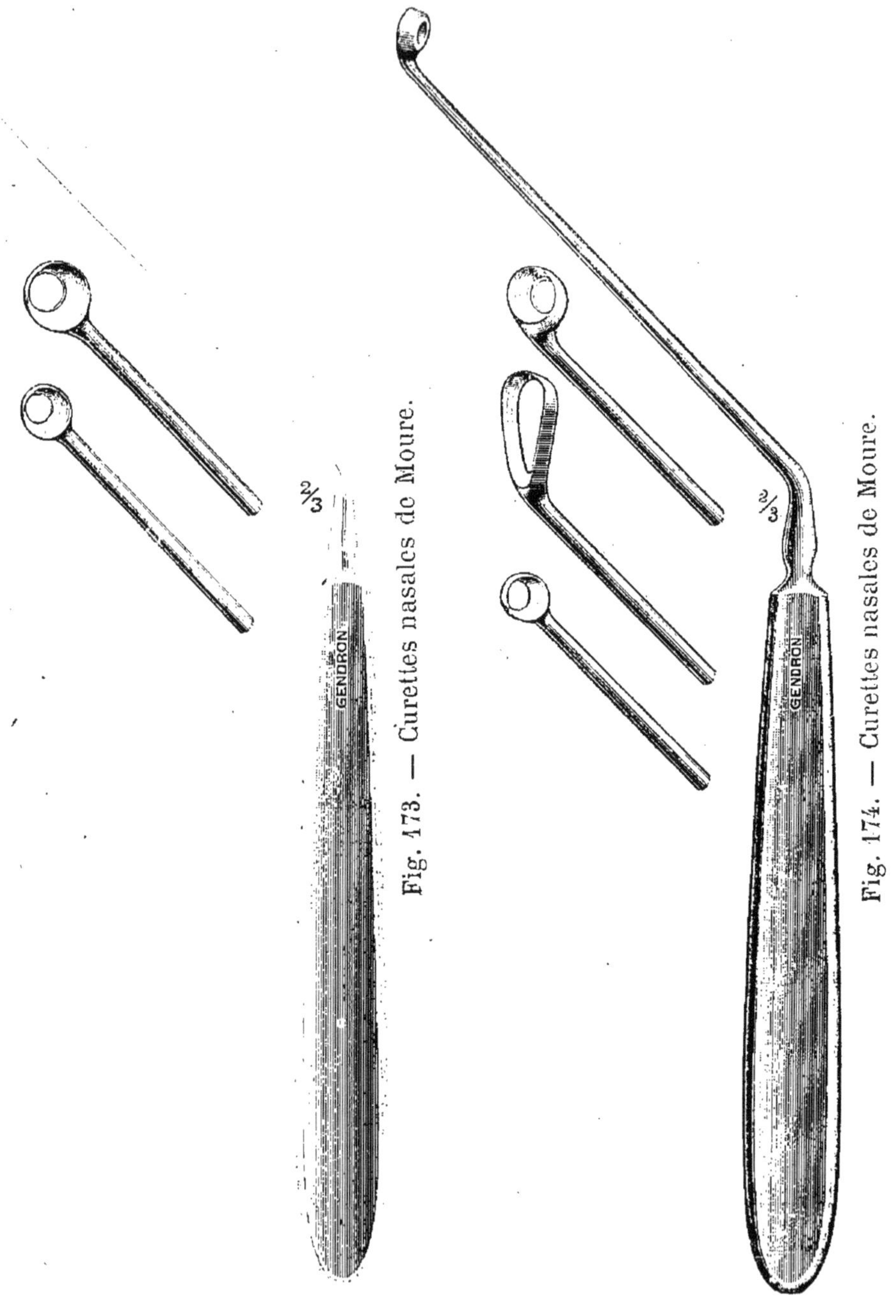

Fig. 173. — Curettes nasales de Moure.

Fig. 174. — Curettes nasales de Moure.

La tuberculose nasale n'a pas de tendance à guérir spontanément.

Traitement. — A la forme larvée on opposera la thérapeutique de l'affection dont elle prend le masque. Contre le coryza pseudo-atrophique, on prescrit des irrigations antiseptiques, des massages suivis de pulvérisations au nitrate d'argent, la paraffino-thérapie qui réussit très bien dans ce cas, enfin un traitement général tonique : vin iodotanné, arsenic, huile de foie de morue, le grand air, le séjour au bord de la mer, dans les forêts de pins, des bains salés, suralimentation, etc.

Les formes ulcéro-végétantes et lupiques sont l'une et l'autre passibles du traitement chirurgical : curetage soigneux de toutes les parties atteintes, ensuite attouchements de la plaie ainsi créée soit à la glycérine iodée ou phéniquée forte (au 1/5 et au 1/3) soit mieux à la solution d'acide lactique à 1/5 et 1/2. On se servira encore du galvano-cautère à plat sur les surfaces croûteuses ou en pointe profonde sur les tissus simplement infiltrés.

On s'assurera qu'à l'entrée des narines et profondément, il ne se forme pas de cicatrices vicieuses, de rétrécissements difficiles ensuite à faire disparaître. Enfin, après guérison totale, on surveillera la récidive toujours possible en se tenant prêt à intervenir au premier signal.

SYPHILIS NASALE

Les trois sortes d'accidents sont susceptibles de se montrer dans les fosses nasales. Passons-les successivement en revue :

Accidents primitifs. — Le premier travail d'ensemble

sur ce sujet a été fait par un élève de la clinique (Dupond, thèse de doctorat 1887).

Le chancre est assez rare ; il siège à l'entrée des fosses nasales, plus rarement au voisinage des choanes (chancre des auristes) et se manifeste par une tuméfaction notable, élargie, à surface fongueuse ou crevassée (Ulcus elevatum de Fournier), le tout donnant au doigt la sensation de plaques cartilagineuses. Les tissus voisins sont augmentés de volume, infiltrés ; le nez, devenu rouge, s'est hypertrophié à son extrémité libre. De la fosse nasale s'écoule une *sanie* à odeur fade, non fétide.

Il y a obstruction d'une fosse nasale, rarement des deux. De temps en temps, au début, *fièvre et douleur*, avec irradiation vers le front.

L'adénopathie caractéristique ne fait jamais défaut (angle de la mâchoire, ganglions préauriculaires).

Accidents secondaires. — *Raghades, coryza persistant* et *écoulement muco-purulent* irritant la lèvre supérieure, chez les petits bébés hérédo-syphilitiques. Chez l'adulte, on observe : *a*) des lésions *herpétidiformes* ; *b*) des *plaques muqueuses* ; *c*) des tumeurs *condylomateuses*.

Les rhagades siègent à l'entrée des narines dans les plis naso-labiaux.

A. Les *lésions herpétidiformes* se traduisent par des érosions couvertes de croûtes jaunâtres entourant l'orifice des narines, débordant sur la peau qui est rouge, épaissie et enflammée. Les tissus sous-jacents sont infiltrés, durs. L'aile du nez est augmentée de volume et l'ensemble prend le cachet du nez de Cyrano.

B. Les *plaques muqueuses*, pas très fréquentes, occupent la partie antérieure de la cloison ou du cornet inférieur en avant : elles forment une légère saillie opaline au-dessus de la muqueuse.

Elles amènent un peu d'enchifrènement, quelques sensations de brûlure, des sécrétions muco-purulentes ou même striées de sang. Avec les deux sortes d'accidents, l'adénopathie multiple, indolore et mobile, est encore la règle, d'autres accidents secondaires coexistant sur la peau, dans la bouche.

C. Les *condylomes* du nez sont exceptionnels, ils ont la tournure de crêtes de coq.

Accidents tertiaires. — Ces accidents débutent par la charpente nasale et les téguments ou par la muqueuse pour se propager vers l'extérieur.

Sièges de prédilection : os propres, cloison.

Trois gros symptômes au début, enchifrènement *progressif*, *constant*, *douloureux et unilatéral.*

La douleur est rarement spontanée ; elle s'accuse à la pression, sur le point d'infiltration osseuse.

Quand l'affection est livrée à elle-même, survient, avec le *nasonnement* accompagnant toute obstruction nasale, un *écoulement de sanie* purulente plus ou moins marqué, une *odeur infecte* annonçant de la carie osseuse, parfois une *ulcération* extérieure précédée de tuméfaction limitée inflammatoire.

A l'examen rhinoscopique : gonflement limité, rouge foncé, de préférence sur la cloison, parfois occupant le plancher ou le cornet inférieur, non rétractile par la cocaïne.

Plus tard, *ulcération* bourgeonnante, à fond grisâtre, à bords taillés à pic, saignant facilement au moindre contact, avec infiltration de la muqueuse environnante.

Dans les cas plus avancés, présence de *croûtes* noirâtres très odorantes et de *séquestres* plus ou moins libres, souvent très volumineux, dans les fosses nasales, destruc-

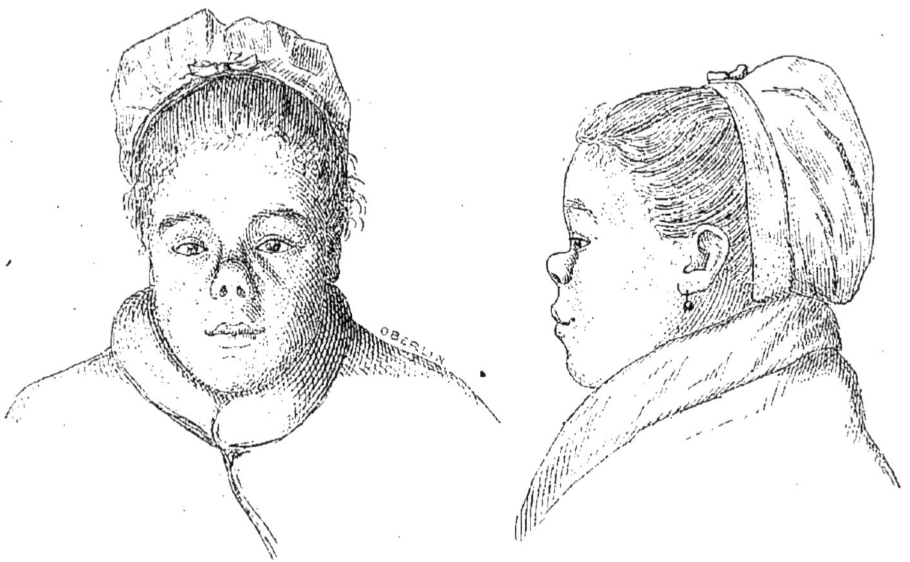

Fig. 175. — Type de l'ensellure syphilitique, vue de face et de profil.

tion fréquente de la cloison tout entière avec affaissement du dos du nez.

Les séquestres sont constitués par les cornets, la cloison naso-sinusienne, la lame latérale de l'ethmoïde, quelquefois même par le sphénoïde tout entier (Moure).

Des céphalées souvent intenses, à recrudescence nocturne, accompagnent parfois l'évolution de ces accidents qui, chez d'autres malades, se fait d'une façon absolument insidieuse, donnant l'illusion d'un simple coryza rebelle.

On peut voir évoluer en même temps qu'eux, des gommes

de l'arrière-gorge et de la voûte palatine (union du voile avec le palais osseux).

Pas d'adénopathie.

Comme complications on observe de la déformation du nez, l'élimination des séquestres, la formation d'un vaste cloaque nasal, des accidents encéphaliques (méningite, phlébite des sinus), par destruction de la boîte cranienne due à l'extension de la lésion.

Traitement. — Le traitement spécifique ne produit tout son effet que dans la première période (infiltration et ulcération des tissus). Quand il y a séquestres, la guérison ne s'obtient qu'après leur élimination naturelle ou artificielle.

Nous nous sommes toujours très bien trouvés du traitement mixte dans lequel entre une dose quotidienne de 2 centigrammes de biiodure de mercure et 2 à 3 grammes *au plus* d'iodure de potassium ou de sodium.

Localement on déblaiera les fosses nasales avec soin, n'y laissant séjourner ni sanie, ni croûtes, ni séquestres; l'eau boro-oxygénée à 1/5 constitue un excellent moyen de nettoyer et désodoriser les parties suppurantes. Les lavages seront fréquents (deux fois par jour au moins) et abondants (environ un litre de liquide chaque fois). L'injecteur Enéma est préférable au jet continu du réservoir habituel. Le traitement hydro-minéral, sulfureux en particulier, est encore indiqué pour terminer la cure et consolider la guérison.

On touchera les surfaces ulcérées avec une solution iodo-iodurée.

Appliqué de bonne heure le traitement spécifique fait rétrocéder toutes les lésions sans laisser la moindre trace. Plus tard on pourra observer, comme vestige de l'affection, des synéchies entre les cornets et la cloison, la disparition de celle-ci, des cornets ou des os propres, un affaissement du dos du nez, une communication anormale entre le nez et la cavité buccale, ou même l'extérieur, une atrophie plus ou moins marquée des cornets.

Chez quelques malades, on peut remédier à la difformité nasale par des opérations (rhinoplastie) ou des appareils prothétiques ou une injection sous-cutanée de paraffine.

RHINOPLASTIE

La restauration d'une partie ou de la totalité de la charpente nasale porte le nom de rhinoplastie.

Elle est nécessitée par la perte traumatique ou post-ulcéreuse (syphilis, lupus) des os propres et de la peau de l'aile du nez et de la sous-cloison.

Quand il y a simple affaissement du nez sans tissu cicatriciel adhérent, nous préférons les injections prothétiques de paraffine aux opérations chirurgicales.

Trois grandes méthodes sanglantes se disputent l'honneur de reconstituer l'appendice nasal :

1° La *méthode Indienne* qui consiste à prélever sur le milieu du front un lambeau triangulaire, à base supérieure, à pédicule adhérent près de la racine du nez. Le lambeau est tordu sur son pédicule et suturé aux bords, préalablement avivés, de l'ouverture nasale ;

2° La *méthode Italienne* dans laquelle on prélève un fragment de peau du bras qu'on laisse adhérente à ce dernier jusqu'à reprise sur le nez. Un appareil plâtré maintient le membre supérieur en position convenable pour ne pas tirer sur la suture ;

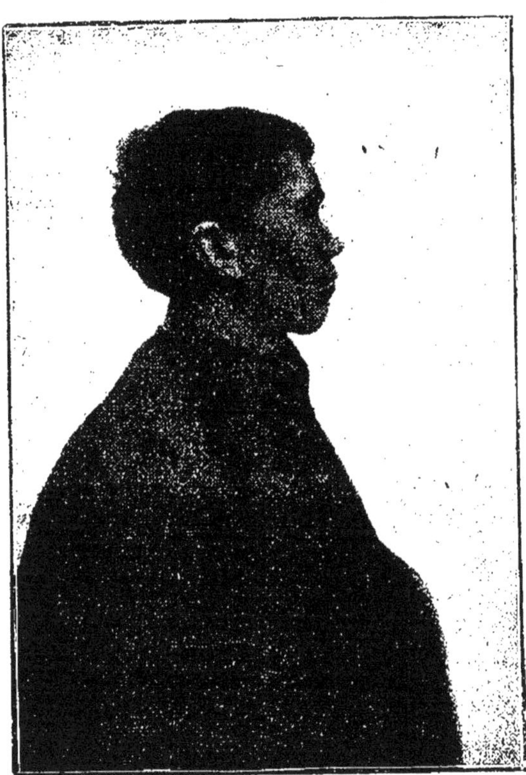

Avant.

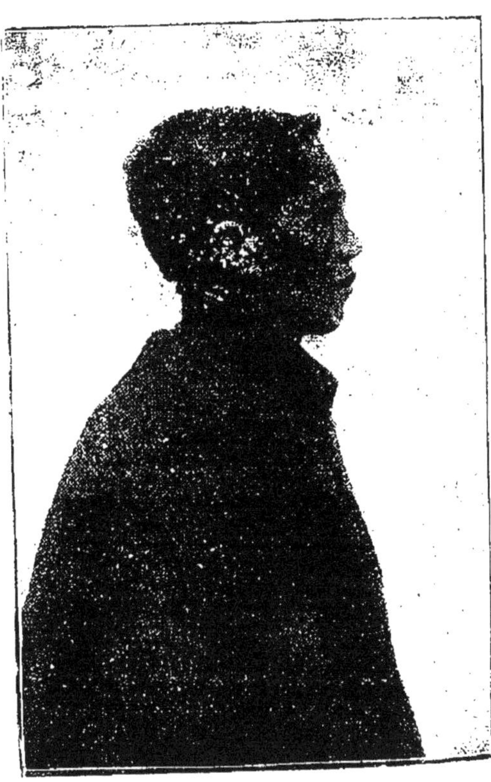

Après.

Fig. 176. — Prothèse nasale à la paraffine pour ensellure.

3° La *méthode Française* qui consiste à tailler de chaque côté du nez, sur la peau des joues, deux lambeaux symétriques et longitudinaux, tenus en haut par leur pédicule, et qu'on vient accoler sur la ligne médiane et suturer par leur bord externe, au bord de l'orifice des fosses nasales.

Le défaut de ces diverses méthodes est de manquer de soutien et de faire une autoplastie, qui, au bout de quelque temps, ne vaut guère mieux que ce qui existait auparavant.

On a cherché à remédier à cet inconvénient en soutenant la peau transplantée au moyen d'un trépied métallique fixé d'une part à l'épine nasale du frontal, d'autre part aux apophyses montantes du maxillaire. (L'essai que

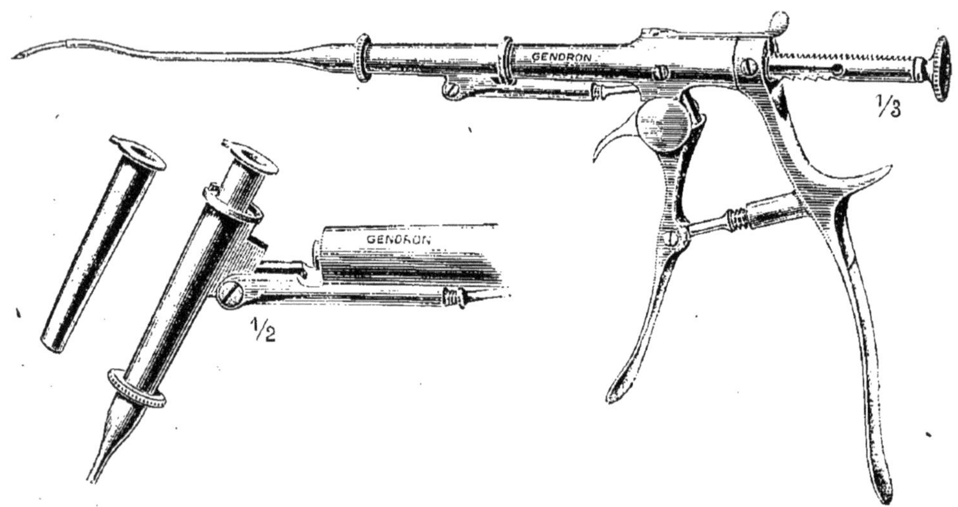

Fig. 177. — Seringue à paraffine solide du Dr Duverger se chargeant par cartouches.

nous avons fait de ce système, soit dit en passant, nous a peu encouragés).

La dernière nouveauté du genre paraît être la formation d'un lambeau cutanéo-cartilagineux artificiel (pour le constituer on transplante dans une opération préalable le cartilage de la 8e côte) analogue à celui de la méthode indienne avec doublure cartilagineuse (procédé de Nélaton). Ici c'est le cartilage qui sert de soutien à la charpente nasale. On aurait, par ce procédé, des résultats réellement satisfaisants.

ULCÈRE PERFORANT DE LA CLOISON

Encore appelé ulcère simple, processus ulcératif indépendant de toute diathèse générale et aboutissant à la perforation du cartilage.

Cause ignorée. Paraissant quelquefois résulter de lésions de grattage de la cloison avec l'ongle.

Débute par l'apparition de petites croûtes blanc jau-

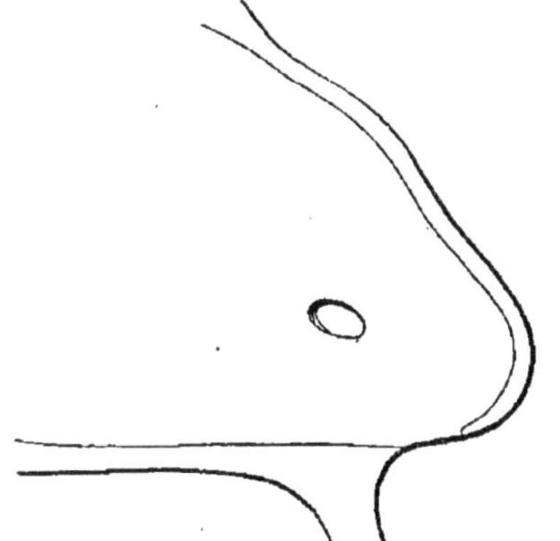

Fig. 178. — Ulcère profond de la cloison au début.

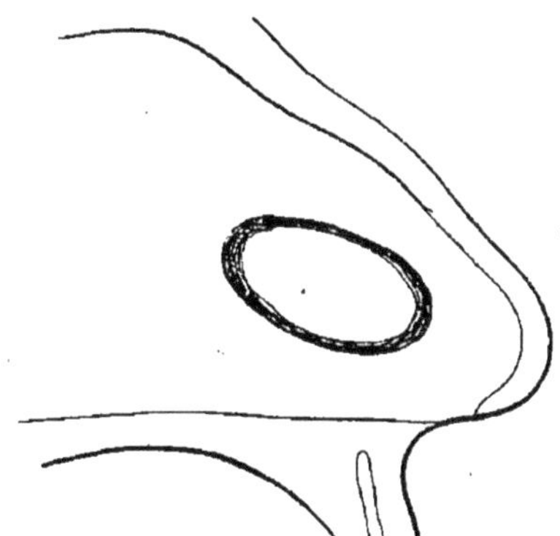

Fig. 179. — Ulcère profond a un stade avancé.

nâtre sur la partie moyenne de la cloison cartilagineuse. Sous les croûtes, la muqueuse s'amincit, le cartilage s'atrophie, puis une perte de substance punctiforme d'abord, arrondie ensuite, au fond d'une petite capsule, apparaît; ensuite les bords se résorbent; l'ulcère prend peu à peu, à mesure qu'il progresse, la forme ovalaire à grand axe antéro-postérieur qu'il gardera jusqu'à la fin.

Les bords en sont taillés en biseau. Il n'atteint jamais les limites de la cloison cartilagineuse.

La lésion, indolore, évolue sournoisement. Elle se révèle,

chez quelques malades, par l'expulsion de petites croûtes et des épistaxis en plus ou moins grande abondance, peu fréquentes d'ordinaire, et ne s'accompagne jamais de déformation extérieure du nez.

On la rattache à une thrombose des vaisseaux nourriciers de la muqueuse et à une nécrose consécutive de celle-ci, et par conséquent, du cartilage sous-jacent.

Affection très bénigne, à évolution lente et indolore, ne s'accompagnant d'aucun gonflement de la muqueuse.

Traitement. — Nul, si l'ulcère a déjà acquis certaines dimensions (un centimètre de diamètre par exemple). Si

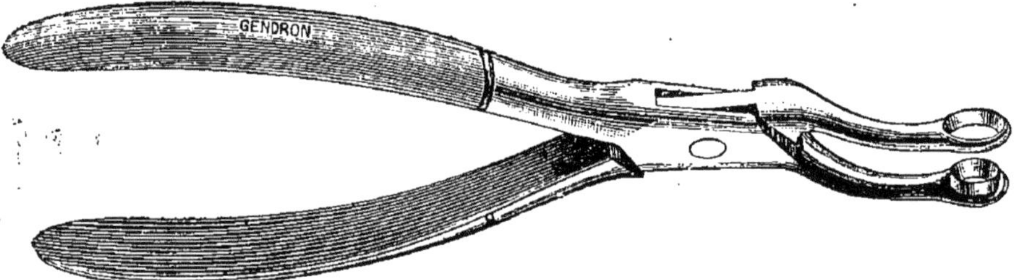

Fig. 180. — Pince emporte-pièce du Dr Moure, pour l'ulcère de la cloison.

l'ulcère est encore minuscule, on arrête son évolution en enlevant à l'emporte-pièce une rondelle de cloison ayant l'ulcère pour centre. Avoir soin de bien mettre l'ulcère au centre du perforateur.

CORPS ÉTRANGERS ET CALCULS

Les corps étrangers des fosses nasales viennent du dehors ou se forment sur place.

Les premiers sont introduits directement par la narine (haricots, pois, boutons de bottines, fragments de crayon, papier, boutons de manchettes, perles, noyaux, cailloux, larves d'insectes, mouches en particulier), ou indirectement, par les choanes, efforts de vomissement faisant passer par l'arrière-nez des débris d'aliments, des graines, etc. Dans d'autres cas la pénétration s'est faite par effraction des parois (traumatismes).

Les corps étrangers formés sur place (rhinolithes ou calculs) sont constitués par un dépôt de sels calcaires, carbonate et phosphate de chaux, de magnésie, chlorures alcalins, autour d'une croûte, d'une graine, d'un corps quelconque.

Symptomatologie. — L'introduction du corps étranger passe quelquefois inaperçue; elle s'accompagne, la plupart du temps, de sensation de chatouillement, de picotement dans le nez, d'accès d'éternuements et de rhinorrhée. Puis tout se calme et chez un certain nombre de malades, plusieurs mois et plusieurs années se passent sans que la muqueuse éprouve la moindre irritation ; elle oublie son hôte, c'est là l'exception.

La plupart du temps, surtout s'il s'agit de parasites, on voit bientôt survenir et successivement, de l'enchifrènement, un écoulement de matières limpides, puis sanieuses, de la mauvaise odeur, quelques filets sanguins, ou de véritables hémorragies, de la sensibilité au niveau des os propres si le corps du délit est situé dans la partie antérieure ou externe des fosses nasales, du larmoiement, l'expulsion de matières caséeuses, des crises névralgiques.

Chez un enfant, un écoulement nasal, sanieux, fétide, unilatéral, doit immédiatement faire songer à la possibilité de la présence d'un corps étranger.

Objectivement on constate, directement si l'introduction est récente, après lavage et cocaïnisation si elle remonte déjà à un certain temps, le corps du délit plus ou moins modifié par son séjour dans la fosse nasale. Il a pu gonfler, se détériorer, s'incruster de sels calcaires, changer de teinte, etc.

La muqueuse qui l'entoure, d'abord simplement enflammée, s'ulcère ensuite, bourgeonne et saigne au moindre contact, donnant l'aspect d'une tumeur maligne. Le stylet pourra rendre quelques services en cette occasion, mais il ne sera employé qu'à défaut de commémoratifs, pour assurer le diagnostic. S'il s'agit de parasites, on les verra remuer et tomber dès qu'on les touchera.

Bourgeonnement de la muqueuse et volume du corps étranger amènent quelquefois une rétention de pus et la constitution d'un coryza caséeux. Les lésions de la muqueuse sont d'autres fois suffisantes pour entraîner de la nécrose du squelette osseux; c'est très fréquent quand il s'agit de parasites. Ces derniers attaquent même les organes voisins (œil, peau, méninges) et la mort en est la conséquence.

Traitement. — Le seul applicable est l'extirpation.

Les moyens employés pour obtenir ce résultat sont multiples (simple action de souffler fort et exclusivement par la narine du côté malade, injection un peu vigoureuse poussée par le côté opposé, et mieux, extraction directe par une petite cuillère mousse ad hoc. Cocaïnisation, puis introduction directe de la cuillère le long de l'arête interne de la fosse nasale jusqu'à ce qu'on ait dépassé le corps étranger, puis relèvement du manche de l'instrument pendant que l'extrémité mousse suit d'arrière en avant le plancher de la fosse nasale en ramenant le corps étranger (fig. 181).

S'il s'agissait d'un corps irrégulier à sa surface, on

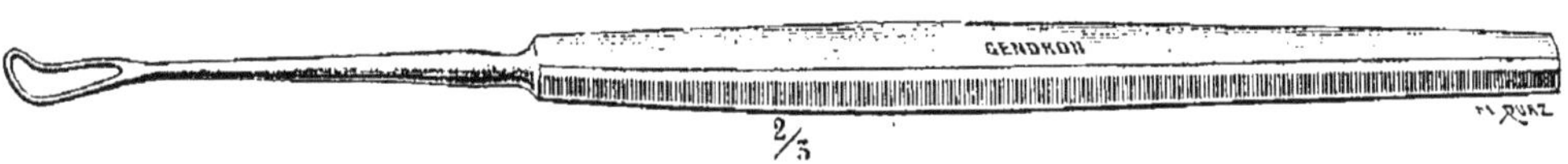

Fig. 181. — Curette mousse de Leroy d'Étiolles pour l'extraction des corps étrangers des fosses nasales.

pourrait le prendre directement à la pince; si on se trouvait en présence d'un corps trop volumineux pour pouvoir passer par la narine, il y aurait intérêt à le broyer au préalable dans la fosse nasale et à l'extraire par fragments.

Dans des cas absolument exceptionnels, on aurait recours, en dernière analyse, à la rhinotomie par l'incision naso-génienne pour se donner un accès plus considérable, ou même, si on avait affaire à des larves qui auraient déjà envahi les cavités accessoires, à l'ouverture large et au nettoyage de ces dernières (voir plus loin).

ÉPISTAXIS

Hémorragie des voies nasales dues presque toujours à la rupture d'une ectasie variqueuse ayant pour siège la partie antéro-inférieure de la cloison.

Les épistaxis sont *spontanées* ou *traumatiques* (dans ce dernier cas elles peuvent être artérielles, mais elles sont généralement veineuses).

Les premières se rencontrent à la suite d'une simple

congestion de la face, l'action de la chaleur, du soleil, d'un effort (coqueluche), d'une affection inflammatoire de la pituitaire (fièvres éruptives, coryzas infectieux) d'une maladie générale (paludisme, maladies de cœur), d'une impression odorante chez quelques névropathes ; elles sont fréquentes chez les adolescents et même chez les enfants au moment de la croissance, dans l'onanisme (épistaxis génitale, Joal) ; on les voit encore survenir quand il existe des néoplasmes dans les fosses nasales ou le naso-pharynx, (sarcomes, épithéliomas, angiomes, polypes fibreux) ou pour remplacer un flux normal (hémorragies cataméniales).

Les épistaxis traumatiques ont pour origine un coup sur le nez, une chute sur la face, une fracture de la base du crâne, un grattage avec l'ongle, une intervention sanglante dans les fosses nasales, une cautérisation ignée, une manœuvre quelconque sur la pituitaire.

Symptômes. — L'écoulement se fait par l'une ou les deux narines, ou dans le pharynx ; le sang sort goutte à goutte, par jet ou par saccades. Il est plus ou moins abondant, s'arrête un moment pour reprendre ensuite. Si la perte est notable le malade ne tarde pas à tomber dans une anémie profonde avec tendance à la syncope.

Les malades qui saignent du nez sont toujours impressionnés très défavorablement par la vue de leur sang et, chez les vieillards en particulier, le moral est rapidement affecté.

A *l'examen objectif*, il est la plupart du temps assez facile, avec l'aide d'un bon éclairage, de voir d'où vient le sang quand on assiste à l'épistaxis.

Quand celle-ci est arrêtée, on aperçoit quelquefois un petit point rouge, à peine visible, indiquant la place du caillot obturateur dans le vaisseau rupturé (fig. 182).

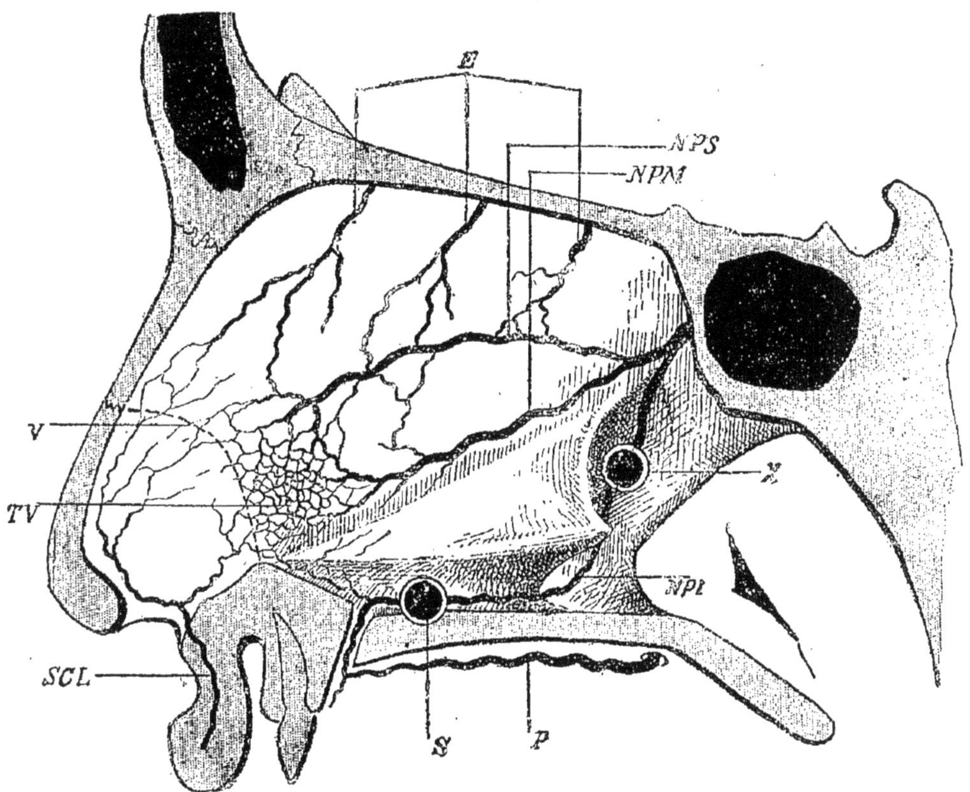

Fig. 182. — Branche inférieure de l'artère sphéno-platine interne déviée par une crête osseuse.

NPS, NPM, NPI, branches supérieure, moyenne et inférieure de l'artère sphéno-palatine interne ; E, artères ethmoïdales ; P, artère palatine supérieure ; SCL, artère de la sous-cloison ; V, limite du vestibule et de la fosse nasale ; IV, tache vasculaire ; S et X, foyers anormaux de la branche inférieure déviée de l'artère de l'épistaxis.

On explorera, au moyen de sa lumière, la partie antéro-inférieure de la cloison, le sillon qui sépare cette dernière du plancher, la partie antérieure du cornet inférieur, en ayant bien soin de manœuvrer doucement le spéculum pour ne pas rouvrir une veine obturée.

Si le nez saigne, on se trouvera dans quelques cas très

bien de pratiquer un léger et premier tamponnement, sur la surface saignante, au moyen d'un tampon d'ouate ou d'une lanière de gaze imbibée de cocaïne et d'adrénaline ; solution avec :

Adrénaline à 1 p. 1000	5 grammes.
Chlorhydrate de cocaïne	0gr,50
Glycérine	10 grammes.
Eau stérilisée	15 —

L'arrêt de l'écoulement facilitera la recherche de la varice ulcérée.

L'inspection de l'arrière-gorge permet de se rendre compte que le sang vient bien du naso-pharynx et non pas des voies aériennes inférieures, de la bouche ou des voies digestives.

Le malade se présente quelquefois avec un énorme caillot occupant tout le méat inférieur et une partie du moyen ou encore avec un tampon d'ouate, très serré dans la narine, fortement imbibé de perchlorure de fer et des érosions ou plutôt des brûlures profondes provoquées autour de la narine et sur la lèvre par ce médicament.

Nous avons soin, dans ces conditions, de désobstruer complètement la fosse nasale afin de faciliter la recherche du point qui saigne.

Si l'épistaxis a eu lieu pendant le sommeil, du sang a pu couler dans l'estomac, et être rejeté ensuite sous forme d'hématémèse. Mais, dans ce cas, la présence d'un petit caillot dans le naso-pharynx ou dans la fosse nasale fera reconnaître bien vite l'origine de l'hémorragie.

Les épistaxis ne sont graves que par leur répétition : la mort peut en être la conséquence.

Traitement. — On respectera certaines épistaxis quand elles ne seront pas très abondantes (supplémentaires, pléthoriques, artério-scléreuses, etc.).

Les autres seront combattues au plus vite; mais la connaissance de leur cause facilitera singulièrement la thérapeutique à leur appliquer.

Nous avons à notre disposition des moyens palliatifs : compression digitale momentanée, pression sur le point qui saigne au moyen d'un tampon d'ouate ou de gaze, injection d'eau oxygénée ou d'eau gélatineuse dans la fosse nasale, attouchement de la muqueuse avec une solution d'alun, d'antipyrine, application de cocaïne à 1/10 et surtout d'adrénaline en solution à 1/2000 sur le point hémorragique, etc., etc., en dernière analyse tamponnement antérieur ou même postérieur.

Ces différents moyens ne doivent être appliqués qu'en cas d'urgence et encore quand on n'a pas sous la main les instruments nécessaires pour instituer le traitement curatif lequel consiste, quand il s'agit de varice rompue comme dans la grande majorité des cas, dans la destruction du vaisseau hémorragique. Cette destruction, s'obtient, après anesthésie préalable de la muqueuse, par application d'une perle d'acide chromique, ou de nitrate d'argent, fondue à l'extrémité d'un stylet, ou mieux du galvano-cautère, chauffé au rouge sombre sur la varice.

Un mot en terminant sur le tamponnement : On doit toujours employer pour le faire la gaze iodoformée. Cette dernière a l'avantage de pouvoir séjourner plusieurs jours dans la fosse nasale sans se corrompre et sans exhaler de mauvaise odeur.

Le tamponnement antérieur doit s'exécuter avec l'aide

d'un spéculum, d'une lumière artificielle et d'une pince coudée assez longue. On pousse la gaze aussi loin que le nécessite le point qui saigne ; on bourre ensuite les méats inférieur et moyen, si besoin est, d'arrière en avant, en tassant un peu, jusqu'à l'entrée du nez. On se rend compte que le sang ne continue pas à couler en arrière du tampon,

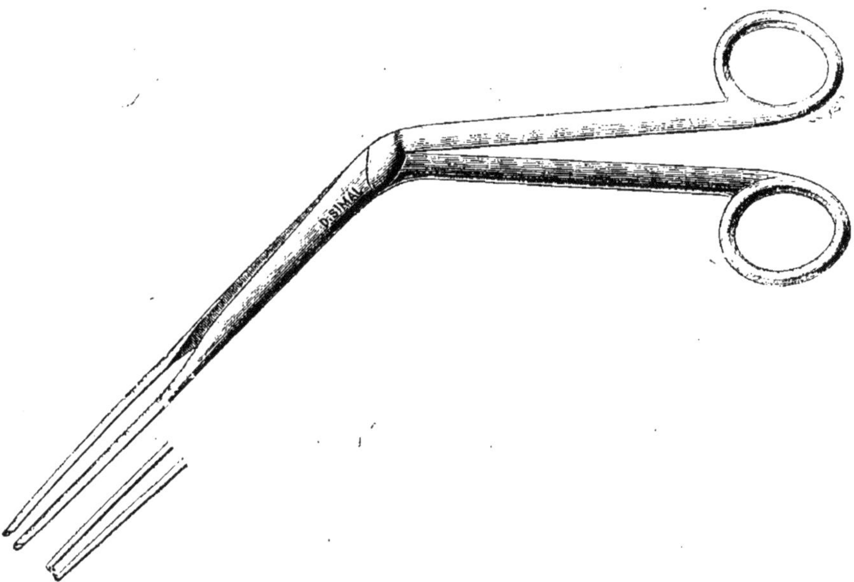

Fig. 183. — Pince nasale de Lubet-Barbon.

dans le naso-pharynx, ni à l'extérieur par les narines. Pour éviter la chute de la gaze dans l'arrière-nez et consécutivement dans le pharynx, un moyen bien simple, que nous mettons en pratique depuis quelque temps déjà, consiste à attacher un fil de soie à l'extrémité de la gaze qui doit être introduite au voisinage des choanes. Ce fil sera assez long pour suivre le plancher de la fosse nasale et ressortir par la même narine. Il suffira de le tirer à soi et de le fixer pour retenir la gaze et assurer un tamponnement plus serré en arrière.

Le tamponnement postérieur, qu'on n'emploie plus qu'à de très rares exceptions, s'opère au moyen d'un petit tampon de gaze coincé dans la choane, d'arrière en avant.

Pour l'opérer, une petite sonde molle est poussée par la fosse nasale jusque dans l'isthme pharyngien ; on en saisit l'extrémité et on y attache un fil de soie assez long qui portera en son milieu le petit tampon dont nous venons de parler. Il suffira maintenant de tirer à soi la sonde qui ramène le fil et le tampon ; ce dernier est accompagné derrière le voile et engagé solidement dans la choane à tamponner au moyen du doigt indicateur. Les deux extrémités du fil ressortent une par le nez, l'autre par la bouche. A celle du nez on fixe un nouveau tampon de gaze qui obture la narine. L'autre est passée dans l'interstice de deux dents et nouée au fil extérieur. Elle facilite l'extraction du tampon choanal quand on veut opérer le détamponnement.

Ce dernier ne doit se faire qu'après quarante-huit heures au moins si on ne veut pas s'exposer à une nouvelle hémorragie ; pour le pratiquer on détache le tampon antérieur au moyen d'un coup de ciseau sur le fil de soie. L'extrémité qui ressort par la bouche est saisie d'une main et tirée à soi tandis que l'indicateur de l'autre main, ou tout instrument mousse et plat, fôrme poulie de réflection aussi près que possible de l'isthme du pharynx et derrière la luette. Le tampon choanal suit très facilement et entraîne avec lui le fil nasal libre de toute attache.

Remarque importante : on ne devra pas s'étonner, en opérant le détamponnement, même deux à trois jours seulement après qu'il aura été fait, de ne plus trouver, dans les fosses nasales, traces des caillots sanguins qui les obstruaient au moment du tamponnement. Ce caillot a été résorbé et remplacé par du mucus incolore.

TUMEURS BÉNIGNES

Dans ce premier groupe il faut ranger :

Les *polypes muqueux ;* les *ostéomes ;* les *enchondromes ;* les *papillomes ;* les *kystes osseux ;* les *tumeurs érectiles* et comme transition entre les tumeurs dites bénignes et les tumeurs malignes, nous dirons quelques mots d'une certaine catégorie de néoplasmes tenant à la fois des unes et des autres, désignée sous le nom de *tumeurs mixtes ;* nous parlerons enfin du *rhinosclérome.*

Polypes muqueux. — On désigne ainsi les tumeurs molles, d'aspect gélatineux, transparentes et pédiculées, par conséquent mobiles, dont l'insertion habituelle se fait au niveau de la paroi externe des fosses nasales, dans le voisinage de l'ostium maxillaris.

Assez rares chez les enfants, ces néoplasmes plus communs chez les adultes, ont ordinairement pour cause une irritation prolongée de la pituitaire, en particulier une sinusite de voisinage (maxillaire ou frontale) ou une inflammation osseuse (ethmoïdite) de quelque nature qu'elle soit.

Regardées autrefois comme des myxomes purs, ces tumeurs sont considérées actuellement comme de simples hyperplasies des éléments de la muqueuse nasale avec hydropisie interstitielle ; on y retrouve donc, comme dans la pituitaire, un épithélium cylindrique habituellement, mais pouvant devenir pavimenteux dans les points exposés à des frottements répétés ; et au-dessous de lui des mailles très dilatées de tissu connectif avec du mucus remplissant ces mailles, quelques cellules migratrices, de petits vaisseaux à la périphérie et quelques glandes. Au niveau du pédicule le tissu conjonctif est plus serré et les vaisseaux un peu plus volumineux.

Dans quelques cas, au lieu de s'insérer au niveau du cornet moyen, les polypes prennent leur point d'implantation dans les cavités accessoires (sinus maxillaire, cellules ethmoïdales postérieures et antérieures, sinus sphénoïdal, cloison même).

Multiples la plupart du temps, les polypes muqueux se révèlent par les signes suivants :

Au début, symptômes d'un coryza chronique, enchifrènement progressif avec léger écoulement aqueux ; peu à peu surviennent du nasonnement, une impossibilité de respirer par le nez, la perte fréquente de l'odorat si les tumeurs occupent les deux fosses nasales. Dans le cas contraire les symptômes sont unilatéraux.

Avec l'accroissement en nombre et en volume des polypes, on voir survenir du soulèvement de l'aile du nez et même de l'écartement des os propres ; on note encore comme symptômes des troubles des voies lacrymales par compression du canal nasal, des phénomènes d'otite catarrhale (obstruction de la trompe d'Eustache) des céphalalgies, des migraines, de l'asthme, de la rétention de produits septiques dans les sinus avec toutes ses conséquences.

Si le polype est libre et pédiculé, le malade pourra, en soufflant, produire le fameux bruit de drapeau.

Les polypes sont quelqufois visibles à l'entrée des narines ou encore dans l'isthme du pharynx, en arrière du voile du palais.

Ceux qui apparaissent à l'extérieur prennent souvent une teinte rouge carnifiée qui ferait songer à l'existence d'une tumeur maligne ; cette teinte est due à l'irritation

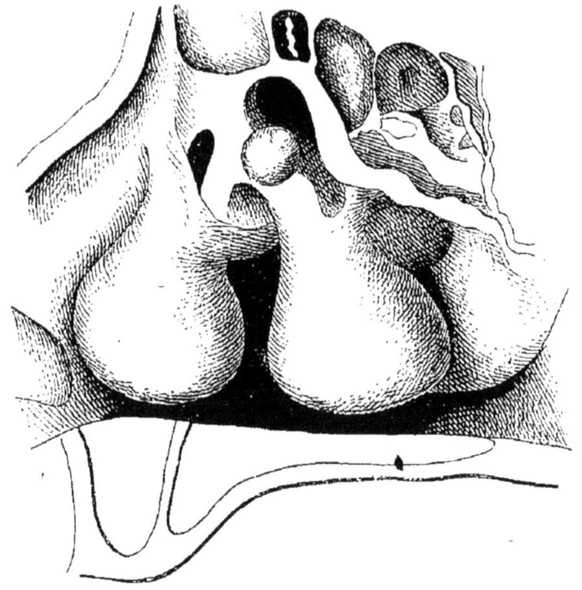

Fig. 184. — Polypes muqueux des fosses nasales.

provoquée par les agents extérieurs (traumatismes, poussières, lumière, etc.). Les polypes baignés par le pus dans l'infundibulum prennent aussi une couleur rouge inflammatoire caractéristique.

A l'examen rhinoscopique antérieur on aperçoit une ou plusieurs masses arrondies, lisses, gris bleuâtre, translucides, mobiles, occupant une étendue plus ou moins grande de la cavité des fosses nasales.

Au stylet, ces masses sont indolores, molles, ne saignent pas facilement et ne se rétractent pas sous l'influence de la cocaïne. Dans d'autres cas, ce sera seulement l'examen rhinoscopique postérieur qui permettra de connaître ces différents détails.

Les polypes n'ont aucune tendance à guérir spontanément : leur accroissement est continu. Vu la minceur de leur pédicule, il arrive parfois qu'une de ces tumeurs est expulsée spontanément pendant l'action de se moucher ou dans un accès d'éternuement. Il n'est pas rare de voir se former dans leur intérieur des cavités pseudo-kystiques plus ou moins conséquentes, dont le contenu séreux ou muqueux, peut devenir purulent ou caséeux.

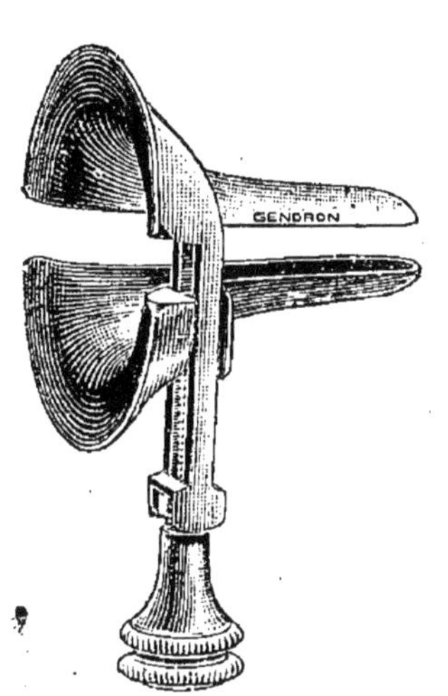

Fig. 185. — Spéculum de Moure pour opération endo-nasale.

On a vu enfin des polypes muqueux se transformer en tumeurs malignes, comme aussi nous avons observé de vrais néoplasmes malins récidivant sous forme de simples polypes muqueux dont l'ablation a été suivie de succès définitif.

Traitement. — L'extirpation est seule indiquée.

Se rappeler que ces tumeurs récidivent avec la plus grande facilité ; aussi, pour en obtenir la cure radicale, il faut non seulement enlever les masses polypeuses qui obstruent les fosses nasales, mais encore supprimer la cause qui leur a donné naissance (sinusite), la muqueuse dégénérée ou le tissu osseux malade sur lesquels elles prennent leur point d'implantation.

Si les polypes sont multiples et nombreux, une seule intervention ne saurait suffire dans l'immense majorité des cas. Dans une première séance, il faut libérer les

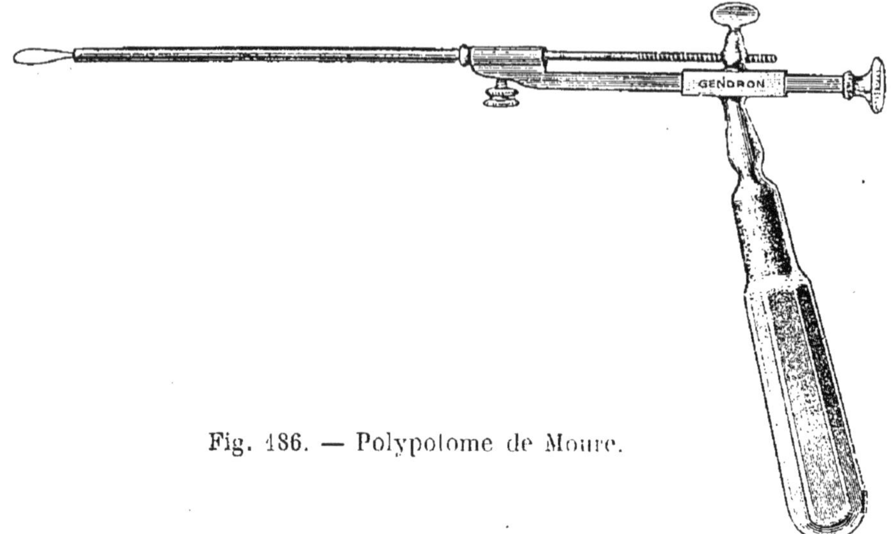

Fig. 186. — Polypotome de Moure.

fosses nasales, c'est-à-dire rétablir la liberté de la res-

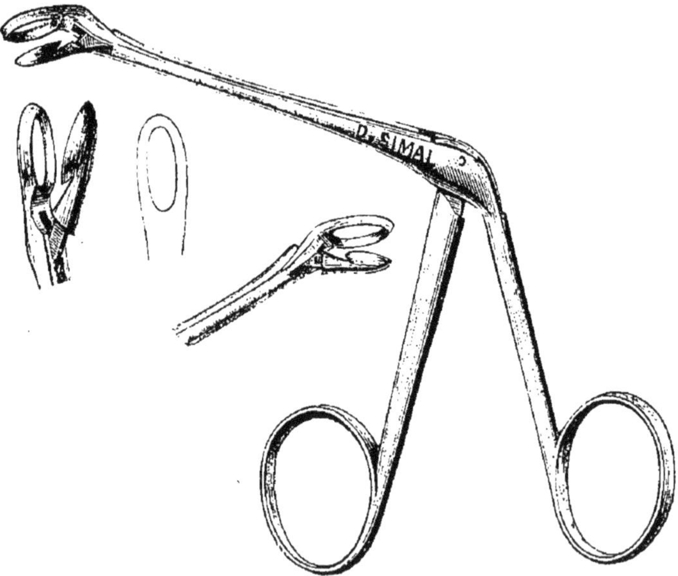

Fig. 187. — Pince nasale emporte-pièce.

piration, en supprimant les plus grosses de ces tumeurs. Quinze jours à trois semaines après, on attaque les petites dégénérescences sessiles, respectées la première fois, et on complète, s'il y a lieu, son opération par le curetage des cellules ethmoïdales, l'ablation de la masse latérale de

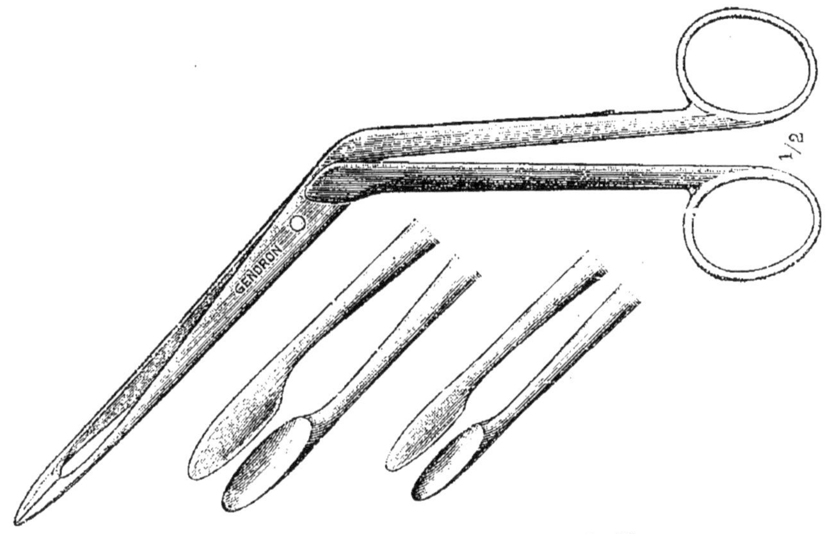

Fig. 188. — Pince à bec de canard de Moure.

l'ethmoïde, l'ouverture large et le nettoyage du sinus sphénoïdal.

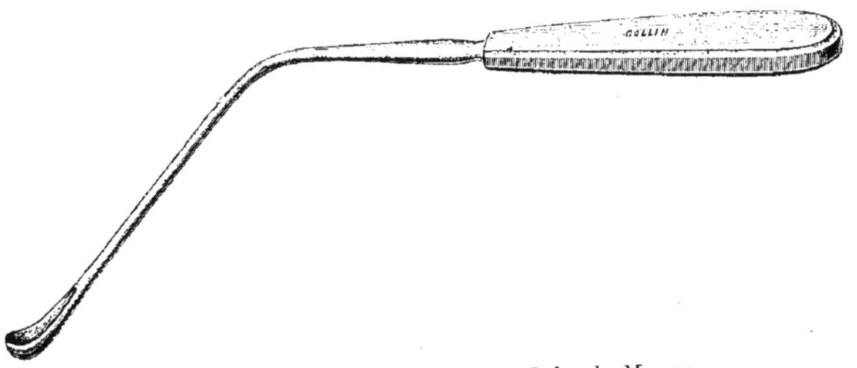

Fig. 189. — Curette ethmoïdale de Moure.

On ne doit pratiquer la cure radicale (voir p. 396 et 413) de la sinusite frontale ou maxillaire, quand elle existe concomitament, qu'après cicatrisation complète et désinfection aussi minutieuse que possible de la fosse nasale proprement dite.

Pour enlever les polypes, on fait usage de l'anse froide (polyptomes divers) et d'une pince double-gouge, dite pince à bec de canard. Le curettage ethmoïdal est assuré par cette même pince d'une part, et aussi par une grande curette coudée que nous avons fait construire à cet effet (curette Moure) (fig. 189).

Grâce à la cocaïno-adrénalisation, la douleur est à peu près nulle et l'hémorragie insignifiante. Par prudence il est quelquefois indiqué, chez certains malades, de faire suivre le curettage ethmoïdal d'un petit tamponnement local à la gaze iodoformée, laissé à demeure deux ou trois jours, ce qui ne gêne en rien la respiration nasale.

L'opération est bénigne, et grâce aux soins antiseptiques dont on l'accompagne de nos jours, on ne voit point survenir la moindre complication.

Il va sans dire que l'emploi du spéculum nasi est de toute rigueur et que c'est seulement sous le contrôle d'un œil exercé, et secondé par un bon éclairage, que doivent être faites les manœuvres, même les plus minimes, dans la cavité des fosses nasales.

La cautérisation galvanique des pédicules peut être utile dans quelques cas rebelles, récidivants et diffus.

Ostéomes. — Tumeurs osseuses rares ne tenant au squelette que par un pédicule très étroit mais s'infiltrant dans toutes les cavités des fosses nasales.

Sans cause connue, se décèlent par de la gêne respiratoire, des sensations de pesanteur au niveau de la racine du nez, des douleurs névralgiques, parfois des épistaxis, mais surtout par des déformations de la charpente nasale.

Au fur et à mesure que la tumeur augmente de volume elle refoule devant elle la cloison qu'elle déjette du côté opposé, repousse ou perfore l'os planum et amène de l'exophtalmie, pénètre dans les sinus, écarte les os propres, plonge au besoin dans le naso-pharynx ou vient faire saillie à l'entrée des narines.

Elle se présente sous la forme d'une masse arrondie, bosselée, très dure, recouverte d'une muqueuse pâle et tendue, paraissant absolument immobile.

Dans quelques cas elle amène, par son développement, de la nécrose des os du nez et une suppuration osseuse fétide consécutive.

Les ostéomes ont un accroissement progressif et ne respectent aucune barrière pas même la lame criblée de l'ethmoïde ; quand ils l'ont défoncée, ils refoulent le cerveau et peuvent amener les plus graves désordres. Enlevés, ils ne récidivent pas.

Il y en a de deux sortes, les éburnés et les celluleux, les premiers réclamant une brèche plus grande pour être extraits, les seconds sont parfois justiciables du simple morcellement par les voies naturelles.

Nous renvoyons au chapitre des tumeurs malignes pour la description du manuel opératoire.

Enchondromes. — Tumeurs rares, à point d'implantation sur la cloison, à son union avec le plancher, recouvertes de muqueuse tendue et lisse, gênantes par leur volume et leur accroissement progressif mais lent, justiciables de l'ablation pure et simple. Même manuel opératoire que pour les crêtes ou éperons auxquels nous renvoyons le lecteur.

Papillomes. — Rares également, occupant en général une seule fosse nasale, insérés sur la cloison, le plancher ou le cornet inférieur (l'insertion est plus ou moins étendue). Mêmes symptômes fonctionnels que les polypes muqueux. A l'examen objectif, masse mamelonnée, en chou-fleur, rosée, indolore, saignant assez facilement, offrant au microscope tous les caractères de l'hypertrophie papillaire. Tendance à récidiver si le pédicule est large. Ne pas les confondre avec la simple dégénérescence polypoïde des cornets. On les enlèvera à l'anse ou à la curette, et on cautérisera la surface d'insertion au galvano-cautère.

Kystes osseux (Mucocèles). — Tumeurs à contenu liquide ou aérien enfermé dans une coque osseuse.

Les plus connues sont formées par la dilatation ampullaire du cornet moyen (*bulle ethmoïdale*) et le dédoublement du plancher ou de la paroi antéro-inféro-externe de la fosse nasale par un *kyste paradentaire*.

L'obstruction nasale progressive est le seul symptôme important de l'affection.

La dilatation ampullaire du cornet moyen se présente sous la forme d'une masse plus ou moins volumineuse, arrondie, occupant habituellement la tête de ce cornet (nous l'avons vu siéger aussi dans la partie postérieure) revêtue souvent d'une muqueuse à dégénérescence myxomateuse, refoulant la cloison et la paroi externe. La coque, parfois très mince et dépressible, est souvent cloisonnée à l'intérieur par de minces lames osseuses formant des loges où l'on rencontre des polypes muqueux, du mucus, du pus caséeux ou de la muqueuse dégénérée. Ce sont, en résumé, de véritables mucocèles ethmoïdales, sphénoïdales et parfois maxillaires faisant saillie dans une fosse nasale.

On l'enlève purement et simplement, soit à l'anse d'un seul coup, soit par morcellement, au moyen de la pince à bec de canard. On poursuit les cloisons osseuses jusqu'à leur insertion postérieure ; tout rentre ensuite dans l'ordre et l'on est étonné de retrouver un à deux mois après l'opération, un cornet moyen aplati, normal si le curettage a été méticuleux.

Les *kystes paradentaires* qui font hernie dans les fosses nasales soulèvent la muqueuse, refoulent le cornet inférieur, obstruent le méat, gênent la respiration. On les reconnaît à leur forme arrondie, sans changement de coloration à la muqueuse qu'ils repoussent. On les sent quelquefois avec le doigt en soulevant la lèvre supérieure et en pratiquant le toucher dans le sillon gingivo-labial.

Suivant leur volume ils sont ou simplement intra-nasaux, ou naso-buccaux, ou encore naso-sinusiens.

Désirant étudier à part les kystes paradentaires proprement dits, nous nous bornerons à dire ici que les petits kystes, quelquefois symétriques, qui occupent exclusivement l'entrée du nez, sont dans certains cas, justiciables de l'ouverture simple au galvano-cautère. La réaction inflammatoire amenée par cette intervention est parfois suffisante pour entraîner la destruction et l'élimination de la poche du kyste et par conséquent la guérison définitive. Nous verrons plus tard qu'il n'en est pas de même pour les kystes paradentaires déjà anciens avec poche plus épaisse.

Tumeurs érectiles, angiomes. — A l'état d'angiomes purs ces tumeurs sont loin d'être fréquentes. Elles occupent la partie antéro-inférieure de la cloison, occasionnent des épistaxis très abondantes, soit spontanément, soit au moindre attouchement et se présentent sous la forme de petites saillies rouges ou rouge noirâtre. Le sang jaillit en jets isochrones aux battements du cœur quand on produit à leur surface la moindre excoriation.

Le meilleur traitement à leur appliquer est leur destruction à l'anse et au galvano-cautère après cocaïnisation et adrénalisation de la tumeur et de la muqueuse environnante. Tant que la cicatrisation ne sera pas parfaite le malade évitera de se moucher et de toucher à son nez.

Tumeurs mixtes. — Sous ce titre nous étudierons une catégorie de tumeurs nées sur la cloison, à pédicule ordinairement très mince, à marche rapide avec tendances à la récidive, et dans la constitution desquelles entrent à des degrés divers l'angiome, le myxome, le fibrome et le sarcome.

Histologiquement, ce sont des angio-fibro-myxomes, des angio-sarcomes, des angio-fibro-myxo-sarcomes.

L'angiome est la note prédominante : aussi trouve-t-on décrits ces sortes de néoplasmes, dans certaines monographies, sous le titre de *polypes hémorragiques*, cette dénomination ne préjugeant rien de la nature de la tumeur.

Nous avons eu l'occasion d'en observer cliniquement et d'en étudier histologiquement un certain nombre et de nous faire une opinion sur le sujet. Rarement, ces néoplasmes sont dépourvus d'éléments sarcomateux ; dans beaucoup d'entre eux, le tissu angiomateux, autrement dit les lacunes vasculaires, sont séparées par des travées de cellules allongées, placées côte à côte, en forme de faisceaux (sarcome fasciculé) et ces faisceaux constituent le substratum, la masse principale de la tumeur. Bien plus, on suit au microscope l'invasion progressive et la disparition du tissu cartilagineux, par les cellules sarcomateuses, ce qui est bien le propre des tumeurs malignes. Dans d'autres cas, à côté du tissu angio-sarcomateux, on trouve une partie fibreuse ou simplement myxomateuse et l'on s'explique ainsi pourquoi de tels néoplasmes guérissent radicalement quand on les a extirpés eux et le point sur lequel ils prenaient racine.

Les tumeurs mixtes, nées d'habitude sur la partie antéro-inférieure du septum, s'annoncent par des hémorragies fréquentes et abondantes, par de l'obstruction nasale rapide, quelquefois par l'écoulement d'un liquide sanieux, rougeâtre. Très vite, en quelques semaines, on les voit refouler l'aile du nez, remplir la narine et faire saillie au dehors. Leur volume est en raison directe, qu'on nous passe l'expression, du carré ou du cube de leur âge.

Elles sont arrondies, noirâtres, peu consistantes, saignent facilement. Elles ne refoulent pas la cloison, elles la perforent si on les laisse évoluer ; leur pédicule, mince au début, s'étend de proche en proche, à la muqueuse environnante et à la peau de la sous-cloison.

Pas d'adénopathie. Pas d'adhérences avec les tissus voisins.

Au début, il serait possible de voir le point d'implantation. Plus tard, quand la tumeur remplit complètement l'entrée de la fosse nasale, la recherche du pédicule est impossible avant que la plus grande partie du néoplasme ait été enlevée.

Une ablation incomplète donne un coup de fouet à la tumeur qui se reproduit en quelques jours.

Le seul traitement consiste à extirper totalement le polype et son point d'implantation. On prendra d'abord le plus gros dans une anse froide ou chaude qu'on serrera rapidement ; un tampon de gaze mis en place immédiatement assurera une hémostase provisoire, car la tranche de la tumeur saigne abondamment. Le reste sera ensuite enlevé, dans la même séance, à l'anse, à la curette ou à la pince, suivant les cas, et le pédicule cautérisé profondément au galvano. Ce dernier aura deux avantages, il fera l'hémostase et il empêchera la repullulation de la tumeur. Dans quelques cas, surtout si le pédicule est un peu étendu, mieux vaudra enlever largement à la pince emporte-pièce, le cartilage de la cloison autour du pédicule.

RHINOSCLÉROME

Cette affection, à peu près inconnue en France, existe surtout sur les rives du Danube et dans l'Amérique centrale. Aussi nous ne ferons que la signaler sans insister sur sa description.

Elle se caractérise par une infiltration sclérémateuse et une production de tissu fibreux néoplasique à consistance cartilagineuse dans les fosses nasales, l'arrière-gorge, le larynx et la trachée.

Elle débute par la fosse nasale et s'étend de là aux autres parties de l'arbre aérien.

L'exubérance du derme de la muqueuse qu'elle envahit de proche en proche amène, avec la déformation de la

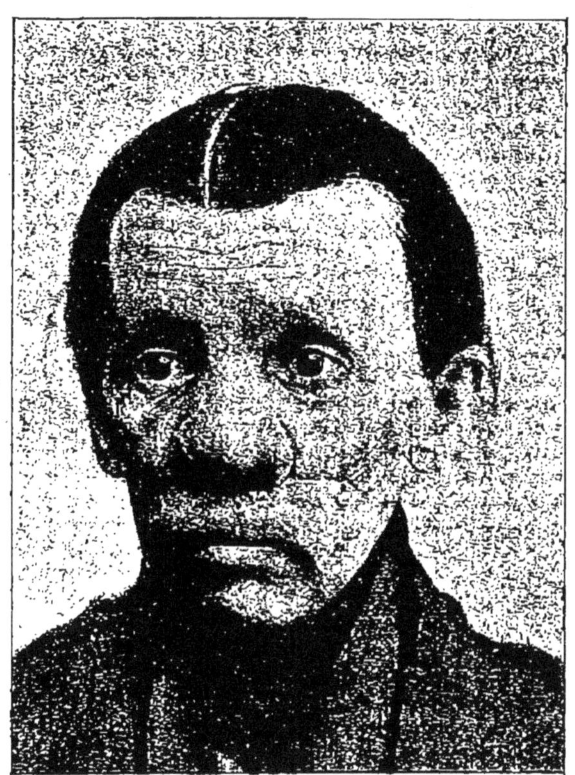

Fig. 190. — Rhinosclérome.

région (entrée du nez), des symptômes d'obstruction progressive avec toutes ses conséquences. Peu à peu la gêne mécanique de la respiration fait des progrès et le malade succombe graduellement à l'asphyxie : il a souvent mis plusieurs années pour arriver à cette terminaison néfaste.

Le rhinosclérome est une affection parasitaire (bacille de Frisch).

Le meilleur moyen curatif à lui opposer paraît être

l'exérèse du tissu induré de nouvelle formation et la dilatation des organes envahis (fosses nasales, larynx, trachée).

TUMEURS MALIGNES

Les plus fréquentes sont, par ordre de malignité, le *sarcome* et l'*épithélioma*, rarement le *carcinome* qui se comporte du reste comme l'épithélioma.

Sarcome. — On observe, dans le nez, toutes les variétés de sarcome : embryonnaire, fasciculé, mélanique et notre expérience nous permet d'affirmer que la malignité de cette dernière sorte de tumeur nasale n'est pas aussi grande que dans l'œil ou d'autres organes.

Le sarcome nasal a peu de tendance à se généraliser. Quand on l'extirpe en totalité, on obtient, dans la majorité des cas, des succès durables, même chez des malades qui, de prime abord, paraissaient inopérables.

Il prend naissance sur la cloison (partie postéro-supérieure principalement) et surtout sur l'ethmoïde (cornets moyens et supérieurs), parfois aux dépens d'un polype muqueux.

Il s'annonce par des épistaxis unilatérales, l'écoulement d'un liquide sanieux, des lourdeurs de tête, le tout suivi bientôt d'enchifrènement progressif et plus tard d'envahissement des cavités voisines (orbite, sinus, naso-pharynx, crâne).

Si on a la bonne fortune d'examiner le malade au début de son affection, alors que le néoplasme n'a produit encore aucune lésion de voisinage, on aperçoit une tumeur unique, lisse, arrondie, noirâtre (mélanique) ou plutôt se moulant sur les anfractuosités des fosses nasales, peu mobile, saignant au moindre contact. Les tissus voisins ont leur forme et leur coloration normales. Il n'y a encore envahissement, ni de l'os planum ni de la paroi externe des fosses nasales, pas plus que de la lame criblée.

Peu à peu la tumeur s'accroît en volume, elle occupe l'espace laissé libre par les cornets et comble toute la fosse nasale pendant que son point d'attache, s'étendant lui aussi en largeur, détruit le squelette et permet au néoplasme de refouler et d'envahir en conquérant les cavités de voisinage (orbite, sinus maxillaires et frontaux, fosse nasale opposée, cavité cranienne).

Adénopathie nulle.

Très longtemps le sarcome reste encapsulé, ce qui facilite singulièrement son extirpation. On est peu fixé sur la rapidité d'évolution du sarcome des fosses nasales, car on a assez rarement l'occasion d'en suivre depuis le début, l'affection étant souvent indolore à ce moment.

Il ne rétrocède pas et le seul traitement à lui appliquer est l'extirpation large et hâtive.

Si la tumeur est accessible par les voies naturelles, on l'enlèvera par les procédés ordinaires, en ayant soin de pratiquer l'ablation large du point d'implantation et de cautériser avec soin son emplacement au fer rouge.

Quand le néoplasme ne sera pas extirpable par les voies naturelles, on aura alors recours à la voie externe et à un procédé opératoire que nous exposerons, en nous occupant du traitement des épithéliomas.

Epithéliomas. — On observe les deux sortes d'épithéliomas : le cylindrique et le pavimenteux : il est possible que ce dernier prenne naissance dans les voies lacrymales et n'envahisse que secondairement la fosse nasale.

Comme pour le sarcome, l'insertion se fait en général dans le tiers supérieur des fosses nasales. Nous en avons opéré un, il y a deux ans, qui prenait naissance sur la partie antéro-inférieure du cornet moyen.

Mêmes symptômes de début que pour le sarcome : écoulement ichoreux, épistaxis, enchifrènement unilatéral, progressif, douleurs plus ou moins accentuées, se réduisant quelquefois à une simple lourdeur de tête. Assez rapidement, élargissement du dos du nez, ramollissement indolore de l'os propre et de l'unguis, saillie globuleuse dans l'orbite, près de l'angle interne de l'œil, possibilité de refouler en partie la tumeur orbitaire dans la fosse nasale par la compression digitale.

Plus tard surviennent la destruction de la cloison, l'envahissement de l'autre fosse nasale par un processus à la fois bourgeonnant et ulcéreux, l'extension de la néoplasie aux cornets, aux sinus maxillaires, au sphénoïde, aux masses latérales et à la lame criblée de l'ethmoïde et même à l'encéphale. Ces différents organes peuvent être simplement refoulés, mais non envahis par la tumeur.

Par la rhinoscopie, le néoplasme apparaît sous la forme d'une masse irrégulière blanc rosée, charnue, saignant assez facilement, ne comblant les méats inférieur et moyen qu'au moment où déjà l'étage supérieur tout entier a été envahi par la néoplasie, caractère important qui permet jusqu'à un certain point, de différencier l'épithélioma du sarcome.

L'adénopathie est toujours tardive ; elle ne se montre qu'à la dernière période, alors que la fosse canine et la peau qui recouvre les os propres ont déjà été atteintes par le mal.

Souvent on se bornera à faire le diagnostic de tumeur maligne, le microscope se chargeant ensuite d'en élucider la nature.

L'*examen histologique* servira plutôt à indiquer le pronostic que le traitement; toutes les tumeurs malignes étant justiciables de l'extirpation large, tandis que les épithéliomas sont d'une malignité plus grande que les sarcomes.

Même recommandation que dans le sarcome pour l'extirpation par les voies naturelles. Dans le cas où cette méthode est inapplicable ou bien si elle a échoué, on se créera une voie par l'extérieur.

Si la tumeur est supérieure, ethmoïdale, on pratiquera l'opération de Moure (ethmoïdectomie). Pour cela faire :

Une incision partira de la racine du sourcil, ira rejoindre le sillon naso-génien en contournant l'angle interne de l'œil pour aboutir à la partie externe de l'entrée de la narine. L'aile du nez et le reste des téguments sont relevés, retournés par-dessus l'arête du nez qu'on dégagera. (Le relèvement comprendra le périoste de l'os propre.) Le périoste de l'angle interne de l'orbite sera détaché et refoulé en dehors, poulie du grand oblique comprise ainsi que le canal nasal. — Une cisaille introduite dans la fosse nasale du côté malade sectionnera l'arête du nez longitudinalement, jusqu'à l'insertion frontale de l'os propre. — Ce dernier sera ensuite détaché en dehors avec une partie aussi grande qu'il sera nécessaire de la branche montante du maxillaire et de l'épine dorsale du frontal pour mettre à nu la partie supérieure de l'ethmoïde (lame criblée). A son tour, l'os

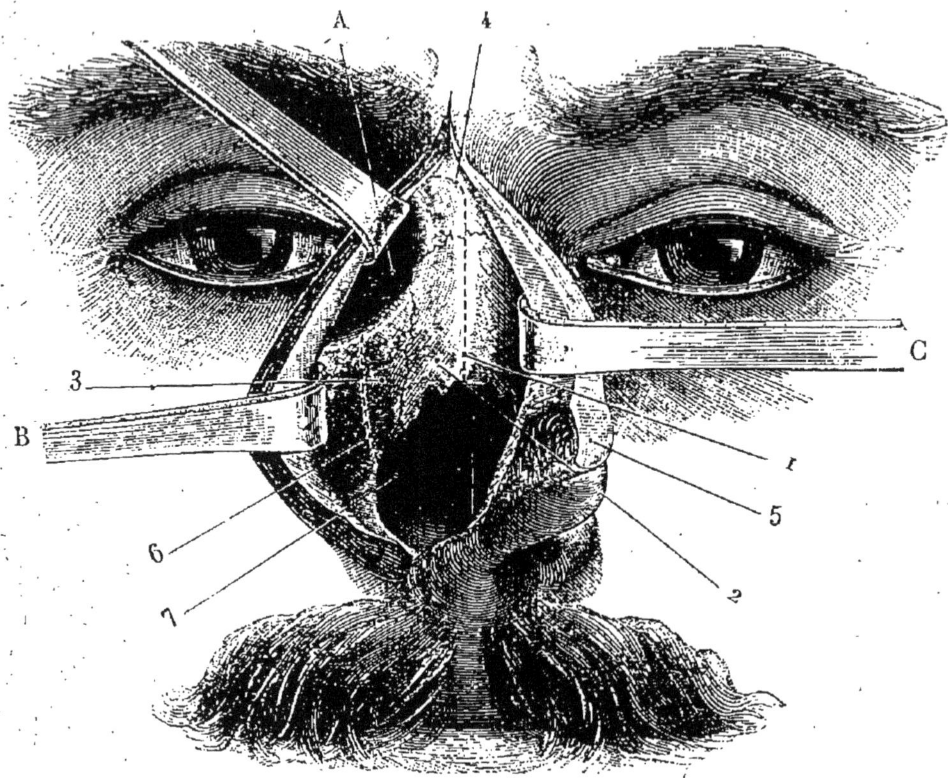

Fig. 191. — Ethmoïdectomie par voie externe. — 1er *temps*. Aspect du squelette du nez une fois les parties molles incisées et réclinées à l'aide des écarteurs BC.

A, canal nasal membraneux récliné.
1, arête du nez au niveau des os propres portant en pointillé la trace de l'incision osseuse ; 2, os propre droit du nez ; 3, portion de la branche montante du maxillaire supérieur à réséquer ; 4, portion d'épine nasale du frontal à réséquer ; 5, lambeau de la narine droite récliné ; 6, tracé de l'incision sur la branche montante du maxillaire supérieur ; 7, orifice de la fosse nasale droite.

planum sera sectionné transversalement d'un coup de cisaille ainsi que l'épine nasale du frontal.

On aura ainsi créé une large brèche qui donnera un accès facile dans la fosse nasale et permettra d'explorer l'étage supérieur inaccessible par les voies naturelles, ce qui rendra possible l'extirpation totale d'un néoplasme occupant cette région. On peut, par cette même brèche, enlever en totalité l'ethmoïde en décollant au besoin les méninges de la lame criblée. Si la tumeur est plus infé-

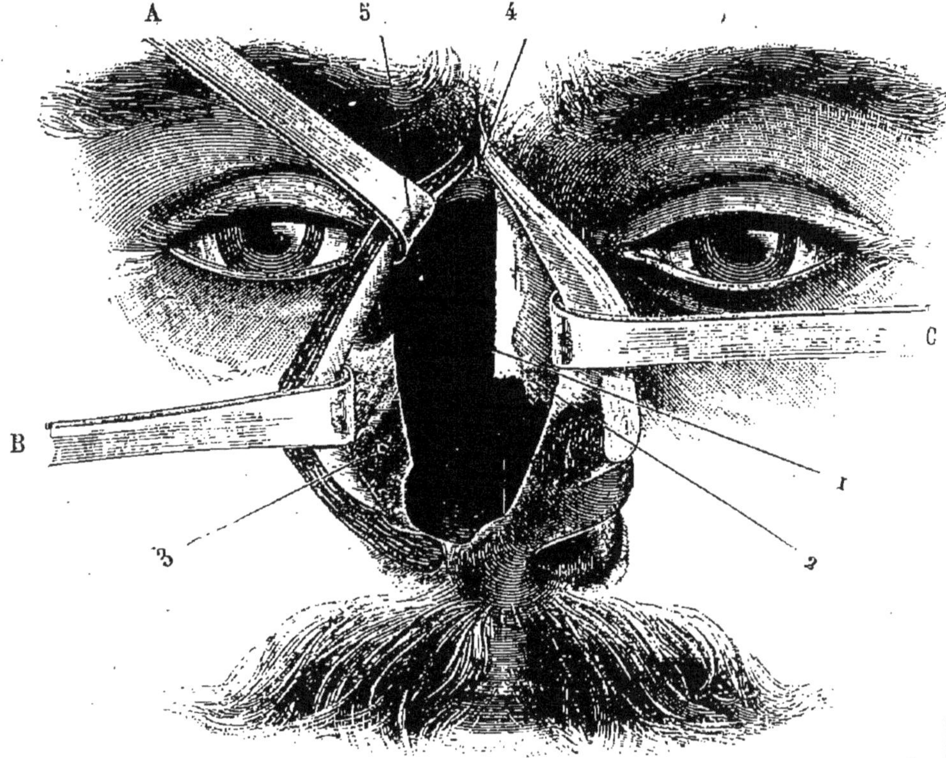

Fig. 192. — 2e *temps*. Cavité des fosses nasales après la suppression des parois osseuses. Les parties molles sont tenues éloignées par les écarteurs ABC.

1, crête de la cloison au niveau de la jonction médiane des os propres ; 2, os propre du nez du côté gauche ; 3, portion de la branche montante du maxillaire supérieur après résection ; 4, épine nasale du frontal réséquée ; 5, cavité permettant d'intervenir sur l'ethmoïde.

rieure, on fait l'ablation de toute la paroi externe des fosses nasales, y compris le cornet inférieur, et l'on curette les sinus maxillaire et sphénoïdal, ou la cloison. On peut même réséquer au besoin cette dernière, somme toute faire une opération aussi radicale et aussi large qu'on le désire.

Du reste, il n'est pas rare de voir le mal indiquer sa route au chirurgien et faciliter singulièrement, par des destructions osseuses et un élargissement anormal des fosses nasales, un accès dans ces cavités.

L'opération terminée, on se contente de remettre en place le pont de téguments qu'on assujettit par des points de suture et la déformation consécutive est pour ainsi dire insignifiante.

TRAUMATISME

Le nez, de par sa proéminence au milieu du visage, est exposé aux traumatismes de toute sorte (coups de poing, chute sur la face, choc direct, contusions avec un objet contondant, etc., etc.). Le grattage avec l'ongle sur la cloison, sport infantile qui se passe d'apprentissage, constitue lui aussi un traumatisme bien fréquent.

Si le choc est léger ou porte sur la muqueuse, l'épistaxis en est la conséquence ; nous avons suffisamment étudié ce symptôme pour n'avoir pas à y revenir ici.

Quand il est plus violent, et intéresse les parties molles du nez, il peut déterminer la formation d'une *déviation* ou d'une *luxation*, ou encore d'un *hématome de la cloison*.

Si le traumatisme se fait sentir plus particulièrement sur les parties dures (squelette, os propre), on pourra observer une simple *ecchymose*, de la *périostite* (accidents dont nous ne nous occuperons pas parce qu'ils n'ont rien de spécial à cette région), et en dernier lieu, une *fracture des os propres* avec ou sans lésion de la muqueuse sous-jacente.

Dans quelques cas enfin, un choc violent s'est produit à

distance, et les symptômes constatés du côté des fosses nasales (épistaxis et écoulement de liquide céphalo-rachidien) indiquent que le trait de fracture de la base du crâne intéresse la lame criblée de l'ethmoïde ou le corps du sphénoïde, toutes lésions qui appartiennent au domaine de la chirurgie générale.

Nous étudierons plus loin, au chapitre des vices de conformation, les déviations et luxations de la cloison ; il ne nous reste donc plus à décrire que : 1° l'hématome et 2° la fracture des os propres.

Hématome de la cloison. — On désigne ainsi un épanchement sanguin uni ou bilatéral d'origine traumatique, collecté entre le cartilage et la muqueuse du septum.

Quelques heures après une chute sur la face, un coup de poing sur la figure, le malade se plaint d'être gêné pour respirer par le nez, soit d'un seul côté, soit des deux. L'enchifrènement augmente, bien que la douleur, vive au début, se calme peu à peu; dans certains cas, l'air ne passe plus par les fosses nasales.

Extérieurement, il n'y a d'ordinaire ni plaie, ni ecchymose ; on aperçoit souvent par l'une ou l'autre narine, ordinairement par les deux, appliquée sur la cloison au niveau du cartilage quadrangulaire, une tuméfaction arrondie, hémisphérique, lisse, sans changement de coloration de la muqueuse. La partie convexe fait une saillie plus ou moins notable dans la lumière de la fosse nasale; chez quelques malades elle l'oblitère complètement à la partie antérieure, en venant s'appliquer sur le cornet inférieur.

Au stylet, cette tuméfaction est molle, dépressible. Si l'accident remonte déjà à quelques jours, on peut, par la pression, établir un refoulement d'un côté à l'autre du liquide contenu dans la tumeur : il y a communication anormale à travers le cartilage quadrangulaire. On assiste ensuite à un léger aplatissement de l'arête du nez, au niveau des parties molles, au voisinage de l'extrémité libre. Au toucher, on ne sent plus le rebord antérieur du cartilage (coup de hache).

Arrivée à cette période, l'affection peut suivre deux marches différentes, ou régresser purement et simplement ; dans ce cas, la tuméfaction diminue peu à peu, la fosse nasale redevient perméable, la respiration nasale s'améliore ; cette terminaison heureuse est l'exception ; on l'observe surtout dans le cas d'hématome unilatéral quand le traumatisme a été léger.

Dans le cas contraire, on voit la tumeur s'acuminer petit à petit, s'ouvrir et donner issue à un écoulement purulent. Cet écoulement dure plusieurs jours puis se tarit, mais bientôt survient un affaissement de l'extrémité du nez par destruction du cartilage ; une cassure s'établit à la limite inférieure des os propres, pendant que, dans la fosse nasale, la cicatrisation s'opère, l'adossement des deux muqueuses se réalise ; et ainsi se reconstitue, sans squelette cette fois, la cloison à sa partie antéro-inférieure.

On a vu chez quelques malades la tumeur persister pendant fort longtemps et ne céder qu'au traitement chirurgical.

L'explication de ces différentes évolutions s'explique parfaitement par l'étude anatomo-pathologique des hématomes.

Au début, épanchement sanguin entre la muqueuse et le cartilage, autrement dit décollement de la muqueuse. Si le décollement est bilatéral, comme le cartilage, qui ne vit que par imbibition, se trouve privé de ses moyens de nutrition, il se nécrose et une communication s'établit entre les deux hématomes.

Dans la majorité des cas, l'épanchement s'infecte, la suppuration s'établit, la cloison cartilagineuse est détruite tout entière, et le pus finit par se faire jour au dehors, à travers la paroi de la muqueuse. Dès qu'il est évacué commence la cicatrisation : les muqueuses se rapprochent et se soudent par leur surface interne formant de la sorte une *cloison membraneuse* en lieu et place du septum fibro-cartilagineux.

Enfin il peut arriver que l'épanchement hématique se transforme en épanchement séreux, le sérum sanguin n'étant pas résorbé, et qu'ainsi se constitue une *tumeur kystique* qui persistera indéfiniment si on n'y met ordre.

De cette étude découle le traitement.

A quelque période qu'on soit consulté pour un hématome, l'indication absolue est de l'ouvrir, de préférence au galvano-cautère, afin d'assurer l'écoulement total de son contenu.

Une intervention hâtive amène l'évacuation du sang ; la muqueuse se recolle très rapidement et le cartilage est conservé. Si l'incision est bilatérale, elle devra être faite à deux hauteurs différentes, autant que possible, pour ne pas compromettre davantage la vitalité du cartilage sous-jacent.

S'il y a du pus, après ouverture on badigeonnera l'intérieur avec une solution de chlorure de zinc à 1/10 : on arrêtera ainsi l'infection. Si on arrive trop tard pour sauver le cartilage, on aura du moins la satisfaction d'accélérer la cicatrisation et de rétablir rapidement le calibre des fosses nasales.

Fracture des os propres. — Produites dans la grande majorité des cas par un choc du nez, ces fractures s'accompagnent ou non d'une plaie des téguments ou de la muqueuse.

Au moment de l'accident, on observe souvent une épistaxis très abondante, une douleur intense et fréquemment aussi une perte de connaissance due à la violence de la commotion.

On voit ensuite se manifester une ecchymose très étendue et un gonflement extrêmement prononcé. Ecchymose et gonflement occupent en général une grande partie de la face, y compris les conjonctives.

La déformation, masquée presque en entier par la tuméfaction des parties molles, est cependant, chez quelques malades, facile à apprécier ; il y a élargissement notable de l'arête du nez, écartement des os propres, tassement de la pyramide nasale.

A la palpation, qu'on doit pratiquer avec une extrême douceur, on sent, en général facilement, une crépitation fine au niveau du trait de fracture. La radioscopie et la radiographie pourront être utilisées avec fruit.

La rhinoscopie antérieure permet de se rendre compte, s'il existe des lésions concomitantes du septum ou de la muqueuse, notamment des fractures de la lame perpendiculaire de l'ethmoïde, du vomer, une luxation ou une déviation de la cloison, un hématome.

Les fractures, sans déplacement des os propres, se consolident très bien. Quand il y a grand déplacement, on observe consécutivement : un affaissement et un élargissement du dos du nez, variable de position avec le point qui a reçu le choc.

Les déviations et les luxations du septum restent acquises ; nous verrons, dans un instant, les moyens de les combattre.

S'il n'existe que du gonflement, une ecchymose et peu ou pas de déformation du squelette, on se bornera à maintenir sur la face des pansements humides qui calmeront la douleur et feront regresser rapidement l'œdème.

Si on observait un gros tassement du nez, un enfoncement des os propres, on serait autorisé à les relever par les fosses nasales et à les maintenir en bonne position au moyen d'un appareil prothétique jusqu'à parfaite coaptation.

Enfin la compression directe et bilatérale au niveau des os propres, maintenue au moyen d'un appareil prothétique externe est tout indiquée quand on se trouve en présence d'une simple disjonction des os propres.

En un mot, dans chaque cas particulier, on s'inspirera des circonstances, cherchant à éviter, pour l'avenir, une déformation disgracieuse et visible dont le malade s'accommode toujours très mal, à quelque classe de la société qu'il appartienne.

VICES DE CONFORMATION

Les vices de conformation les plus fréquents sont : 1° les *atrésies des fosses nasales* ; 2° les *crêtes et éperons;* 2° les *déviations* et 4° les *luxations de la cloison*. Nous passons sous silence, pour le moment, l'absence congénitale de plancher du nez (gueule-de-loup, bec-de-lièvre compliqué).

Atrésies. — L'atrésie peut porter sur la fosse nasale tout entière ou sur un de ses orifices (narine ou choane). Elle est, en outre, congénitale ou acquise.

Chez certains individus dont la charpente nasale est très saillante, et les os propres peu écartés, il existe un véritable rétrécissement du calibre des fosses nasales sans que celles-ci soient en rien déformées ; cette disposition est souvent familiale, mais elle peut être engendrée à la longue, par une respiration défectueuse par le nez, comme on l'observe par exemple chez les adénoïdiens. La forme ogivale de la voûte palatine accompagne fréquemment cette étroitesse nasale.

Dans d'autres circonstances, l'atrésie est due à la présence de synéchies, de brides entre les cornets et la cloison, synéchies rarement congénitales, ordinairement acquises à la suite d'un coryza membraneux, syphilitique ou autre, ou d'interventions opératoires parfois maladroites (cautérisations, cornétomies, éperotomies).

L'orifice antérieur du nez (narine) est rarement le siège, d'occlusion congénitale; par contre, les atrésies acquises y sont assez fréquentes (lupus, plaies), et l'orifice narinaire peut alors manquer totalement ou être réduit à un trou punctiforme.

Moins rares sont les *rétrécissements des choanes ;* ils peuvent aller jusqu'à l'occlusion complète et être de nature osseuse ou membraneuse. Dans ce dernier cas ils sont congénitaux, ou acquis (syphilis tertiaire, lupus). Qu'ils soient congénitaux ou acquis, au lieu d'un simple voile osseux ou membraneux fermant la choane, on observe quelquefois une occlusion située à l'extrémité d'un orifice infundibulaire, en forme d'entonnoir, dont l'ouverture est dirigée du côté du naso-pharynx et l'extrémité rétrécie au niveau de l'orifice choanal.

On les reconnaît à la gêne respiratoire accusée par le malade, à l'impossibilité de souffler par une narine, même après rétraction de la muqueuse par la cocaïne et l'adrénaline, enfin à l'inspection directe (rhinoscopie antérieure et postérieure, attouchement au stylet et au doigt).

On remédiera à l'étroitesse nasale proprement dite en levant de bonne heure l'obstacle qui gêne la respiration.

Les synéchies ou brides qui rétrécissent réellement le calibre de la fosse nasale seront sectionnées à la pince emporte-pièce (pinces de Laurens, de Moure), ainsi qu'une partie du cornet qui leur servait de point d'implantation. La difficulté réside, non dans leur suppression, mais dans la technique à suivre pour éviter leur reproduction. Ce résultat sera obtenu en sectionnant suffisamment du cornet pour élargir le calibre de la fosse nasale, en cautérisant au galvano la surface cruentée, en prescrivant au malade pendant plusieurs jours l'usage d'une pommade cocaïno-adrénalisée qui amène une rétraction de la pituaire ; enfin, en s'assurant tous les cinq à six jours, au moyen d'un tampon d'ouate très mince, que le passage est libre entre le cornet et la cloison, et ce jusqu'à complète cicatrisation.

Contre l'atrésie cicatricielle de la narine, il y a peu à

faire en dehors de la dilatation et encore n'est-elle pas toujours efficace.

On peut se servir avec avantage, pour maintenir la dilatation, du petit instrument représenté ci-contre (fig. 193), qui a également son indication dans l'étroitesse simple de la narine par luxation de la sous-cloison par exemple.

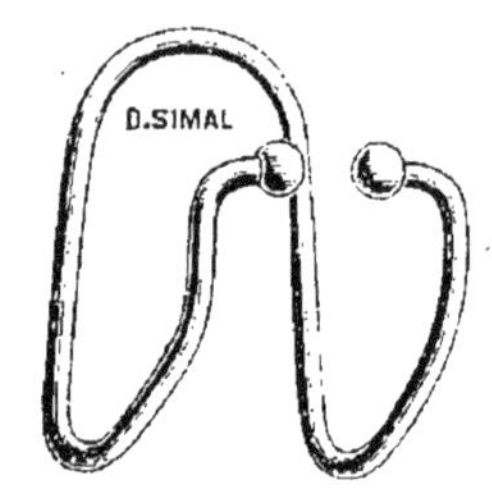

Fig. 193. — Dilatateur des narines de Moritz Schmidt.

L'occlusion congénitale osseuse de la choane est détruite à la gouge ou au galvano, par voie nasale ; cette opération donne de bons résultats.

Les occlusions membraneuses congénitales ou acquises sont justiciables, elles aussi, du galvano ; mais ici un traitement ultérieur, souvent long pour les secondes, surtout si le rétrécissement porte aussi sur le naso-pharynx, devra être institué immédiatement après : il consiste dans la dilatation progressive au moyen de bougies en gomme qu'on introduit par la fosse nasale, qu'on pousse dans le naso-pharynx et le pharynx buccal et qu'on fait ensuite ressortir par la bouche.

On laisse en place les bougies pendant une à deux heures ; on espace de plus en plus les séances dès que la dilatation complète a été obtenue ; grâce à une surveillance semestrielle et même annuelle, on arrive ainsi à un résultat définitif excellent.

Certaines atrésies choanales osseuses, congénitales et infundibulaires, sont à peu près incurables puisqu'il est impossible d'écarter les os qui circonscrivent ces orifices de chaque côté.

CRÊTES OU ÉPERONS. — On désigne ainsi des saillies cartilagineuses ou osseuses, recouvertes de muqueuse, allongées dans le sens antéro-postérieur, insérées sur la cloison et s'avançant, par un bord libre, dans les méats ou vers les cornets inférieur et moyen.

La cloison qui les supporte est tantôt perpendiculaire

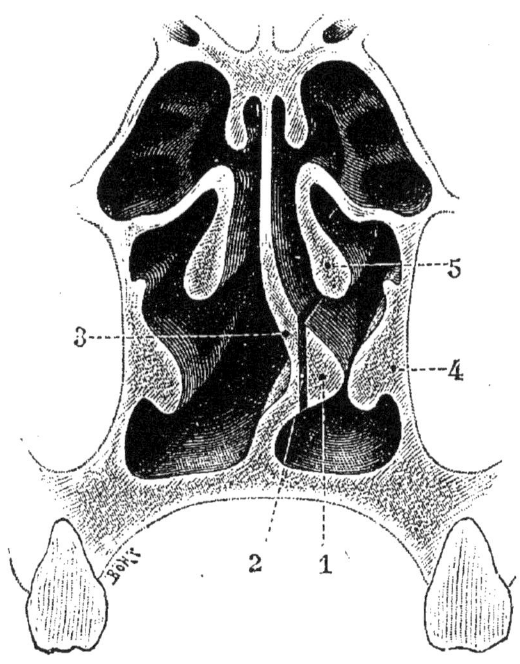

Fig. 194. — Coupe des fosses nasales dans un cas d'éperon de la cloison montrant la section produite par l'éperotome.

1, éperon ; 2, ligne de section ; 3, cloison ; 4, cornet inférieur ; 5, cornet moyen.

sur le plancher des fosses nasales, tantôt plus ou moins déviée du côté où siège l'éperon ; celui-ci peut être double et exister à la fois dans l'une et l'autre narine. Dans beaucoup de cas, il jalonne la ligne de soudure du vomer avec le cartilage de la cloison d'une part et la lame perpendiculaire de l'ethmoïde de l'autre.

L'éperon gêne par son volume, rétrécit le calibre des

fosses nasales et donne quelquefois lieu à des phénomènes réflexes que nous étudierons au chapitre des névroses.

Il se reconnaît par la simple inspection de la fosse nasale et se présente sous la forme d'une saillie en forme de lame aplatie de haut en bas, élargie à son point d'insertion sur la cloison, plus ou moins acérée vers son bord libre, d'une longueur très variable. Par ce bord libre, il vient parfois au contact du cornet inférieur ou moyen et même se cache sous eux. Rarement il occupe toute la longueur de la fosse nasale. Parfois il est acuminé et ne dépasse pas, à son point d'insertion, 2 à 3 centimètres.

La muqueuse qui le recouvre a une coloration normale : elle est souvent un peu tendue.

Fig. 195. — Éperotome de Moure.

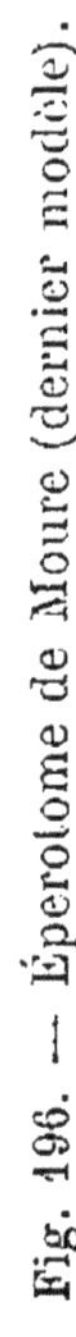

Fig. 196. — Éperotome de Moure (dernier modèle).

Le seul traitement à opposer à l'éperon est sa destruction ; le moyen le plus simple et le plus rapide pour arriver à ce résultat consiste dans sa section au moyen d'un rabot tranchant (éperotome), qui fut exécutée et recommandée pour la première

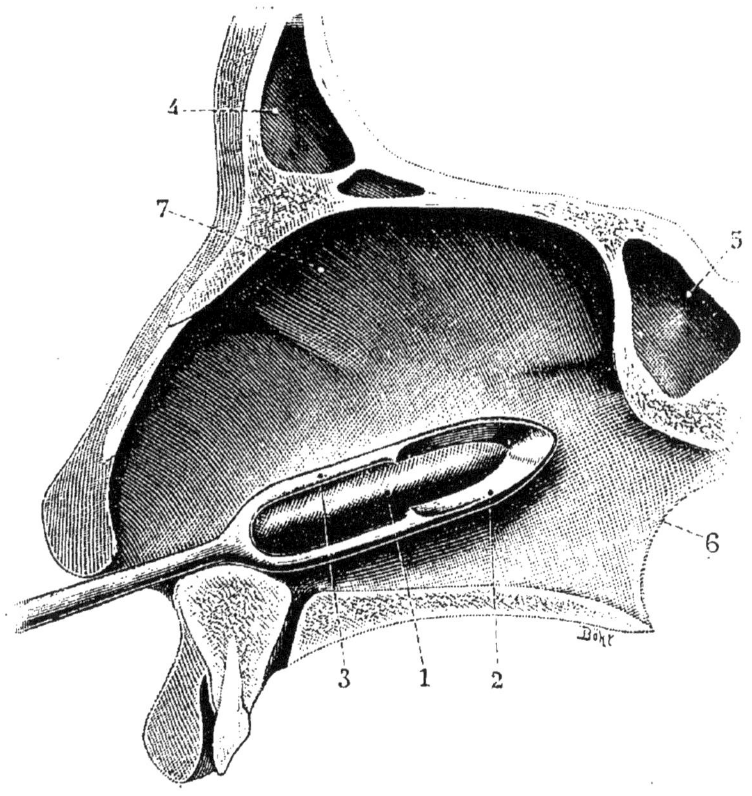

Fig. 197. — Éperotome de Moure en position.

fois par l'un de nous (Moure), il y a déjà plus de douze ans, instrument pratique qui l'escamote en quelque sorte (fig. 197).

L'éperon est engagé dans l'anneau et d'un seul coup énergique, tranché sur son point d'insertion. Si un lambeau de muqueuse flottait dans la fosse nasale, on le réséquerait au moyen des ciseaux coudés (fig. 198). Une cautérisation au galvano assure l'hémostase et détruit les lambeaux de muqueuse qui auraient pu échapper à la section.

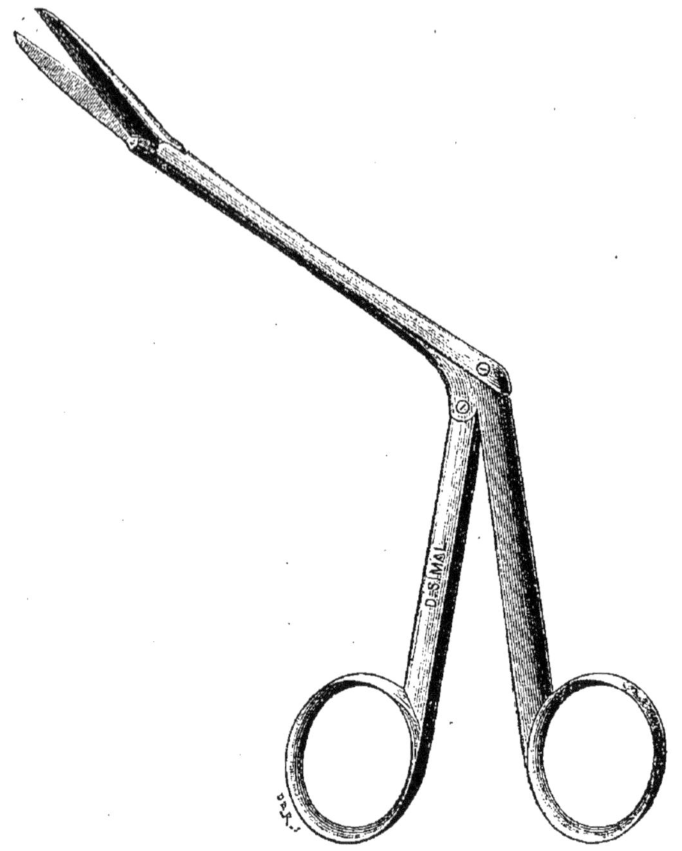

Fig. 198. — Ciseaux coudés pour les fosses nasales.

Déviations. — Au lieu d'être rectiligne et perpendiculaire au plancher, la cloison fait parfois une saillie plus ou moins considérable dans l'une ou l'autre fosse nasale, saillie correspondant à une dépression de l'autre côté. On dit dans ce cas que la cloison est déviée.

Cette déformation s'accuse fréquemment jusque sur l'arête du nez, et la charpente extérieure de cet organe subit le contre-coup de la malformation. Un simple examen au spéculum dans l'une et l'autre narine assure le diagnostic ; mais il arrive souvent que la voussure formée par

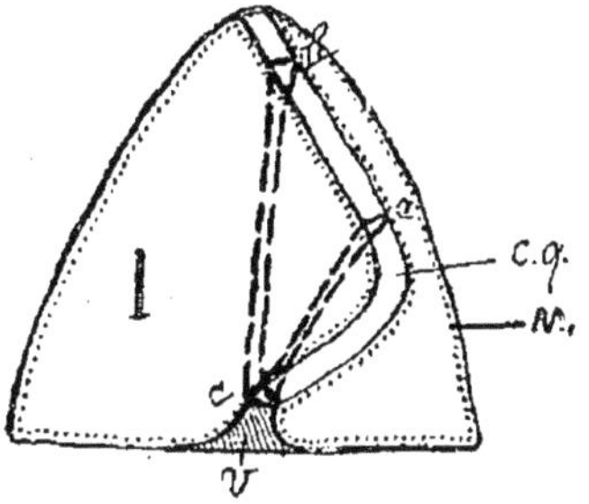

Fig. 199. — Coupe vertico-transversale du nez. Incurvation latérale arrondie du cartilage quadrangulaire (*c.q*).

v, vomer ; M, muqueuse nasale. Si le cartilage est reséqué seulement entre *a* et *c*, la fosse nasale n'est pas suffisamment libérée ; la résection doit s'étendre au moins à la courbe *a*, *b*, *c*. Le dos du nez D est dévié par rapport à la ligne médiane, du côté opposé à celui où se trouve l'incurvation du cartilage. (Cliché Mouret.)

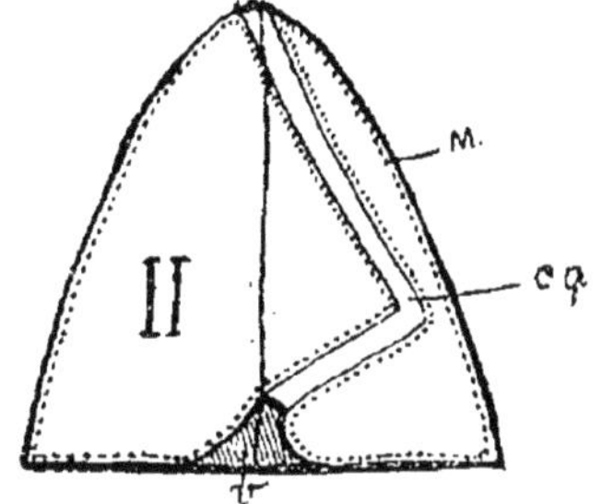

Fig. 200. — Coupe vertico-transversale du nez. Incurvation angulaire du cartilage quadrangulaire (*c.q*).

v, vomer ; M, muqueuse nasale. (Cliché Mouret).

la cloison déviée dans la narine rétrécie, même jusqu'à

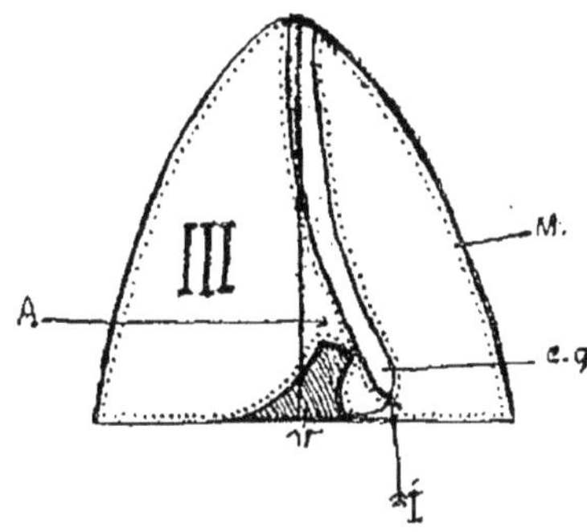

Fig. 201. — Coupe vertico-transversale du nez. Luxation du bord vomérien du cartilage quadrangulaire.

M, muqueuse nasale en pointillé ; *v*, vomer ; *c.q*, cartilage quadrangulaire ; A, angle de déviation ; I, bord vomérien du cartilage devenu libre. Dans cette luxation le bord dorsal du nez est dans le plan médian. (Cliché Mouret.)

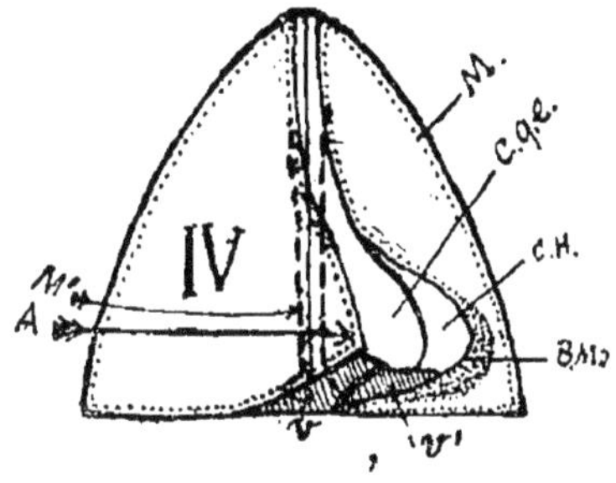

Fig. 202. — Coupe vertico-transversale du nez. Déviation chondro-vomérienne avec épaississement du côté convexe, le long de la ligne chondro-vomérienne.

c.q.e, cartilage quadrangulaire épaissi ; *v*, vomer, A angle de déviation : M et M' muqueuse. L'épaississement est formé par le cartilage de Huschke C.H, par le vomer plus épais *v'* et par un bourrelet muqueux B.M. (Cliché Mouret.)

l'excès, est surmontée d'un éperon ou crête qu'il y a

d'abord lieu de supprimer avant toute tentative de redressement du septum.

Dès que la plaie est guérie, le redressement est possible. Pour l'opérer, nous nous servons de différents procédés :

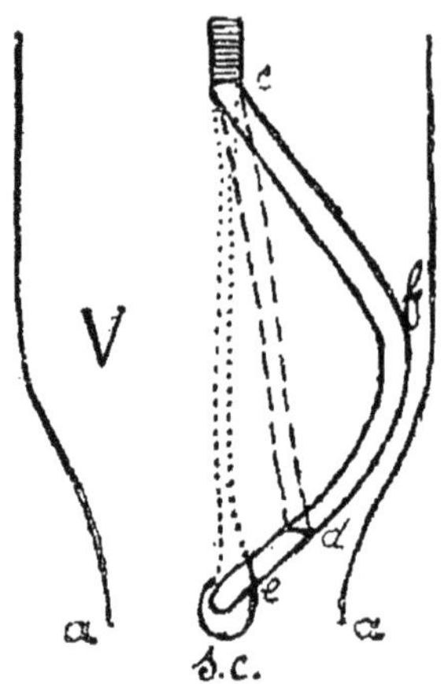

Fig. 203. — Coupe horizontale antéro-postérieure d'une incurvation latérale arrondie du cartilage quadrangulaire.

s.c, sous-cloison ; *a.a*, bord libre des ailes du nez. La résection doit être poussée très en avant vers la sous-cloison jusqu'en *e*, car si on n'enlève que l'étendue comprise entre *e.f.d*, la partie *e.d*, oblitérera l'orifice narinal. (Cliché Mourel.)

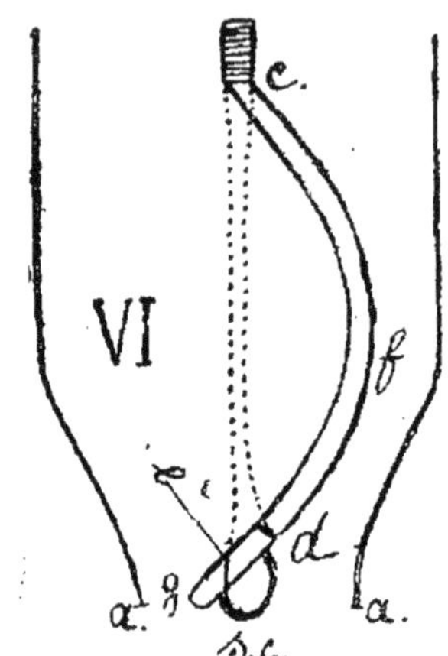

Fig. 204. — Coupe horizontale et antéro-postérieure, passant par la sous-cloison, le cartilage quadrangulaire et la lame perpendiculaire.

Le cartilage présente une incurvation latérale arrondie du côté gauche ; en même temps, son bord inféro-antérieur *g*, est luxé à droite de la sous-cloison ; *c.f.d*, étendue du cartilage quadrangulaire qui doit être reséqué dans le sens antéro-postérieur pour supprimer son incurvation latérale ; *g.e*, partie qui doit être réséquée pour supprimer la luxation du bord correspondant à la sous-cloison *e.d*, languette cartilagineuse qui doit être conservée pour éviter l'affaissement du lobule du nez après résection du cartilage ; *a.a*, bord libre de l'aile du nez. (Cliché Mouret.)

nous utilisons dans quelques cas celui qui a été décrit par l'un de nous (Moure). Voici en quoi il consiste :

Au moyen de forts ciseaux *ad hoc*, deux incisions sont aites sur la cloison, une parallèlement et très près de l'arête du nez, l'autre parallèlement et très près aussi du plancher de la fosse nasale. Un tube aplati, creux, redresseur spécial, malléable sur l'une de ses faces, est alors

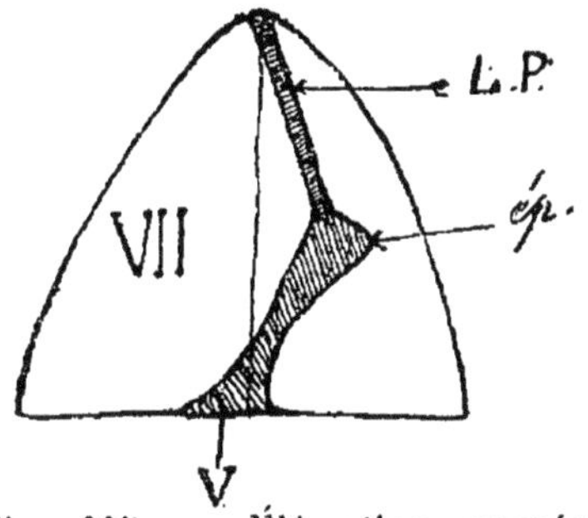

Fig. 205. — Élévation voméro-ethmoïdale ; avec éperon vomérien. Celui-ci est formé par épaississement (*ep*) du vomer au niveau de la ligne articulaire ethmoïdo-vomérienne. L.P, lame perpendiculaire ; V, vomer. (Cliché Mouret.)

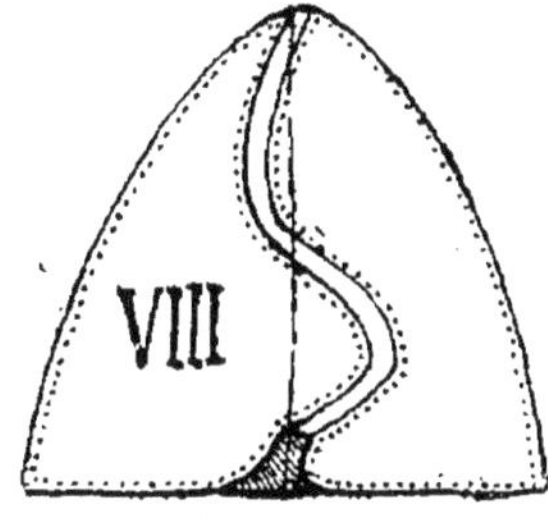

Fig. 206. — Coupe vertico-transversale du nez. Incurvation verticale sigmoïde. (Cliché Mouret.)

introduit du côté où siège la déviation, entre celle-ci et le

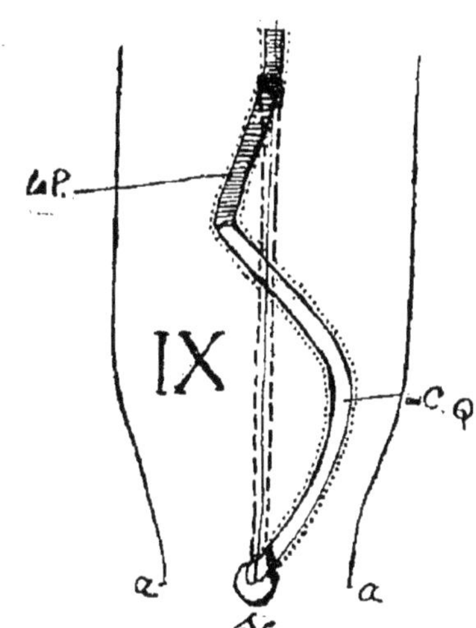

Fig. 207. — Coupe horizontale et antéro-postérieure montrant une incurvation arrondie du cartilage quadrangulaire combinée avec une déviation chondro-ethmoïdale, ce qui donne à l'ensemble de la cloison déviée l'aspect d'une déviation sigmoïde.

L.P, lame perpendiculaire ; C.Q, cartilage quadrangulaire ; S.C, sous-cloison ; *a*,*a*, bord libre de l'aile du nez (Cliché Mouret.)

cornet inférieur, la face malléable tournée vers la cloison à redresser (fig. 214).

A son tour une pince dilatatrice spéciale est introduite dans le tube redresseur et en repoussant la paroi malléable, luxe par la même occasion la cloison vers le côté opposé.

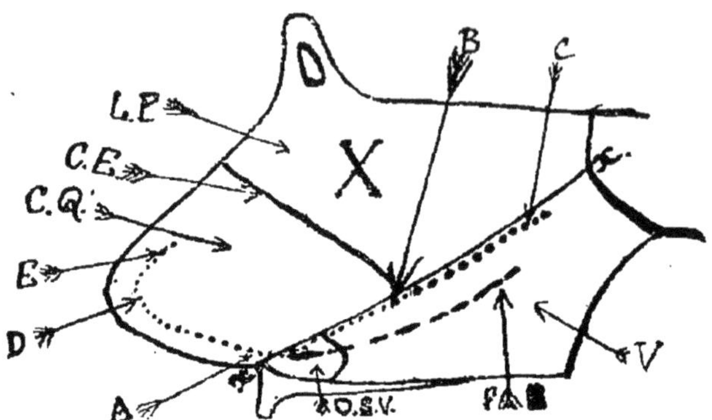

Fig. 208. — Schéma de la cloison du nez.

L.P, lame perpendiculaire de l'ethmoïde ; C.Q. cartilage quadrangulaire ; V, vomer ; O.S.V, os sous-vomérien ; C.E, ligne articulaire chondro-ethmoïdale ; BADE, ligne pointillée indiquant le tracé de l'incision de la muqueuse pour la résection du cartilage quadrangulaire ; BC, ligne pointillée à points plus gros que ceux de la précédente ; c'est le tracé du prolongement de la ligne d'incision de la muqueuse en arrière lorsqu'on veut réséquer une déviation ethmoïdo-vomérienne ; XF, ligne à longs traits brisés indiquant le tracé de l'incision de la muqueuse, que l'on peut faire plus bas que la précédente dans le cas de déviation chondro-ethmoïdo-vomérienne, doublée d'épaississement ostéo-cartilagineux du côté convexe. (Cliché Mourct).

La rigidité suffisante du tube assure le maintien du redressement.

L'appareil est laissé huit à dix jours en place. Dans cet intervalle, l'opéré prend des bains de nez fréquents pour atténuer l'inflammation. Passé ce temps, le tube est retiré et le résultat obtenu.

Lorsque la déviation est angulaire, très antérieure, difficile à redresser tant elle est diffuse, on peut faire usage de la résection sous-muqueuse du cartilage ou même de la partie osseuse de la cloison (procédé de Petersen et de Killian).

Voici en quelques mots sa technique : une incision verticale est faite sur la muqueuse qui recouvre la partie antérieure de la cloison déviée : au moyen d'une spatule spé-

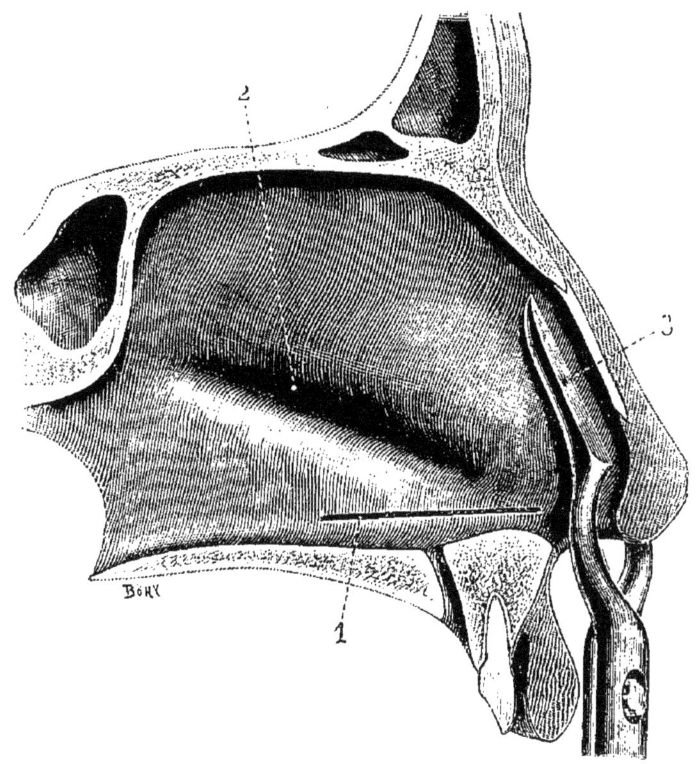

Fig. 209. — Opération de Moure pour le redressement de la cloison. 1er *temps*. Section de la cloison.

1, section le long du plancher ; 2, cloison ; 3, section le long de l'arête du nez.

ciale, cette muqueuse est décollée du cartilage sous-jacent.

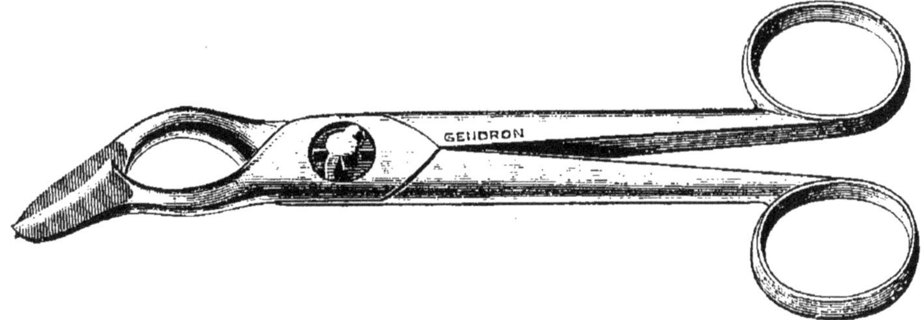

Fig. 210. — Cisaille de Moure pour sectionner la cloison.

A son tour ce cartilage est sectionné au bistouri en

suivant la même ligne que pour la muqueuse. On décolle

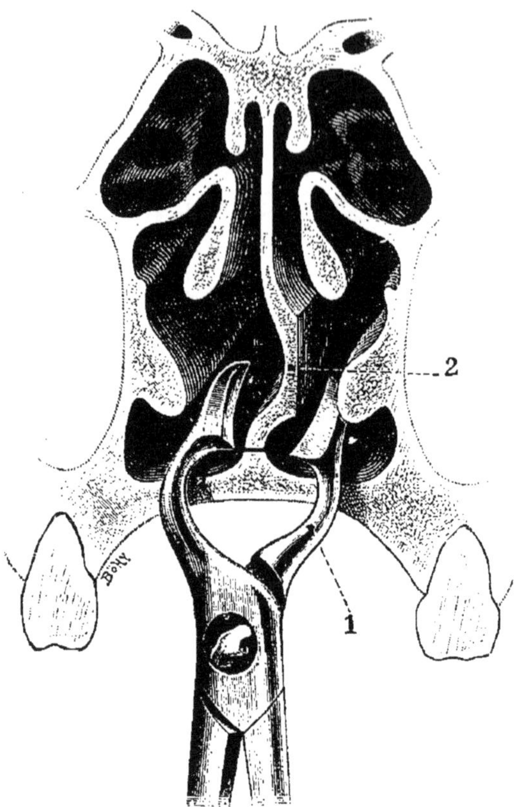

Fig. 211. — Opération de Moure.
1, cisaille ; 2, cloison déviée.

de même, en passant par cette incision, la muqueuse de la fosse nasale opposée qui recouvre le cartilage dévié.

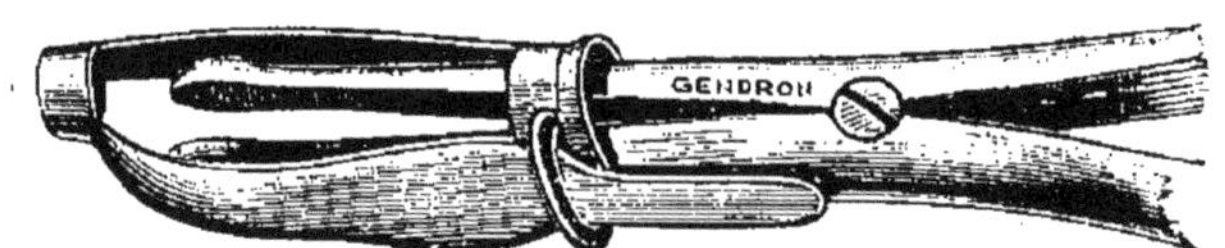

Fig. 212. — Redresseur de Moure pour la cloison déviée avec dilatateur ouvert.

On a ainsi isolé le squelette de la cloison : il ne reste plus qu'à le réséquer. Il suffit pour cela de l'embrocher entre les lèvres d'un spéculum à valves aplaties et longues

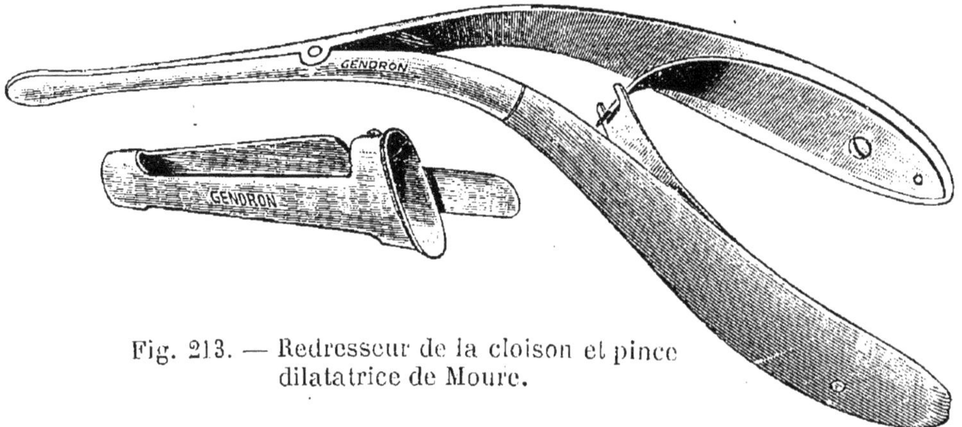

Fig. 213. — Redresseur de la cloison et pince dilatatrice de Moure.

et de le sectionner avec une pince emporte-pièce, des

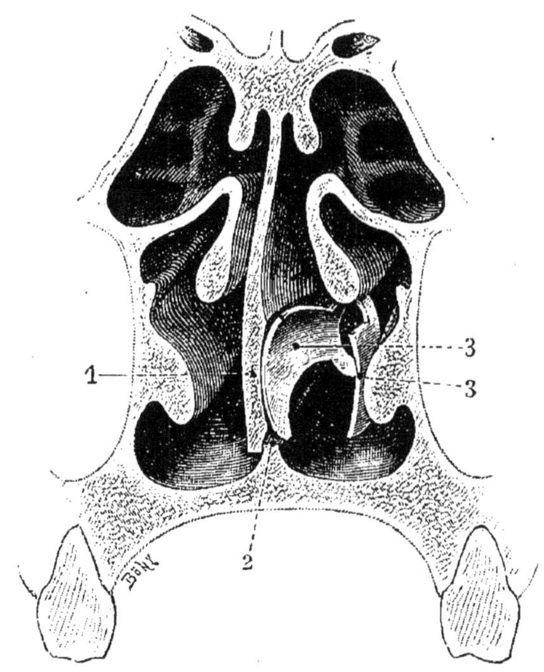

Fig. 214. — Coupe des fosses nasales montrant le redresseur de Moure en place.

1, partie de la cloison redressée; 2, section produite par le septotome; 3, partie du redresseur rigide, reposant sur le cornet inférieur; 3', partie malléable du redresseur maintenant en place la cloison.

ciseaux ou même le bistouri en passant par la lumière du

spéculum. Les deux muqueuses sont maintenues accolées par leur surface cruentée au moyen d'un tamponnement bilatéral.

Nous reprochons à cette méthode de laisser trop de

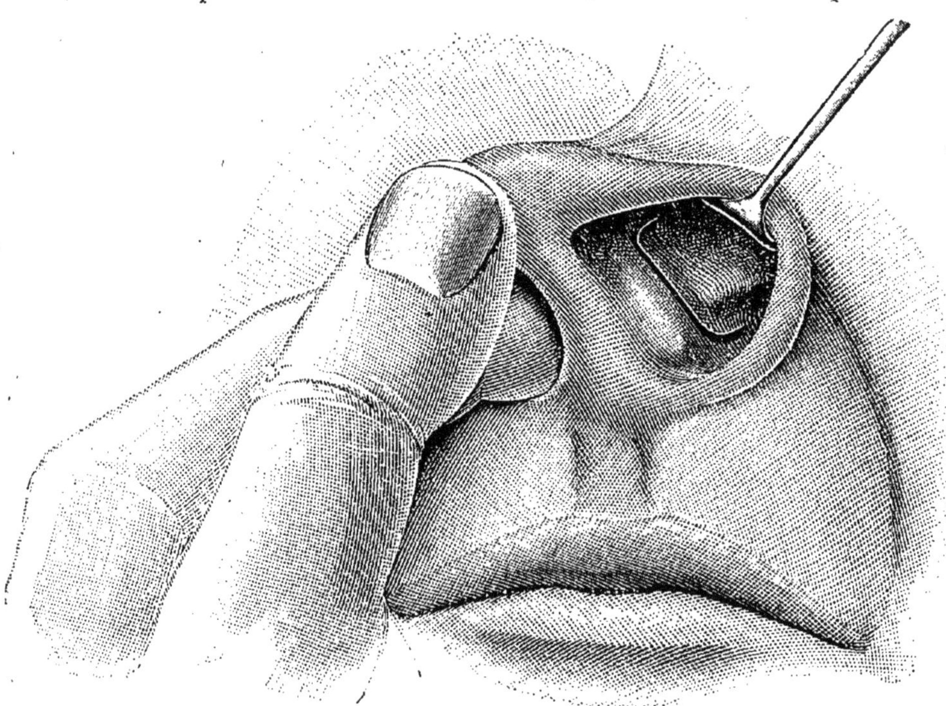

Fig 245. — Résection sous-muqueuse.
Incision de la muqueuse. (Cliché Claoué.)

muqueuse flottante dans la lumière des fosses nasales, d'être longue à appliquer et d'exposer souvent à des perforations très étendues de la cloison.

Bien avant l'époque où devint en vogue cette méthode, nous en employions une autre plus simple, plus rapide et qui, à notre avis, donne même de meilleurs résultats parce qu'elle amène une perméabilité plus grande de la fosse nasale :

Au lieu de décoller de part et d'autre la muqueuse du cartilage et même de la lame perpendiculaire de l'ethmoïde, nous n'opérons ce décollement que d'un seul côté (côté de la muqueuse à conserver), et nous réséquons *muqueuse et cartilage ou os du côté dévié.* Point important : la résec-

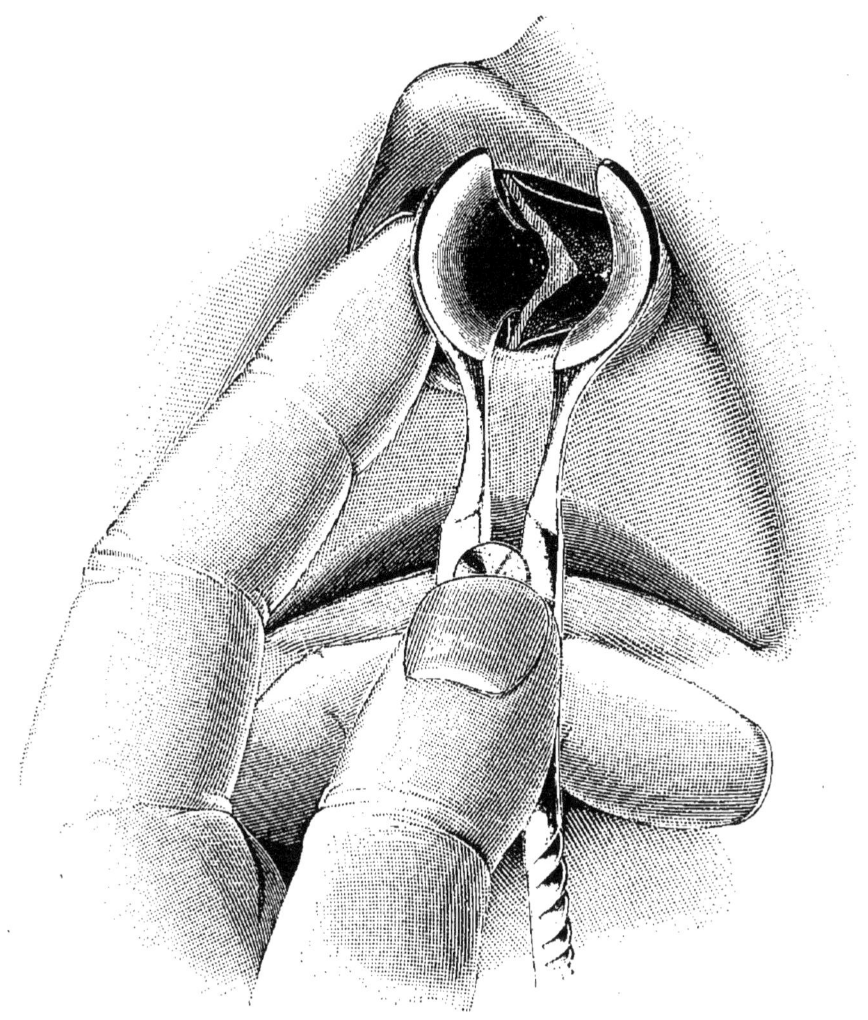

Fig. 216. — Résection sous-muqueuse de la cloison. Écartement des deux fibro-muqueuses décollées. (Cliché Claoué).

tion osseuse doit porter au ras du plancher et pour ce faire, on est quelqufois obligé d'utiliser le ciseau à froid.

Une incision au bistouri, de haut en bas, intéresse muqueuse et cartilage à la partie antérieure de la déviation, parallèlement à la sous-cloison. Une spatule, introduite entre le cartilage et la muqueuse qui tapisse la cloison de la narine opposée, sépare le cartilage à enlever d'une part (côté convexe), de la muqueuse à conserver.

Une pince emporte-pièce, ou tout autre instrument analogue, un bistouri à lame coudée, sectionne en même temps le plan muco-cartilagineux aussi loin que le comporte la déviation. Un tamponnement de gaze iodoformée, laissé en place cinq à six jours, refoule la muqueuse flottante et assure l'hémostase.

La cicatrisation s'opère rapidement, aussi facilement que dans l'opération de Killian, et le résultat de cette résection muco-cartilagineuse nous a paru supérieur à la méthode de l'auteur allemand.

Il y a avantage à ne pas intervenir chez les enfants au-dessous de douze à treize ans, parce qu'à cet âge, la charpente du nez n'a pas acquis tout son développement et qu'un tassement de la cloison pourrait être la conséquence du redressement et ramener la gêne de la respiration nasale.

Luxations. — La déformation ainsi nommée, d'origine traumatique la plupart du temps, porte seulement sur la cloison cartilagineuse. Cette dernière, au lieu d'être verticale et située sur le prolongement exact de la cloison osseuse, fait, avec l'axe de celle-ci, un angle plus ou moins considérable. De ce fait le bord antérieur du cartilage, au lieu de se cacher derrière la sous-cloison, forme, dans l'une des narines, une arête plus ou moins saillante, visible extérieurement, qui en rétrécit notablement le calibre.

La luxation peut être complète et le bord postérieur du cartilage former dans la narine opposée une proéminence analogue. La gêne respiratoire dans ce cas sera plus marquée.

Pour rendre à la narine ses dimensions normales, nous

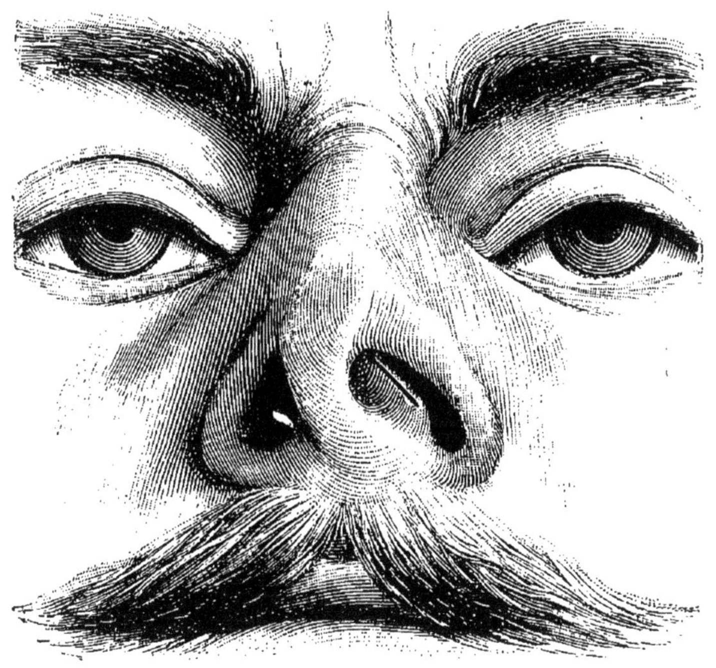

Fig. 217. — Luxation du fibro-cartilage à gauche. Tracé de l'incision pour la résection.

utilisons un procédé des plus simples imaginé par l'un de nous (Brindel). Il consiste, après nettoyage, asepsie rigoureuse et anesthésie du champ opératoire, à réséquer au moyen d'une pince emporte-pièce, et des ciseaux recourbés, la muqueuse et le cartilage sous-jacent, jusque dans l'intérieur de la fosse nasale ; c'est une résection muco-cartilagineuse antérieure limitée à la partie luxée.

En ayant soin de faire saillir le plus possible le cartilage sous-jacent et en soulevant l'angle interne de la narine, on porte la sous-cloison en dehors vers l'autre narine. Les manœuvres sont rendues très faciles par l'emploi d'un petit écarteur à deux branches mousses, dans l'écartement desquelles on loge l'arête de la cloison à supprimer.

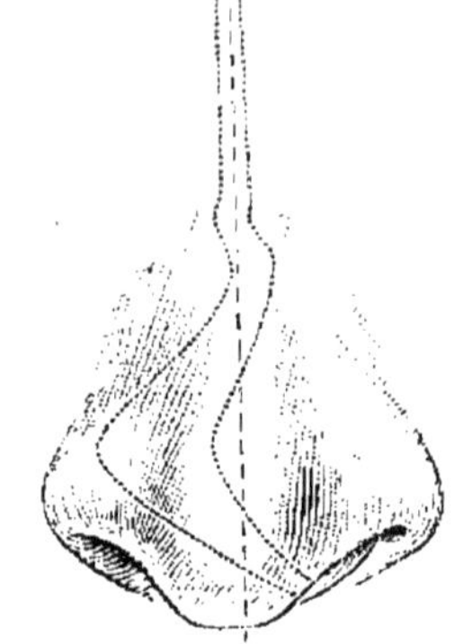

Fig. 218. — Schéma d'une déviation de la cloison.

La cicatrisation est rapide et aucun accident n'est à redouter.

Si on se contentait d'inciser la muqueuse, d'extraire la cloison cartilagineuse, puis de suturer à nouveau la muqueuse sans réséquer une partie de cette dernière, on aurait trop de tissu et la narine serait, de ce fait, à peine modifiée dans son calibre.

NÉVROSES

Sous ce titre, nous rangeons, d'une part : *a.* les *troubles sensoriels*, de l'autre : *b.* les *manifestations réflexes*, locales ou à distance, qui prennent leur point de départ dans une affection quelconque des fosses nasales.

a. Troubles sensoriels. — L'odorat peut être plus ou moins compromis (*anosmie*), ou perverti (*parosmie, cacosmie*).

La perte de l'odorat peut se présenter avec ou sans lésion de la pituitaire, être congénitale ou acquise.

On l'observe dans l'absence des lobes olfactifs (vérification sur la table d'autopsie), dans les lésions des nerfs (fracture de la base du crâne), à la suite de la grippe, comme conséquence de certaines affections nasales (coryza atrophique, coryza aigu, polypes muqueux, coryza spasmodique avec hydrorrhée, coryza hypertrophique), en un mot dans les lésions irritatives ou inflammatoires de la pituitaire de l'étage supérieur des fosses nasales (tabac, reniflement d'eau, etc.), et dans les obstructions du nez.

L'anosmie est partielle ou totale, momentanée ou définitive. Elle s'accompagne, quand elle est totale, de la perte du goût. La langue ne perçoit plus que les saveurs fondamentales, amer, salé, sucré, acide, mais elle ignore le parfum des aliments.

Certaines anosmies guérissent après suppression de la cause qui les a engendrées (coryzas aigus, obstructions nasales). Celles qui sont consécutives à la grippe sans lésion apparente de la muqueuse sont souvent définitives.

Nous avons vu se rétablir l'odorat chez des personnes qui l'avaient perdu depuis plusieurs années, et cela à la suite d'un traitement approprié (coryza atrophique, par exemple).

Contre l'anosmie nerveuse, avec intégrité de la pituitaire, on essaiera l'électrisation : rarement on obtiendra un résultat.

Quand un sujet est atteint de perversion de l'odorat, c'est-à-dire de perception d'odeurs anormales sans objet odorant à sa portée, les sensations qu'il éprouve sont peu agréables dans l'immense majorité des cas, d'où le nom de cacosmie donné la plupart du temps à la *parosmie*.

La cacosmie peut être liée à une lésion de la muqueuse ou des cavités accessoires du voisinage; elle constitue même un très bon signe dans le diagnostic de ces affections (sinusites fétides). Elle est quelquefois subjective, car rien alors ne peut l'expliquer (la cacosmie est fréquente chez les névropathes) ou après la grippe : elle se traduit dans ce cas, par la perception d'une odeur de corne brûlée, d'objet pourri. La cacosmie coïncide fréquemment avec la perte de l'odorat. Le malade se rend généralement compte de son état.

En face d'un malade atteint de cacosmie il y a lieu de rechercher avec soin s'il existe une lésion de la muqueuse ou des cavités accessoires. S'il n'y a rien, on instituera un traitement général tonique, antinerveux, doublé de manœuvres nasales (massages, pulvérisations mentholées, irrigations) destinées à agir sur l'imagination du sujet névropathe en même temps qu'elles seront susceptibles de modifier la muqueuse et peut-être contribuer à faire disparaître ou à atténuer tout au moins cette ennuyeuse infirmité.

Troubles réflexes. — A la suite des vices de conformation ou des lésions de toute nature des fosses nasales on observe, localement ou à distance, une série de phénomènes nerveux dont les principaux sont : l'asthme, les névralgies, les tics douloureux, les céphalées, les migraines, la toux spasmodique, le spasme de la glotte, l'épilepsie, le goitre exophtalmique, la chorée et même, dans quelques cas, mais dans quelques cas seulement, la dysménorrhée.

Ces affections réflexes se rencontrent le plus souvent avec les polypes muqueux, les dégénérescences polypoïdes, le coryza spasmodique avec ou sans hydrorrhée, les éperons de la cloison, le coryza hypertrophique.

Un bon moyen pour s'assurer que la névrose est bien d'origine nasale consiste à insensibiliser la muqueuse à la cocaïne. Si le réflexe disparaît ou s'atténue, on est autorisé à affirmer la relation étroite qui existe entre les deux lésions et de fait, il suffit de traiter le nez pour voir disparaître une maladie qui paraissait, au premier abord, n'avoir avec lui aucun lien de parenté.

CAVITÉS ACCESSOIRES

α) Sinus maxillaire. — β) Sinus frontal. — γ) Cellules ethmoïdales. — δ) Sinus sphénoïdal.

De toutes les cavités accessoires le sinus maxillaire est le plus fréquemment atteint. Les lésions qu'on y rencontre sont d'ordinaire inflammatoires ou néoplasiques. Nous étudierons successivement : 1° les *sinusites* et 2° les *tumeurs sinusiennes*.

A propos de ces dernières, nous décrirons : 3° les *kystes paradentaires*.

SINUSITES MAXILLAIRES

La sinusite est l'inflammation aiguë ou chronique de la muqueuse de l'antre. Dans la pratique on la désigne également sous le nom d'empyème, bien que, théoriquement, cette dernière affection soit un peu différente. Dans les deux cas, il y a accumulation de pus dans la cavité antrale, mais dans la sinusite le pus est formé sur place, tandis que dans l'empyème il vient d'ailleurs, autrement dit dans la première, le sinus est la source, dans le second le réservoir seulement (Lermoyez).

Les principales causes de la sinusite maxillaire sont : le

refroidissement, le coryza aigu ou chronique, le coryza atrophique, la grippe, en général toutes les fièvres infectieuses, les lésions osseuses de voisinage (caries dentaires, nécrose du maxillaire, etc.), ce qui constitue deux grandes catégories de causes : les *unes nasales, les autres dentaires.* Quelques-unes sont nettement *d'origine syphilitique.*

Pas de bactériologie spéciale : microbes les plus fréquents; pneumocoques, staphylocoques, bacillus coli, quelquefois gonocoques.

Les sinusites sont fréquentes à tous les âges, mais particulièrement dans l'adolescence et l'âge mûr.

FORME AIGUE. — Le début est souvent aigu ; dans d'autres circonstances, la chronicité se révèle d'emblée ou du moins le malade ne garde pas le souvenir de la période aiguë.

Voici comment les choses se passent d'habitude. Au cours d'un rhume de cerveau, ou d'une fluxion dentaire, le malade est pris de sensation de tension dans un côté de la face ; l'enchifrènement augmente ; la douleur apparaît au-dessous de l'œil et le plus souvent au-dessus de l'orbite correspondant ; il existe parfois de la photophobie, de la céphalée, un état d'abattement tout particulier. Au toucher on constate souvent que la paroi externe du sinus est douloureuse et dans quelques cas tuméfiée. A cette période, la pituitaire est simplement congestionnée, mais elle obstrue la lumière de la fosse nasale. Cet état dure de deux à trois jours, puis la tension diminue, du pus s'écoule par la narine et un mouchage énergique en ramène un gros flocon ; à partir de ce moment les douleurs s'atténuent et même cessent complètement. Pendant six, sept, huit ou dix jours le malade mouche, le matin principalement, du pus d'abord jaune, liquide, à odeur de plâtre frais, puis plus épais, muqueux et peu à peu se tarit la sécrétion.

Dans d'autres cas les douleurs augmentent au contraire, des élancements très pénibles se font sentir, la paroi sinusienne refoule la fosse canine, bref il y a rétention de pus dans le sinus et ce pus cherche à s'extérioriser si le médecin n'intervient pas. On a vu dans ces cas l'os se nécroser et un phlegmon de la joue ou de l'orbite se constituer rapidement (forme ostéomyélitique grave).

Forme chronique. — A la première forme (aiguë) aussi bien qu'à cette dernière (suraiguë) succède quelquefois la

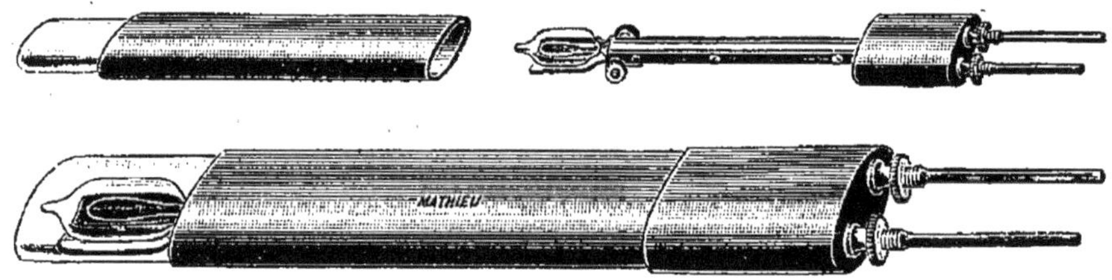

Fig. 219. — Diaphanoscope pour sinus maxillaire.

forme chronique dont tout praticien doit savoir soupçonner l'existence.

Les symptômes qui la révèlent sont :

a. Un écoulement de pus par la fosse nasale correspondante, le pus est tantôt mouché, tantôt craché, suivant la position de la tête ;

b. La perception d'une mauvaise odeur (cacosmie) pendant l'action de se moucher ;

c. Une obscurité de la région sous-orbitaire à la diaphanoscopie ;

d. La présence de pus et de gonflement au niveau de la rainure du méat moyen (position de la bulle ethmoïdale) ;

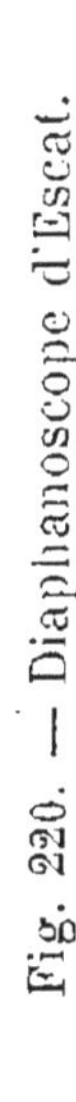

Fig. 220. — Diaphanoscope d'Escat.

e. Enfin et surtout l'expulsion de pus ou de magma caséeux (sinusite caséeuse) par un lavage de la cavité (orifice naturel, ponction par le méat inférieur) alors que les fosses nasales avaient été préalablement nettoyées.

De tous ces signes un seul est constant, c'est le dernier : pour affirmer que le liquide purulent mouché ou craché vient du sinus maxillaire, il est indispensable de l'avoir ramené par une irrigation de cette cavité.

Mais il est des malades atteints d'empyèmes maxillaires et qui ne se plaignent ni de moucher, ni de cracher du pus (*sinusites latentes*). On sera amené à soupçonner chez eux l'existence d'une sinusite tantôt parce qu'ils se plaindront d'une névralgie faciale, d'érysipèles à répétition, d'affections oculaires allant jusqu'au décollement de la rétine, de bronchites chroniques simulant plus ou moins la tuberculose pulmonaire, de troubles gastriques prolongés, tantôt encore en raison d'un état général sérieux, d'une néphrite chronique, d'un purpura. Dans d'autres circonstances enfin ce seront des affections locales rebelles (polypes muqueux du nez, coryza atrophique résistant à un traitement minutieux, acné rubra du dos du nez), qui mettront sur la voie du diagnostic.

Nous avons esquissé le tableau de la sinusite maxillaire unilatérale, isolée. Nous verrons plus tard que d'autres sinusites accompagnent souvent l'empyème de l'antre.

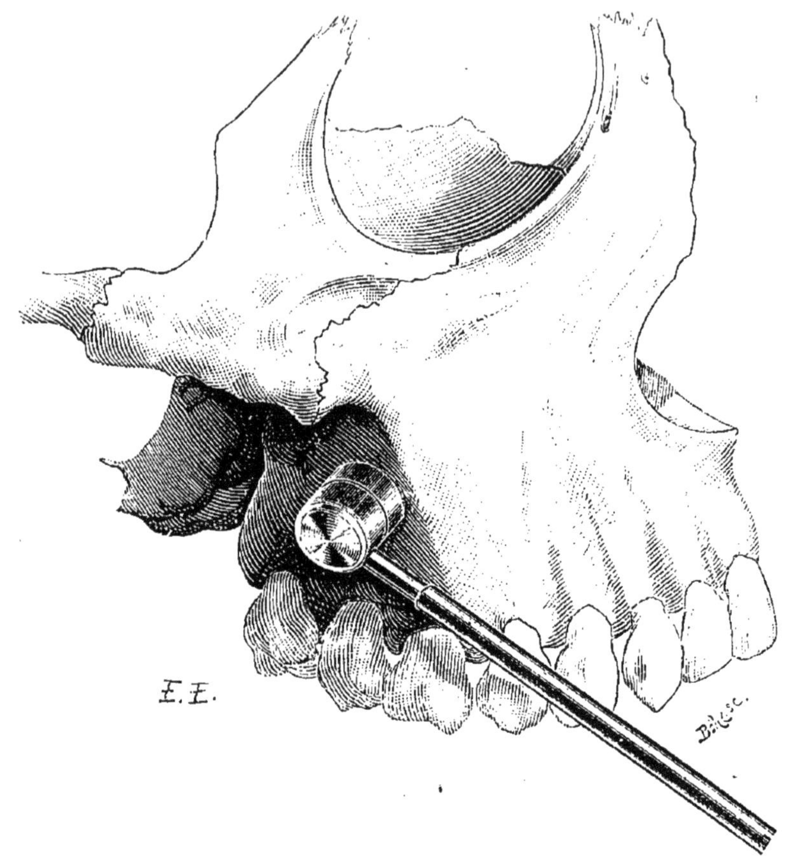

Fig. 221. — Diaphanoscope d'Escat en place pour l'éclairage du sinus maxillaire.

Dans certains cas, l'antre est rempli de matières caséeuses ressemblant à du mortier, à odeur fétide. Quelques lavages guérissent habituellement ces *sinusites caséeuses*. Toutefois, chez quelques rares malades, l'accumulation de ces produits épais et granuleux, dans le sinus, use les parois de l'os, les perfore même, se comportant comme les masses cholestéatomateuses de l'oreille, entraînant autour d'elles la formation d'amas fongueux qui, au premier aspect font ressembler les sinusites caséeuses à de véritables tumeurs malignes de cette région.

Il faut songer aussi à la possibilité de sinusites frontales déversant leur contenu dans le maxillaire et simulant une infection de cette cavité. L'éclairage successif de l'antre élucide la question, parce que le sinus met généralement plusieurs jours à se remplir s'il ne forme par lui-même sa sécrétion, tandis que dans les sinusites vraies le lavage, même quotidien, ramène toujours plus ou moins de matière purulente.

Les *complications* que peut entraîner l'empyème de l'antre font un devoir d'en débarrasser au plus vite le malade, voici comment on y parvient.

Traitement. — Dans la période aiguë, si la douleur est légère, les symptômes généraux peu marqués, on se contente d'un traitement médical antiphlogistique : fumigations aromatiques, dans les fosses nasales, pommade mentho-cocaïno-adrénalisée, et à l'intérieur, aconit, quinine, antipyrine.

Sous l'influence de la médication locale, la muqueuse se décongestionne rapidement, l'infundibulum se désobstrue et le liquide sécrété dans l'antre est facilement expulsé.

Le chirurgien n'aura à intervenir que s'il y a rétention de pus, menace de nécrose de la paroi sinusienne ou suppuration prolongée.

Dans ces diverses hypothèses il cherche à *évacuer la sécrétion purulente*, à *faire l'antisepsie de la cavité* qui la sécrète, à *tarir la formation du pus.*

Pour obtenir ce résultat, la première condition est d'enlever tous les obstscles qui s'opposeraient à la libre sortie des sécrétions antrales, polypes muqueux, dégénérescences polypoïdes du méat moyen, cornet moyen ampullaire.

La seconde consiste dans la suppression des causes susceptibles d'engendrer ou d'entretenir l'inflammation antrale (dents gâtées, vieux chicots, séquestres des maxillaires).

Si on se trouvait sur un terrain syphilitique ou si on soupçonnait à cette affection une origine de même nature on prescrirait immédiatement un traitement spécifique concurremment avec les autres médications.

Le lavage et la désinfection du sinus seront réalisés au moyen d'une irrigation de cette cavité, par l'orifice naturel, et beaucoup mieux par la ponction du méat inférieur (voir Thérapeutique générale).

Des ponctions successives seront pratiquées tous les jours si la suppuration est abondante et fétide, tous les deux ou trois jours dans le cas contraire. Ces injections sont parfois douloureuses dans les cas aigus; pour les rendre aussi indolores que possible, on cocaïnera avec soin le méat inférieur et le pourtour de l'orifice naturel; ce dernier sera également adrénalisé pour que le liquide injecté soit évacué plus aisément.

Quand l'affection doit guérir par les ponctions, on voit peu à peu l'odeur disparaître, le pus diminuer de quantité, changer de caractère, devenir muqueux et faire défaut complètement : ce résultat est obtenu après une, deux, trois, quatre, dix à douze ponctions et même davantage parfois.

Un empyème qui n'est pas guéri après un mois à un

mois et demi de ce traitement est passible d'un autre genre de thérapeutique.

Après avoir essayé d'un grand nombre de procédés

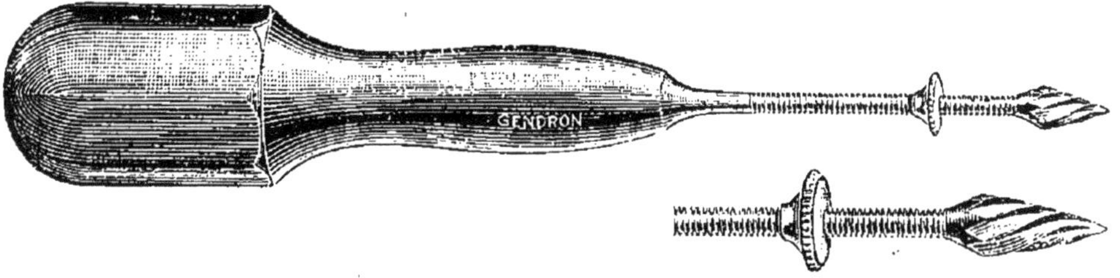

Fig. 222. — Perforateur alvéolaire hélicoïdal de Moure.

déjà oubliés ou appelés à tomber prochainement en désuétude, nous nous sommes arrêtés à l'emploi de deux seulement : Un *palliatif* qui consiste à établir une communication permanente entre le sinus et la bouche (alvéole ou fosse canine). Cette communication, maintenue béante par le port permanent d'un clou en ébonite ou d'une dent à pivot, permet au malade de pratiquer lui-même des net-

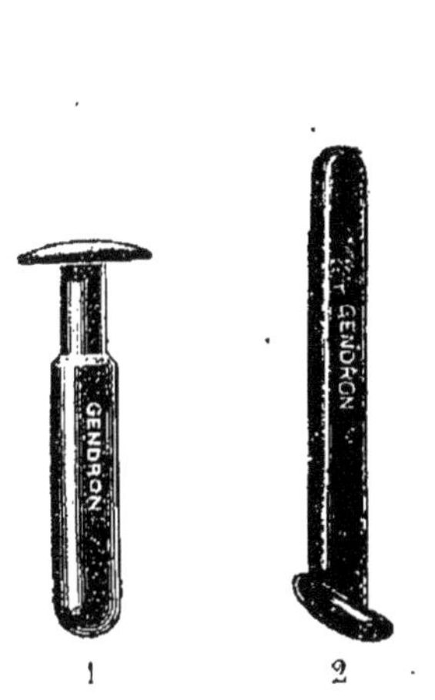

Fig. 223. — Clous en ébonite pour sinus maxillaire.

1, pour la perforation alvéolaire ; 2, pour la perforation par la fosse canine.

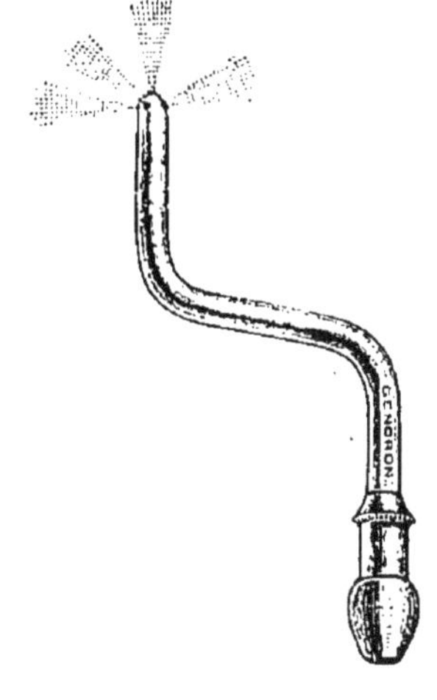

Fig. 224. — Canule en baïonnette pour injections dans le sinus maxillaire par la perforation alvéolaire (Moure).

toyages aussi nombreux qu'il est nécessaire. Très rarement le résultat définitif est obtenu ; aussi n'en conseillons-nous l'emploi qu'aux personnes très âgées, trop faibles ou

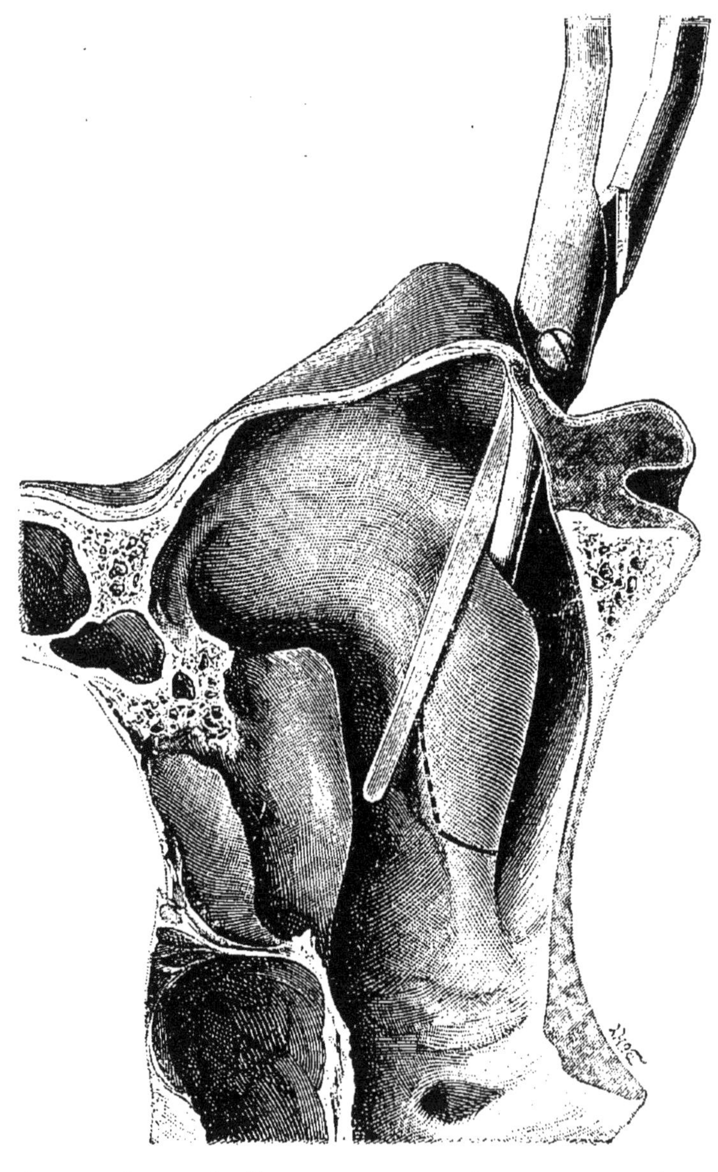

Fig. 223. — Opération de Claoué. 1er *temps*. Résection de la tête du cornet inférieur. (Cliché Claoué.)

atteintes de maladies graves qui supporteraient mal la chloroformisation.

Voici comment nous procédons, d'abord par l'*alvéole* : si

on a dû faire extraire des dents la gencive est cicatrisée ; on choisit l'emplacement de la deuxième petite ou des deux premières grosses molaires.

L'anesthésie locale est obtenue au moyen d'une pulvérisation de chlorure d'éthyle.

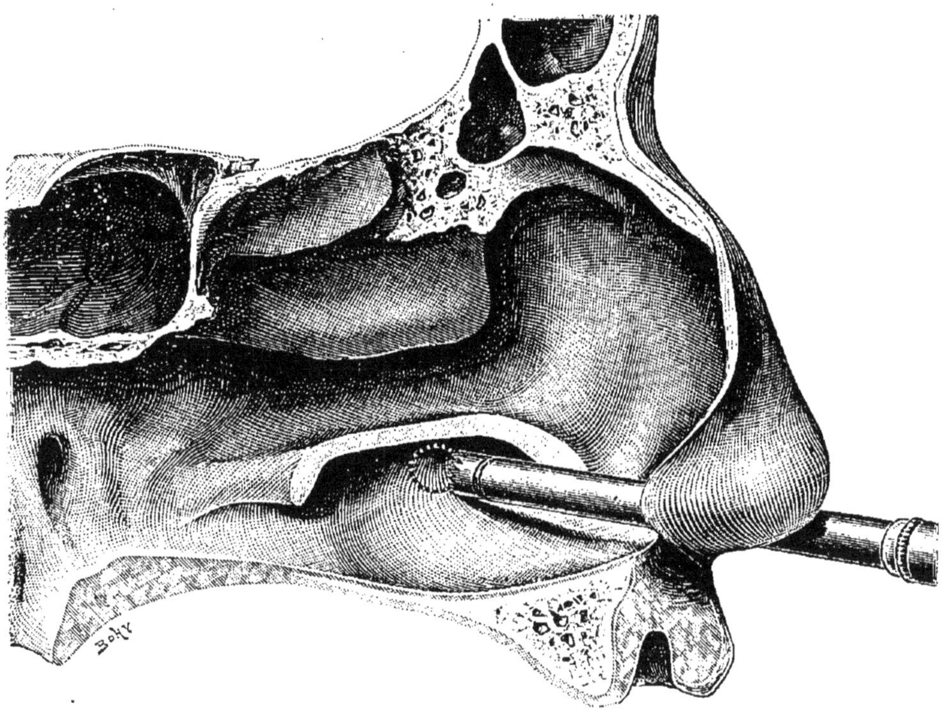

Fig. 226. — Opération de Claoué. 2e *temps*. Perforation de la paroi sinusienne. (Cliché Claoué.)

Pendant qu'un aide écarte la commissure labiale et maintient la tête du patient, l'opérateur muni d'un perforateur *ad hoc* (fig. 222), qu'il manie par des mouvements de vrille, pénètre à travers la gencive jusque dans la cavité sinusienne. Un cran d'arrêt empêche l'instrument de s'enfoncer plus avant. Une injection est alors poussée dans le sinus à travers l'orifice créé, et cela au moyen d'un énéma et d'une canule spéciale à col étroit. Enfin un clou en ébonite (fig. 223), à tête aplatie, large, obture cet orifice. Il peut être remplacé plus tard par une dent à pivot.

Par la fosse canine un aide relève la lèvre supérieure au moyen d'un écarteur large et adapté à la courbure du maxillaire supérieur. L'anesthésie obtenue comme précé-

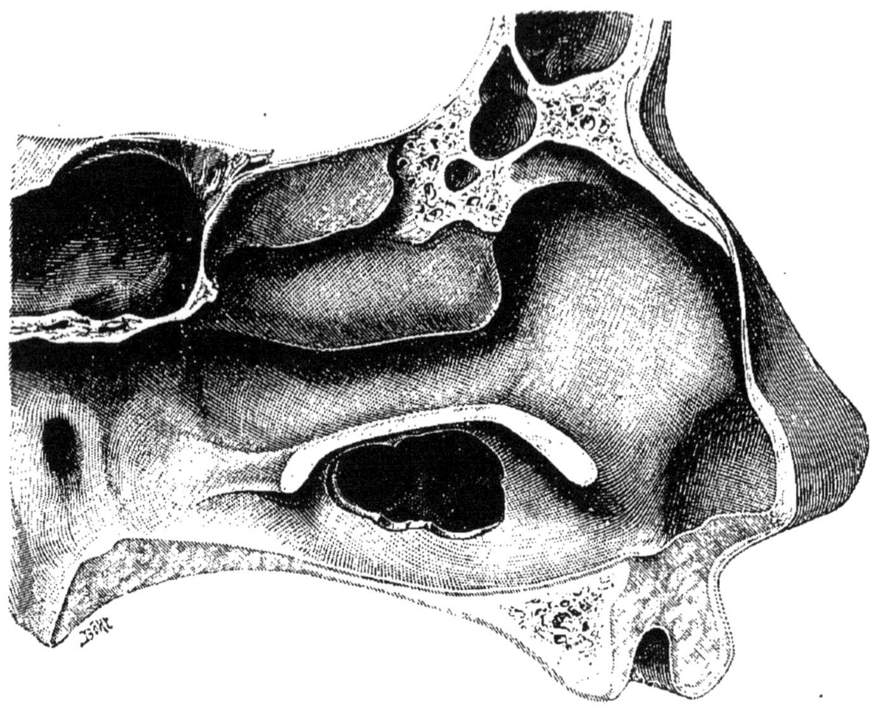

Fig. 227. — Opération de Claoué. 3e *temps*. Agrandissement de l'orifice et mise en communication large du sinus et de la fosse nasale. (Cliché Claoué.)

demment ou par une simple application de cocaïne en surface, une pointe de thermo incise la muqueuse jusqu'à l'os, au niveau de la fosse canine. Par l'orifice ainsi créé, le même perforateur que ci-dessus attaque la paroi osseuse, mince en cet endroit, et pénètre dans le sinus.

Après lavage de la cavité, un clou à forme spéciale maintient l'ouverture. La canule à utiliser pour les lavages par cet orifice est droite et pas très longue.

On a aussi proposé (Claoué) une large ouverture méatique, après résection du 1/3 antérieur ou même de la moitié du cornet inférieur. Cette opération (fig. 225), faite à la gouge, est parfois assez laborieuse et peut constituer

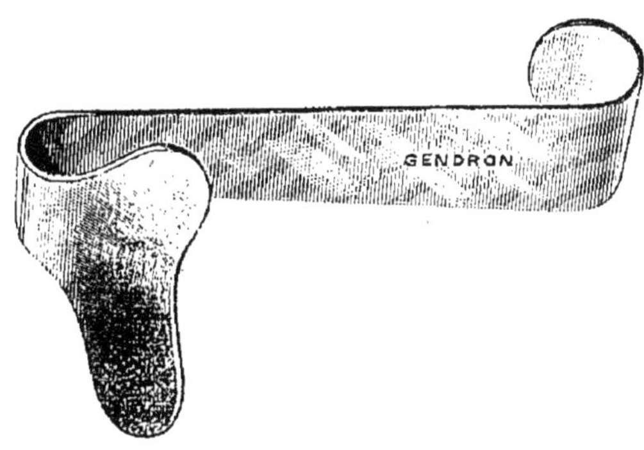

Fig. 228. — Écarteur de la lèvre pour cure radiale de sinusite maxillaire.

une véritable opération chirurgicale dont le résultat final n'est pas toujours celui que l'on cherche, car il n'évite pas la cure radicale.

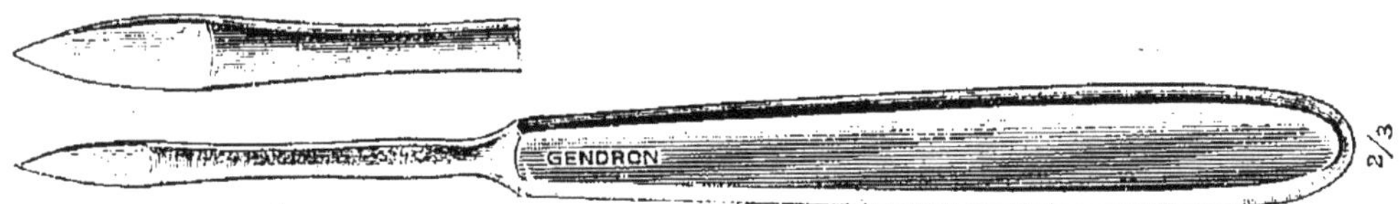

Fig. 229. — Bistouri à lame courte de Moure pour incision de la gencive dans la cure radicale de sinusite maxillaire.

Méthode de Caldwell-Luc. — Cette dernière consiste : 1° à ouvrir largement la fosse canine après relèvement de la lèvre au moyen d'un écarteur spécial (fig. 228), incision de la muqueuse, parallèlement au rebord gingival, et dénudation à la rugine de la surface osseuse ; 2° à cureter avec soin toute la cavité de l'antre, et le curettage n'est complet qu'à la condition que la muqueuse tout entière qui le revêt intérieurement ait été enlevée ; 3° à établir une large communi-

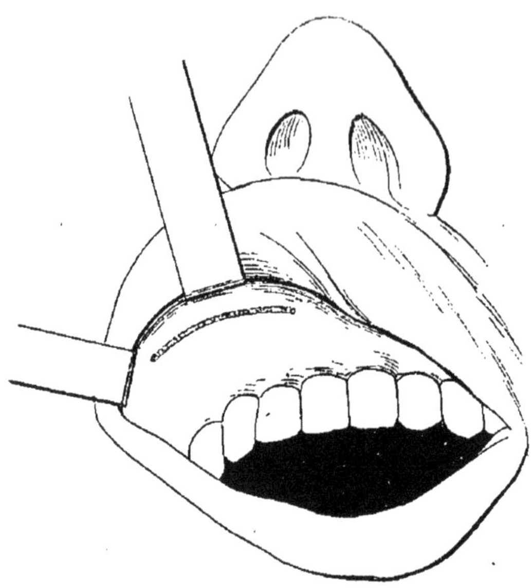

Fig. 230. — Cure radicale de la sinusite maxillaire. 1er *temps*. Incision.

cation entre le sinus et la fosse nasale au niveau de toute

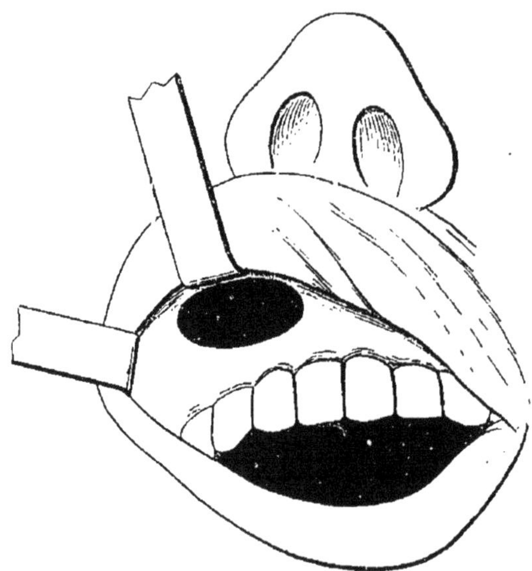

Fig. 231. — 2e *temps*. Ouverture de la fosse canine.

la longueur du méat inférieur, du tiers antérieur du cornet

inférieur que l'on résèque si on ne l'a déjà fait au préalable et, si besoin est, du méat moyen. Un tamponnement à la gaze iodoformée est établi dans le sinus par la narine et retiré ensuite après deux à six jours.

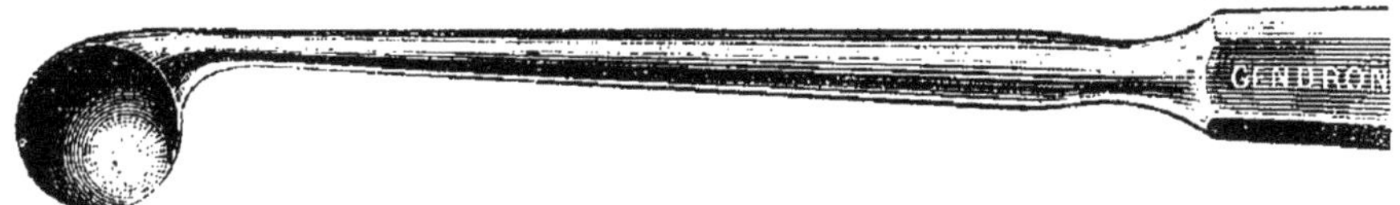

Fig. 232. — Curette de Luc pour le sinus maxillaire.

Il va sans dire que cette opération réclame l'anesthésie générale, et un bon éclairage artificiel. On veillera avec

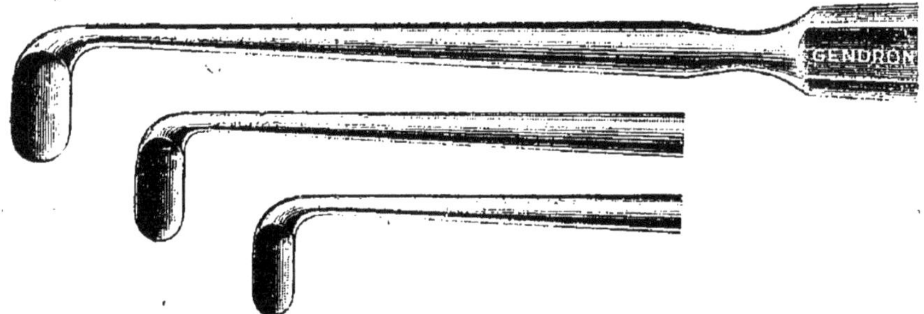

Fig. 233. — Curette latérale de Moure pour le sinus maxillaire.

soin, pendant tout le cours de l'intervention, que du sang ne s'écoule pas du sinus dans les voies aériennes, car une asphyxie rapide en serait la conséquence.

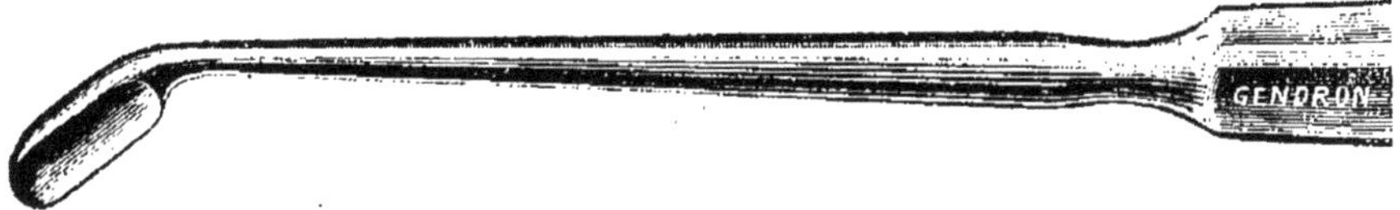

Fig. 234. — Curette de Moure pour le sinus maxillaire.

L'opération se termine par la suture de la plaie buccale au catgut : on intercepte ainsi toute communication entre deux cavités qui n'ont pas été faites pour être accouplées.

Les suites sont d'ordinaire très simples : un peu de

fluxion pendant huit à dix jours du côté opéré, d'autres

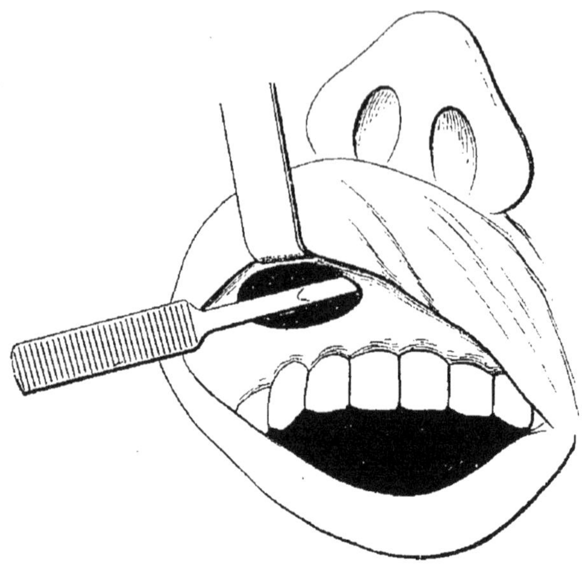

Fig. 235. — 3° *temps*. Perforation de la paroi nasale du sinus.

fois quelques crises névralgiques, dans les jours qui sui-

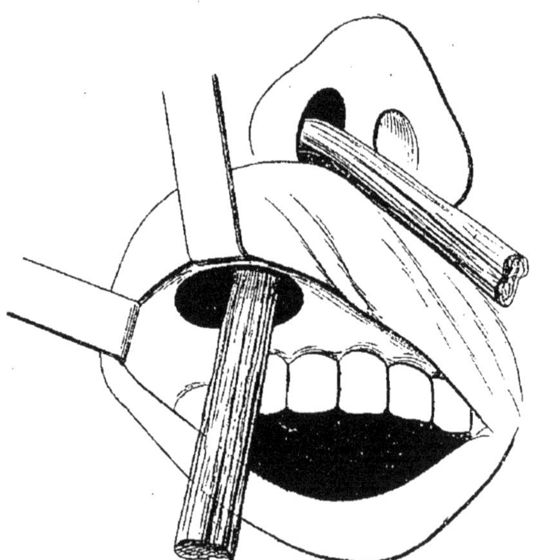

Fig. 236. — 4° *temps*. Passage de la lanière de gaz dans le sinus avant le bourrage de ce dernier par la fosse canine.

vent, et c'est tout. Chez certains malades il y a infection de la plaie nasale et la guérison, au lieu d'être obtenue en quinze jours à trois semaines, demande un mois à un mois et demi.

Très rares sont les sinusites maxillaires qui ne guéris-

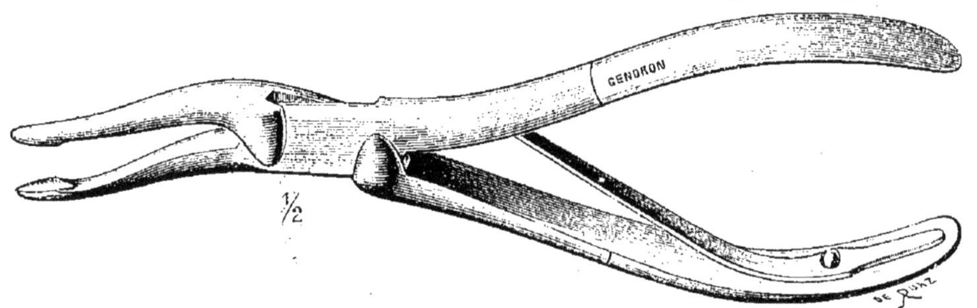

Fig. 237. — Pince gouge coudée pour agrandir la perforation osseuse.

sent pas par ce procédé simple, pratique, exempt de tout danger et véritablement radical dans la plupart des cas, si le sinus maxillaire seul est atteint.

Quand, au cours du curettage, on a observé une hémor-

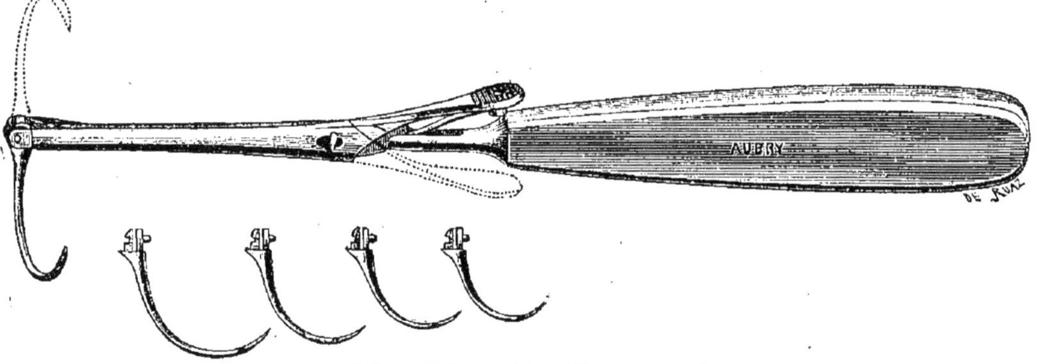

Fig. 238. — Aiguille à pédale.

ragie plus considérable qu'à l'habitude et une surface osseuse, rouge, enflammée, avec des points d'ostéite, *a fortiori* de nécrose intra-sinusienne, on doit, même en dehors de tout antécédent connu de syphilis, administrer pendant la convalescence, une médication mixte (bi-iodure et iodure) dont l'efficacité certaine justifiera l'emploi.

Il faut se rappeler que beaucoup de sinusites chroniques opérées, et qui ne guérissent pas, sont de nature syphilitique.

TUMEURS DU SINUS MAXILLAIRE

Les néoplasmes rencontrés dans le sinus maxillaire sont intrinsèques ou extrinsèques : les premiers naissent dans la cavité du sinus elle-même, les autres l'envahissent par propagation après avoir pris leur point d'origine dans la fosse nasale, le naso-pharynx, l'orbite, la bouche, le maxillaire supérieur ou même la joue.

Nous nous contenterons d'étudier ici : 1° les tumeurs *intra-sinusiennes* ; 2° les *kystes paradentaires* qui sont les plus fréquentes des tumeurs extrinsèques, bien qu'ils puissent se développer en dehors de toute participation de la cavité higmorienne.

Tumeurs intrinsèques. — Les unes sont bénignes (polypes muqueux, kystes ou pseudo-kystes, ostéomes), les autres malignes (sarcomes, épithéliomas).

Les polypes muqueux accompagnent souvent la sinusite : ils coexistent d'ordinaire avec des néoplasmes semblables siégeant au niveau ou autour de l'ostium maxillaris. Leur existence doit être soupçonnée, lorsqu'au cours d'un lavage de l'antre par le méat inférieur, le liquide injecté s'arrête brusquement de couler au dehors par l'orifice naturel (le polype formant alors clapet). Nous avons vu, dans des cas semblables, un polype, parfois assez volumineux, être accouché du sinus dans la fosse nasale au moment d'une irrigation sinusienne poussée avec un peu d'énergie. Malheureusement le signe du clapet n'est pas pathognomonique, car une simple fongosité avoisinant l'orifice naturel, un fragment de pus caséeux un peu consistant, peut déterminer le même phénomène. La découverte du polype muqueux sera, le plus souvent, une constatation opératoire.

Même fait pour les *kystes* et les *pseudo-kystes ;* les premiers sont produits par la rétention d'une sécrétion glandulaire par obstruction du canal excréteur, les seconds se développent au sein d'un polype par hydropsie du tissu muqueux et refoulement excentrique des fibres conjonctives de ce tissu par le liquide extravasé.

Dans quelques cas, si le kyste est assez volumineux, l'aiguille de la ponction exploratrice en perforera la paroi et du liquide citrin s'écoulera spontanément de la canule au moment où on retirera le trocart.

Même chose d'ailleurs se produit dans certains kystes paradentaires inclus dans le sinus ; mais rarement les vrais kystes intra-sinusiens prennent assez de développement (kystes hydatiques) pour refouler les parois de la cavité antrale (mucocèles), les perforer et faire saillie dans les cavités voisines (orbite, nez) ce qui est au contraire la règle pour les kystes paradentaires.

Les ostéomes sont rares ; ils sont souvent pédiculés, se développent lentement et ne refoulent la paroi qu'à la longue. On les enlèverait en ouvrant largement la fosse canine, comme pour la cure radicale de la sinusite.

Les sarcomes sont le type des tumeurs malignes intra-sinusiennes ; elles sont d'ailleurs les plus fréquentes et les moins malignes. Le tissu qui les compose est rarement du sarcome pur; on y rencontre fort souvent du myxome, du fibrome, de l'angiome. Nés sur la muqueuse, ils envahissent petit à petit la cavité antrale tout entière; ils refoulent puis usent la paroi (fosse canine, fosse nasale, orbite) repoussent les organes voisins et amènent des déformations multiples (exophtalmie, enchifrènement, soulèvement de la joue, de la voûte palatine, etc.).

La tumeur pousse de toutes parts des prolongements, s'ulcère, s'enflamme, se généralise, amène la cachexie; l'issue fatale est d'autant plus rapide que le sujet est plus jeune.

L'épithélioma se propage en envahissant d'emblée et de proche en proche les tissus voisins (paroi osseuse, tissu adipeux de l'orbite, muqueuse nasale, cornets, joue, etc.). Le maxillaire supérieur est rapidement dégénéré en totalité, l'adénopathie assez précoce, la tumeur obstrue assez vite la fosse nasale et s'étend dans toutes les directions (crâne, voûte palatine).

D'une façon générale cependant, les néoplasmes de la fosse nasale ou des sinus maxillaires sont moins malins que dans les autres parties du corps.

Comme symptômes fonctionnels, qu'il s'agisse de sarcome ou d'épithélioma, le malade accuse de la *tension au niveau du sinus*, *des épistaxis*, *des déformations du sinus*.

A l'examen objectif il existe une obscurité totale de la cavité envahie, du défoncement de la paroi, une saillie bourgeonnante de la tumeur (bouche, fosse canine, nez).

On ne confondra pas les saillies des tumeurs bourgeonnantes avec un simple bourgeonnement inflammatoire consécutif au défoncement de la paroi sinusienne par un empyème caséeux. Un lavage à travers la perforation (rebord alvéolaire, fosse canine, méat inférieur) en ramenant en grande quantité des grumeaux caséeux, mettra sur la voie du diagnostic. La guérison sera d'ailleurs très rapide après un nettoyage complet du sinus.

Il est parfois difficile d'établir le point exact où la tumeur a pris naissance.

Qu'on ait affaire à l'un ou à l'autre de ces néoplasmes, l'extirpation précoce et totale s'impose. On se contentera parfois de l'ouverture du sinus, et de l'ablation large du point d'implantation de la tumeur. Dans d'autres cas, on devra recourir à la résection partielle ou totale du maxillaire supérieur. On s'inspirera des circonstances et s'aidant d'un bon éclairage, on réglera sa conduite d'après chaque cas particulier. La voie transmaxillo-nasale est tout indiquée en pareille occurrence.

Kystes paradentaires. — D'origine congénitale, nés à l'extrémité d'une racine dentaire, par conséquent dans l'épaisseur du maxillaire supérieur la plupart du temps, les kystes paradentaires augmentent progressivement de volume et prennent à la longue un développement souvent considérable.

Si leur point d'origine est voisin d'une cavité (fosse nasale, bouche, sinus), la tumeur, en grossissant, refoulera devant elle os et périoste, cherchera à se frayer un passage à travers le premier, le perforera quelquefois (kystes membraneux), se coiffera du second, et munie de sa double

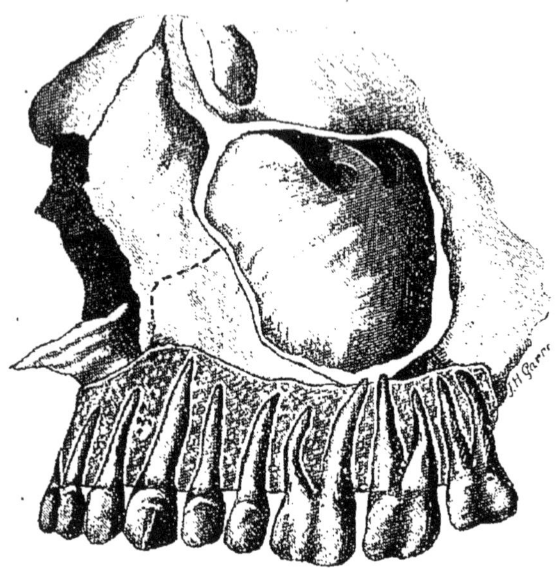

Fig. 239. — Rapports des dents avec un sinus maxillaire très développé : le pointillé indique un diverticule possible mettant les incisives latérales en rapport avec la cavité antrale. (Cliché Garrot.)

enveloppe, s'étendra vers le point le moins résistant, c'est-

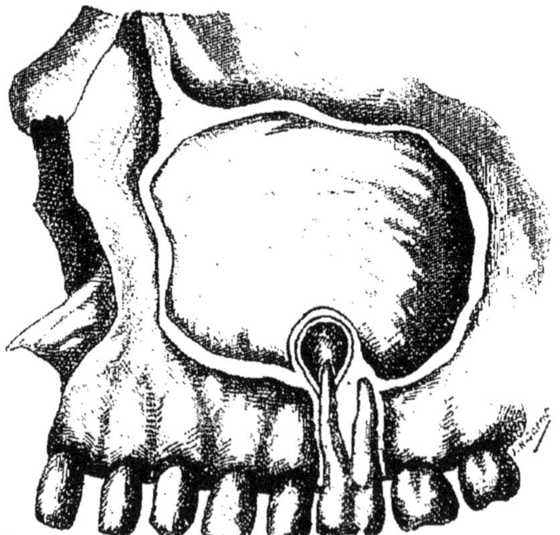

Fig. 240. — Kyste radiculaire pénétrant dans le sinus et soulevant la muqueuse qui tapisse ce dernier. (Cliché Garrot.)

à-dire dans la lumière de la cavité avoisinante qu'elle peut arriver à combler tout entière (sinus). L'os refoulé s'irrite de plus en plus par places, s'hypertrophie, forme des ostéophytes facilement visibles dans les kystes intra-sinusiens.

Aussi voit-on d'ordinaire les kystes nés des incisives supérieures et de la canine, faire saillie sous la lèvre supérieure ou dans la fosse nasale correspondante. Ceux de la première petite molaire dans la fosse canine ou à la voûte palatine ; ceux de la deuxième petite et des deux premières grosses se diriger habituellement vers le sinus maxillaire.

Les kystes paradentaires se reconnaissent aux signes suivants :

Tumeur régulière, lisse, limitée, indolore, à développement lent et progressif, dont le point de départ se fait au voisinage d'une racine dentaire. A la palpation paroi parcheminée, dépressible, donnant au doigt la sensation qu'on appuie sur une boule de celluloïd. Transparence parfaite à la diaphanoscopie ; dédoublement du maxillaire et amincissement à la radiographie. Pas d'adénopathie.

A la ponction, liquide citrin ou muqueux se reproduisant rapidement.

Les kystes paradentaires sont susceptibles de s'enflammer (traumatisme, carie dentaire, infection du voisinage). Dans ce cas ils augmentent rapidement de volume, deviennent douloureux, sont le siège d'élancements pénibles, et tendent à se fistuliser. Ils peuvent alors à leur tour irriter les cavités voisines (sinusites maxillaires).

Quelques-uns ont pu guérir après suppuration prolongée de la paroi. La suppuration est apte à détruire tout l'épithélium qui revêt l'intérieur du kyste et qui le reproduirait fatalement.

Mais telle n'est pas le modus faciendi ordinaire pour

amener la suppression des kystes : l'exérèse totale de la membrane d'enveloppe est un moyen plus rapide et plus radical. Quand le kyste possède encore son point d'implantation sur la racine dentaire, l'ablation de la dent en

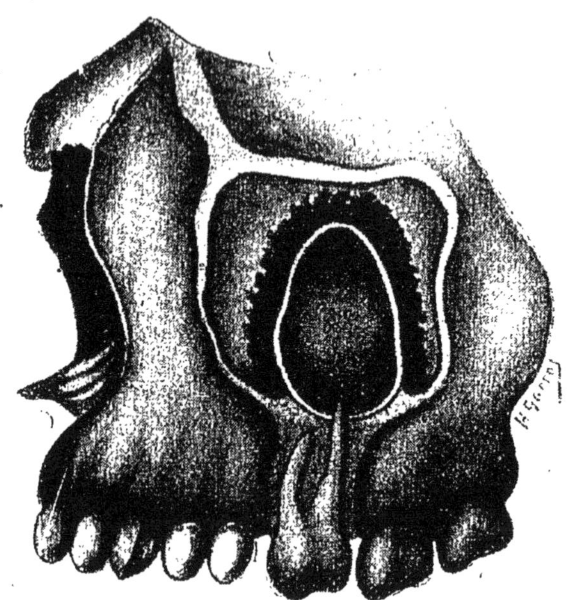

Fig. 241. — Kyste membraneux intrasinusien ouvert dans l'antre d'Highmore. (Cliché Garrot.)

amène parfois l'arrachement, même s'il est volumineux, ce qui est plus rare cependant que pour les kystes de volume réduit.

Il est généralement utile de découvrir la poche kystique, de la décortiquer du tissu osseux sous-jacent (cette décortication est habituellement des plus faciles) et de suturer la muqueuse qui enveloppe la poche kystique. Nous préférons cette réunion immédiate au bourrage de la cavité.

Quand le kyste est intra-sinusien et occupe partie ou totalité de la cavité antrale, il est indispensable d'ouvrir largement la fosse canine; ceci fait, si le kyste refoule simplement la paroi osseuse sans la perforer, on le décortique d'abord, on détruit ensuite le feuillet osseux mince qui le sépare de la cavité sinusienne et on termine l'opération par le dernier temps du Caldwell-Luc (ouverture large intersinuso-nasale).

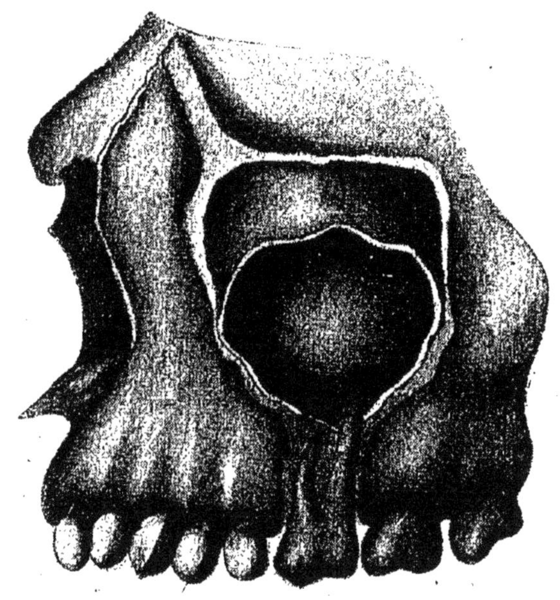

Fig. 242. — Kyste osseux intrasinusien avec son processus ostéophitique.

Bien entendu si le sinus était malade on le curetterait par la même occasion.

Dans le cas où la paroi kystique s'applique exactement sur la muqueuse sinusienne le kyste paradentaire sera traité à l'égal d'une sinusite maxillaire chronique par la cure radicale habituelle.

SINUSITES FRONTALES

Mêmes causes infectieuses, générales et nasales que pour le sinus maxillaire. La sinusite frontale peut, en outre, être l'extension d'un empyème de l'antre ou des cellules ethmoïdales. (Pour certains auteurs (Mouret) le sinus frontal n'est autre qu'une cellule ethmoïdale supérieure.)

Elle est aiguë ou chronique. — Dans le premier cas, elle s'annonce par les symptômes propres du coryza aigu, avec, en plus, une douleur très accusée dans la région frontale, parfois un peu de photophobie, mais surtout une sensibilité très marquée à la pression au niveau du sourcil et à la face inférieure de l'arcade orbitaire, près de l'angle interne de l'œil.

Le malade éprouve une tension toute spéciale près de la

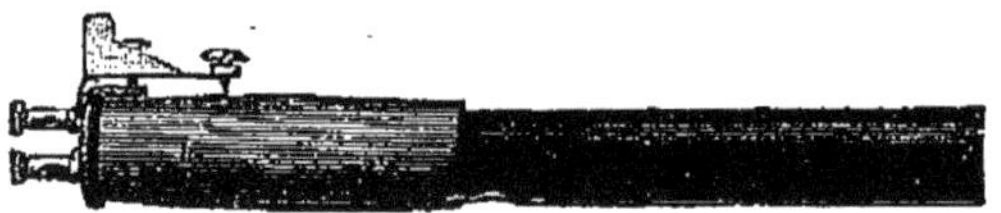

Fig. 243. — Diaphanoscope pour éclairage du sinus frontal.

racine du nez et de la céphalée gravative, de la fatigue générale, souvent un peu de fièvre. Les mouvements de la tête réveillent la douleur.

A l'examen objectif on note les premiers jours :

1° De l'obscurité à la diaphanoscopie ;

2° Une tuméfaction de la muqueuse qui constitue les lèvres de l'orifice inférieur du canal naso-frontal.

Bientôt on voit apparaître :

3° Du pus au sommet de la gouttière méatique.

Comme la sinusite maxillaire s'associe fréquemment à la sinusite frontale il est indispensable, pour confirmer le diagnostic, d'explorer d'abord et de laver au besoin l'antre d'Higmore et de bien essuyer la gouttière. En faisant pencher en avant la tête du malade, et en l'obligeant à se moucher immédiatement après, on s'assurera qu'une gouttelette de pus vient à nouveau occuper le siège de l'ostium maxillaris : ce pus est l'indice de l'existence d'une sinusite frontale.

Un mouchage énergique, en amenant l'expulsion d'une quantité parfois considérable de mucos-pus jaune, provoquera une détente subite des phénomènes douloureux et de la sensation de tension éprouvée par le malade.

S'il y a au contraire rétention de pus dans le cavité, on observera, comme pour le sinus maxillaire, du soulèvement de la paroi (table externe du frontal, voûte de l'orbite) et même de l'œdème des téguments et jusqu'à de la nécrose osseuse avec collection purulente sous-périostée si l'inflammation est très vive.

Cette rétention peut être due à un gonflement de la muqueuse de l'infundibulum, à l'étroitesse de ce dernier et à celle de la rainure qui lui fait suite, à son obstruction par des inflammations antérieures, à la présence de fongosités formant clapet intérieurement.

Les formes aiguës et subaiguës sont susceptibles de passer à l'état chronique ou ce dernier état s'installer d'emblée, sans que le malade ait éprouvé de période douloureuse de son affection.

La *sinusite frontale chronique*, parfois latente, donnant plus souvent lieu de loin en loin, à des crises douloureuses, se décèle par les signes objectifs de la période aiguë, moins la douleur, la coexistence d'un coryza aigu et les phénomènes généraux, c'est-à-dire par :

a. La présence de pus dans la rainure du méat moyen ;

b. Sa reproduction de suite après le nettoyage de l'antre ;

c. L'existence de fongosités polypoïdes récidivant au

niveau du méat moyen et souvent du cornet moyen tout entier.

d. Le malade mouche du pus jaune, le matin surtout au saut du lit.

e. Le sinus est obscur (se méfier du symptôme isolé, obscurité à la diaphanoscopie, parce qu'on le rencontre également dans les cas d'absence du sinus ou de parois épaisses de cette cavité sans lésion de la muqueuse).

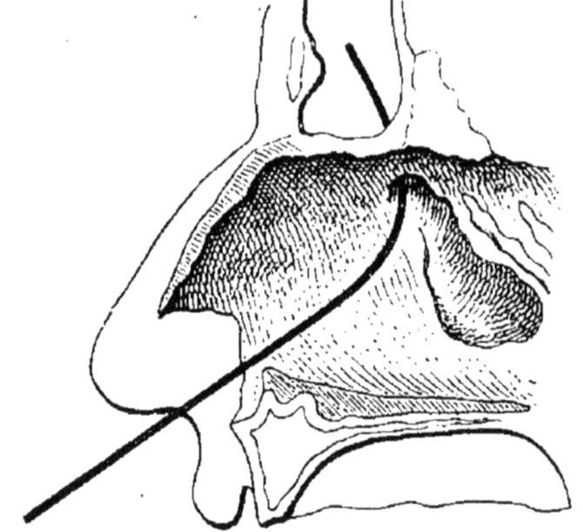

Fig. 244. — Cathétérisme du sinus frontal.

f. Enfin par le lavage à la sonde on ramènera du pus, signe inconstant en raison des difficultés parfois insurmontables qui empêcheront le liquide injecté d'être poussé jusque dans la cavité sinusienne malade, injections facilitées parfois par la dilatation excessive du canal naso-frontal, largement ouvert.

Les différents symptômes énumérés plus haut sont des signes de très grande probabilité mais non de certitude, comme on le verra en étudiant l'empyème des cellules ethmoïdales.

Complications. — La sinusite frontale est susceptible de se compliquer de nécrose de la paroi cranienne et de méningite consécutive, de phlegmon de l'orbite, de phlébite du sinus caverneux et aussi d'abcès du cerveau.

Elle guérit fréquemment d'une façon spontanée, à l'état aigu bien entendu. Il suffit souvent de faire quelques fumigations aromatiques, de décongestionner à plusieurs reprises dans la journée la muqueuse de la gouttière infundibulaire par des pommades cocaïno-mentho-adrénalisées, telles que pommade avec :

Menthol.	0gr,10
Chlorhydrate de cocaïne.	0gr,20
Adrénaline à 1 p. 1000.	XV gouttes.
Acide borique.	1 gramme.
Vaseline	15 —

Gros comme un pois matin et soir dans chaque narine et aspirer fortement ;

Au besoin par des attouchements avec un liquide renfermant les mêmes substances, en un mot faciliter l'évacuation des sécrétions sinusiennes pour amener en quelques jours une guérison définitive.

Les sécrétions ont d'ailleurs une tendance à être expulsées spontanément étant donnée la forme en entonnoir, avec orifice inférieur, de la cavité du sinus.

S'il y avait rétention de pus dans cette cavité, on rechercherait l'obstacle qui en empêche l'écoulement. Il serait alors indiqué de détruire les fongosités qui obstruent l'infundibulum, au besoin de réséquer la tête du cornet moyen. Le cathétérisme, en pareille occurrence, sera fait très prudemment à cause de l'ignorance dans laquelle on se trouve de l'état des parois craniennes, orbitaires et ethmoïdales du sinus.

Le simple attouchement à la cocaïne et à l'adrénaline suffit souvent pour élargir la lumière infundibulaire et faciliter l'expulsion immédiate du pus.

Si on n'obtenait pas ce résultat, mais alors seulement. on serait autorisé à pratiquer une ouverture extérieure temporaire de la cavité sinusienne, opération d'urgence dans ce cas, destinée à amener la disparition des phénomènes phlegmasiques aigus. Mieux vaut réserver la cure radicale pour les cas chroniques, à froid ; c'est alors une intervention bénigne tandis qu'à chaud elle peut avoir des conséquences néfastes à cause du voisinage des méninges et de l'ostéite possible de la table interne.

Cette cure radicale, mise en honneur par Ogston et

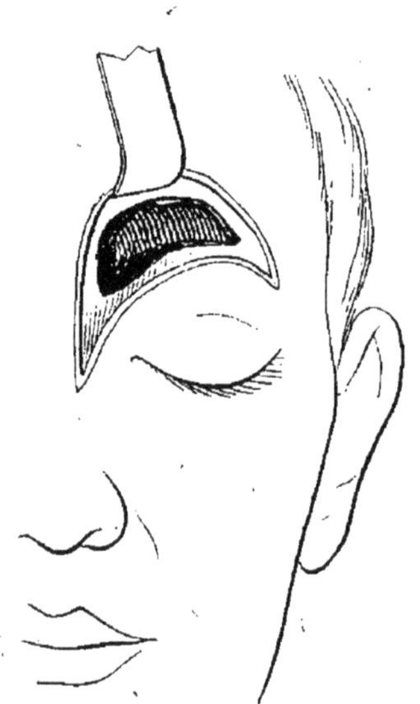

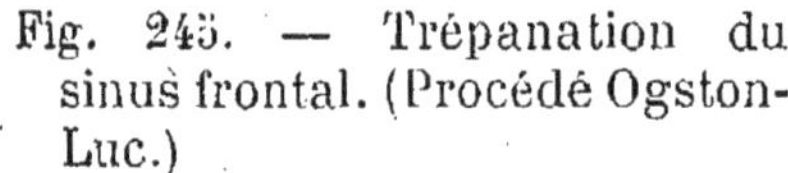

Fig. 245. — Trépanation du sinus frontal. (Procédé Ogston-Luc.)

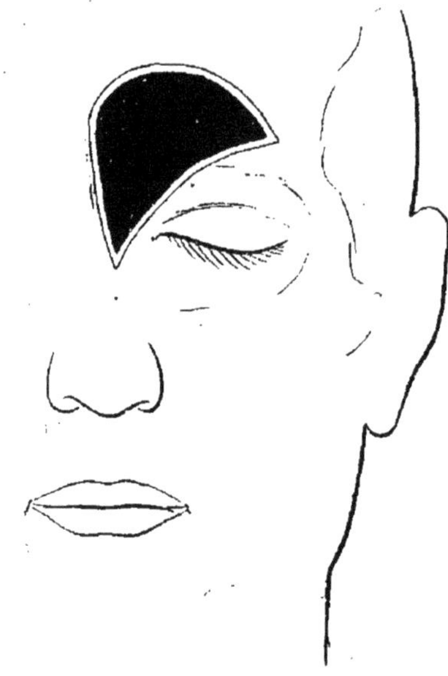

Fig. 246. — Trépanation du sinus frontal. La paroi antérieure du sinus est complètement enlevée.

vulgarisée par Luc, comprend quatre temps : 1° ouverture large du sinus frontal près de la racine du sourcil (incision cutanée en plein sourcil) ; 2° curettage minutieux de toute la cavité sinusienne y compris ses diverticulums s'il en existe ; 3° agrandissement à la curette et nettoyage de l'infundibulum ; 4° suture immédiate des téguments.

L'opération d'Ogston-Luc a toujours donné entre nos

mains des résultats excellents, sauf deux ou trois exceptions, soit 2 p. 100 d'insuccès seulement. Nous avons dû alors recourir au procédé de Killian, destruction des parois antérieure (frontale) et inférieure (orbitaire). Mais à l'encontre du procédé d'Ogston-Luc où le résultat esthétique est parfait (aucune déformation consécutive) le procédé de Killian laisse après lui un enfoncement des plus disgracieux qui ne nous engage pas à l'adopter systématiquement, jusqu'à preuve de sa supériorité absolue.

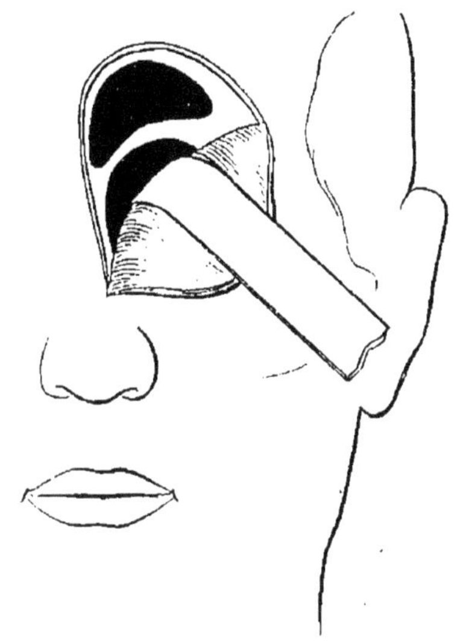

Fig. 247. — Trépanation du sinus frontal. (Procédé de Killian.) Le rebord orbitaire est conservé.

A notre avis, la destruction osseuse doit être en rapport avec la confection anatomique du sinus et les lésions plus ou moins graves rencontrées au cours de l'intervention. Aux cas simples et bénins, opération bénigne. Avec peu de destruction osseuse, guérison sans déformation apparente, c'est l'idéal que l'on doit chercher à atteindre le plus souvent possible. Aux cas graves, aux grands sinus compliqués de lésions ethmoïdales, procédé de Killian ou ethmoïdectomie par le procédé imaginé par l'un de nous (Moure) (voir page 354).

TUMEURS

Les tumeurs du sinus frontal sont bénignes ou malignes. Dans les premières on note le plus fréquemment les *kystes* et les *polypes* ; les secondes comprennent les *sarcomes* et les *épithéliomas*.

a. *Tumeurs bénignes.* — Les *kystes* ne sont pas très rares ; ils sont analogues à ceux de la fosse nasale ; leur particularité réside dans la rupture intermittente de leur contenu (décharge hydrorrhéique) et, dans certains cas, dans la dilatation progressive de la cavité sinusienne avec amincissement et refoulement des parois (mucocèle frontale) : pour qu'une mucocèle se produise il faut qu'il y ait obstruction du canal infundibulaire.

On traite ces tumeurs par la cure radicale.

Les *polypes* accompagnent presque toujours la suppuration du sinus ; ce ne sont, en somme, que des fongosités sinusiennes parvenues à un état de développement plus marqué.

Comme les néoplasmes identiques du sinus maxillaire, ils peuvent être accouchés dans la fosse nasale, mais on ne les reconnaît habituellement qu'au cours d'une cure radicale de sinusite.

b. *Tumeurs malignes.* — Les tumeurs malignes nées à l'intérieur du sinus frontal sont assez rares. Cette cavité est dans la grande majorité des cas, envahie secondairement par les néoplasmes de l'étage supérieur de la fosse nasale (ethmoïde) ou du voisinage de l'os unguis.

Quoi qu'il en soit, la tumeur maligne occupant le sinus frontal se décèle par :

1° Un peu de lourdeur dans la région sourcilière ;

2° Une déformation rapide de la cavité ;

3° Une obscurité totale à la diaphanoscopie.

Le tout coïncidant avec l'absence de suppuration dans

la fosse nasale et souvent avec l'écoulement d'un liquide ichoreux, rougeâtre, par l'infundibulum.

La voûte orbitaire est rapidement défoncée et le globe de l'œil refoulé. La paroi interne n'échappe pas à la destruction et peu à peu s'installent des phénomènes de compression lente, puis d'envahissement de la masse cérébrale par la néoplasie (céphalées, lourdeur, somnolence, parfois vertiges et même vomissements).

En même temps la tumeur pousse des prolongements dans la fosse nasale, s'installe comme un coin entre la cloison et l'os propre, refoule d'abord, détruit ensuite l'un et l'autre. Elle élargit considérablement la lumière du nez qu'elle comble petit à petit et s'étend au sinus maxillaire correspondant.

Le seul traitement applicable à ce genre de néoplasmes est l'extirpation précoce et aussi large que le commande la lésion grave que l'on doit traiter.

CELLULES ETHMOIDALES

Ethmoidites. — L'inflammation aiguë des cellules ethmoïdales se confond comme symptomatologie avec le coryza aigu. L'inflammation chronique est fréquente. Elle se traduit, quand elle est isolée, par la présence de pus dans le mouchoir (la quantité expulsée peut être assez grande pour faire croire à une sinusite frontale ou maxillaire (faux empyème) et en second lieu par la dégénérescence polypoïde du cornet moyen.

On sait que les polypes muqueux prennent leur point d'insertion habituellement, sur ce cornet; la récidive que l'on observe après leur extirpation provient précisément de l'infection des cellules ethmoïdales et de la dégénérescence de la muqueuse qui les tapisse.

L'ethmoïdite chronique engendre donc les polypes muqueux : on la reconnaît à l'augmentation de volume du cornet moyen et à la présence, à sa surface, de saillies arrondies, blanc bleuâtre, translucides, parfois rouges et

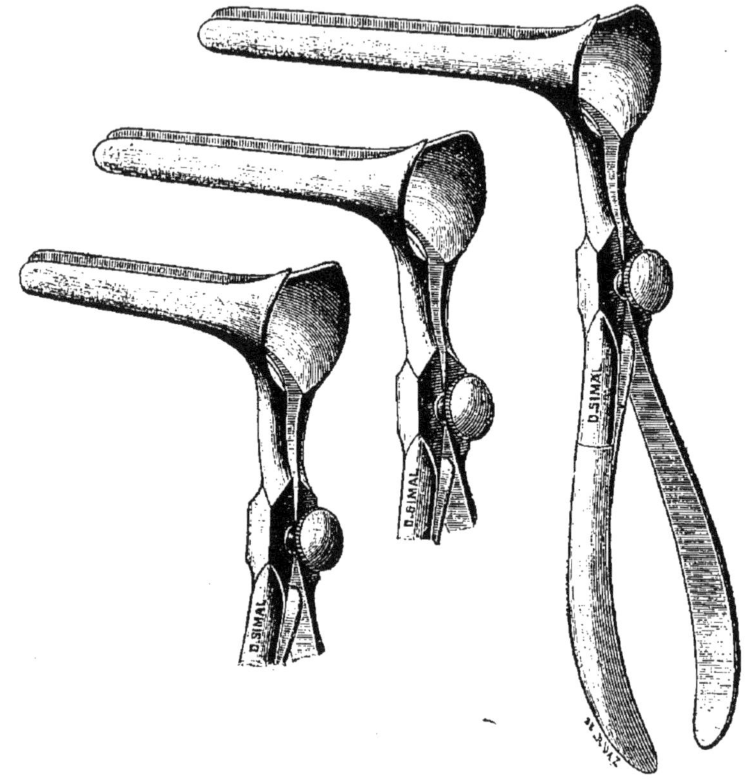

Fig. 248. — Spéculum de Killian pour la rhinoscopie moyenne.

enflammées, analogues, en tout point, à de petits polypes muqueux.

Un stylet promené à la surface du cornet s'enfonce dans des dépressions d'où émergent les saillies polypeuses. Parfois le cornet moyen ressemble aux alvéoles d'un gâteau de miel, alvéoles fermées où le miel est remplacé par de petits polypes. Ces alvéoles sont susceptibles de prendre un grand développement (dilatation ampullaire).

L'ethmoïdite chronique accompagne fréquemment les sinusites maxillaire ou frontale.

Elle est passible d'un seul traitement, le traitement chirurgical.

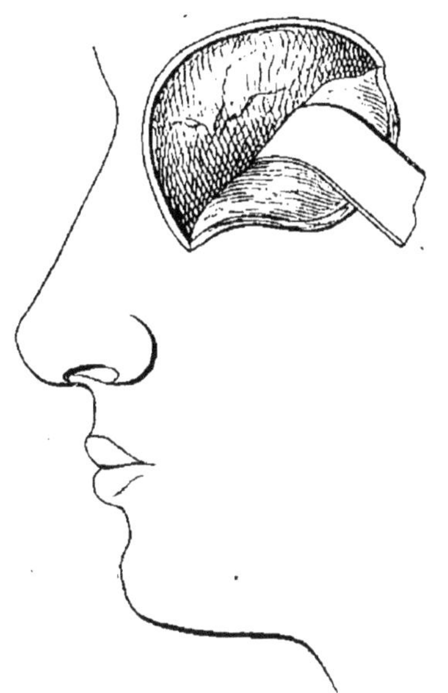

Fig. 249. — Trépanation de l'ethmoïde par voie orbitaire.

Celui-ci consiste dans l'ablation de toutes les masses dégénérées ; les cellules malades sont enlevées les unes après les autres, à la pince coupante ou à bec de canard ou à l'aide d'une curette recourbée qui, d'arrière en avant, ramène les cellules osseuses malades et leur contenu.

Une telle opération, pour être radicale, demande généralement plusieurs séances à trois semaines ou un mois et même plus d'intervalle.

Certains cas rebelles réclament une intervention encore plus radicale qui consiste dans l'extirpation des lames latérales tout entières de l'ethmoïde, opération qui se pratique par la voie externe et dont nous reparlerons à propos des tumeurs malignes de cette région.

TUMEURS

Les tumeurs bénignes les plus fréquentes des cellules ethmoïdales sont les *polypes muqueux* déjà étudiés, les dilatations pneumatiques ou kystiques du cornet moyen (*bulles ethmoïdales* (voir page 345) et les (*mucocèles* qui atteignent parfois un volume considérable (œuf de poule) au point d'obstruer toute la fosse nasale et refouler les os propres, la cloison, pénétrer dans l'orbite et même dans la cavité cranienne, tout au moins refouler la lame criblée et se creuser une loge dans son épaisseur.

Quant aux tumeurs malignes, elles se confondent avec celles de l'étage supérieur des fosses nasales (sarcomes, épithéliomas, carcinomes) car l'ethmoïde constitue presque toujours le point d'implantation de ces néoplasmes. Nous n'y reviendrons pas (voir page 351).

SINUS SPHÉNOIDAL

Sinusites sphénoidales. — Aiguës ou chroniques ; mêmes causes que pour les inflammations des autres cavités accessoires et plus particulièrement le coryza atrophique postérieur, la présence de néoplasmes dans la fosse nasale (rétention des sécrétions normales et pathologiques), ou les altérations osseuses syphilitiques du sphénoïde (carie, nécrose).

La *sphénoïdite aiguë* s'accompagne de céphalée postérieure (en casque), en arrière des globes oculaires. Le malade éprouve une sensation fort désagréable de tension dans cette région et parfois de la photophobie uni ou bilatérale. Il est souvent abattu et a un peu de fièvre.

A la rhinoscopie antérieure et médiane, si besoin est, cette dernière avec le spéculum de Killian ou Texier, on note une coloration vive et une tuméfaction de la muqueuse du cornet moyen et de la paroi antérieure du sinus sphénoïdal. Après cocaïnisation et adrénalisation de cette muqueuse, on voit souvent une goutte de pus blanc jaunâtre apparaître entre la cloison et le cornet moyen, sur l'orifice du sinus. Cette manœuvre suffit d'ordinaire à amener l'évacuation du pus qui est mouché ou craché et le soulagement est immédiat.

Il n'y a douleur que s'il y a rétention de pus. Dès que cette dernière cesse, l'affection ne se traduit plus, comme dans la sphénoïdite chronique, que par l'écoulement, dans le naso-pharynx, d'une quantité plus ou moins grande de muco-pus que le malade crache plutôt qu'il ne mouche.

Si, malgré le traitement (fumigations, pommade cocaïnée, repos à la chambre) la douleur persistait on serait autorisé :

1° A cathétériser le sinus et à y faire une injection par l'orifice naturel;

2° Au besoin à agrandir cet orifice à la pince coupante;

3° A réséquer, s'il était utile, pour pouvoir aborder la face antérieure du sinus, la partie antérieure ou la totalité du cornet moyen.

L'orifice naturel sera agrandi de haut en bas, aux dépens de la partie de la face antérieure du sinus qui se trouve entre cet orifice et le bord inférieur, c'est-à-dire l'orifice choanal.

C'est d'ailleurs le premier temps du traitement applicable aux sphénoïdites chroniques.

La *sphénoïdite chronique* se décèle par la chute de matières purulentes dans le naso-pharynx, des céphalées variables comme intensité et fréquence, somme toute des symptômes communs à une foule de suppurations nasales.

Comme symptômes objectifs on note du pus dans la

rainure séparant le cornet moyen de la cloison et dans le naso-pharynx (rhinoscopie postérieure), parfois des fongosités polypoïdes au voisinage de l'orifice du sinus.

Le lavage de la cavité donne la certitude de l'existence de la sinusite ; il en est de même de la présence des fongosités visibles quelquefois à l'inspection directe à travers l'orifice sinusien.

La sinusite sphénoïdale est susceptible de se compliquer de méningite, de thrombose du sinus caverneux et de lésions des nerfs optiques. L'anatomie explique aisément le mécanisme de ces complications.

Comme traitement, il y a lieu de faire des lavages et de la désinfection de la cavité (voir thérapeutique générale) et si ce moyen échoue, on recourra à l'ouverture large et au curettage du sinus.

Pour faire l'ouverture, nous utilisons toujours les voies naturelles, avec ou sans résection préalable du cornet moyen, dans le cas où la sphénoïdite est isolée.

S'il y a en même temps empyème de l'antre avec ou sans ethmoïdite fongueuse, nous nous servons de la voie transsinuso-maxillaire (opération de Moure). Après curettage de l'antre on résèque la paroi sinuso-nasale d'avant en arrière. La brèche est établie très largement en arrière et en haut, au voisinage des cellules ethmoïdales postérieures. Ceci fait, le sinus sphénoïdal se présente de lui-même à l'inspection ; sa paroi antérieure est alors attaquée et le curettage de la cavité rendu des plus faciles.

Un écouvillonnage au chlorure de zinc achève l'intervention.

TUMEURS

Les tumeurs les moins rares sont d'ordre malin (épithélioma ou sarcome).

A une période d'évolution latente succède assez rapidement une période où se décèlent des symptômes graves de compression puis d'envahissement des organes voisins (nerf optique, sinus caverneux, carotide interne, cerveau) ; on observe alors des troubles visuels allant jusqu'à la cécité, des thromboses veineuses ou artérielles, des méningites, des abcès du cerveau.

Trois gros symptômes subjectifs : *céphalée* postérieure intense, que rien ne calme, *troubles visuels*, *gêne de la respiration nasale*. Les diverses rhinoscopies permettent de voir l'étendue, la forme et la couleur du néoplasme dont le pronostic est d'ailleurs fatal.

On essaiera toujours le traitement spécifique afin d'assurer le diagnostic et ne pas prendre pour une tumeur maligne ce qui pourrait n'être qu'une nécrose syphilitique du sphénoïde.

NASO-PHARYNX

CATARRHE AIGU

Fréquent, même à l'état isolé et surtout dans le bas âge. Se présente principalement chez les sujets porteurs d'hypertrophie du tissu lymphoïde de la région (adénoïdite aiguë).

Simplement catarrhale ou encore infectieuse (diphtéritique, morbilleuse, scarlatineuse, etc.). Primitive, mais plus habituellement secondaire à un coryza aigu ou infectieux ou à une inflammation de l'arrière-gorge.

Souvent confondue avec une angine ou un coryza aigu concomitants.

La naso-pharyngite aiguë évolue d'ordinaire avec des phénomènes généraux : fièvre vive, mais de courte durée, abattement, anorexie.

Comme phénomènes locaux on observe : de la gêne respiratoire par le nez, une sensation de cuisson en arrière du voile du palais, une légère douleur à la déglutition, du nasonnement, de l'otalgie plus ou moins vive accompagnée souvent de surdité et de bourdonnements (otite moyenne aiguë ou subaiguë).

Puis survient un écoulement de matières muco-purulentes sur la paroi postérieure du pharynx ; les douleurs cessent et peu à peu tout rentre dans l'ordre.

Le catarrhe aigu du naso-pharynx se reconnaît objectivement au début, à une rougeur et une tuméfaction des parois de cette cavité. La tuméfaction s'étend parfois jusqu'aux piliers postérieurs du voile du palais et à la muqueuse qui tapisse l'arrière-gorge.

A la surface du tissu adénoïdien on est susceptible de rencontrer toutes les lésions inflammatoires habituelles aux amygdales palatines, telles que : rougeur simple érythémateuse, folliculite aiguë, ulcère simple, inflammation ulcéro-membraneuse, fausses membranes diphtéritiques, etc., toutes lésions que nous avons décrites avec les angines.

Le pronostic serait bénin si l'otite moyenne à tous ses degrés ne compliquait pas si fréquemment le catarrhe aigu du naso-pharynx.

Comme traitement on prescrira des fumigations aux espèces aromatiques, au menthol, à l'eucalyptus, l'usage de pommades nasales (mentho-cacaïno-adrénalisées).

Pommade avec :

Chlorhydrate de cocaïne	0gr,05 à 0gr,10
Adrénaline.	X à XV gouttes.
Menthol	0gr,05 à 0gr,10.
Vaseline.	15 grammes.
Perborate de soude.	1 —

Gros comme un pois dans chaque narine, 3 à 4 fois par jour.

Au début, un badigeonnage de la paroi postérieure du naso-pharynx avec une solution de chlorure de zinc à 1/50 ou à l'eau oxygénée dédoublée produira les meilleurs effets.

De l'ouate sera mise dans les deux oreilles ; on recommandera en outre au malade de ne pas se moucher, malgré le faux besoin qu'il en éprouve, et cela afin d'éviter dans la mesure du possible, la pénétration des germes morbides dans les canaux tubaires.

CATARRHE CHRONIQUE

Encore appelée catarrhe naso-pharyngien. Tenait autrefois une grande place dans la pathologie de l'arrière-nez comme affection autonome (catarrhe de la bourse de Tornwaldt).

Regardée aujourd'hui comme la traduction de la présence de tissu adénoïdien dans le naso-pharynx, ou de l'existence d'une inflammation purulente des fosses nasales ou de leurs cavités accessoires.

Il s'agit donc en réalité, soit d'une adénoïdite chronique, primitive, soit d'une naso-pharyngite secondaire d'origine nasale, l'une et l'autre pouvant être entretenues ou aggravées, chez l'adulte, par le passage de la fumée du tabac ou des poussières de toute nature.

Nous ne faisons pas rentrer dans ce cadre les naso-pharyngites sèches consécutives à un coryza atrophique et caractérisées par un aspect vernissé de la muqueuse et la présence d'amas croûteux sur la paroi postérieure ; nous en avons déjà parlé avec les lésions de même nature du pharynx buccal (voir page 59).

Un seul symptôme subjectif constant dans le catarrhe pharyngien : écoulement du muco-pus dans l'arrière-gorge ; d'où besoin de racler pour enlever les mucosités parfois adhérentes à la paroi pharyngienne.

Dans quelques cas, mauvaise haleine, surtout le matin au réveil, céphalées postérieures et bourdonnements d'oreille.

Objectivement, on constate à la rhinoscopie postérieure une surface prévertébrale rouge, tomenteuse, recouverte de débris de muco-pus. La lésion est parfois localisée à la moitié supérieure de cette surface (adénoïdite suppurée). Chez certains malades, de petites saillies glandulaires (follicules clos hypertrophiés) rouges, enflammées, font suite au tissu adénoïdien et s'étendent jusqu'au pharynx buccal en formant trois traînées principales, une médiane, deux latérales, ces dernières derrière les piliers postérieurs du voile : c'est ce que l'on a appelé la *pharyngite granuleuse* dont la symptomatologie a été un moment très exagérée.

Le catarrhe naso-pharyngien entraîne souvent à sa suite des désordres auriculaires (infections de l'oreille moyenne), parfois des troubles gastriques et même des désordres généraux encore mal connus (neurasthénie par exemple).

Le diagnostic causal est très important ; lui seul permet d'appliquer un traitement efficace.

Si le catarrhe naso-pharyngien est sous la dépendance d'une suppuration nasale ou sinusienne, en s'adressant à la lésion génératrice on verra disparaître, par la même occasion, l'inflammation subséquente.

On se trouvera bien, pour hâter la guérison du catarrhe, de pratiquer tous les deux ou trois jours des attouchements de la muqueuse naso-pharyngienne avec une mixture légère d'iode dans la glycérine.

Le même traitement, ainsi qu'une cure thermale sulfureuse ou arsenicale, pourra être essayé dans l'adénoïdite chronique, si le tissu adénoïdien est minime et ne gêne en rien la respiration nasale ou l'aération de la caisse du tympan.

S'il reste inefficace ou si les végétations sont tant soit peu volumineuses, mieux vaudra d'emblée recourir au raclage du naso-pharynx qui donne toujours de très bons résultats et à courte échéance.

ABCÈS

Abcès chauds. — Assez rares, ou peut-être assez rarement diagnostiqués. Surviennent comme conséquence d'une infection nasale ou naso-pharyngienne (coryzas simples et infectieux chez les enfants principalement, suppurations sinusiennes, plaies de toute nature dans les fosses nasales chez les adultes). Un simple refroidissement, une angine légère, une adénoïdite aiguë peut leur donner naissance.

Deux sièges principaux : le *tissu adénoïdien ou péri-adénoïdien* (ils sont alors comparables aux abcès amygdaliens), *les ganglions de Gilette* (adénite suppurée). Médians dans le premier cas, latéraux au début dans le second.

Comme symptômes on observe un état général mauvais s'accompagnant de douleurs lancinantes au fond du nez avec irradiations fréquentes vers l'oreille, de l'obstruction nasale rapide, du nasonnement, souvent peu ou pas de douleur à la déglutition.

A l'examen de l'arrière-gorge, parfois rien d'anormal, d'autres fois légère infiltration œdémateuse de la paroi postérieure ou des piliers postérieurs ou encore parésie du voile.

La rhinoscopie antérieure montre une fosse nasale saine ou porteur seulement d'une lésion banale qui n'explique pas les douleurs éprouvées par le malade. Quand la conformation du nez permet d'éclairer le naso-pharynx par cette voie, la paroi postérieure de cette arrière-cavité apparaît rouge et saillante.

La rhinoscopie postérieure, avec ou sans l'aide du releveur du voile, donne la même image et fait reconnaître l'existence d'une tuméfaction lisse, plus ou moins acuminée, avec œdème périphérique.

Au toucher, cette saillie est douloureuse, molle et dépressible. L'oreille est indemne ou porte les traces d'une inflammation récente.

Enfin on trouve souvent des ganglions hypertrophiés et douloureux en arrière de l'angle de la mâchoire.

Si on laisse évoluer cet abcès, ou bien il se diffuse et occupe tout le naso et même l'oro-pharynx, ou bien, il s'ouvre spontanément et sa rupture amène l'apparition d'un flot de pus teinté de sang dans la gorge ou même les fosses nasales. Le soulagement est immédiat et on assiste à la disparition progressive de tous les symptômes.

On conçoit très bien les dangers d'une rupture spontanée de l'abcès (irruption de pus dans les voies aériennes et asphyxie ou tout au moins broncho-pneumonie septique).

Le pronostic, bénin la plupart du temps, sera réservé dans certains cas, surtout chez les enfants.

Le traitement du début consiste en fumigations émollientes et aromatiques, en antisepsie des fosses nasales.

Dès qu'on soupçonne la présence d'une collection purulente, le mieux est de l'ouvrir le plus rapidement possible par la voie naturelle qui paraîtra la plus commode (fosse nasale, bouche) de préférence au galvano, au besoin avec l'ongle.

On ne négligera pas ensuite les soins antiseptiques locaux et le traitement de la lésion génératrice.

Abcès froids. — Plus rares que les abcès chauds. D'origine tuberculeuse dans la majorité des cas. Proviennent d'une adénite suppurée (ganglion de Gilette) ou d'une lésion osseuse vertébrale (abcès par congestion).

Comme symptômes : gêne respiratoire progressive, nasonnement, et plus tard gêne de la déglutition. Dans quelques cas douleurs dans les mouvements et par suite immobilisation de la tête (mal de Pott cervical).

A l'inspection de la gorge on voit souvent l'extrémité inférieure de la collection purulente soulever la muqueuse pharyngienne qu'elle décolle progressivement de haut en bas. D'autres fois l'isthme pharyngien est encore sain, mais on aperçoit, à la rhinoscopie postérieure, une tumeur lisse, régulière, recouverte d'une muqueuse à coloration normale. Au toucher la tuméfaction est molle, fluctuante, indolore, ou à peu près, du moins à la surface, plus saillante à son extrémité inférieure qu'à son extrémité supérieure. Le palper profond fait parfois découvrir un point osseux sensible sur le corps vertébral ou, chez d'autres malades, sur l'apophyse épineuse correspondante.

L'abcès ossifluent a peu de tendance à s'ouvrir spontanément. Il préfère disséquer le tissu cellulaire prévertébral et gagner de proche en proche le médiastin postérieur, non sans avoir occasionné au passage des désordres souvent notables.

Mais il ne s'agit plus, à ce moment, de collections purulentes purement naso-pharyngiennes.

Pour éviter une pareille évolution on doit recourir de bonne heure à l'ouverture de l'abcès froid dans son point le plus déclive et à la désinfection de la poche qui le contient.

Le galvano nous paraît être un excellent instrument pour pratiquer cette ouverture et la maintenir béante jusqu'à cicatrisation.

La désinfection sera obtenue par des lavages fréquents à l'eau oxygénée et des écouvillonnages au chlorure de zinc à 1/10.

S'il s'agit d'un mal de Pott, il est de toute évidence qu'on joindra à cette thérapeutique locale celle de la lésion cervicale.

SYPHILIS

La syphilis à ses trois périodes peut atteindre la cavité naso-pharyngienne.

Le *chancre* y est rare ; il y a été importé autrefois par les instruments malpropres des auristes allant explorer plus ou moins maladroitement l'orifice tubaire de la trompe d'Eustache.

Les *accidents secondaires* y sont plus fréquents ; ils s'y montrent sous forme d'hypertrophie passagère inflammatoire ou non, du tissu adénoïdien et de plaques muqueuses (Moure) rencontrées spécialement à la surface de la troisième amygdale.

Ces plaques muqueuses et cette hypertrophie n'offrent, comme caractères objectifs, absolument rien de spécial ;

elles apparaissent d'ordinaire en concomitance avec des accidents analogues des amygdales palatines ; nous en avons déjà parlé à propos de ces derniers organes. Bornons-nous à signaler les phénomènes objectifs spéciaux qu'elles déterminent dans le naso-pharynx et qui se réduisent à deux principaux : *Enchifrènement persistant* et otite catarrhale exsudative et par suite *surdité* plus ou moins prononcée.

Donc, chez un adulte jusque-là indemne de toute affection auriculaire et dont le nez est sain, la constatation d'une otite catarrhale devra faire songer à la possibilité d'une lésion secondaire du naso-pharynx.

Les *lésions tertiaires* de cette région se présentent sous trois formes différentes :

1° La gomme ;

2° La nécrose osseuse ;

3° Les lésions cicatricielles consécutives aux deux précédentes. Nous ne parlons, bien entendu, que des lésions bien isolées de l'arrière-nez.

1° La *gomme* est plus ou moins diffuse d'emblée. Elle siège d'ordinaire sur la paroi postérieure de cette cavité.

Son évolution étant à peu près indolente elle passe souvent inaperçue pendant plusieurs semaines. Elle se décèle à la longue par un enchifrènement progressif, du nasonement, des troubles auriculaires (bourdonnements, affaiblissement de l'ouïe), de la gêne de la déglutition, l'expulsion de quelques mucosités sanguinolentes, dans quelques cas aussi par une céphalée persistante avec recrudescences nocturnes.

Chez certains malades, la découverte d'une gomme naso-pharyngienne est une véritable trouvaille, au cours d'un examen complet, et elle n'avait encore donné lieu à aucun phénomène subjectif appréciable.

Par suite de son extension, l'ulcération gommeuse arrive tôt ou tard à intéresser l'isthme pharyngien et attirer alors l'attention du malade et du médecin.

Elle offre, à l'examen objectif, toujours la même physionomie dès qu'elle est ulcérée ; cratère à fond blanchâtre entouré de bords rouges, œdémateux, taillés à pic, muqueuse environnante œdématiée elle aussi dans le voisinage de l'ulcération.

Pas d'adénopathie.

Après application du traitement spécifique (biiodure et iodure) l'ulcération se comble rapidement et laisse après elle une cicatrice indélébile.

2° La *nécrose* intéresse principalement le sphénoïde, c'est-à-dire la voûte du naso-pharynx ; elle engendre des céphalées violentes, un enchifrènement considérable et bilatéral, un ozène spécial, la formation de mucosités croûteuses dans la partie postérieure des fosses nasales et le naso-pharynx, souvent des douleurs oculaires et des troubles visuels et parfois des troubles méningitiques.

On la reconnaît par la rhinoscopie antérieure et postérieure, après cocaïnisation préalable de la muqueuse et mise en place du releveur du voile. L'usage du stylet manié prudemment permet, en effet, de constater l'existence d'un séquestre au milieu des fongosités et d'affirmer ainsi le diagnostic.

Ici, le traitement spécifique agit avec beaucoup plus de lenteur. Il favorise l'élimination du séquestre, condition indispensable pour obtenir la plus légère amélioration et par suite la guérison.

Pour traiter ces manifestations, nous donnons la préférence à la médication interne mixte biiodurée et iodurée qui nous a toujours réussi en pareil cas. Si elle est bien maniée, elle est souveraine.

3° Les *cicatrices* engendrées par les gommes et les nécroses osseuses amènent un rétrécissement cicatriciel du naso-pharynx que nous avons décrit avec les lésions identiques de l'isthme pharyngien (voir page 72).

TUBERCULOSE

On n'observe guère, objectivement, dans la région qui nous occupe, que la forme lupique de la tuberculose. Nous disons objectivement, car il existe dans le tissu adénoïdien du cavum, une infection tuberculeuse assez fréquente (nous l'y avons rencontrée dans 12 p. 100 des cas) qui, pour n'être pas visible, n'en est pas moins dangereuse; nous voulons parler de la *tuberculose larvée des végétations*.

Laissant de côté cette localisation du bacille de Koch qui est souvent la première étape de son envahissement, et que le microscope seul permet de déceler, nous dirons un mot de l'*ulcère lupique*.

Ce dernier n'est pour ainsi dire jamais primitif dans le naso-pharynx; il coïncide avec des lésions semblables de l'oro-pharynx, du voile du palais, des amygdales ou des fosses nasales.

Il se présente sous la forme de petites cupules isolées ou

réunies, se cicatrisant par places, situées en surélévation sur une muqueuse tomenteuse, pâle, d'aspect milé.

Son évolution est indolore, il donne lieu, dans quelques cas, à des troubles auriculaires ou à un peu de gêne de la déglutition.

On traite le lupus du cavum localement par des attouchements à la glycérine phéniquée, à la teinture d'iode, à l'acide lactique, par un râclage énergique, par des pointes de feu profondes. A ce traitement on adjoindra la thérapeutique générale indiquée dans toute lésion tuberculeuse.

VÉGÉTATIONS ADÉNOIDES

Encore appelées hypertrophie de l'amygdale pharyngée ou troisième amygdale et constituées par l'hypertrophie des follicules clos de la paroi postérieure du naso-pharynx.

Les végétations ont été découvertes et décrites par Meyer, de Copenhague.

Ces tumeurs sont très fréquentes dans le bas âge, même chez le nourrisson, et plus particulièrement observées de six à treize ans. Elles sont loin d'être rares chez l'adulte.

Elles apparaissent en général, chez des sujets lymphatiques, chez des prédisposés à la tuberculose ou des descendants de tuberculeux ou de syphilitiques. Souvent héréditaires.

Histologiquement, les végétations adénoïdes sont formées par du tissu adénoïde groupé en follicules clos séparés eux-mêmes les uns des autres et soutenus par du tissu conjonctif plus ou moins dense et environnés par un épithélium cylindrique.

Cette affection occasionne, chez les sujets qui en sont porteurs, deux séries de symptômes, *respiratoires* et *auriculaires*, tantôt isolés, tantôt combinés entre eux et un certain nombre de complications de la plus haute importance.

Les *phénomènes respiratoires* consistent dans une gêne

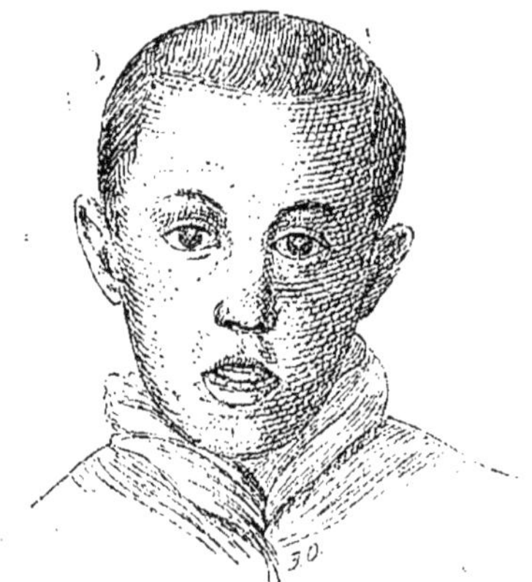

Fig. 250. — Facies d'adénoïdien vu de face.

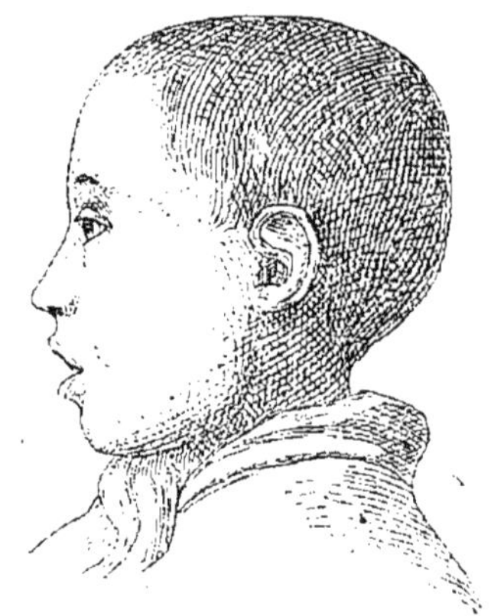

Fig. 251. — Facies d'adénoïdien de profil.

nasale des plus marquées, dans un enchifrènement perpétuel avec recrudescences plus ou moins accentuées suivant l'état hygrométrique de l'atmosphère.

De ce fait, la bouche des adénoïdiens reste constamment ouverte ; ils ronflent la nuit, et ils ont une physionomie tout à fait spéciale désignée sous le nom de *facies adénoïdien.*

Cet aspect, qui indiquerait plutôt une gêne prolongée de la respiration nasale que la présence certaine des végétations, est caractérisé par un air hébété, une bouche entr'ouverte, une lèvre supérieure trop courte laissant voir les deux incisives supérieures, des fosses canines peu développées, une figure en lame de rasoir, aplatie latéralement, une voûte palatine plus ou moins ogivale.

Comme conséquence de la respiration purement buccale on note encore un défaut dans la prononciation de certaines consonnes : l'enfant dit : baban au lieu de maman, pillard au lieu de billard, rope ou rome au lieu de robe.

Le *facies adénoïdien de l'adulte* ne ressemble pas tou-

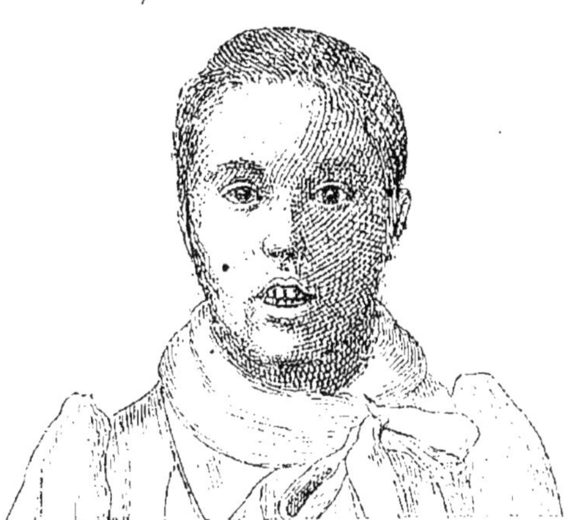

Fig. 252. — Facies adénoïdien avant l'opération.

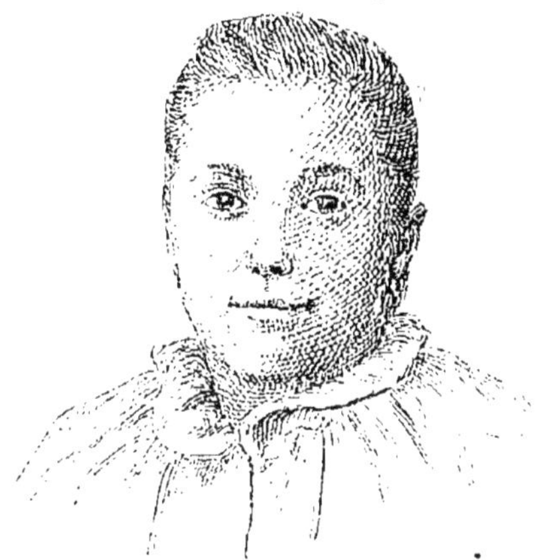

Fig. 253. — Facies adénoïdien après l'opération.

jours à celui de l'enfant; la face prend souvent un aspect bouffi, les fosses canines restent aplaties, l'embonpoint remplace fréquemment l'aspect souffreteux et le teint pâle des jeunes sujets atteints de végétations.

Le *type auriculaire* tire son nom des lésions fréquentes et souvent exclusives observées du côté de l'organe de l'ouïe.

La surdité intermittente est un symptôme fréquent ; les bourdonnements (coquillage, vent dans les feuilles), les crises d'otalgie, les otites aiguës à répétition, les suppurations chroniques de la caisse du tympan sont des phénomènes tellement fréquents dans l'hypertrophie de la 3e amygdale que l'existence de l'un ou l'autre de ces symptômes doit immédiatement faire songer à la possibilité de cette lésion et réclamer l'inspection de la cavité naso-pharyngienne.

La surdité intermittente est d'ordinaire la caractéristique de l'otite catarrhale, accompagnée ou non d'exsudation liquide dans l'oreille moyenne, et l'aspect que revêt la membrane du tympan dans ces conditions est tellement typique que nous désignons sous le nom de *tympan adénoïdien* l'aspect qu'acquiert cette membrane quand il y a à la fois obstruction mécanique de la trompe et inflammation catarrhale de la muqueuse de la caisse.

Les deux ordres de symptômes, respiratoires et auriculaires, sont souvent associés chez le même sujet.

Les troubles observés chez les adénoïdiens du premier âge (nourrissons) consistent surtout en gêne respiratoire, impossibilité de téter sans se sortir du sein plusieurs fois, reniflement, ronflement spécial (coassement parfois).

A l'examen de l'arrière-gorge on observe fréquemment une hypertrophie concomitante des amygdales palatines.

Le voile du palais se relève mal ; souvent des follicules clos hypertrophiés tapissent le pharynx buccal et, à la surface de la muqueuse, on voit couler du muco-pus, particulièrement chez les enfants.

Par la rhinoscopie postérieure, quand elle est possible, on aperçoit, immédiatement au-dessous de l'insertion du vomer, sur la voûte et la paroi postérieure du naso-pharynx, plus ou moins étalées, des saillies arrondies, un peu plus pâles que la muqueuse. Ces petites masses, tantôt globuleuses et unies, offrent la plupart du temps à leur surface et d'avant en arrière, un ou plusieurs enfoncements divisant en deux, trois, quatre ou cinq lobes ou cryptes le tissu adénoïdien. La présence d'un seul sillon médian un peu profond avait fait prendre cette rainure pour une bourse pharyngienne (bourse de Tornwaldt).

Le toucher digital, mieux que la vue au miroir, donne des renseignements précis, sur le volume, la forme, la consistance, le siège des végétations et la conformation exacte de la cavité qui les contient, tous renseignements utiles à connaître pour une intervention.

Enfin la rhinoscopie antérieure permet souvent de voir *in*

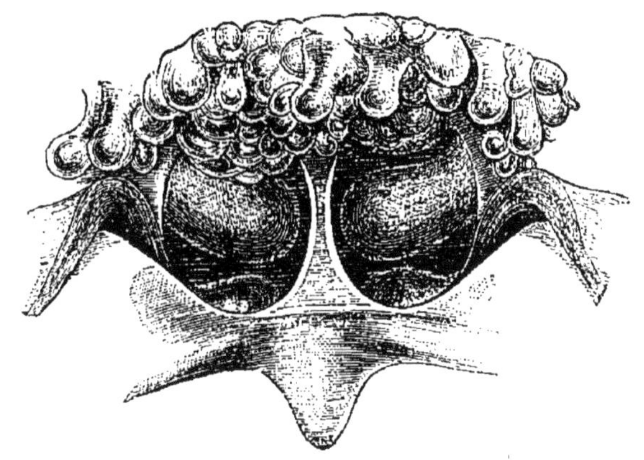

Fig. 254. — Végétations adénoïdes vues au miroir.

situ les végétations qui avoisinent les orifices choanaux.

L'examen de l'oreille est indispensable pour les raisons citées plus haut. Il fait découvrir les complications les plus fréquentes des végétations, c'est-à-dire les troubles de l'ouïe.

Un examen minutieux du sujet permet de constater une série : 1° de *troubles généraux* tenant au défaut de nutrition engendré par la respiration exclusivement buccale; 2° de *difformités* liées à la gêne permanente de la respiration nasale; 3° d'*altérations* dans les organes de voisinage dépendant elles-mêmes du défaut de résistance de l'individu; 4° enfin de *phénomènes réflexes* se rattachant à la présence de l'hypertrophie de cette troisième amygdale.

A la première catégorie appartiennent l'infantilisme, le rachitisme observés chez certains adénoïdiens, leur aspect pâle et souffreteux, leur tendance à faire de la micro-polyadénopathie, leur arrêt de développement.

Dans la deuxième, on range les déformations de la poitrine (poitrine en carène), les déviations de la colonne vertébrale, l'aplatissement latéral de la face, la forme ogivale de la voûte palatine.

On doit admettre dans la troisième les inflammations à répétition de l'arrière-gorge (angines de toutes natures, grande susceptibilité à contracter les maladies infectieuses, y compris la tuberculose), et des bronches (bronchites récidivantes). Le tissu adénoïdien lui-même peut être le siège primitif de certaines maladies (adénoïdites diverses, aiguës et chroniques), tuberculose latente (Lermoyez), fréquente d'après notre statistique (Brindel : 8 cas sur 64).

Le quatrième groupe comprend l'inaptitude au travail (aprosexie de Guye, crétinisme de Raulin), des céphalées fréquentes, le cornage des nouveau-nés, des toux et des bronchites spasmodiques, de la laryngite striduleuse, des tics de la face, des crises épileptiques, des terreurs nocturnes, de l'énurésie nocturne, etc.

Les symptômes et les complications possibles aggravent singulièrement le pronostic d'une affection essentiellement bénigne par elle-même.

Aussi est-il de règle d'en débarrasser le malade dès que cette amygdale, par son volume ou les désordres qu'elle entraîne, attire l'attention du médecin.

Le seul traitement efficace consiste dans l'ablation pure et simple.

Une pommade cocaïno-mentholée assure pendant quel-

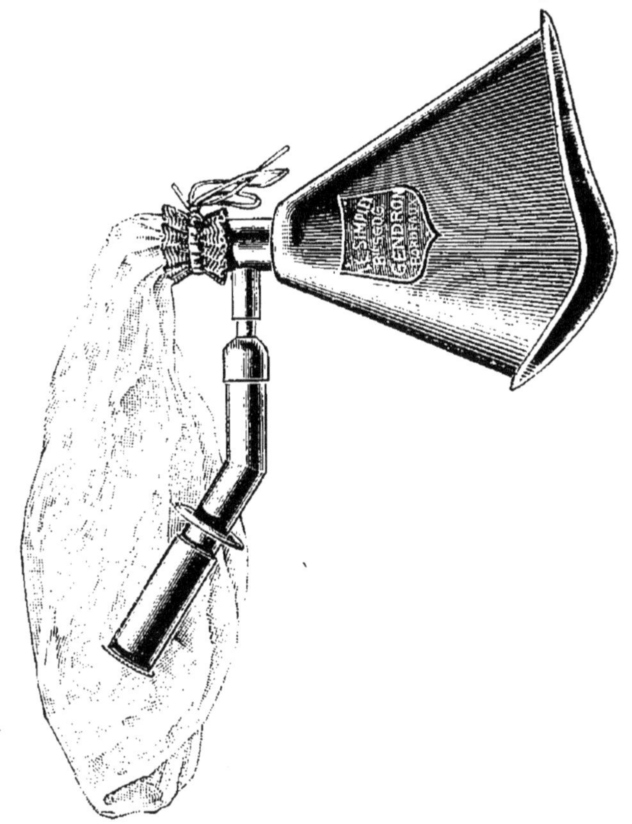

Fig. 255. — Masque pour l'anesthésie générale par le sœmnoforme, chlorure d'éthyle, etc., empoules dosées. (Modèle Gendron.)

ques jours l'antisepsie des fosses nasales et du cavum.

Pommade avec :

Menthol.	0gr,03 à 0gr,05.
Chlorhydrate de cocaïne. . .	0gr,05 à 0gr,15 suivant l'âge.
Acide borique.	1 gramme.
Vaseline	15 —

Mettre gros comme un pois de cette pommade à l'entrée du nez matin et soir.

S'il y a eu inflammation récente du tissu adénoïdien ou

des muqueuses de voisinage, ou attend huit à dix jours avant d'intervenir.

En résumé, les indications opératoires sont les suivantes :

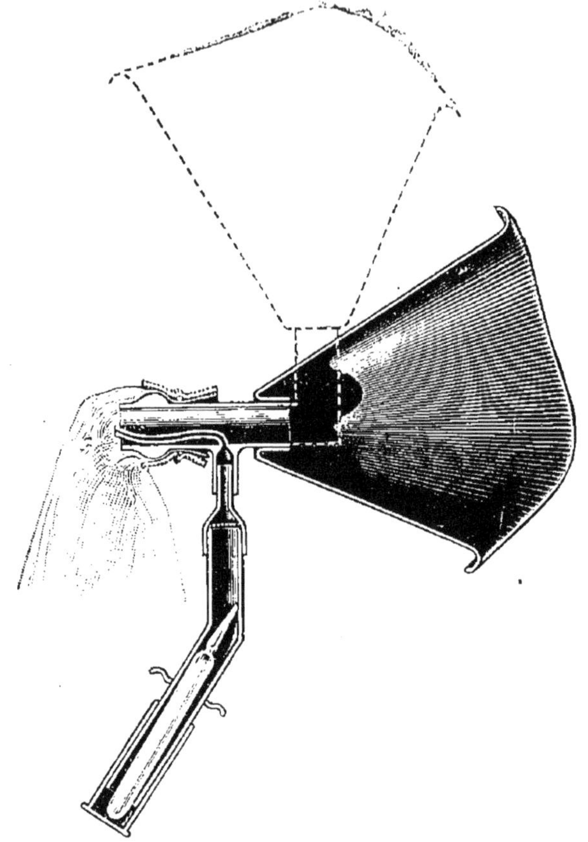

Fig. 256. — Masque pour anesthésie rapide (Modèle Gendron). Le pointillé indique la modification apportée à l'appareil pour l'anesthésie dans le décubitus dorsal ou latéral.

gêne de la respiration, troubles auriculaires, catarrhe nasopharyngien, infection à distance.

L'âge n'a aucune importance, on peut opérer de un mois à soixante ans ; on n'opérera pas une femme au cours de ses règles.

L'anesthésie générale est facultative ; nous laissons

l'opéré ou sa famille juges de l'appliquer ou de la refuser depuis que nous avons pour l'obtenir, dans le soemnoforme, le chlorure ou le bromure d'éthyle, des agents précieux à notre disposition. Le masque représenté ci-contre est simple et ingénieux. Il nous rend journellement les plus grands services (fig. 255 et 256).

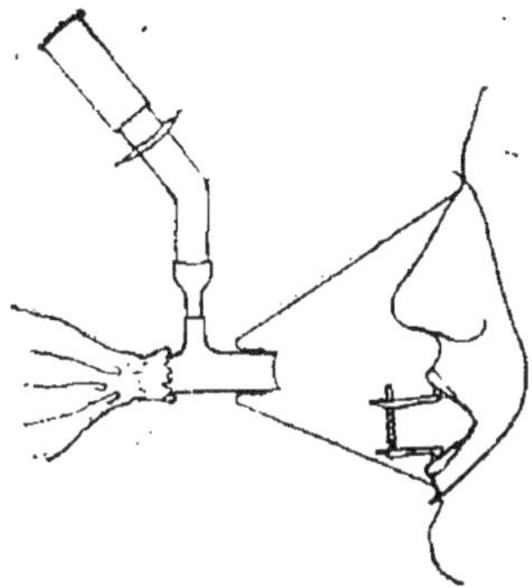

Fig. 257. — Masque pour anesthésie générale mis en place. (Coupe schématique).

Nous nous servons, pour sectionner les végétations, de la curette à panier (fig. 258) construite suivant les indications de l'un de nous (Moure); quatre modèles

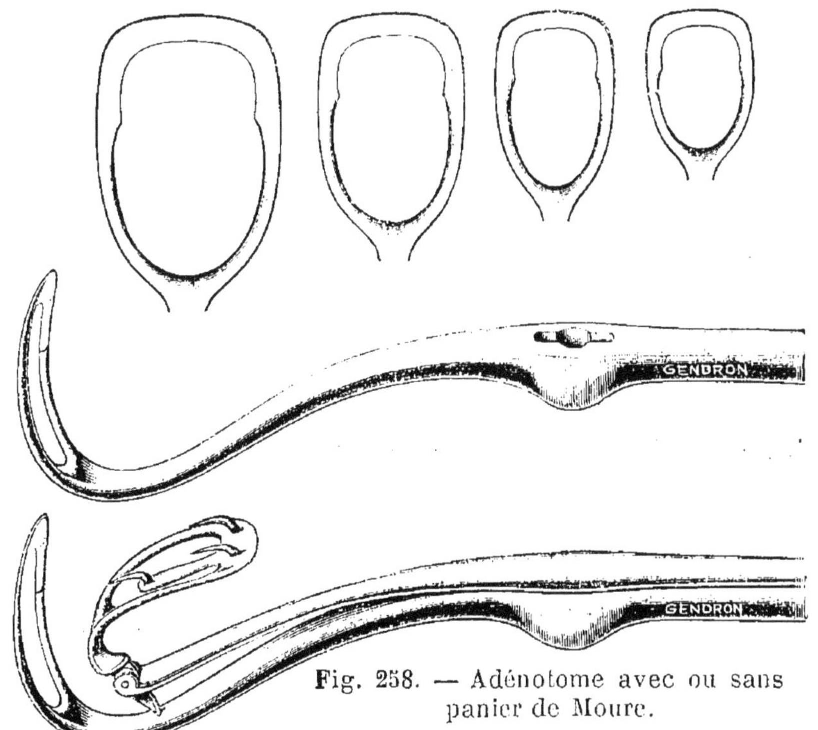

Fig. 258. — Adénotome avec ou sans panier de Moure.

de différentes grandeurs et de courbures variées suffisent à tous les cas non compliqués, s'adaptant aux diverses conformations de la cavité naso-pharyngienne (voir anatomie, page 243).

Chez certains malades, adultes principalement, il est indispensable de nettoyer à fond les fossettes de Rosenmuller; nous y arrivons par des curettes spéciales dont le modèle est représenté ci-dessous.

Nous sommes, en effet, partisans outrés du curettage

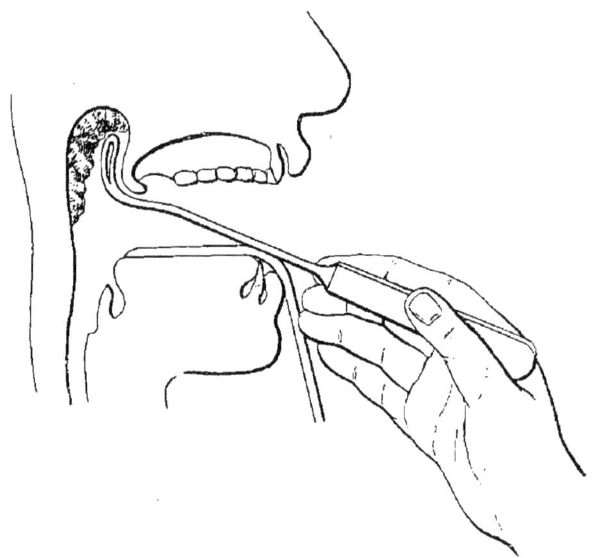

Fig. 259. — Adénotome en place.

aussi minutieux que possible du naso-pharynx, surtout chez les sujets porteurs de troubles auriculaires. Rien de plus facile, bien souvent, à reconnaître une opération incomplète que par le seul examen de l'oreille fait un mois après l'intervention. La disparition des troubles auriculaires est le meilleur signe d'une opération complète.

Nos malades gardent la chambre quarante-huit heures, ne sortant qu'après cinq à six jours, et pendant les vingt-quatre premières heures, se nourrissent d'aliments mous et froids.

Une irrigation nasale courte précède et suit immédiatement l'adénotomie ; aux seules précautions hygiéniques se borne le traitement post-opératoire.

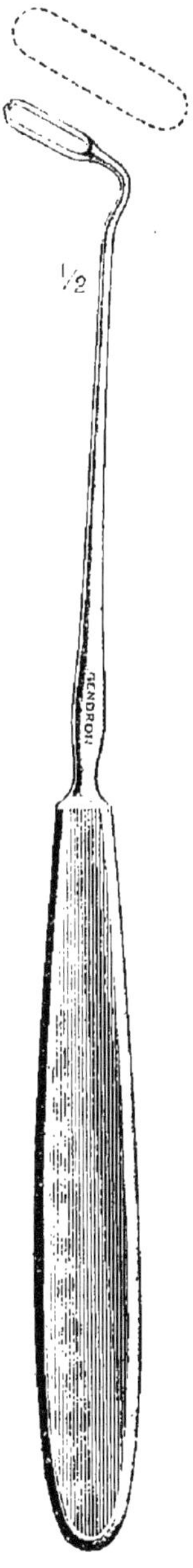

On observe parfois, comme complication de l'intervention, une hémorragie immédiate ou consécutive, du torticolis, de l'inflammation aiguë de l'arrière-gorge ou de l'oreille moyenne, un coryza aigu, du coryza purulent.

Les résultats, toujours très appréciables, sont souvent merveilleux. On voit comme par enchantement, l'état général s'améliorer (des enfants de treize à quatorze ans ont augmenté de 2 et 3 kilogs dans le mois qui a suivi l'opération), les gibbosités se redresser, la poitrine se développer, le ronflement nocturne disparaître, la respiration nasale se rétablir, l'ouïe revenir à la normale, les suppura-auriculaires disparaître en grand nombre et à tout jamais, la physionomie s'éclairer, l'aptitude au travail revenir, la susceptibilité aux maux de gorge et aux bronchites s'atténuer grandement, si non s'abolir, enfin des amygdales buccales elles-mêmes s'atrophier bien souvent.

Fig. 260. — Curette latérale de Moure pour les fossettes de Rosenmüller.

Il semble en un mot qu'un souffle de vie ait passé sur l'enfant et qu'un sang nouveau et généreux se soit infusé dans ses veines.

Souvent les praticiens sont consultés sur la repullulation possible du tissu adénoïde enlevé. D'après notre expérience déjà longue, nous pouvons affirmer que si l'hypertrophie secondaire de l'amygdale pharyngée enlevée est

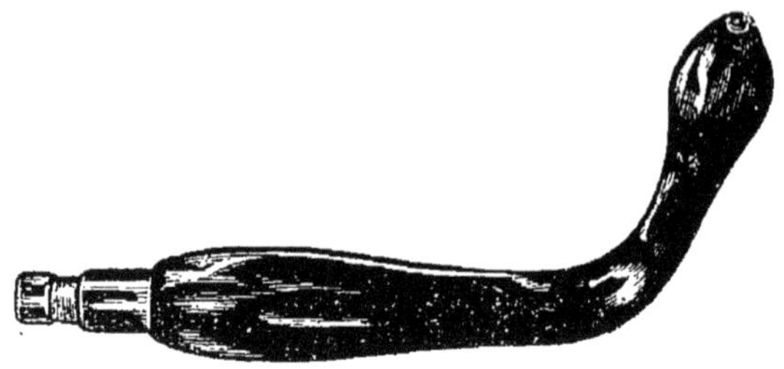

Fig. 161. — Canule nasale coudée de Moure.

possible, elle constitue une véritable exception. Les soi-disant récidives sont ordinairement des végétations incomplètement enlevées ou oubliées dans le naso-pharynx ou des obstructions nasales par éperons, luxations de la cloison, gonflement hypertrophique des cornets.

KYSTES

Assez rares, au moins quand ils sont volumineux. Leur contenu est muqueux et leur paroi, revêtue intérieurement d'épithélium, est formée, la plupart du temps, par le canal excréteur dilaté d'une glande, muqueuse de préférence, au niveau des végétations adénoïdes.

Au sein de ce tissu on trouve souvent, au moment de l'adénotomie, de petites poches renfermant du mucus filant, colloïde, transparent ou épais, caséeux même, qui se sépare nettement de l'eau dans laquelle il tombe. Que la poche se dilate à l'excès et la surface des kystes aura des tendances à s'extérioriser de plus en plus et à remplir petit à petit le naso-pharynx.

Son développement se faisant progressivement et sans douleur il donnera lieu aux mêmes symptômes que les végétations avec cette différence que la gêne engendrée par lui sera progressive et ininterrompue.

L'examen objectif seul permettra d'en reconnaître l'existence : on verra une tumeur, lisse, grisâtre, parcourue à sa surface par de fines arborisations vasculaires, siégeant sur l'emplacement de la troisième amygdale dont il ne formera ordinairement qu'une émergence plus ou moins accentuée.

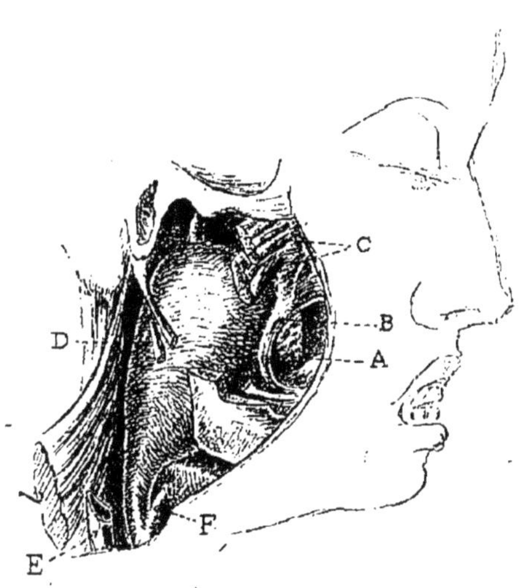

Fig. 262. — Anévrysme de la carotide interne faisant saillie dans le pharynx (d'après Texier).

A, amygdale ; B, pilier antérieur ; C, Ptérygoïdiens extérieur et intérieur ; D, muscles styliens ; E, Jugulaire ; F, carotide externe.

Le kyste peut s'infecter et donner naissance à un abcès aigu ou chronique.

On lui appliquera le même traitement qu'aux végétations, section à l'adénotome. Si son volume était trop considérable on aurait, dans quelques cas, recours à la pince naso-pharyngienne qui amènerait la rupture de la poche et faciliterait le raclage du pédicule.

On ne confondra pas les kystes de l'arrière-nez avec une autre tumeur molle, indolore, lisse à sa surface, occupant la face latérale du naso et de l'oro-pharynx, de la nature de celles dont Texier de Nantes, vient de rapporter un exemple. Il s'agissait, dans ce cas, d'anévrysme de la carotide interne (fig. 262) chez une vieille femme de soixante-quatorze ans, qui ne se plaignait que de gêne de la déglutition et de troubles de la parole. Une ponction exploratrice et l'autopsie quelque temps après permirent de reconnaître en présence de quelle affection on se trouvait. Le fait est d'ailleurs heureusement très rare, peut-être unique dans la science.

POLYPES FIBRO-MUQUEUX

Tumeurs naso-pharyngiennes, tenant à la fois, par leur structure histologique, du fibrome et du tissu muqueux, susceptibles d'être creusées, dans leur intérieur, d'une ou plusieurs cavités kystiques (pseudo-kystes).

Les polypes fibro-muqueux prennent naissance sur le pourtour des orifices choanaux, sur la partie postérieure de la cloison et des cornets, ou encore dans le sphénoïde et même la gouttière infundibulaire.

Ils plongent immédiatement dans le cavum et y prennent un développement de plus en plus marqué ; ce qui explique les différents symptômes auxquels donne lieu leur évolution : enchifrènement d'abord unilatéral, puis peu à peu bilatéral, nasonnement, difficulté de relever le voile, apparition de la tumeur dans l'isthme pharyngien.

Le néoplasme, ordinairement unique, se développe rapidement. A la rhinoscopie postérieure il apparaît rosé aux endroits de frottements, translucide sur les autres points ; s'il devient par trop volumineux, on le voit se mouvoir pendant que le malade souffle du nez, car il est presque toujours très pédiculé.

Au toucher on se rend compte de sa consistance qui est parfois assez dure, de sa mobilité qui peut être nulle, en particulier quand le polype, parti d'une fosse nasale dont il obstrue l'orifice postérieur, contourne le vomer et s'engage dans la choane opposée avec étranglement entre les deux masses choanales.

Il est souvent difficile de découvrir le pédicule d'une telle tumeur, d'autant plus que, chez certains sujets, elle coexiste avec des polypes muqueux des fosses nasales.

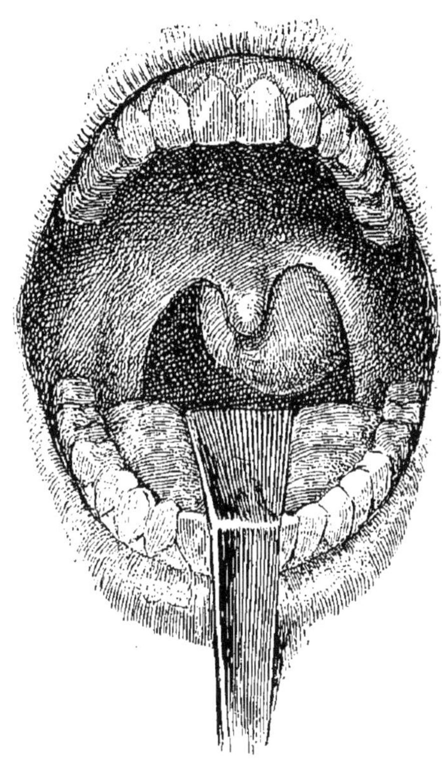

Fig. 263. — Tumeur du naso-pharynx.

La croissance du polype fibro-muqueux est assez rapide et sa forme s'adapte fréquemment à la morphologie du cavum. Il a très peu de tendances à récidiver après son ablation.

L'extirpation est le seul traitement à lui appliquer : on y arrive par des procédés variables avec chaque cas particulier : section du pédicule par le nez, avec la pince à bec de canard de Moure ou avec un crochet mousse introduit par la fosse nasale préalablement cocaïnée, d'où chute de la tumeur dans l'isthme du pharynx et rejet immédiat par la bouche ; on emploie d'autres fois l'anse froide qui, passée par le nez jusque dans le cavum et l'isthme pharyngien, est guidée par le doigt pour englober la tumeur. Cette dernière est alors arrachée par traction énergique et torsion sur son axe.

Dans d'autres circonstances on aura avantage à se

servir d'une pince recourbée qui, introduite derrière le voile, saisira le corps du délit et en arrachera l'insertion ; d'autres fois enfin ce sera le doigt seul qui se mettant à cheval sur un étranglement médian, parviendra à ramener le néoplasme par le naso-pharynx après avoir sectionné le pédicule. Si le polype est creusé d'une cavité, la perforation de la poche permet de le retirer par la fosse nasale avec son pédicule.

Quoi qu'il en soit on utilisera toujours les voies naturelles et on arrivera constamment au résultat désiré avec un peu d'adresse et d'habitude de manœuvrer dans ces régions. L'écoulement sanguin est ordinairement minime et n'exige pas de tamponnement. Les soins consécutifs sont nuls.

POLYPES FIBREUX

Tumeurs à structure fibreuse nées sur les parois postérieures des fosses nasales au voisinage du cavum, mais très rarement dans cette cavité. Elles se comportent souvent comme des néoplasmes malins.

On ne les rencontre que dans le sexe masculin et de huit à vingt-cinq ans ; les polypes fibreux chez l'homme sont l'analogue des fibromes utérins chez la femme. Pas de cause connue.

Au point de vue histologique, ce sont des fibromes ; mais les cellules qui se transforment en fibrilles peuvent rester à l'état embryonnaire et ne devenir adultes que longtemps après la naissance ; d'où constatations fréquentes, dans la masse néoplasique, d'éléments cellulaires sarcomateux dont la multiplication rapide explique la rapidité de l'évolution de certains polypes fibreux.

On lit, dans tous les traités classiques, que les fibromes naso-pharyngiens prennent leur point d'implantation sur le trousseau fibreux prévertébral et sur la ligne médiane. Rien de plus faux.

Tous les cas observés par nous contredisent cette assertion. *Nous avons trouvé le point d'insertion toujours large au voisinage des choanes, sur la cloison, le sphénoïde, l'aile interne de l'apophyse ptérygoïde, sur le plafond de la fosse nasale, mais jamais au point indiqué par les auteurs.*

La tumeur est unilatérale au début. Par son accroissement progressif elle envahit le cavum tout entier et la fosse nasale ; elle refoule et détruit devant elle tous les obstacles, sphénoïde, cloison, cornets, os propres, lame criblée, paroi externe sinuso-orbito-nasale, maxillaire lui-même, et pénètre dans la cavité cranienne, les cavités accessoires, la fente ptérygo-maxillaire, l'orbite, la cavité buccale.

Les *symptômes* auxquels donne lieu le polype fibreux sont, au début, de l'*enchifrènement* d'abord unilatéral, puis bilatéral, ayant ceci de particulier, c'est qu'il est constant et progressif. Il s'accompagne de nasonnement, de sécheresse de la gorge, et petit à petit de perte de l'odorat et de troubles auriculaires (otite catarrhale) qu'il faut parfois rechercher comme dans les végétations adénoïdes.

La gêne respiratoire est, chez certains malades, le seul symptôme appréciable. Chez d'autres, il existe en outre des *céphalées* postérieures et des *épistaxis* à répétition très abondantes, susceptibles de mettre la vie du malade en danger. On note presque toujours du coryza purulent par rétention des sécrétions dans les fosses nasales.

Au fur et à mesure que la tumeur augmente de volume on voit se produire des épistaxis plus abondantes et plus fréquentes, s'installer des céphalées plus intenses et parfois des phénomènes indicateurs d'une compression cérébrale (torpeur intellectuelle, vertiges, vomissements) ou d'une altération profonde de l'organisme (cachexie).

Mais depuis longtemps déjà ont apparu des déformations extérieures du squelette de la face qui ne laissent pas de doute sur la présence du néoplasme ; c'est ainsi que du côté où il se développe on note de l'exophtalmie, de la tuméfaction des fosses temporales et zygomatiques, de la disparition du creux parotidien, de la projection en avant du voile du palais, du refoulement vers la cavité buccale de la voûte palatine, de la disjonction des os propres du nez et de l'élargissement de l'arête nasale.

A l'examen de la fosse nasale on aperçoit, dès le début, par la rhinoscopie antérieure, après rétraction de la muqueuse, une tumeur arrondie, sessile, obstruant plus ou moins complètement l'orifice choanal.

Par la rhinoscopie postérieure on se rend compte qu'il s'agit bien d'une tumeur unique, lisse à sa surface, rougeâtre, arrondie, non pédiculée, régulière, unilatérale, engagée dans une choane et refoulant la cloison du côté opposé.

Plus tard on voit la tumeur prendre de jour en jour un développement plus marqué, elle occupe tout le cavum et il est impossible de reconnaître son point d'implantation ; elle conserve la même coloration rosée mais à sa surface sont dessinées de grosses arborisations vasculaires et des points hémorragiques. La tumeur présente souvent plusieurs lobes.

Au toucher, elle est dure, immobile, indolente, fortement appliquée contre les parois du cavum, des fosses nasales ou des cavités accessoires, sans y adhérer néanmoins.

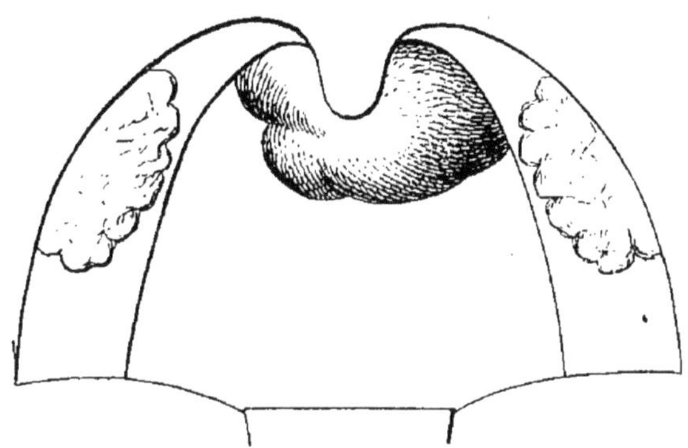

Fig. 264. — Tumeur naso-pharyngienne.

Le squelette osseux est aminci puis usé par l'augmentation de volume du néoplasme.

D'une façon générale on peut affirmer que cet accroissement est d'autant plus rapide que le sujet qui en est porteur est plus jeune, ce qui correspond peut-être à la présence, au sein de la tumeur, d'un plus grand nombre d'éléments cellulaires embryonnaires.

Les *complications* observées dans le cours de son évolution sont les hémorragies, les méningites, les compressions cérébrales, la cachexie et la mort.

On peut affirmer d'autre part que le polype fibreux subit un arrêt définitif dans son développement vers l'âge de vingt à vingt-cinq ans, peut-être même qu'il disparaît spontanément à partir de cette époque.

Il faut en conclure que le pronostic est d'autant plus

sérieux que le sujet est plus jeune, d'où la conduite devra être différente suivant l'âge du malade et la marche de l'affection.

Le sujet approche-t-il de la vingtaine et sa tumeur s'accroît-elle lentement, le médecin pourra rester dans l'expectative, si une complication ne vient pas lui forcer la

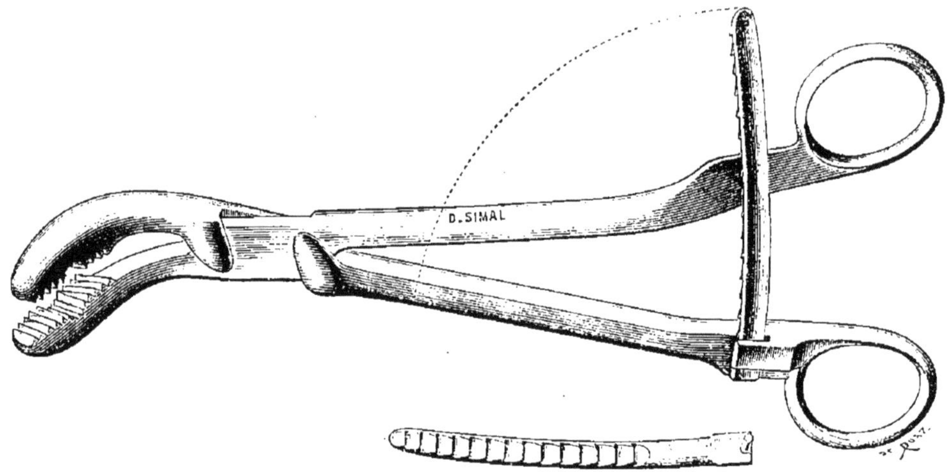

Fig. 265. — Pince forceps de Lubet-Barbon pour polypes naso-pharyngiens.

main. Dans ces cas, il se bornera à faire en plein néoplasme, quelques séances d'*électrolyse bipolaire.*

L'électrolyse pratiquée au moyen de deux aiguilles métalliques, l'une en acier, l'autre en cuivre, enfoncées par la fosse nasale correspondant à l'insertion du polype, après cocaïno-adrénalisation, de 3 à 4 centimètres en pleine tumeur, reçoivent une intensité progressive de 10, 20, 30, 40 milliampères et même plus, suivant la tolérance du sujet, et cela pendant dix minutes environ. L'inversion du courant, avant de retirer les aiguilles, évite l'hémorragie. Il se produit une mortification du tissu néoplasique et quelques jours après l'élimination d'un fragment de la tumeur.

Si on a affaire à un sujet jeune on réglera sa conduite d'après la marche de l'affection. A une marche lente sans complication, on opposera le même traitement que précédemment. Contre une marche plus rapide, un seul traitement sera de mise, c'est l'extirpation pure et simple.

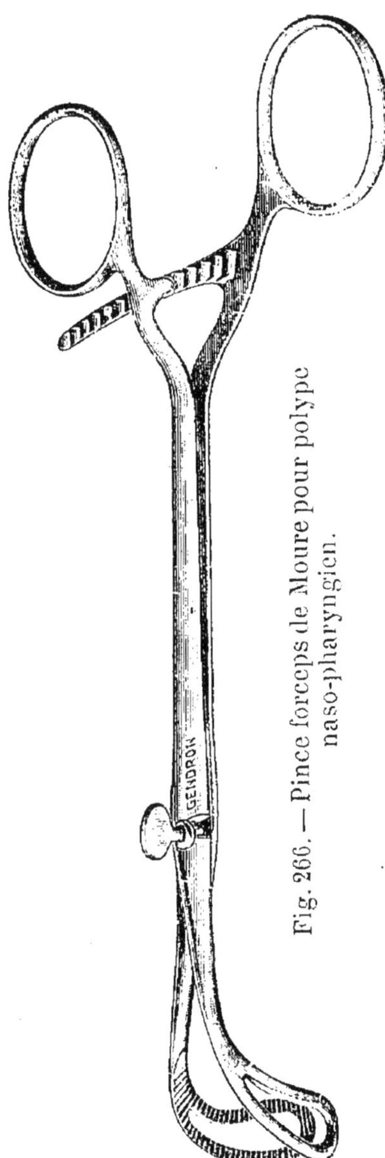

Fig. 266. — Pince forceps de Moure pour polype naso-pharyngien.

Pour pratiquer cette opération on utilise trois voies d'accès sur le néoplasme, la *voie buccale ou palatine*, la *voie nasale* et la *voie maxillaire*.

La première nous paraît la meilleure dans la grande majorité des cas ; la seconde est impraticable, parce qu'on manque de jour ; la troisième, au moins celle qui consiste à enlever la totalité du maxillaire supérieur pour atteindre le naso-pharynx, nous semble absolument inutile.

Voici comment nous procédons en la matière :

Anesthésie générale au chloroforme ; fente au thermo-cautère du voile du palais près de la ligne médiane, sans intéresser la luette. Relèvement des deux lambeaux avec un fil de soie passé dans chacun d'eux. Résection de la partie horizontale de l'os palatin après décollement de la muqueuse. Saisissant ensuite la tumeur au moyen d'une pince forceps vigoureuse qui la maintient solidement, nous rugi-

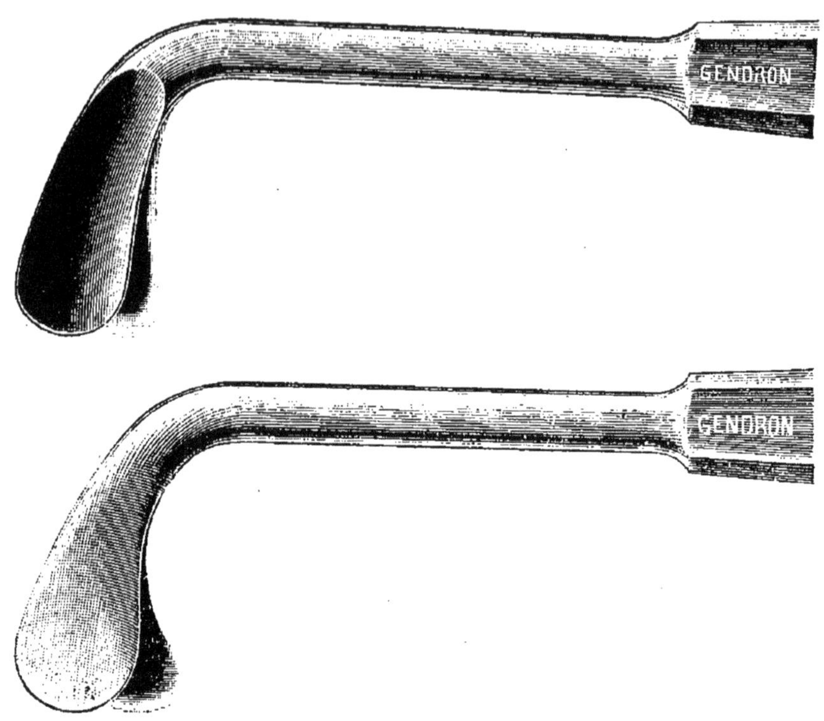

Fig. 267 — Rugines de Moure pour le naso-pharynx.

nons rapidement le point d'implantation, c'est là qu'est la difficulté. Un flot de sang remplit l'isthme pharyngien. Le malade étant en position de Rose n'a guère le temps d'en avaler car un aide fait de la compression rapide.

Il est parfois utile de passer sa rugine par la fosse nasale et de désinsérer la tumeur de son point d'implantation sur la cloison ou la voûte, ou encore d'arracher, par morcellement, le néoplasme. Chaque cas a ses difficultés et nous ne donnons ici que des indications générales.

Si la tumeur avait envahi le sinus maxillaire correspondant ou qu'une récidive, inaccessible par la voie palatine,

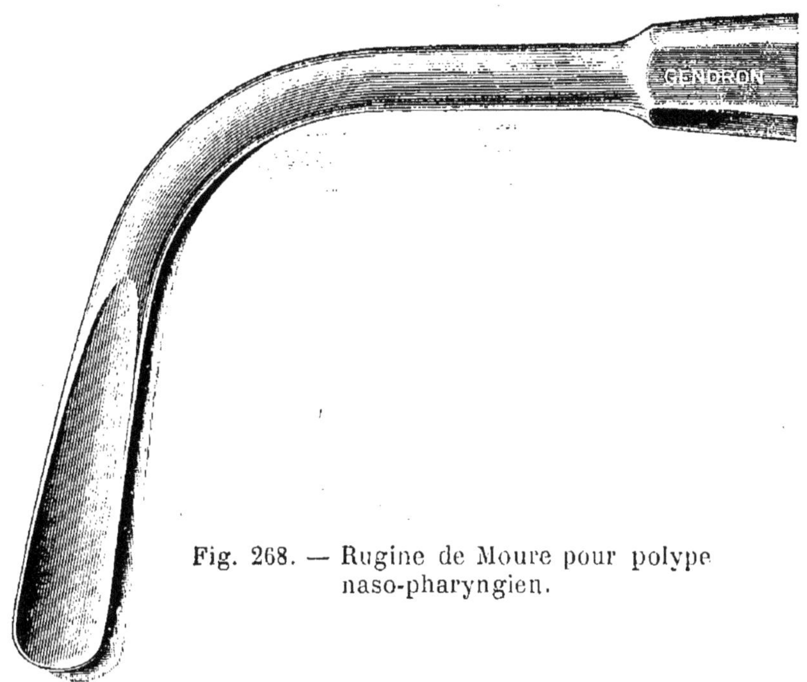

Fig. 268. — Rugine de Moure pour polype naso-pharyngien.

fût née dans la fosse nasale, on aurait avantage à enlever la paroi antérieure du sinus, la branche montante du maxillaire, l'os propre correspondant, au besoin la cloison sinuso-nasale et une partie ou la totalité du cornet inférieur (*voie trans-maxillo-nasale*) (J.-L. Faure, Moure). On aurait ainsi un large accès sur la fosse nasale et sur le pédicule de la tumeur qu'il serait facile d'énucléer.

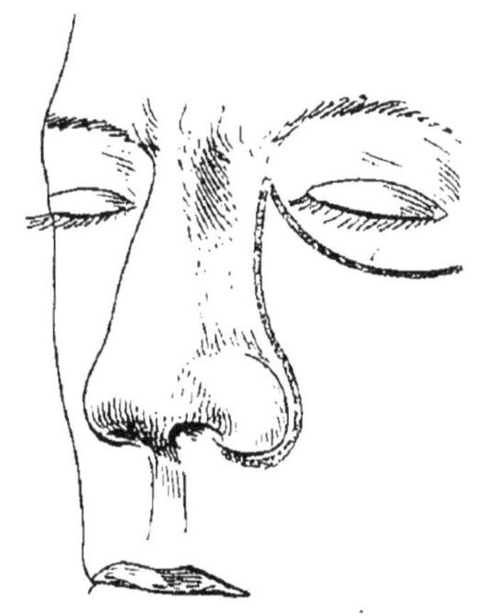

Fig. 269.— Voie trans-maxillo-nasale. 1er *temps*. Tracé de l'incision cutanée.

La section vélo-palatine se rétrécit beaucoup, spontanément. On ne la supprimera que lorsqu'on aura la conviction qu'il ne se produira pas de récidive.

Dans quelques cas la récidive se produit quoi qu'on fasse et le malade meurt de cachexie, tandis que chez

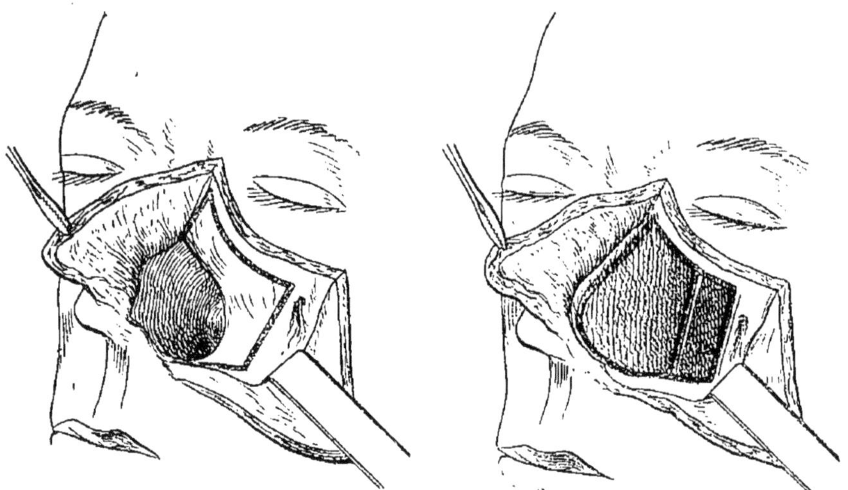

Fig. 270. — 2° *temps*. Section de l'os propre, de la branche montante du maxillaire et de la paroi antérieure du sinus.

Fig. 271. — 3° *temps*. La voie est ouverte. On aperçoit la cloison et l'arrière-cavité des fosses nasales.

d'autres sujets, la première opération est radicale. Si le malade a dépassé dix-sept à dix-huit ans et que la repullulation soit lente, on peut employer encore l'électrolyse bipolaire.

TUMEURS MALIGNES

Sarcome. — Assez rare, donne lieu à tous les symtômes subjectifs des polypes fibreux naso-pharyngiens au début et en plus, à un écoulement de sanie rougeâtre, à des douleurs à la nuque et à une cachectisation plus rapide.

Au toucher, la tumeur saigne facilement, au moindre contact; elle donne la sensation de végétations diffuses, mais dépassant les limites de la paroi postérieure du naso-pharynx.

A l'examen au miroir, elle apparaît plus rouge, plus sanieuse.

Son accroissement est rapide; la cavité naso-pharyngienne est comblée très vite, la fosse nasale envahie, le voile du palais refoulé fortement en avant.

L'adénopathie ne survient que très tard.

L'*extirpation précoce et totale* s'impose. La conduite variera avec chaque cas particulier. On devra recourir en général à la voie palatine comme pour le polype fibreux. Les chances de récidive sont très grandes à quelque période qu'on intervienne, mais moindres si on opère de bonne heure et suivant la nature du sarcome que l'on a opéré.

Épithélioma. — Survient dans l'âge mur, de préférence entre cinquante-cinq et soixante-dix ans.

S'annonce par de l'enchifrènement progressif, des douleurs souvent intolérables en arrière de la nuque, des céphalées en casque, des troubles dans l'articulation du langage, de l'écoulement d'une sanie fétide dans la bouche, de l'otalgie très accentuée, souvent des suppurations d'oreille.

Puis apparaît une infiltration néoplasique, occupant un point quelconque du naso-pharynx, mais principalement une des parois latérales, pour s'étendre de là au voile du palais, à l'isthme du pharynx et à la paroi postérieure.

Bientôt se déclare une adénopathie souvent bilatérale et même plus accentuée du côté opposé au point d'implantation du néoplasme.

Cette adénopathie occupe les régions parotidienne et

carotidienne. Elle est dure, adhérente, à accroissement rapide.

Au toucher, la tumeur est indurée, grenillée, étendue en surface et en profondeur ; elle immobilise la muqueuse sur laquelle elle s'implante ainsi que les tissus sous-jacents. Elle saigne facilement.

Au miroir on voit une ulcération bourgeonnante à fond grisâtre, étendue, sans œdème périphérique.

L'haleine du malade répand une odeur infecte.

La marche de l'affection est rapide. La cachexie survient très rapidement et on assiste, souvent impuissant à secourir le malheureux patient, à sa déchéance physique et morale et à ses souffrances que des doses progressives de morphine ont de la peine à calmer.

Pas de traitement curatif à moins de faire un diagnostic très précoce et d'intervenir avant l'apparition de l'adénopathie.

Comme traitement palliatif on conseille les attouchements des surfaces ulcérées à la teinture de thuya additionnée d'extrait de chélidoine, ou avec l'adrénaline en solution au millième.

On arrête ainsi pour quelque temps, la marche du néoplasme : on donne au malade l'illusion d'une amélioration; les douleurs se calment momentanément; la sanie fétide cesse de couler, l'appétit renaît quelquefois pour un certain temps au moins, puis peu à peu le mal reprend sa marche envahissante, le sujet s'affaiblit, maigrit, se cachectise et meurt empoisonné par ses toxines et épuisé par ses insomnies.

QUATRIÈME PARTIE

OREILLES ET CAVITÉS ANNEXES

Anatomie clinique. — Séméiologie générale. — Thérapeutique générale. — Méthodes d'exploration. — Pathologie.

ANATOMIE CLINIQUE DE L'OREILLE

Au point de vue anatomique pur, l'oreille comprend trois parties : l'oreille externe (*pavillon et conduit auditif externe*), l'oreille moyenne ou *caisse du tympan*, l'oreille interne ou *labyrinthe ;* mais au point de vue clinique, il y a lieu de décrire en même temps que le labyrinthe, la portion du temporal qui contient l'organe auditif tout entier à l'exception du pavillon, autrement dit le *rocher ;* en même temps que la caisse du tympan, cette autre portion du temporal qui renferme une annexe pneumatique de l'oreille moyenne très importante en otologie, l'antre mastoïdien, et qu'on désigne sous le nom d'*apophyse mastoïde.*

On ne donnerait pas une idée complète de l'oreille si on n'achevait en quelques lignes la description du temporal en disant un mot de sa *portion écailleuse.* Cette dernière affecte, avec l'organe qui nous occupe, les rapports les plus étroits.

Enfin, on doit ajouter à l'exposé anatomique de l'oreille moyenne celui d'un canal qui met en communication cette cavité avec le naso-pharynx et qu'on désigne sous le nom de *trompe d'Eustache*. Il y a grand intérêt à étudier ce canal car si, à l'état physiologique, il est indispensable à l'aération de la caisse et par suite à la transmission des sons, il devient, à l'état pathologique, la voie de pénétration des germes qui, partis du nez ou de la gorge, vont infecter la caisse du tympan.

Nous décrirons donc successivement :

1° L'*oreille externe*, c'est-à-dire le *pavillon* et le *conduit auditif externe* ;

2° L'*oreille moyenne* et à sa suite la *trompe d'Eustache* et l'*apophyse mastoïde* ;

3° L'*oreille interne* et à sa suite le *rocher* ;

4° La *portion écailleuse du temporal*.

Oreille externe. — Pavillon. — Destiné à recueillir les ondes sonores et à les réfléchir dans le conduit auditif, le pavillon, immobile chez l'homme, a la forme d'un entonnoir évasé, ouvert antérieurement. Il est composé d'un squelette cartilagineux entouré de peau et offre à considérer deux faces, une antérieure concave, une postérieure convexe, et une série de saillies et replis dont la nomenclature est indiquée sur la figure ci-jointe.

Ce pavillon est, de par sa situation, exposé à un certain nombre de traumatismes ou d'infections sur lesquels nous aurons à revenir en traitant de sa pathologie.

La peau du pavillon se continue sans ligne de démarcation, sauf un léger sillon rétro-auriculaire, avec le revêtement cutané du voisinage.

On y trouve, au niveau de la conque et de la fossette scaphoïde, quelques glandes sébacées et de très rares glandes sudoripares.

Des poils, parfois très touffus, sont implantés à la face interne du tragus, défendant ainsi l'entrée du conduit auditif.

Les artères, les unes antérieures (branches de la temporale superficielle) les autres postérieures (branches de l'auriculaire postérieure) viennent en définitive de la carotide externe.

Les veines se rendent dans la jugulaire externe.

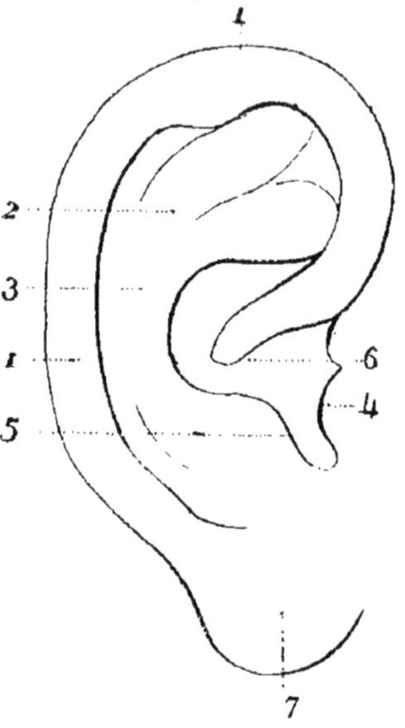

Fig. 272. — Pavillon normal.
1, Hélix ; 2, Anthélix ; 3, gouttière de l'hélix ; 4, tragus ; 5, antitragus ; 6, Conque ; 7, lobule.

Les lymphatiques prennent trois directions ; ils ont leur importance dans les tumeurs du pavillon ; les uns venant de la conque vont au ganglion préauriculaire, ceux de l'hélix et de l'anthélix aux ganglions mastoïdiens. Enfin ceux du lobule se rendent aux ganglions parotidiens.

Les nerfs viennent du maxillaire inférieur et de la branche superficielle du plexus cervical superficiel.

Le pavillon est rattaché au crâne par deux ligaments fibreux, un antérieur et un postérieur, et par trois muscles extrinsèques, un antérieur, un postérieur et un supérieur. Inutile d'insister sur ces détails qui n'ont, chez l'homme, aucune importance.

Conduit auditif externe. — Au squelette cartilagineux

de la conque fait suite immédiatement le squelette du conduit, véritable canal qui s'emboîte à son extrémité interne, dans un canal osseux de même forme creusé dans le rocher.

Fibro-cartilagineux dans sa portion externe, le conduit devient complètement osseux dans sa portion profonde pour se terminer brusquement au niveau du tympan. Sa face interne est revêtue de peau qui fait suite à celle de la conque et dans laquelle on trouve des poils d'abord, près du méat, puis des glandes sébacées et un grand nombre de grosses glandes sudoripares qui sécrètent le cérumen, d'où le nom de cérumineuses donné à ces glandes sudoripares.

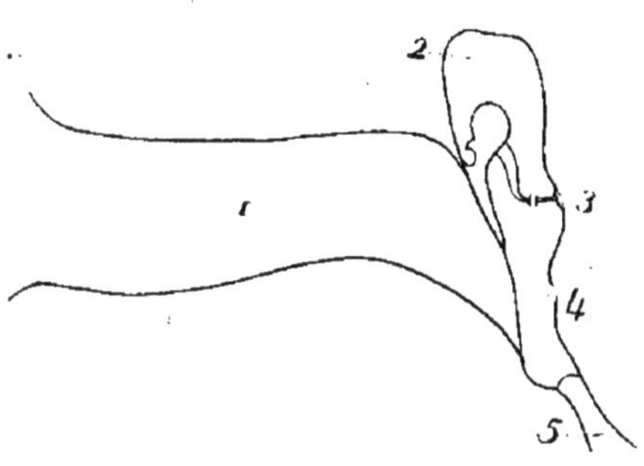

Fig. 273. — Coupe schématique du conduit et de la caisse.

1, conduit auditif; 2, toit de la caisse; 3, fenêtre ovale et étrier; 4, fenêtre ronde; 5, orifice tubaire.

La peau s'amincit du méat au tympan et est réduite sur cette membrane à sa couche épidermique. Elle est fréquemment le siège de furoncles ou de lésions eczémateuses.

Le conduit auditif se porte en avant, en bas et en dedans : aussi pour apercevoir le tympan au moyen d'un tube rectiligne, comme le sont nos spéculums, est-il nécessaire de relever le pavillon en haut et en dehors. Cette disposition explique la rareté relative des traumatismes directs de la membrane du tympan et la grande quantité des balles de revolver, tirées à bout pourtant, qui s'arrêtent dans le conduit. Ce dernier est légèrement aplati d'avant en arrière et la longueur de son axe est de 24 millimètres en moyenne chez l'adulte.

On peut lui considérer quatre parois : une supérieure qui le sépare de l'étage moyen du crâne par un intervalle de 4 à 5 millimètres de tissu osseux (*cranienne*) ; une postérieure en rapport avec les cellules mastoïdiennes antérieures, et faisant partie, au voisinage du tympan, du massif osseux du facial (*mastoïdienne*) ; une inférieure assez mince qui le sépare de la loge parotidienne (*parotidienne*) ; une antérieure enfin en rapport avec l'articulation temporo-maxillaire (*temporo-maxillaire*) ; ce dernier rapport explique la difficulté d'ouvrir la bouche dans les otites externes furonculeuses et les fractures du conduit qu'on observe parfois dans les chutes sur le menton.

La portion membraneuse du conduit est formée, comme nous l'avons dit plus haut, d'un squelette cartilagineux qui occupe seulement les parois antérieure et inférieure. Le canal est complété sur les deux autres parois par du tissu fibreux dont l'inextensibilité est cause des douleurs si violentes éprouvées par les malades porteurs d'abcès du conduit.

Le cartilage lui-même offre, près du méat, deux petites solutions de continuité (incisures de Santorini) qui permettent aux suppurations osseuses et aux otites moyennes suppurées de se faire jour dans le conduit sans lésion tympanique dans le dernier cas ; elles permettent également aux suppurations du conduit de devenir sous-périostées et de former des phlegmons périmastoïdiens.

Le tissu fibreux se continue directement avec le périoste de la portion osseuse du conduit.

Artères, veines et lymphatiques du conduit n'ont aucune importance. Il est bon de se rappeler que le conduit et le tympan, outre les rameaux nerveux de l'auriculo-temporal et du plexus cervical superficiel, reçoivent une branche du pneumo-gastrique appelée rameau auriculaire du nerf vague ; ceci explique l'otalgie éprouvée quelquefois par les malades porteurs d'une lésion inflammatoire ou cancéreuse d'un autre organe innervé par la 10e paire, comme le larynx par exemple.

Oreille moyenne. — TYMPAN. — L'extrémité du conduit, opposée au méat, est obturée par une membrane arrondie, mince et transparente, qu'on désigne sous le nom de tympan.

Ce dernier constitue à son tour la limite externe de l'oreille moyenne. Il est, chez l'adulte, distant du méat de 24 millimètres, mais chez le fœtus cette distance est nulle, le cadre dans lequel il est emboîté se trouvant à fleur de peau.

On voit, après la naissance, le tympan s'éloigner peu à peu, par allongement du conduit.

Ce n'est qu'exceptionnellement, et chez quelques scléreux à large conduit, qu'on peut l'apercevoir en projetant un faisceau lumineux directement dans l'oreille externe. Le plan suivant lequel il est situé coupe à angle obtus la lumière du conduit de telle sorte que la paroi supérieure de ce dernier est plus courte que l'inférieure et celle-ci forme, avec le tympan, un angle aigu d'autant plus petit que le sujet est plus jeune. Cette disposition est utile à connaître, pour deux raisons :

1° A cause de la fréquence, chez les enfants, des corps étrangers du conduit. S'ils sont de petite dimension, ils vont s'enclaver sur la paroi inférieure, dans l'angle rentrant dont nous venons de parler ;

2° Par l'aspect que revêt la membrane du tympan dans certaines otites moyennes aiguës de l'enfance. Le tympan qui bombe dans sa partie postéro-supérieure a l'aspect d'une bulle rouge qui vient quelquefois faire saillie jusqu'au voisinage du méat, et qu'on serait tenté de prendre pour un polype, si on n'avait présente à la mémoire la brièveté de la paroi supérieure du conduit.

Le tympan sain, se présente sous la forme d'une mem-

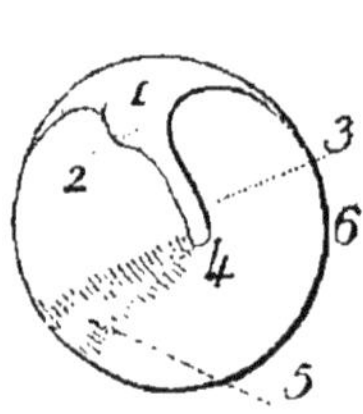

Fig. 274. Tympan normal gauche.

1, membrane de Shrapnell ; 2, apophyse externe du marteau ; 3, manche du marteau ; 4, hile du tympan ; 5, triangle lumineux ; 6, cadre tympanique.

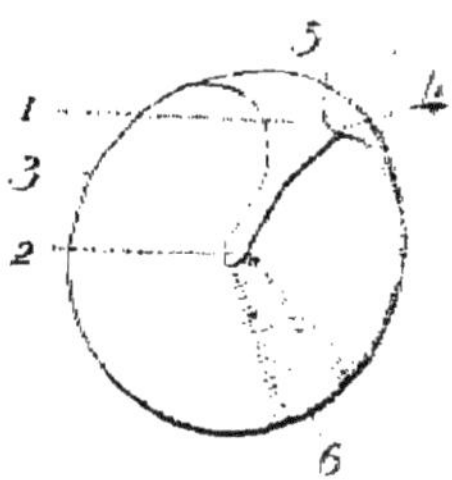

Fig. 275. — Tympan normal droit.

1, marteau ; 2, manche du marteau et ombilic ; 3, cadre ; 4, apophyse externe du marteau ; 5. Membrane de Schrapnell ; 6, triangle lumineux.

brane gris bleuâtre, transparente, parcourue obliquement de haut en bas et d'avant en arrière par un corps allongé jaunâtre (manche du marteau) dont l'extrémité inférieure effilée, correspond à peu près au centre de la membrane (hile) et dont l'extrémité supérieure visible (apophyse externe) se termine par une saillie arrondie faisant en quelque sorte hernie au dehors.

De l'apophyse externe partent en éventail deux plis de la membrane limitant un espace triangulaire à base supérieure qui se confond avec la circonférence du cadre. C'est la *membrane de Schrapnell*.

De l'extrémité inférieure du manche du marteau se détache une petite surface lumineuse dirigée de haut en bas et d'arrière en avant, en forme de triangle, dont la base repose sur le cadre (*triangle lumineux*).

Par transparence, le tympan laisse voir quelques détails de l'oreille moyenne tels que la saillie du promontoire au centre, la niche de la fenêtre ronde en bas et en arrière, la longue portion descendante de l'enclume, et, à la partie postéro-supérieure, parfois même la branche externe de l'étrier.

Pour la commodité de la description, on divise le tympan en quatre segments : antéro-supérieur et inférieur, postéro-inférieur et supérieur. Il suffit, pour les constituer, de mener, par la pensée, un diamètre suivant l'axe du manche du marteau, et un deuxième diamètre perpendiculaire au premier et le coupant en son milieu.

Le manche du marteau est enclavé entre les fibres du tympan, et tout mouvement communiqué à la membrane l'est également à cet osselet tant qu'il jouit de la mobilité normale.

La membrane tympanique est constituée par une double couche épithéliale, cutanée vers le conduit, muqueuse vers la caisse ; entre les deux une couche fibreuse donne à la membrane sa résistance. Dans cette couche se trouvent des fibres radiées, externes, et des fibres circulaires et concentriques, à l'intérieur, sous la muqueuse de la caisse. Enfin un petit nerf, la corde du tympan, qui traverse horizontalement la partie supérieure de la caisse, d'arrière en avant, est appliqué entre les couches fibreuse et muqueuse du tympan. On comprend ainsi les troubles gustatifs qui accompagnent les lésions encore récentes de cette portion de l'oreille moyenne.

Ajoutons enfin que, dans son ensemble, la membrane

offre un certain degré de résistance aux agents vulnérants ainsi qu'il est facile de s'en rendre compte quand on veut faire la paracentèse.

Caisse du tympan. — L'oreille moyenne est comparable comme forme à un tambour dont le tympan constitue la paroi externe et le promontoire la paroi interne.

Sur une coupe verticale et transversale la caisse a plus exactement l'aspect d'une lentille biconcave. Supposons cette dernière creuse à l'intérieur et faisons tomber obliquement sur l'une des faces AB (tympanique) deux lignes parallèles CD et EF en laissant au-dessus et au-dessous un certain espace, soit AD et FB.

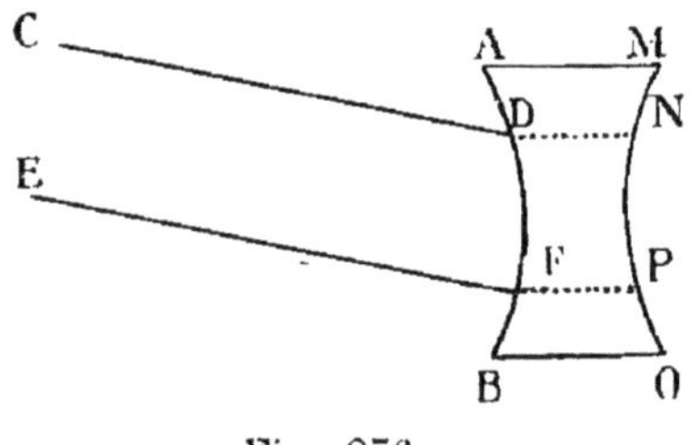

Fig. 276.

La partie comprise entre les lignes CD et EF sera la lumière du conduit ; DF représentera le tympan.

Si l'on prolonge par la pensée les lignes CD et EF jusqu'à leur rencontre avec la face MO (paroi du labyrinthe) on délimite ainsi deux espaces ADMN et FPBO dont le supérieur est le récessus épitympanique, logette des osselets, ou encore portion attique ; l'inférieur le récessus hypotympanique ; AM fait partie de la face supérieure de la caisse (toit) BO du plancher ou face inférieure.

D'après ce schéma on voit qu'il faut décrire à la caisse quatre parois : *externe*, *interne*, *supérieure* et *inférieure*, auxquelles il faut ajouter deux autres *antérieure* et *postérieure*.

Ce schéma permet encore de se rendre compte que le

tympan ne constitue qu'une partie de la paroi externe de l'oreille moyenne et l'existence du récessus inférieur explique comment un liquide quelconque ou un corps étranger peut séjourner dans la caisse, même après la destruction totale de la membrane tympanique.

On appelle mur de la logette la lame osseuse qui complète en AD la partie supérieure de la paroi externe.

C'est derrière ce mur que sont cachées les articulations des osselets de l'ouïe.

Il nous reste à décrire cinq autres parois : labyrinthique supérieure ou toit, inférieure ou plancher, antérieure et postérieure.

Paroi labyrinthique. — La paroi interne ou labyrinthique, de nature osseuse, recouverte par la muqueuse de la caisse, bombe vers son milieu (promontoire), et n'est séparée à ce niveau, du tympan, que par un intervalle de un millimètre et demi. Ceci explique pourquoi un instrument piquant, agissant sur cette membrane, est susceptible d'intéresser le labyrinthe.

Le promontoire correspond au premier tour du limaçon, à la partie postérieure ; au-dessus de cette saillie, nous trouvons un orifice ovalaire destiné à recevoir la platine de l'étrier (*fenêtre ovale*). Cette dernière est limitée en haut par le bord inférieur d'un canal osseux dans lequel passe le nerf facial (canal de Fallope).

A ce niveau le canal longe la paroi labyrinthique ; il mesure de 10 à 12 millimètres, et forme un arc à la partie postéro-supérieure. Le facial n'est séparé de la caisse que par une mince cloison osseuse, transparente, dans laquelle existent parfois des déhiscences, si bien que le facial et la cavité de l'oreille moyenne n'ont quelquefois entre eux que l'épaisseur d'une fibro-muqueuse. Cette disposition explique les paralysies de la face, consécutives non seulement à une inflammation de la caisse, mais encore à un traumatisme direct, même léger, porté sur la paroi labyrinthique à travers le quadrant postéro-supérieur du tympan.

Au-dessous et en arrière du promontoire se trouve un autre orifice arrondi dont le bord supérieur, en forme de sourcil, surplombe notablement la cavité désignée sous le nom de *fenêtre ronde.*

Directement au-dessous du périoste se trouvent les orifices de sortie du rameau de Jacobson.

A la région postérieure de la paroi labyrinthique on voit une sorte de saillie triangulaire à base inférieure (pyramide) par laquelle vient sortir le tendon du muscle de l'étrier. A la partie antéro-supérieure se trouve un conduit (bec de cuiller) où passe le muscle du marteau. A l'état frais, la fenêtre ovale sur laquelle repose la platine de l'étrier est obturée, du côté de l'oreille interne, par le périoste du vestibule qui vient adhérer à la face interne de cette platine.

La fenêtre ronde est fermée par une membrane assez lâche, sorte de tympan secondaire, susceptible de présenter des oscillations. La membrane est baignée, du côté de l'oreille interne, par l'endolymphe et correspond exactement à la rampe tympanique du limaçon.

Paroi supérieure ou cranienne. — La paroi supérieure ou cranienne, n'est formée que par une mince lame osseuse, quelquefois transparente, à travers laquelle passent de petits vaisseaux qui mettent en communication la muqueuse de l'oreille moyenne avec les méninges. La minceur de ce toit explique la propagation facile des inflammations de l'oreille moyenne aux enveloppes du cerveau. Il est formé par l'union du rocher et de l'écaille du temporal, et correspond au bord supérieur et à la face antérieure du rocher.

Paroi inférieure ou jugulaire. — La paroi inférieure ou jugulaire, habituellement d'une épaisseur et d'une résistance peu considérables, sépare la caisse du golfe de la veine jugulaire ; une fracture du rocher intéressant cette paroi pourrait donc amener une déchirure de la veine. De même, dans les cas de minceur excessive de ce plancher, une inflammation de la caisse du tympan serait susceptible de provoquer directement une phlébite de la veine et une embolie. Dans quelques cas, rares il est vrai, la paroi inférieure est fortement excavée et le récessus hypotympanique peut alors être transformé en une sorte de diverticule dont la capacité est supérieure à celle du reste de la caisse du tympan.

Paroi antérieure ou tubo-carotidienne. — Cette paroi se compose, dans sa moitié supérieure, de l'ouverture tympanique de la trompe d'Eustache. Dans sa partie inférieure elle est formée par une lame osseuse assez mince qui sépare la caisse du canal carotidien.

Paroi postérieure ou mastoïdienne. — De cette paroi, seule la partie supérieure nous intéresse, la moitié inférieure n'offrant aucun organe important. C'est dans la moitié supérieure que se trouve l'orifice du canal tympano-

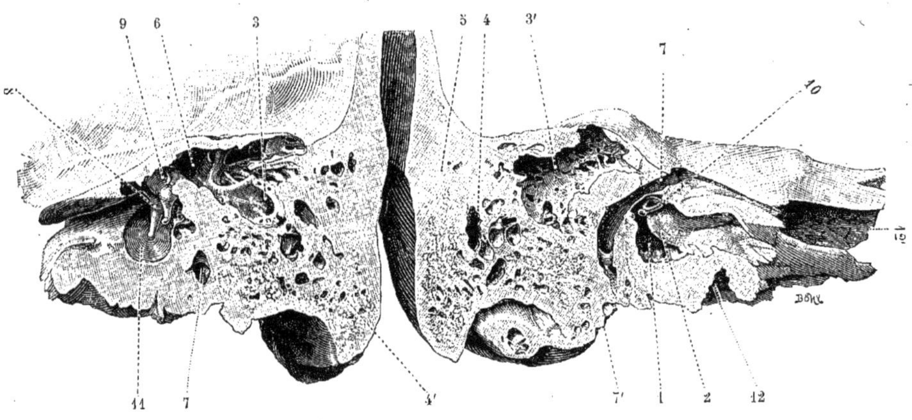

Fig. 277. — Coupe suivant l'axe du rocher, passant par la caisse, l'apophyse mastoïde, l'antre, etc.

1, partie inférieure de la caisse ; 2, promontoire ; 3, antre mastoïdien divisé en deux, l'autre partie se trouve en 3′; 4 et 4′, apophyse mastoïde, portion celluleuse ; 5, partie éburnée ; 6, canal tympano-mastoïdien à son entrée dans l'antre ; 7 et 7′, canal de Fallope avec sortie du facial en 7″ au niveau du trou stylo-mastoïdien ; 8, Marteau ; 9, Enclume ; 10, étrier ; 11, membrane tympanique vue du côté de la caisse ; 12 et 12′, canal carotidien.

mastoïdien qui fait communiquer la caisse avec l'antre ou grande cellule mastoïdienne. L'ouverture de ce canal est située en regard de l'orifice tympanique de la trompe ; on comprend par là qu'un liquide poussé avec force par le conduit tubaire puisse pénétrer directement dans les cellules mastoïdiennes surtout quand les osselets ont été détruits et le passage agrandi par la suppuration.

CONTENU DE LA CAISSE DU TYMPAN. — *Osselets.* — Il ne nous reste plus qu'à examiner le contenu de l'oreille moyenne, autrement dit la chaîne des osselets. Nous ne parlerons que pour mémoire du liquide gélatineux qui remplit la caisse chez le fœtus et disparaît dans les premiers jours après la naissance.

La chaîne se compose de trois osselets, *marteau*, *enclume* et *étrier*. Le marteau fait corps, par son manche, avec le tympan. On lui distingue une tête, un col, un manche et deux apophyses. Il est maintenu en place par le tympan d'abord, deux ligaments fibreux ensuite, l'un supérieur, l'autre externe, le premier s'attachant à la tête, le second au col. Un muscle prend son point d'insertion sur la base du manche.

A la tête s'articule (articulation incudo-malléolaire) la base de l'enclume ou corps qui se divise en deux branches : une courte se dirige vers la paroi postérieure de la caisse, une longue descend verticalement puis se recourbe en dedans pour s'unir avec la tête de l'étrier (articulation incudo-stapédienne).

L'étrier, à son tour, offre à considérer une tête, deux branches et une platine. La platine est maintenue dans la fenêtre ovale (articulation stapédo-vestibulaire). A la tête vient s'insérer un petit muscle qui sort de la pyramide. Enfin un ligament fibreux suspend le corps de l'enclume à la paroi supérieure de la caisse.

Muqueuse. — Une même muqueuse recouvre toutes les parois de la cavité constituée par l'oreille moyenne et se réfléchit pour envelopper d'une couche mince les différents osselets et les tendons des deux petits muscles qui les font mouvoir.

L'épithélium qui la recouvre est pavimenteux sur le tympan, les osselets et le promontoire, cylindrique à cils vibratiles partout ailleurs. La couche profonde du chorion se confond avec le périoste dont elle remplit les fonctions à ce niveau, ce qui explique les ostéites susceptibles de compliquer les simples inflammations de la muqueuse.

Il est bon de rappeler que la circulation de la caisse du tympan a des rapports étroits avec celle de l'endocrâne et que les veines qui prennent naissance dans cette cavité vont se jeter en grande partie dans les veines méningées moyennes, dans le sinus pétreux supérieur, dans le golfe de la jugulaire et, par l'intermédiaire d'un plexus péricarotidien, dans le sinus caverneux.

Cette disposition explique la pyohémie, avec ou sans phlébite, susceptible d'être déterminée directement, sans interposition de lésion osseuse, par une inflammation de la caisse du tympan.

Physiologie de l'oreille moyenne. — Les trois osselets sont articulés de telle façon que le mouvement communiqué à l'un deux (marteau) par la membrane du tympan, se transmet immédiatement aux deux autres et par l'intermédiaire de l'étrier, au liquide de l'oreille interne. Ce liquide est donc soumis à des variations presque constantes de pression et de décompression par la fenêtre ovale. Le jeu des oscillations de la fenêtre ovale se combine avec des oscillations isochrones et inverses de la fenêtre ronde et ainsi est assuré le phénomène de l'audition.

Les muscles du marteau et de l'enclume favorisent l'audition, le premier des bruits violents, le second des bruits les plus minimes ; le muscle du marteau, innervé par une branche du trijumeau, amène une compression du liquide labyrinthique par enfoncement de la platine de l'étrier dans la fenêtre ovale ; celui de l'étrier, qui reçoit son innervation du facial, a une action en sens contraire.

TROMPE D'EUSTACHE. — Canal destiné à aérer la caisse du tympan et à en expulser dans le pharynx, les sécrétions, la trompe d'Eustache part de la paroi antérieure de cette caisse (orifice tympanique) pour aboutir à la paroi latérale du naso-pharynx (pavillon). Chez l'adulte, la trompe mesure 35 à 40 millimètres ; elle se compose d'une partie osseuse (un tiers de la longueur), et d'une partie fibro-cartilagineuse ; ces deux portions ont la forme de deux troncs de cône unis par leur pointe appelée isthme.

La lumière du point d'union mesure à peine 2 millimètres de diamètre en hauteur, 1 millimètre en largeur, en sorte que la moindre inflammation de la muqueuse est susceptible d'intercepter la communication entre la caisse et le pharynx.

La trompe a une direction générale oblique d'arrière en avant, de haut en bas et de dehors en dedans. Elle a une forme aplatie et sa partie fibro-cartilagineuse se termine par un bourrelet qui fait, surtout chez les enfants, une forte saillie sous la muqueuse pharyngienne (pavillon). Au centre du bourrelet est ouvert l'orifice tubaire qui correspond à une ligne horizontale menée par l'insertion du cornet inférieur (voir naso-pharynx).

La trompe est tapissée intérieurement d'une muqueuse munie d'épithélium vibratile et pourvue dans toute sa longueur, mais surtout dans la portion fibro-cartilagineuse, de glandes en grappes destinées à en lubréfier la surface.

Les deux parois sont en contact et ne s'écartent que pendant les mouvements de déglutition, afin de laisser passer l'air destiné à la caisse du tympan.

La béance du canal est obtenue à ce moment par la contraction des deux muscles péristaphylins, interne et externe, qui prennent un point d'insertion réfléchie sur la partie fibro-cartilagineuse, non loin du pavillon ; ces muscles s'insèrent d'autre part, le premier à la base du rocher et sur la face supérieure du voile du palais, le second sur l'aile interne de l'apophyse ptérygoïde et sur le voile également.

En thérapeutique on se sert de la même voie pour aérer artificiellement l'oreille moyenne. Les divers procédés mis en usage pour obtenir ce résultat consistent tous à pousser, à introduire sous pression une colonne d'air par l'orifice tubaire. Le gaz distend les parois de la trompe et va refouler en dehors la membrane du tympan.

Apophyse mastoïde. — Située immédiatement en arrière du conduit auditif, l'apophyse mastoïde constitue la partie postéro-inférieure du temporal. Elle a extérieurement la forme d'une pyramide à sommet inférieur, articulée en arrière avec l'occipital, en haut avec le pariétal. En avant elle se continue avec la partie écailleuse du temporal, en bas et en dedans avec le rocher. Sa pointe, divisée en deux par une rainure verticale (rainure digastrique) donne inser-

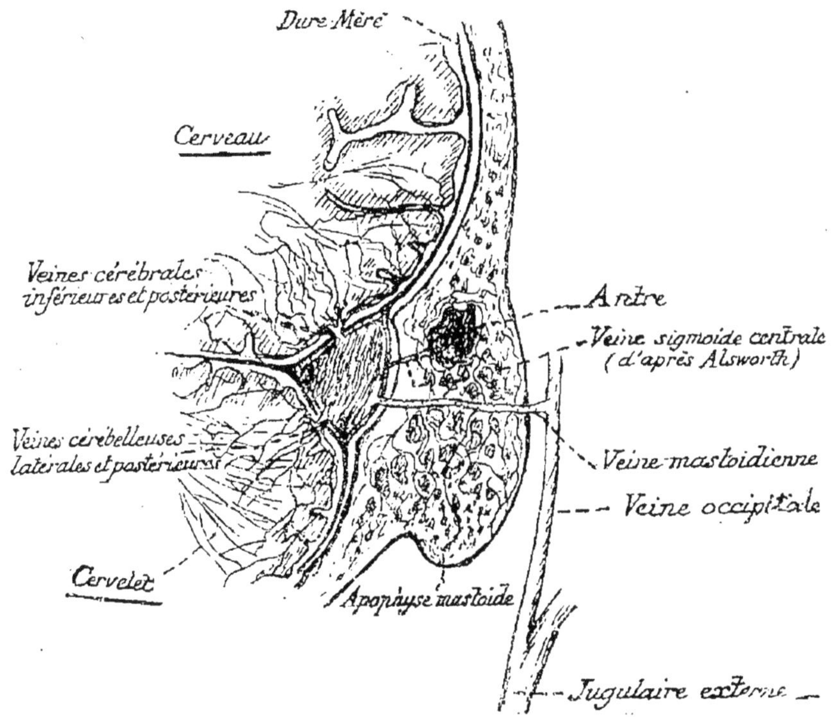

Fig. 278. — Figure schématique des affluentes du sinus latéral (coupe transversale).

tion entre autres muscles du cou, au sterno-cléido-mastoïdien et au ventre postérieur du digastrique. Aussi ne sera-t-on pas étonné d'observer du torticolis dans l'ostéite de cette région.

On trouve en haut, sur la face externe, convexe de l'apophyse, une saillie transversale, qui en constitue la limite supérieure (*linea temporalis*) point de repère très important qui indique pratiquement la ligne de séparation de la cavité cranienne d'avec l'apophyse à proprement parler. Cette linea temporalis n'est autre que la racine transverse de l'apophyse zygomatique. Au-dessous d'elle une surface aplatie, bordée en dedans par le conduit dont elle est séparée par une petite épine osseuse, *épine de*

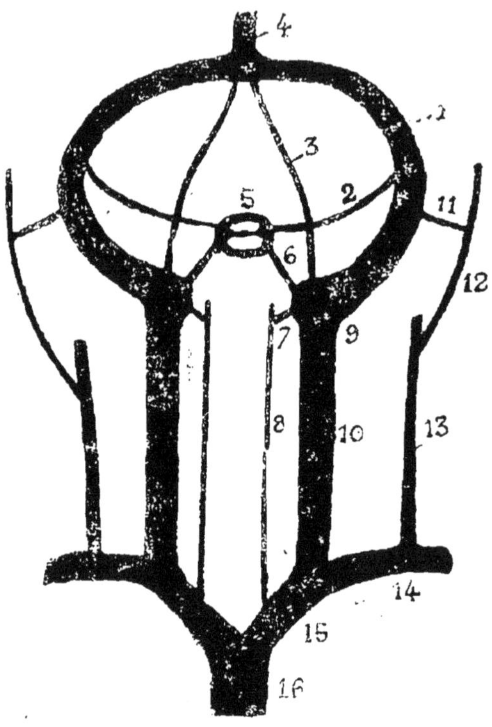

Fig. 279. — Schéma des grandes voies anastomotiques du sinus latéral et du golfe de la jugulaire.

1, sinus latéral ; 2, sinus pétreux supérieur ; 3, sinus occipital postérieur ; 4, sinus longitudinal supérieur ; 5, sinus caverneux ; 6, sinus pétreux inférieur ; 7, veine condylienne postérieurre ; 8, veine vertébrale ; 9, golfe de la jugulaire ; 10, jugulaire interne ; 11, veine mastoïdienne ; 12, veine occipitale ; 13, veine jugulaire externe ; 14, sous-clavière ; 15, tronc brachio-céphalique ; 16, veine cave supérieure.

Henle, spina supra meatum. C'est cette surface qu'il faut attaquer à la gouge pour aller à la recherche de l'antre mastoïdien. Une deuxième arête borde en bas la surface plane, partant de la pointe dont elle jalonne l'axe, elle va rejoindre à angle aigu la linea temporalis à l'union du pariétal et de l'occipital (angle postéro-supérieur de l'apophyse).

Entre cette crête et le bord postérieur denté de l'apophyse, vers son milieu, apparaît un orifice qui donne passage à la *veine mastoïdienne*, canal unissant la jugulaire externe au sinus latéral, mettant par conséquent en communication la circulation extra et intra-cranienne.

La face antérieure de l'apophyse n'est autre chose que la face postérieure du conduit auditif. Elle est échancrée à sa partie supérieure pour constituer le canal tympano-mastoïdien. L'extrémité inférieure libre fait partie de la pointe.

La face inférieure, de forme triangulaire est divisée en deux par la *rainure digastrique*, sur la partie la plus antérieure de laquelle existe le *trou stylo-mastoïdien* d'où émerge le nerf facial.

La face interne de l'apophyse est une portion de la boîte cranienne. Elle correspond, dans sa partie antéro-supérieure, à la face antérieure du rocher, par conséquent à l'étage moyen du crâne, et au lobe temporal du cerveau ; dans sa partie postéro-inférieure, elle appartient à la loge du cervelet et est creusée d'une large gouttière à concavité postérieure, qui loge le sinus latéral au niveau de son coude et de sa portion descendante.

Théoriquement l'intérieur de l'apophyse se compose d'une grande cellule mastoïdienne, ou *antre*, faisant suite immédiatement au canal tympano-mastoïdien, autour de laquelle viennent se ranger des cellules plus petites. Ces dernières, séparées par des travées osseuses, communiquent toutes avec l'antre et, comme lui, sont revêtues d'une muqueuse qui n'est autre que le prolongement de celle de la caisse du tympan.

Malheureusement les exceptions sont ici plus nombreuses que la règle, et, en pratique, la disposition ci-dessus se rencontre très rarement.

D'après plus de 800 apophyses que nous avons ouvertes pour des suppurations aiguës ou chroniques, nous avons pu nous convaincre des faits suivants :

Certaines mastoïdes, en particulier chez les anciens otorrhéiques, ne possèdent qu'un tout petit antre et pas du tout de cellules accessoires ; elles sont dites éburnées.

D'autres offrent le type normal décrit plus haut ; elles sont plutôt rares.

D'autres ont un antre de grandeur moyenne, mais les cellules qui l'entourent, au lieu d'être disposées circulairement, forment des groupes à siège variable dont l'importance est capitale dès qu'il y a inflammation suppurative de l'apophyse et qui peuvent se ramener à six types principaux.

Il y a un *groupe antérieur* qui donne lieu aux mastoïdites ayant de la tendance à s'ouvrir dans le conduit ; un *groupe externe* qui se trouve sous la corticale externe et en diminue la résistance ; un *groupe inférieur* dont la suppuration amène l'évidement de la pointe et quelques jours après sa perforation, soit en avant dans la rainure digastrique, soit en arrrière dans les muscles de la nuque : un *groupe postéro-inférieur* dont l'inflammation engendre la nécrose de la table interne au niveau du sinus latéral, dans la fosse cérébelleuse ; un *groupe supérieur* qui facilite l'entrée du pus dans la fosse cérébrale moyenne après destruction du toit de l'antre.

Nous ajouterons encore un *groupe interne ou profond*, que nous avons eu l'occasion d'observer quelquefois. Les cellules qui en font partie sont creusées dans l'épaisseur du rocher et dans la direction du sinus, entre le massif osseux du facial et la portion verticale du sinus latéral. Si l'on creusait dans sa profondeur on pénétrerait au-dessous du labyrinthe, et des canaux semi-circulaires, en dehors du conduit auditif interne.

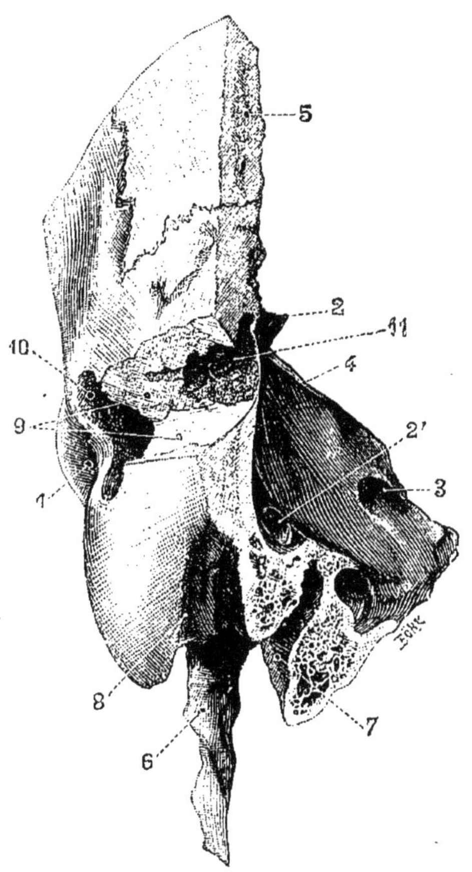

Fig. 280. — Cellule aberrante de l'apophyse mastoïde.

1, conduit auditif externe ; 2 2', sinus latéral ; 3, conduit auditif interne ; 4, sinus pétreux supérieur ; 5, coupe du pariétal ; 6, apophyse styloïde ; 7, golfe de la jugulaire ; 8, rainure digastrique ; 9, coupe de la portion mastoïdienne saine séparant : 10, la cavité creusée par trépanation ; 11, la cellule mastoïdienne aberrante suppurée en contact avec le sinus latéral et cause de la méningite.

Ces différents groupes cellulaires sont la plupart du temps unis par de petits tunnels avec la grande cellule et on est amené à les découvrir en poursuivant les lésions (pus ou fongosités) de proche en proche.

Dans d'autres circonstances, heureusement plus rares, il n'y a aucun trait d'union apparent entre l'antre et le groupe cellulaire : un tissu osseux dur, éburné, sain en apparence, les sépare : on dit alors, mais alors seulement, qu'on a affaire à des *cellules aberrantes* (Moure et Lafarelle). Ainsi s'expliquent, malgré un curettage des plus minutieux, des lésions ignorées qui entraîneront parfois la mort du sujet qui en est porteur.

Entre les cellules mastoïdiennes et le conduit, dans la

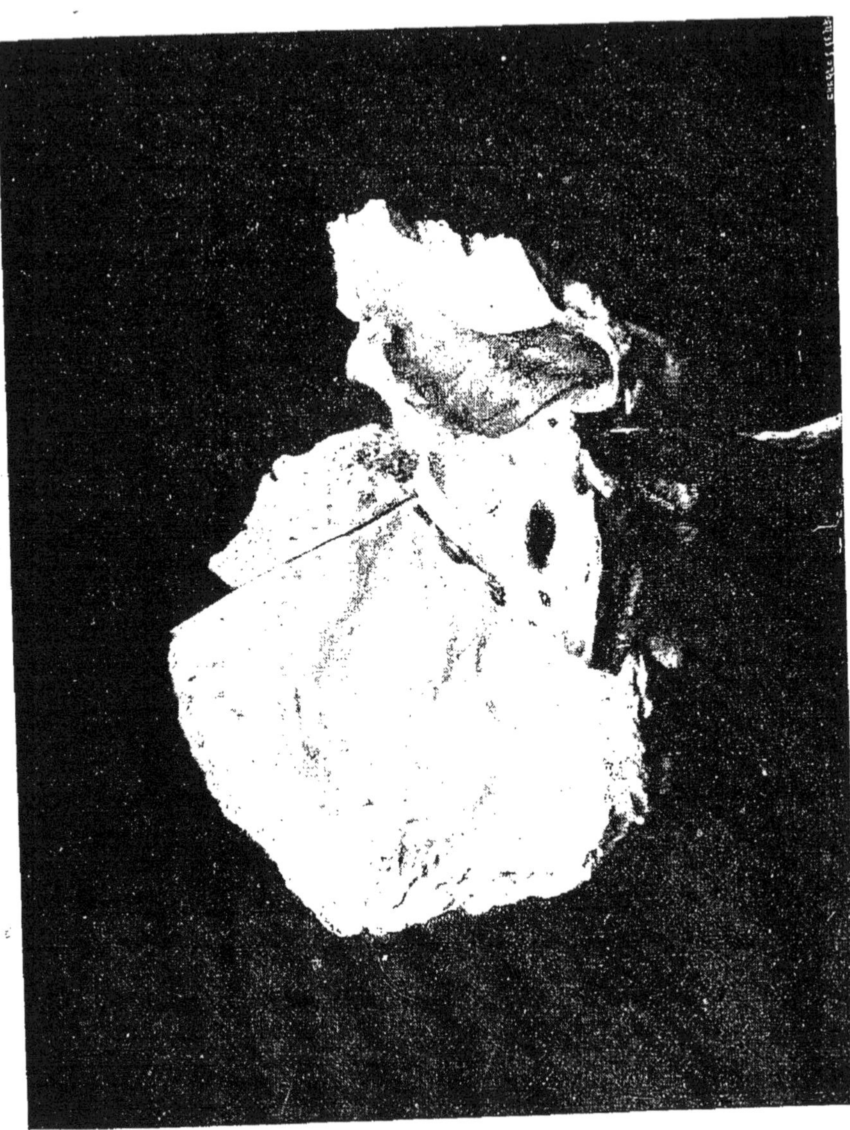

Fig. 281. — Sinus latéral occupant toute l'apophyse mastoïde.

moitié inférieure de sa face postérieure, existe une corticale très dure, qui loge le nerf facial et qu'on désigne, après Gellé, sous le nom de *massif osseux du facial*. On devra toujours respecter cette partie de la corticale, dans les interventions sur cette région, si on ne veut pas s'exposer à voir le malade montrer jusqu'à la fin de ses jours la signature de la main de son opérateur.

La projection de la gouttière sinusienne sur la face externe de l'apophyse n'est pas moins variable que la disposition des cellules à l'intérieur. On ne devrait, normalement, rencontrer le sinus latéral, en ouvrant une mastoïde, qu'à une distance de 2 centimètres et demi à 3 centimètres du bord postérieur du conduit. Or il nous est arrivé maintes fois de voir cette gouttière s'enfoncer profondément dans l'apophyse au point de ne laisser, entre elle et le conduit, qu'un intervalle de deux, d'un seul et même de moins d'un demi-centimètre. De la sorte la découverte de l'antre ne pouvait se faire (le sinus étant alors plus superficiel que l'antre) qu'en contournant la paroi sinusienne, c'est-à-dire en s'attaquant à la partie postéro-supérieure du conduit.

La possibilité d'une telle anomalie, pas très rare d'ailleurs, surtout du côté droit, doit rendre le chirurgien extrêmement prudent dans l'opération de la mastoïdite[1]. Il attaquera toujours l'os avec la délicatesse qu'il déploierait s'il allait d'abord à la découverte de la paroi du sinus latéral.

Il suit de la dispositon des cellules mastoïdiennes, le pus ayant toujours tendance à se diriger vers le point où il éprouve le moins de résistance, que la mastoïdite aura des tendances très différentes à s'extérioriser.

Si le malade possède un groupe antérieur, l'abcès intraosseux cherchera à se créer une voie par le conduit ; s'il a un groupe inférieur, le pus formera des abcès cervicaux ;

[1] Voir à ce sujet la thèse du Dr Aka. *Etude anatomo-clinique sur le sinus latéral*. Bordeaux, 1904.

s'il a un groupe postérieur, il se dirigera vers le sinus latéral et le cervelet ; s'il est porteur d'un groupe externe, c'est sous la peau, en arrière du pavillon qu'on verra se constituer un abcès ; il en sera de même si l'apophyse est pneumatique.

On se rappellera enfin les rapports de l'antre pour ne pas s'exposer à de graves mécomptes : en haut le crâne, en arrière le sinus, en bas et en dedans, le facial, en haut et en dedans le facial encore et le canal semi-circulaire horizontal, tels sont les écueils qu'on devra éviter dans la mesure du possible, et qui graveront dans l'esprit du lecteur, mieux que toute description anatomique détaillée, la constitution de l'apophyse mastoïde.

Oreille interne. — L'ensemble de l'oreille interne forme le labyrinthe ; c'est là que viennent s'étaler les terminaisons nerveuses du nerf acoustique.

Cet organe est situé au fond de la caisse du tympan, dans l'intérieur du rocher. Il se compose d'un certain nombre de cavités osseuses (*labyrinthe osseux*) sous lesquelles se moulent des cavités membraneuses (*labyrinthe membraneux*). Entre les labyrinthes osseux et membraneux existe un liquide appelé *périlymphe* qui reçoit les vibrations venues de l'extérieur par l'intermédiaire des fenêtres ovale et ronde et les transmet au labyrinthe membraneux. Ce dernier, à son tour, est rempli par un deuxième liquide, l'*endolymphe*, dans lequel baignent les terminaisons du nerf.

Le labyrinthe osseux comprend trois sortes de cavités : (le *vestibule*, les *canaux semi-circulaires* et le *limaçon*).

Le vestibule est directement appliqué derrière la paroi

supérieure de la caisse, et plus particulièrement derrière la fenêtre ovale. Il est constitué par une cavité médiane

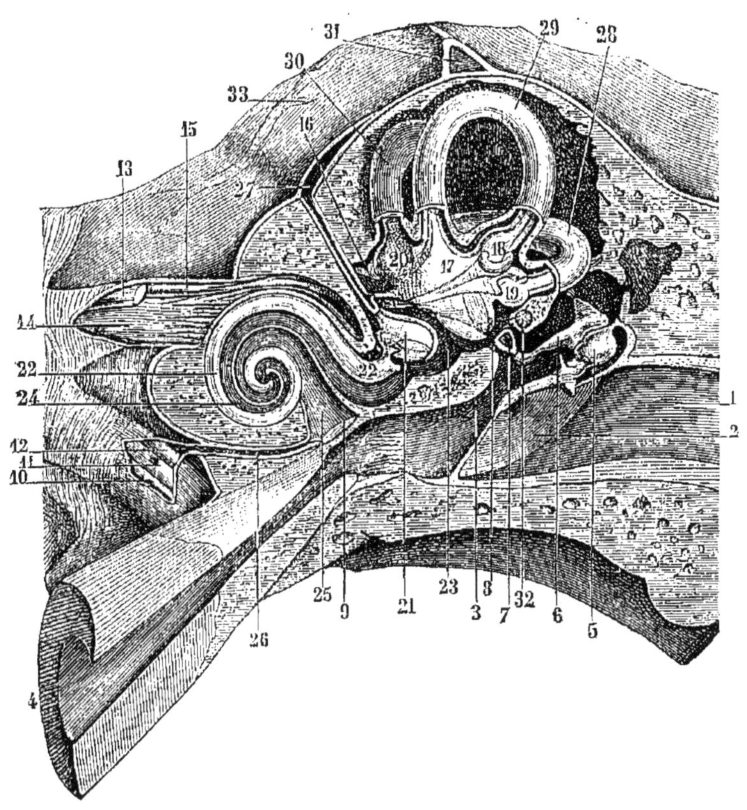

Fig. 282. — Coupe schématique du labyrinthe.

1, conduit auditif ; 2, tympan ; 3, caisse du tympan et promontoire ; 5, marteau ; 6, enclume ; 7, étrier ; 8, fenêtre ovale ; 9, fenêtre ronde ; 10, nerf spinal ; 11, nerf pneumo-gastrique ; 12, nerf glosso-pharyngien ; 13, facial ; 14, acoustique ; 15, nerf de l'équilibre ; 16, espace périlymphatique ; 17, utricule ; 18, ampoule du canal frontal ; 19, ampoule du canal horizontal ; 20, ampoule commune aux canaux sagittal et frontal ; 21, saccule ; 22, canal cochléaire (endolymphe) ; 23, espace périlymphatique ; 24, rampe vestibulaire (périlymphe) ; 25, rampe tympanique ; 26, aqueduc de la périlymphe du limaçon ; 27, réservoir intra-duremérien de l'endolymphe ; 28, canal demi-circulaire horizontal ; 29, canal demi-circulaire frontal ; 30, canal demi-circulaire sagittal ; 31, sinus pétreux supérieur ; 32, coupe du nerf facial.

dans laquelle viennent déboucher les canaux semi-circulaires en arrière et le limaçon en avant[1].

Les canaux semi-circulaires au nombre de trois, un

[1] Consulter la thèse du Dr Benoit-Gonin. *Sur la paroi labyrinthique*, Bordeaux, 1907.

supérieur vertical, un postérieur ayant la même direction, un troisième externe ou horizontal forment trois anses qui s'ouvrent à plein canal, par cinq orifices seulement, dans la cavité vestibulaire.

Le limaçon, comme son nom l'indique, ressemble à un escargot. Sa base est appliquée contre le vestibule ; son sommet va faire saillie sous la corticale de la face antérieure du rocher. Il se compose d'un tube creux enroulé par deux tours de spire autour d'un axe conique. Ce tube est lui-même divisé par une lame spirale en deux loges ou rampes suivant toute sa longueur (*rampe tympanique* aboutissant à la fenêtre ronde) rampe *vestibulaire* s'ouvrant dans le vestibule.

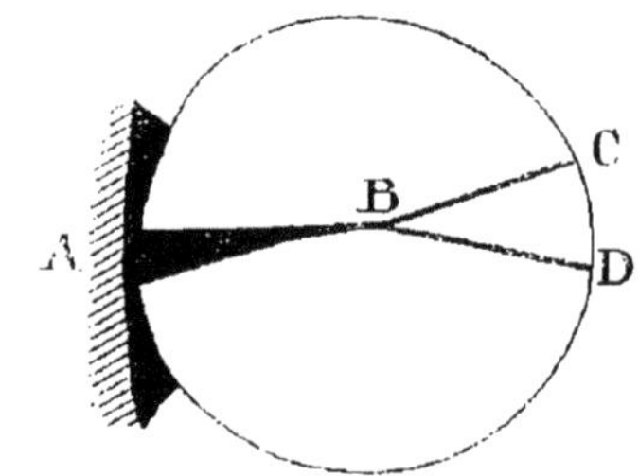

Fig. 283. — Schéma d'une coupe du canal cochléaire.

Le labyrinthe membraneux, relié au labyrinthe osseux par quelques tractus fibreux baignant dans la périlymphe, forme, dans le vestibule, deux poches (*utricule* et *saccule*). L'utricule envoie des prolongements cylindriques dans chacun des canaux semi-circulaires pour constituer les canaux membraneux; le saccule se continue dans le limaçon, pour former le canal cochléaire.

La lame spirale qui divise en deux rampes le tube du limaçon est osseuse en dedans en A B près de l'axe, membraneuse en dehors. Le canal cochléaire C B D est compris dans un dédoublement de la partie membraneuse de la lame spirale ; il a une forme triangulaire à sommet interne B (insertion sur la partie osseuse de la lame) à base externe C D. C'est dans son intérieur qu'on rencontre les terminaisons nerveuses qui président aux fonctions auditives.

En effet le *nerf acoustique*, après avoir franchi l'orifice externe du conduit auditif interne en compagnie du facial et de l'intermédiaire de Wrisberg, se divise en deux branches une vestibulaire et l'autre cochléaire.

La branche vestibulaire se termine dans l'utricule, le saccule et les canaux semi-circulaires ; elle présiderait aux fonctions d'équilibration. La branche cochléenne se rend au limaçon où elle forme l'*organe de Corti*, véritable organe de l'audition. Une lésion du vestibule et des canaux semi-circulaires se traduira par du vertige ; une lésion du limaçon donnera lieu à des troubles de l'audition, bourdonnement et surdité.

Ajoutons en terminant que la périlymphe communique avec le liquide céphalo-rachidien au moyen d'un canal membraneux logé dans un canal osseux appelé *aqueduc du limaçon* qui s'étend du bord inférieur et postérieur du rocher à l'origine de la rampe tympanique et qu'un prolongement membraneux du vestibule s'enfonce sous forme de cul-de-sac dans un autre canal osseux (*aqueduc du vestibule*) qui aboutit à la face postérieure du rocher.

Ces aqueducs sont destinés à équilibrer, le premier, la pression du liquide périlymphatique, le second celle du liquide endo-lymphatique et à faciliter ainsi le rôle des terminaisons nerveuses de l'acoustique.

Rocher. — Nous connaissons déjà le contenu de cette portion du temporal (oreille externe, moyenne et interne); il nous reste à dire quelques mots de la configuration extérieure de l'os. Le rocher a la forme d'une pyramide triangulaire à base extérieure, à sommet interne et antérieur. Il délimite les fosses cérébrales postérieure et moyenne et forme une sorte de coin entre l'apophyse mastoïde et l'écaille du temporal.

Il a une base, un sommet, trois faces et trois bords.

Sur la base on rencontre l'orifice du conduit auditif externe. Le sommet, fortement tronqué, présente l'ouverture cranienne du canal carotidien dont l'entrée est située sur la partie inférieure. La face antérieure appartient à l'étage moyen du crâne, la face postérieure à la loge du cervelet ; elle contient, en dehors, la gouttière du sinus latéral ; on y trouve en dedans, l'ouverture du conduit auditif interne.

Rappelons que par cet orifice entrent en même temps, dans le rocher, le nerf auditif, le facial et l'intermédiaire de Wrisberg ; ainsi s'expliquent la paralysie faciale et la surdité concomitante dans les fractures du rocher ou les méningites de la face postérieure de cet os.

Sur la face inférieure on constate de dedans en dehors (de la pointe vers la base) l'orifice inférieur du canal carotidien, plus en arrière, la fosse jugulaire, puis l'apophyse styloïde, l'orifice inférieur du canal de Fallope ou trou stylo-mastoïdien.

La crête, ou bord supérieur, sert d'insertion à la tente du cervelet et soutient dans toute sa longueur le sinus pétreux supérieur. Le sinus pétreux inférieur occupe le bord postérieur.

C'est en attaquant la face antérieure, au niveau du toit de la caisse, qu'on aborde le lobe temporal quand on soupçonne une collection purulente de l'encéphale dans cette région.

Le cervelet, est accessible par la face postérieure du rocher ; il est de même du sinus latéral.

Ecaille du temporal. — L'écaille est cette partie arrondie du temporal située en avant et au-dessus de l'apophyse et du conduit. Elle est aplatie, mince et présente une surface externe convexe et une interne concave; cette dernière est en rapport avec les circonvolutions cérébrales.

Sur la face externe on remarque, en avant, une partie lisse (*fosse temporale*) limitée en arrière par une apophyse saillante de 3 à 4 centimètres au-dessus de ses insertions ou racines (*apophyse zygomatique*). Cette dernière s'articule avec l'os malaire et sert de trait d'union entre les os de la face et ceux du crâne. Sa face inférieure ou base est creusée pour recevoir le ménisque qui recouvre le condyle du maxillaire inférieur.

La racine longitudinale de l'apophyse zygomatique se porte en arrière et se bifurque pour limiter par la branche supérieure, la fosse temporale, et par l'inférieure, le conduit auditif externe (paroi antérieure).

Si on se rappelle la minceur extrême de l'écaille, on comprendra combien est dangereux le moindre choc à son niveau; on s'expliquera ainsi pourquoi cette région est le lieu de prédilection des projectiles pour les désiquilibrés, candidats au suicide.

Physiologie. — Quelques notions sur la physiologie de l'oreille nous permettront de mieux comprendre la pathologie de cet important organe.

Condensées par le pavillon, les ondes sonores vont d'abord impressionner la membrane du tympan et par conséquent le manche du marteau qui fait corps avec elle. A son tour cet osselet transmet les vibrations à l'enclume qui, lui-même les communique à l'étrier et, par conséquent à la fenêtre ovale.

Alors, tempérées ou renforcées par le jeu des muscles du marteau et de l'étrier, ces ondulations sonores arrivent au liquide péri-lymphatique.

Comme ce dernier forme une masse continue, il s'ensuit que par une loi de physique bien connue, les vibrations sont transmises également sur tous les point du labyrinthe membraneux, jusqu'au niveau de la fenêtre ronde.

Le labyrinthe membraneux communique à son tour le mouvement ondulatoire à l'endolymphe qui le répartit en définitive sur les terminaisons nerveuses du nerf auditif.

Les liquides étant incompressibles, les vibrations seraient impossibles si la nature n'avait interposé, sur les parois osseuses qui les renferment, des sortes de soupapes de sûreté dont une est une membrane élastique (membrane de la fenêtre ronde ou tympan secondaire) et dont l'autre, véritable canal de dégorgement, permet au trop-plein de s'évacuer (aqueduc du limaçon).

Les impressions enregistrées sur les terminaisons de l'acoustique sont transportées par le tronc du nerf, aux centres nerveux.

Après avoir contourné le pédoncule cérébelleux inférieur, le tronc du nerf auditif se divise en deux branches, une antérieure, l'autre postérieure, et aboutit finalement à quatre noyaux de cellules grises situées dans le bulbe rachidien. On le voit étaler ses fibres sur le plancher du 4e ventricule.

Nous avons dit, en étudiant le labyrinthe, que la branche du vestibule et des canaux semi-circulaires est destinée aux fonctions de l'équilibration, tandis que la branche cochléaire, préside à l'audition proprement dite. Ces données ont une importance capitale pour la localisation des maladies de l'oreille interne (se rapporter à l'étude des vertiges).

Les ondes sonores, disons-nous, arrivent à la membrane de la fenêtre ovale sur laquelle est appliquée la platine de l'étrier, par l'intermédiaire du tympan, du marteau et de l'enclume.

Ici, comme en matière commerciale, la suppression des intermédiaires peut fort bien être réalisée et les vibrations impressionner directement la fenêtre ovale ; l'audition sera altérée en partie, mais en partie seulement et quelquefois très faiblement.

Ces conditions se trouvent réalisées dans la destruction suppurative ou chirurgicale de la chaîne des osselets.

A l'état normal, quand le tympan existe, une couche d'air remplit l'oreille moyenne et les cavités pneumatiques qui y sont annexées. Cette couche d'air doit être toujours à une pression égale à l'air atmosphérique ambiant, condition qui se trouve réalisée grâce au bon fonctionnement de la trompe d'Eustache et du conduit auditif.

Aussi verrons-nous les obstructions de la trompe, de quelque nature qu'elles soient, entraîner avec elles un degré plus ou moins considérable de surdité.

SÉMÉIOLOGIE GÉNÉRALE

1° Troubles de l'ouïe. — L'audition peut être altérée dans des proportions extrêmement variables suivant l'affection dont l'oreille est atteinte et suivant le degré et le siège de cette affection.

L'altération est parfois même assez minime pour que le malade ne se doute pas de son existence : la révélation lui en est faite seulement par un examen fonctionnel approfondi. D'autre part l'ouïe peut être absolument abolie, la cophose totale, comme on l'observe chez quelques sourds-muets ou à la suite de certaines labyrinthites.

Entre ces deux extrêmes se placent tous les échelons, mais, d'une façon générale, on peut dire que la perte de la perception des sons graves caractérise plus particulièrement les affections de l'appareil de transmission (oreilles externe et moyenne) tandis que la perte des sons aigus est l'indice d'une maladie de l'organe de perception (oreille interne).

L'*hypoacousie* est transitoire ou permanente suivant la lésion qui l'a engendrée.

Quand on fait passer devant l'oreille du sujet la série continue des sons avec une égale intensité, on s'aperçoit parfois qu'il n'en entend pas un certain nombre, alors que son oreille perçoit des sons plus graves et d'autres plus aigus, en un mot on constate chez lui de véritables lacunes dans l'audition (*scotomes*).

Pour qu'une oreille entende bien il faut qu'elle ne soit impressionnée que par un même son. La perception simultanée de plusieurs sons disparates (résonance anormale) trouble l'audition d'une oreille normale. Chez certains sourds le contraire se produit : ils entendent mieux la voix, par exemple quand ils sont en voiture, en chemin de fer, au milieu de la foule ; ce phénomène, bien connu actuellement, porte le nom de *paracousie de Willis*. Les explications qu'on en donne ne sont pas très concluantes ; les uns pensent que le bruit violent est nécessaire, chez de tels sujets, pour ébranler l'appareil de transmission et permettre aux sons plus faibles de se faire entendre ; d'autres, que ces mêmes bruits amènent une coaptation plus intime entre les surfaces articulaires relâchées des osselets et une transmission plus facile des ondes sonores.

Dans quelques cas, l'ouïe, au lieu d'être diminuée, est au contraire accrue. Le moindre bruit résonne violemment à l'oreille du malade et l'impressionne désagréablement : on dit alors qu'il y a *hyperacousie*. Cette affection se rencontre au début de certaines affections labyrinthiques, dans des maladies des centres nerveux et dans certaines paralysies faciales, quand le muscle de l'étrier n'accomplit plus ses fonctions modératrices sur la conductibilité des ondes sonores.

Le même son est, chez d'autres sujets, entendu avec deux tonalités différentes en même temps : ce phénomène est rare : il porte le nom de *diplacousie*.

Au cours de quelques affections de l'oreille moyenne et externe il arrive fréquemment que le malade entende résonner fortement sa propre voix et perçoive bruyamment ses mouvements de mastication. La sensation éprouvée empêche la perception des sons venus de l'extérieur : il y a dans ce cas *autophonie*.

Un autre phénomène extrêmement curieux, et qui reste inexplicable jusqu'à ce jour, consiste en ceci : l'audition de certains sons, de voyelles en particulier, éveille constamment, dans l'esprit de celui qui les perçoit, l'image d'une couleur, toujours la même pour le même individu et la même voyelle. La couleur varie avec les sujets. La voyelle A par exemple, entendue par M. X... sera grise ; elle sera blanche pour M. Y...

Ces faits ne sont pas très rares ; il portent le nom d'*audition colorée*.

Ce qu'on désigne en neuro-pathologie sous le nom de *surdité verbale* n'est pas une absence d'audition des sons émis, c'est un défaut de compréhension. L'appareil central inscrit les vibrations transmises mais l'entendement ne sait plus lire ces inscriptions.

Certaines *hallucinations de l'ouïe* ont pour point de départ une affection de l'oreille. Les bruits subjectifs entendus par des névropathes prédisposés favorisent l'éclosion du délire d'hallucination ; ils ne la provoquent pas de toutes pièces, mais ils en sont la cause occasionnelle.

Bourdonnements. — On désigne sous ce nom des bruits purement subjectifs perçus par le malade au cours d'une lésion de l'organe de l'ouïe, ou d'un trouble vasculaire d'ordre général, avec répercussion sur l'appareil nerveux labyrinthique.

Suivant leur nature, on peut les diviser en trois grandes catégories: *a*) les *bourdonnements à timbre grave et continus*, analogues au bruit de coquillage, au roulement de la vague, à la chute de la pluie sur un toit, au tic tac de la montre.

b) Les *bruits musicaux* ou à timbre élevé, son d'une cloche, sifflement, tintement, échappement d'un jet de vapeur).

c) Les *bourdonnements vasculaires*, (résonance des bruits cardiaques, battements isochrones au pouls, soufflements identiques, bruit de rouet, etc.

La première catégorie se rencontre d'ordinaire dans les affections de la caisse du tympan et de l'oreille externe; la seconde dans les maladies labyrinthiques ; les troisièmes dans certains états morbides généraux (anémie, chlorose, hémorragies graves, affections cardiaques, etc.), dans l'hypertension vasculaire, la pléthore, ou encore dans les inflammations aiguës ou réchauffées de l'oreille moyenne.

Les bourdonnements sont sujets à variation. Transitoires quelquefois, ils sont, dans beaucoup de cas, d'une ténacité désespérante et ils offrent des recrudescences à certaines époques (menstruation, séjour au grand air et aux bords de la mer, approche d'une crise vertigineuse, digestion difficile, exercices violents, etc., ou toute modification dans la circulation générale).

Le malade les perçoit toujours mieux dans la solitude, au milieu du silence ; il les accuse bien souvent d'affaiblir son audition : « mon bourdonnement m'empêche d'entendre ; si je ne l'avais pas il me semble que j'entendrais beaucoup mieux. »

Les bourdonnements vasculaires sont souvent plus accusés dans la position couchée et du côté sur lequel le sujet est étendu.

Certains bruits disparaissent en général, ou du moins sont très atténués, par la pression sur les gros troncs artériels du cou (carotides).

Le bourdonnement prend enfin, chez quelques malades, les allures d'une véritable affection. Ce sont des hallucinations de l'ouïe, des bruits de voix, de menace, de commandement, un mélange de toute une série de bruits empêchant le sommeil, et entretenant une exaspération nerveuse des plus inquiétantes (maladies des centres nerveux, psychopathie, névropathie, etc.).

Vertiges. — Le vertige est une sensation de déséquilibration fort désagréable, analogue au mal de mer. La personne qui en est atteinte perd sa stabilité ; il lui semble qu'elle va tomber et elle est obligée de s'accrocher à ce qui l'environne. Les objets qui l'entourent lui paraissent animés de mouvements giratoires, soit horizontalement, soit verticalement, soit dans tous les sens.

Le *vertige auriculaire*, le plus fréquent de tous, peut être provoqué ou spontané, avoir une durée plus ou moins longue, être plus ou moins accentué.

On peut l'occasionner par une injection trop forte dans l'oreille, par une insufflation d'air dans la caisse, par l'attouchement de la chaîne des osselets et principalement de l'étrier. Certains malades le font naître par l'action de se moucher, d'éternuer, de faire un effort, de se courber vers le sol. Dans ces différents cas, il y a enfoncement violent de la platine de l'étrier dans la fenêtre ovale, compression brusque du liquide labyrinthique ou encore congestion intense au niveau des canaux semi-circulaires.

Un exsudat liquide emplissant la caisse du tympan, un bouchon de cérumen qui refoulera la membrane tympanique, pourront amener eux aussi l'apparition d'un vertige. Un bruit trop violent, une otite cicatricielle déterminant l'un brusquement, l'autre progressivement, un enfoncement de la platine de l'étrier, auront parfois la même conséquence. Il en sera de même du passage d'un courant continu : une intensité de 1 milliampère suffit, chez un sujet sain, à provoquer l'apparition d'un vertige.

Dans ces différentes hypothèses, le vertige sera de courte durée ; il s'accompagnera rarement de quelques nausées. Les bourdonnements manqueront parfois totalement.

L'examen objectif démontrera d'ailleurs, dans ces divers cas, l'intégrité de l'organe récepteur du son. Il n'en va pas de même dans les cas de lésion de l'oreille interne : labyrinthites aiguës ou chroniques que nous aurons l'occasion d'étudier au cours de ce manuel.

Souvent aussi, aux différents états vertigineux, viennent s'ajouter des troubles neurasthéniques, tels qu'agoraphobie, claustrophobie, etc., qui prennent le premier rang dans la préoccupation des malades et dénaturent dans une certaine limite, les symptômes principaux.

Le vertige auriculaire se reconnaît habituellement aux signes suivants. Il est accompagné de bourdonnements à types musicaux variés (cloches, sifflements, cascades, etc.), d'une diminution de l'acuité auditive, souvent aussi des réactions fonctionnelles d'une lésion labyrinthique (voir p. 534).

Le fait de fermer les yeux augmente le trouble de l'équilibre ; on le décèle en faisant marcher le malade, en le faisant tenir les pieds joints, et en lui secouant brusquement la tête, en l'obligeant à se tenir sur un pied, le tout pendant que les yeux sont fermés.

ÉCOULEMENTS D'OREILLE. — Du conduit il peut s'écouler : *a*) du *sang*, *b*) de la *sérosité*, *c*) du *pus* ou du *liquide muqueux*.

a) L'*écoulement sanguin* provient du conduit, du tympan, de l'oreille moyenne ou de ses productions pathologiques, d'un gros vaisseau de voisinage, d'une lésion osseuse, de l'encéphale (fracture).

On l'observe dans les lésions de grattage, dans les traumatismes directs ou à distance du conduit, que la peau seulement ou le conduit osseux lui-même soient intéressés, au moment de la rupture d'un abcès furonculeux, de l'ouverture d'un abcès périmastoïdien ou d'une mastoïdite dans le conduit. On le rencontre encore quand il existe un néoplasme, une fongosité résultant d'un point d'ostéite, du bourgeonnement lupique, des condylomes syphilitiques dans l'oreille externe. Enfin, on a signalé de véritables otorrhagies menstruelles sans lésion apparente du conduit, ni du tympan (hystérie).

Une phlyctène hémorragique du tympan, la rupture de cette membrane, la fracture du manche du marteau, la déchirure d'une veinule tympanique sont susceptibles à leur tour d'amener un écoulement de sang par le conduit.

Il en est de même d'une violente inflammation de la muqueuse de l'oreille moyenne (grippe), de la présence de bourgeons charnus, plus ou moins volumineux, nés sur cette muqueuse, de la rupture inflammatoire ou accidentelle de la jugulaire, de la carotide anormalement saillante dans la cavité tympanique, et même du sinus latéral chez un évidé.

Quand il y aura fracture du crâne et que le trait de fracture passera par l'oreille moyenne, on pourra observer encore de l'otorrhagie, que le sang provienne de la tranche osseuse fracturée ou de la lésion d'un vaisseau de l'encéphale (méninges ou cerveau), de la caisse ou du conduit auditif.

Il va sans dire qu'on observera autant d'espèces d'otorrhagies que de causes productrices et que la quantité de sang variera avec ces mêmes causes dont une inspection minutieuse de l'organe révélera la véritable nature.

b) La *sérosité* se constate dans des conditions plus restreintes. Son écoulement n'a lieu guère que dans l'eczéma du conduit, au début d'une inflammation de l'oreille moyenne, et surtout dans les lésions de la paroi labyrinthique d'une part (nécrose du limaçon, du canal semi-circulaire externe, ouverture traumatique du vestibule) et d'autre part dans les fractures du crâne (liquide céphalo-rachidien).

L'abondance de l'écoulement, les circonstances dans lesquelles il s'est produit, les symptômes dont il s'accompagne, enfin l'examen fonctionnel et direct de l'organe mettront sur la voie de sa pathogénie.

c) Lorsque du *pus* s'écoule par le conduit, neuf fois sur dix, il vient de l'oreille moyenne.

Il peut également prendre naissance dans le conduit (furonculose, otite externe diffuse, corps étrangers), ou y être déversé sans passer à travers le tympan (abcès péri-mastoïdien ouvert dans l'oreille externe, mastoïdite).

L'oreille moyenne et son contenu lui donnent fréquemment naissance (otite moyenne aiguë, ostéite des osselets, du cadre tympanique et de la paroi labyrinthique ; suppuration des cellules mastoïdiennes se déversant dans l'attique).

Enfin l'oreille interne peut fournir son contingent dans la production du pus (nécrose du labyrinthe) de même que les cavités de voisinage (fosses cérébrale et cérébelleuse) ou les gros vaisseaux contigus tels que le sinus latéral (cas de Moure).

Il n'est pas possible, à l'examen seul du pus, de reconnaître sa provenance. Un pus fétide est cependant, dans la majorité des cas, l'indice d'une lésion osseuse. Il existe des pus glaireux, crémeux, séreux, noirâtres, bleus, jaunes, verts. Avec le pus, sortent parfois de gros débris épidermiques, des matières caséeuses, des bourgeons charnus, de petits séquestres.

Là encore on ne pourra connaître la véritable origine du pus que par une inspection détaillée des diverses parties de l'oreille et l'étude des phénomènes généraux qui accompagnent cet écoulement.

Le pus venant du conduit est ordinairement épais et peu abondant, celui de la caisse est séro-purulent, muqueux ou purulent et fétide.

Certains malades expulsent des matières épidermiques d'aspect nacré et lisse, provenant de tumeurs dites cholestéatomateuses, que nous aurons l'occasion d'étudier un peu plus loin.

Otalgie, algie mastoïdienne. — La douleur d'oreille est tantôt sous la dépendance d'une *inflammation de l'organe auditif* ou de ses cavités annexes, tantôt un *phénomène réflexe* sans lésion auriculaire, tantôt enfin d'ordre *purement nerveux* (lesio sine materia).

Quand un malade se plaint de souffrir de l'oreille, il y a donc lieu, chez lui, de pratiquer un examen approfondi d'abord du conduit auditif, puis de la caisse du tympan et enfin de l'oreille interne. Une otite externe, circonscrite ou diffuse, une myringite aiguë, une otite aiguë, la rétention de pus dans la caisse ou derrière une fongosité du conduit, une arthrite des articulations des osselets, une inflammation des cellules mastoïdiennes ou du périoste de l'apophyse, une labyrinthite suppurée sont les causes les plus fréquentes de la douleur d'oreille.

Mais il faut bien savoir qu'un grand nombre de ces affections peuvent être parfaitement indolores et que l'intensité de l'élément douloureux n'est pas toujours en raison directe de la gravité des lésions : une mastoïdite, par exemple, évoluera parfois d'une façon absolument insidieuse, latente et sera susceptible d'entraîner la nécrose de tout le tissu osseux apophysaire sans avoir provoqué d'autre sensation qu'une simple lourdeur de tête et une simple gêne très supportable.

Dans d'autres cas, et ce sont les plus fréquents, la douleur est spontanée, violente, aiguë, accompagnée de battements dans l'oreille ; parfois encore elle peut être réveillée par une pression plus ou moins énergique au niveau de l'antre ou de la pointe mastoïdienne.

La douleur qui accompagne les suppurations de l'oreille doit être prise en sérieuse considération. Elle doit cesser quand le drainage se fait bien. Une douleur paroxystique, coïncidant avec un arrêt de l'écoulement, indique ordinairement une complication osseuse de voisinage ou à distance (septicémie).

Une telle douleur s'irradie fréquemment à tout le côté de la tête et principalement à la région pariétale.

Quand oreilles externe, moyenne et interne sont saines et que le malade éprouve de l'otalgie, il y a lieu de rechercher dans les organes voisins, la pathogénie de la douleur : on inspectera l'articulation temporo-maxillaire, le muscle sterno-cléido-mastoïdien, la dentition (l'otalgie d'origine dentaire par carie ou évolution de la dent de sagesse, est extrêmement fréquente), la cavité naso-pharyngienne, le larynx. Les lésions de ces organes expliqueront alors la douleur réflexe de l'oreille.

Enfin, quand on ne trouvera rien de ce côté encore, on songera à la possibilité d'une *topoalgie hystérique* qu'on pourra reconnaître aux signes suivants : violence et étendue de la douleur coïncidant avec l'intégrité absolue ou relative de l'organe auditif, superficialité de cette douleur réveillée au moindre attouchement des téguments, conservation d'un bon état général, zones d'hyperesthésie en d'autres endroits du corps, plaques d'anesthésie sur certains points : mobilité enfin de la douleur elle-même qui peut fort bien passer d'une oreille à l'autre.

L'examen fonctionnel fournira lui aussi des données dont il y aura lieu de tenir compte.

Fièvre. — La fièvre accompagne souvent les infections aiguës ou réchauffées de l'oreille ; on doit donc les prendre en sérieuse considération, surtout quand, à ce symptôme s'ajoutent ceux que nous venons d'étudier précédemment : surdité, bourdonnements, vertiges, écoulements, douleurs.

Les grandes oscillations thermiques avec exacerbation vespérale indiquent une résorption purulente avec une complication veineuse ; aussi est-il prudent de prendre régulièrement la courbe thermométrique chez tous les otorrhéiques qui ont des douleurs.

La fièvre, dans quelques cas, fait complètement défaut, comme dans certaines mastoïdites, dans les abcès du cerveau compliquant une otite suppurée ; aussi n'a-t-elle réellement de valeur que lorsqu'elle offre un cycle bien déterminé, son absence ne pouvant faire préjuger de la bénignité ou de la gravité de l'affection auriculaire, ou des complications qui l'accompagnent.

Réflexes. — En dehors des phénomènes directs et constants engendrés par les lésions auriculaires on observe quelquefois, par voie réflexe, un certain nombre de symptômes à distance qui ont véritablement dans l'oreille leur point de départ.

De ce nombre, nous signalerons :

La *toux spasmodique*.

Les *vomissements*.

Les *attaques épileptiformes*, produites par la présence d'un corps étranger dans le conduit, ou provoquées par un simple attouchement de ses parois chez quelques névropathes. Il suffit d'enlever le corps étranger ou de cesser ses attouchements, pour voir disparaître le réflexe ; ce dernier peut, du reste, être provoqué à volonté.

THÉRAPEUTIQUE GÉNÉRALE

FUMIGATIONS, INSTILLATIONS ET BAINS. — Dans certaines affections douloureuses de l'oreille (otites externes et moyennes) on peut faire usage des *fumigations* qui seront faites simplement avec de la vapeur d'eau ou de la décoction de plantes aromatiques. L'oreille à parfumer est placée au-dessus du vaporisateur chargé d'émettre la vapeur qui est dirigée vers l'organe malade, soit avec un large cornet en carton, soit avec une serviette couvrant le récipient et la tête du patient.

Le médecin est appelé à prescrire ou à exécuter lui-même des *instillations* ou des bains dans l'oreille, dans deux conditions : pour ramollir un bouchon de cérumen et en faciliter l'expulsion, d'autre part pour calmer des douleurs ou une inflammation de la caisse du tympan. Dans les deux cas, la technique est la même : faites tiédir au bain-marie le liquide à instiller, recueillez-en dans un compte-gouttes, puis inclinez la tête du sujet sur l'épaule opposée à l'oreille malade. Tirant alors légèrement en haut et en dehors le pavillon, afin de mieux découvrir l'ouverture du méat, laissez tomber goutte à goutte le liquide à instiller. S'il s'agit d'un simple bouchon de cérumen, obturez immédiatement l'entrée du conduit avec de l'ouate non hydrophile. Si vous voulez faire prendre un bain d'oreille, maintenez la tête dans la position où vous l'avez mise pendant quelques minutes, en ayant soin de la faire appuyer dans la paume de la main du malade lui-même.

Les formules à employer seront dissolvantes (bouchons)

ou émollientes et calmantes ; nous les indiquerons à propos de chaque maladie. La durée du bain local sera variable d'après chaque cas.

Les bains se prennent avec un liquide chaud, solution de cyanure 1/2 p. 1000 à 1/3 p. 1000, d'acide phénique 1 p. 100, d'acide borique 30 à 40 p. 1000, des solutions émollientes (guimauve, pavot, etc.)

Si le tympan est perforé, on se gardera d'employer, surtout chez les enfants, des liquides toxiques ou corrosifs pour les instillations, ces liquides pouvant pénétrer par les trompes dans le pharynx et être dégluti.

Révulsion. — α) *Froid.* — Dans certaines infections aiguës de l'oreille externe ou moyenne, on fait usage de pansements humides englobant le pavillon et l'apophyse, tandis que dans d'autres cas, on emploie le froid appliqué sous la forme de glace et de tubes réfrigérants dont l'appareil de Leiter est le type le plus courant et le plus connu, car il se modèle exactement sur les parties auxquelles on l'applique (fig. 284).

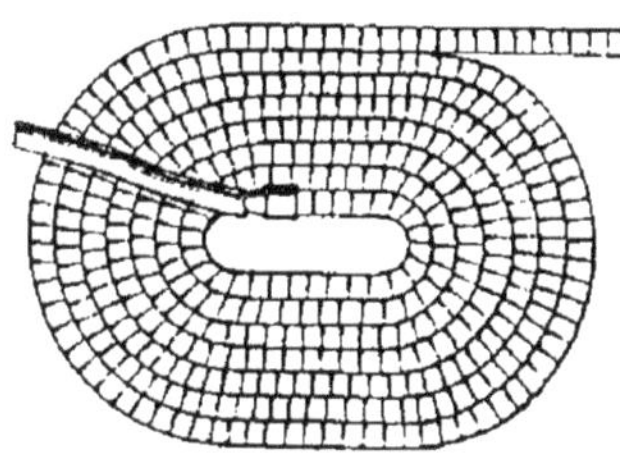

Fig. 284. — Tube de Leiter pour la réfrigération.

β) *Emissions sanguines.* — Elles peuvent être utilisées comme moyen sédatif, dans les infections aiguës ou même dans les affections congestives de l'oreille moyenne ou interne (hémorragie labyrinthique, etc.). On emploie dans ce but, les scarifications locales, la ventouse d'Heurteloup ou mieux encore les sangsues qui sont plus pratiques et plus sûres. Elles seront placées, suivant les cas, sur le tragus ou son voisinage (conduit) ou sur l'apophyse mastoïde (caisse).

γ) *Révulsifs.* — Dans quelques cas on remplace les émissions sanguines par des révulsifs placés en général sur l'apophyse mastoïde. Les applications de chlorure de méthyle, de teinture d'iode et les vésicatoires sont les plus employés.

Injections. — L'injection est la projection plus ou moins énergique d'un jet liquide dans le conduit; elle s'adresse à ce dernier seulement ou à la caisse du tympan. Le liquide employé doit toujours être à une température au moins tiède, en outre aseptique et parfois antiseptique. On se sert généralement d'eau bouillie, soit seule, soit additionnée de substances diverses (alcool boriqué, acide phénique et ses dérivés, cyanure, eau oxygénée, créoline, etc.)

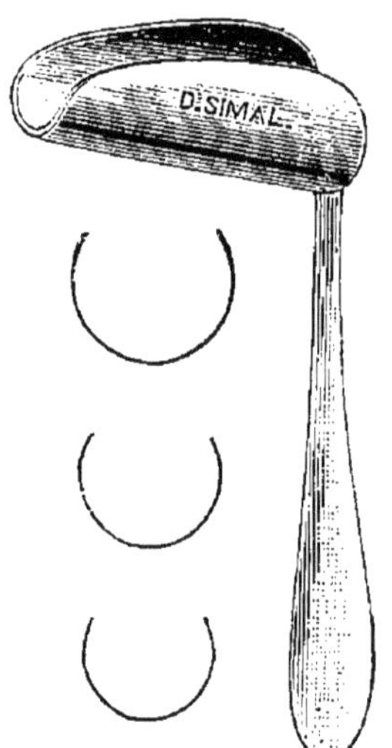

Fig. 285. — Gouttière pour recueillir l'eau des lavages d'oreille.

L'instrument qu'on emploie peut être une grosse seringue, une poire en caoutchouc, une fontaine, mais de préférence un injecteur énéma muni d'une canule spéciale.

Ci-joint le cliché du modèle que nous avons adopté depuis plusieurs années (canule aseptique en verre de Moure (fig. 287).

S'il s'agit d'un corps volumineux occupant la plus grande partie de la lumière du conduit (bouchon de cérumen, masses cholestéatomateuses, corps étranger) un jet liquide intermittent est dirigé tangentiellement à la paroi du conduit, après redressement de ce dernier par traction du pavillon.

Pour une suppuration la canule est introduite à plein

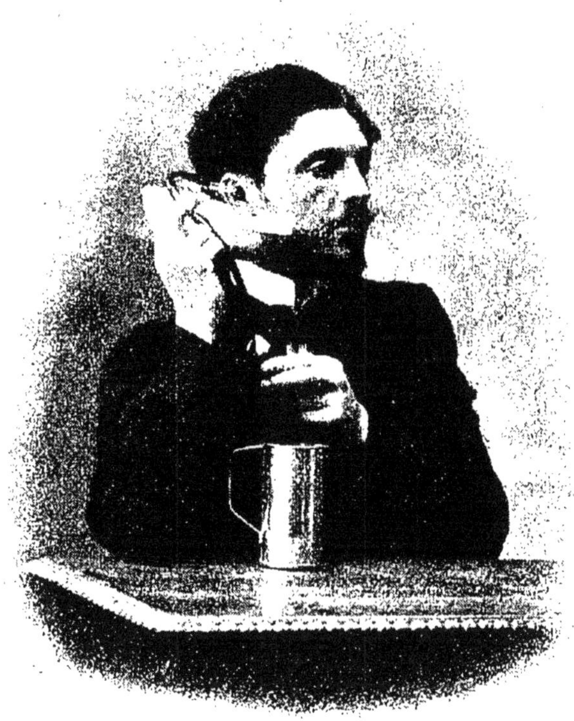

Fig. 286. — Dispositif pour faire les injections d'oreille.

canal dans le méat, et l'injection interrompue de temps à autre pour éviter les troubles vertigineux qui se manifestent chez certains malades dès que l'injection est un peu trop prolongée.

On épongera avec de la ouate hydrophile stérilisée le liquide qui aurait pu rester dans le conduit après l'irrigation et on s'assurera de visu que ce dernier a été convenablement détergé.

Quand on veut nettoyer plus à fond l'oreille moyenne à

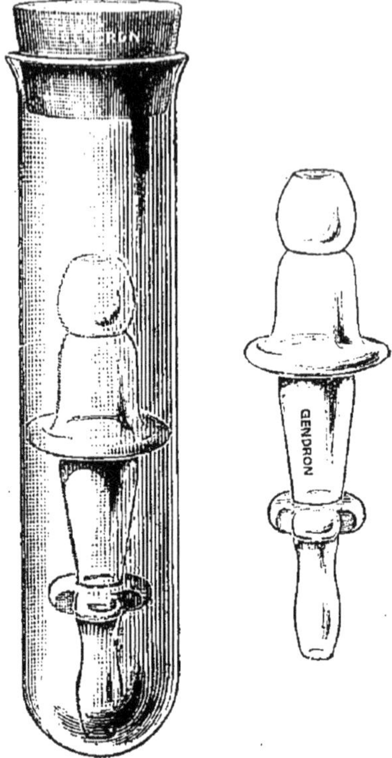

Fig. 287. — Canule aseptique en verre du Dr Moure.

travers une petite perforation tympanique, on utilise une

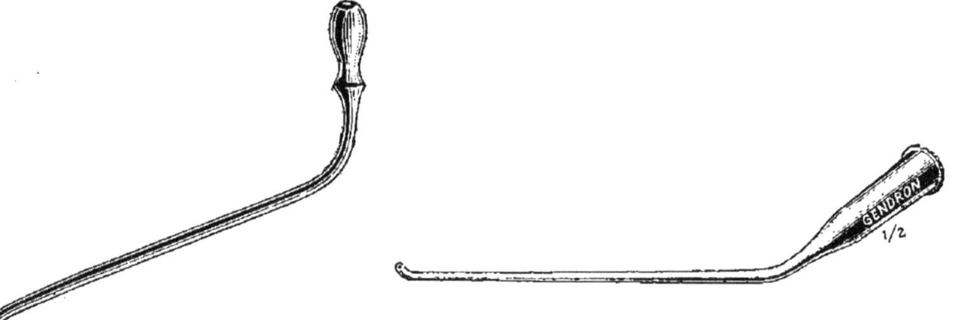

Fig. 288. — Canule de Hartmann.

Fig. 289. — Canule de Hartmann modifiée par Moure.

canule différente (canule de Hartmann modifiée) (fig. 289) dont on introduit la partie recourbée, après anesthésie préalable de la membrane du tympan, à travers la perforation. Faisant ensuite pencher vers soi la tête du sujet on

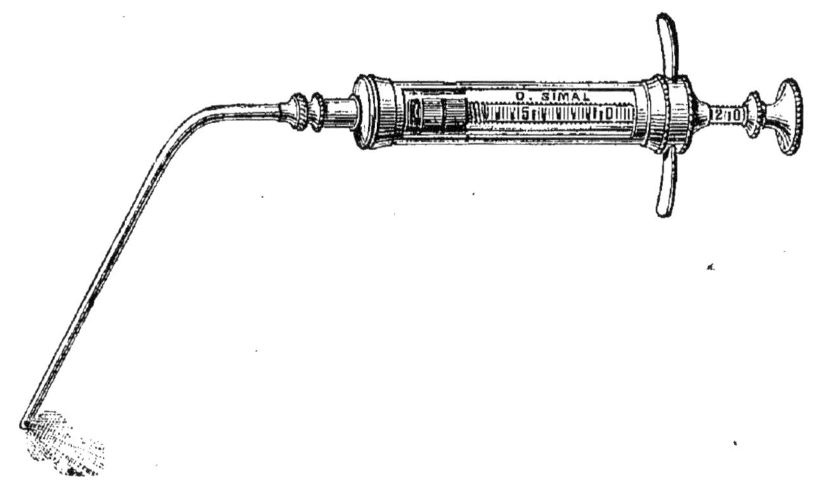

Fig. 290. — Seringue et canule de Hartmann pour injections dans l'attique.

pousse doucement l'irrigation. On retire la canule et on sèche le conduit comme précédemment.

Se rappeler qu'une irrigation trop forte provoque parfois du vertige, surtout en cas d'absence du tympan.

Valsalva et Politzer. — On peut insuffler de l'air dans ses oreilles simplement en se mouchant, c'est-à-dire en soufflant avec son nez, la bouche étant fermée et l'entrée des narines obstruée ; c'est le *procédé de Valsalva* à l'aide duquel certains malades infectent assez souvent leurs trompes d'Eustache et leurs caisses. C'est aussi un moyen mis en usage pour reconnaître l'existence des perforations de petites étendues, si la trompe est perméable.

Un autre procédé pour pratiquer l'insufflation d'air dans l'oreille, imaginé par Politzer porte le nom de cet auteur. Bien que les indications de la *Politzération* se restreignent chaque jour davantage, il est indispensable de connaître la manière d'en faire usage.

Pour insuffler de l'air dans les caisses du tympan par le procédé dit de Politzer, on opère de la manière suivante : le malade ayant mis dans sa bouche une gorgée de liquide, on place l'olive de la poire à air dans l'une des narines, puis fermant les deux narines entre le pouce et l'index d'une main, on pousse l'air de la poire dans le nez au moment même où le malade avale la gorgée de liquide qu'il avait dans la bouche. Le point capital est de faire coïncider la pression de la poire avec le mouvement de déglutition. Aussi, pour atteindre ce but, la personne qui doit faire l'insufflation devra commander elle-même le moment où le malade commencera à avaler.

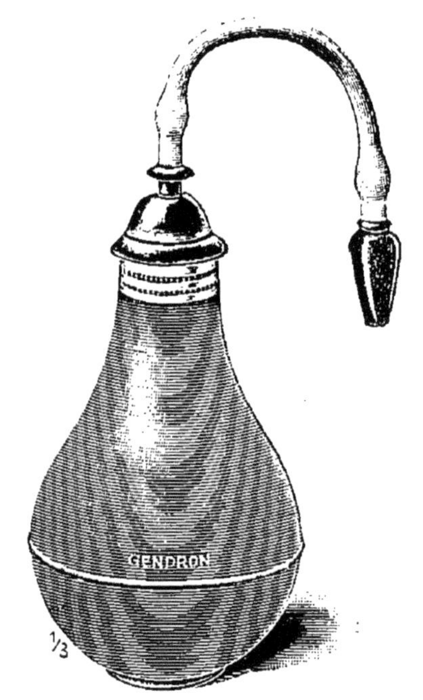

Fig. 291. — Poire de Politzer.

L'air chassé vigoureusement dans la fosse nasale, ne trouvant d'autre issue que celle des trompes, s'y précipite aussitôt, et, par leur intermédiaire, dans les caisses du tympan.

Indications de la poire de Politzer : otites cicatricielles doubles, otites scléreuses doubles avec tympans épais. Chez certains enfants porteurs d'otites catarrhales rebelles au traitement du nez et du naso-pharynx.

Nous nous en servons encore pour faire une douche d'air

nasale, chez les petits enfants, quand l'irrigation nasale est justifiée mais présente quelques inconvénients.

Contre indications : fosses nasales suppurantes, affection d'une seule oreille, tympan mince et même normal.

CATHÉTÉRISME DE LA TROMPE. — Procédé très pratique d'introduction d'air, de vapeurs et de liquides médicamenteux dans l'oreille moyenne, de mobilisation de la chaîne des osselets, de redressement de la membrane du tympan, de rupture de brides cicatricielles en voie de formation.

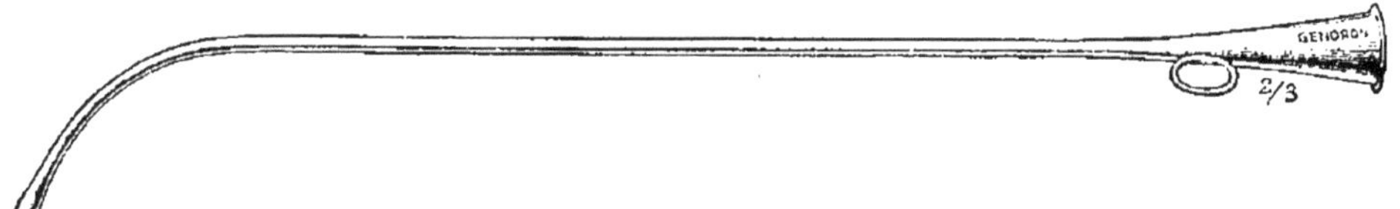

Fig. 292. — Sonde d'Itard.

Très employé, en conséquence, dans le traitement de certaines surdités.

Nous nous servons exclusivement, à cet effet, d'une sonde métallique de petit calibre égal dans toute sa longueur convenablement recourbée à son extrémité.

Il n'y a pas de règle absolue pour pratiquer le cathétérisme. Le but à atteindre est d'introduire, par voie nasale, le bec de la sonde entre les lèvres de la trompe; on se rend compte qu'il est bien en place au moyen de l'otoscope qui accuse, à l'oreille de l'opérateur, le bruit de pénétration de l'air au moment de l'insufflation.

Pour pratiquer cette introduction, qui doit toujours être faite avec la plus grande douceur, le bec de la sonde suit d'abord exactement le plancher de la fosse nasale jusqu'au moment où il perd pied. On lui fait alors exécuter une rotation de 90° vers l'extérieur et il doit être en place. On peut encore le pousser jusqu'à la rencontre de la paroi pharyngienne, puis le retirer d'un centimètre à un centimètre et demi et le tourner ensuite vers la paroi externe de façon que l'index dont est muni le cathéter regarde vers l'angle externe de l'œil du côté où il est introduit.

Un mouvement de déglutition du sujet met quelquefois en place l'instrument ; dès qu'il y est, le même mouvement de déglutition n'a plus aucune influence sur lui.

Dans les nez avec éperons, le passage de la sonde est parfois très difficultueux ; il faudra modifier la courbure de la sonde, contourner la crête ; dans quelques cas même, il y a impossibilité matérielle absolue : on se servira alors avec avantage de la fosse nasale opposée comme voie d'accès dans le naso-pharynx. Si on produisait une éraillure de la muqueuse et qu'on y poussât de l'air par la sonde on produirait de l'emphysème sous-cutané, accident sérieux quand il est très étendu.

Pour faciliter l'introduction du cathéter on se servira quelquefois avec avantage de la cocaïnisation (solution à 1/10) de la muqueuse et du pavillon tubaire et même de son adrénalisation.

L'insufflation sera poussée aussi modérément ou aussi vigoureusement qu'il sera nécessaire. Quand il y aura *rétrécissement tubaire* bien avéré, *fait très rare d'après notre pratique*, on pourra adapter au pavillon de la sonde, en s'entourant de toutes sortes de précautions, l'extrémité d'un tube par où s'échappera de l'air comprimé à 1 ou 2 atmosphères.

En général, il vaudra mieux délaisser de semblables manœuvres si l'on n'a pas acquis une grande dextérité manuelle dans le cathétérisme ordinaire, qui devra toujours être pratiqué sans occasionner de douleur au patient.

Ordinairement, pour envoyer l'air dans la sonde et de là dans la caisse, la plupart des auristes, à l'exemple de l'école de Vienne, se bornent à adapter à cette sonde un em-

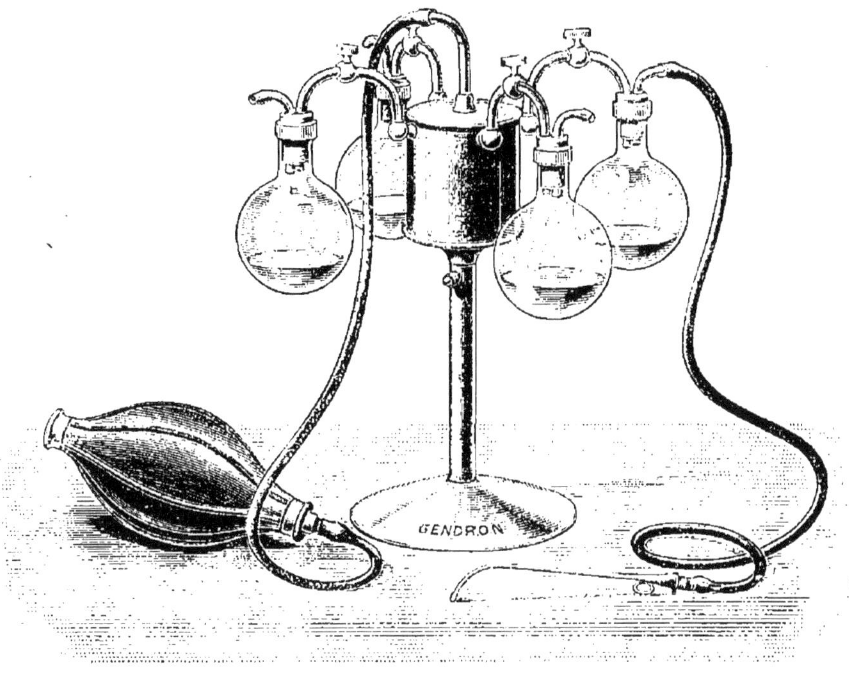

Fig. 293. — Appareil de Bonafont.

bout de caoutchouc relié à une poire de Politzer qui sert de réservoir d'air.

Pour notre part, nous préférons de beaucoup pratiquer l'insufflation d'air par le procédé français avec l'appareil dit de Bonafont qui, muni d'une poire suffisamment grosse et solide (Moure) permet de graduer à volonté le jet d'air envoyé dans l'oreille, air pur ou saturé de vapeurs variées (fig. 293).

Auscultation. — Pour vérifier si l'air pénètre bien dans

la caisse, il est indispensable de pratiquer l'auscultation pendant que l'on insuffle l'air par la trompe.

Pour cela faire on emploie une sorte d'otoscope (fig. 294) formé d'un tube en caoutchouc de 60 à 80 centimètres de long, terminé par deux embouts destinés à être placés, l'un à l'entrée du méat de l'observateur, l'autre dans celui du patient.

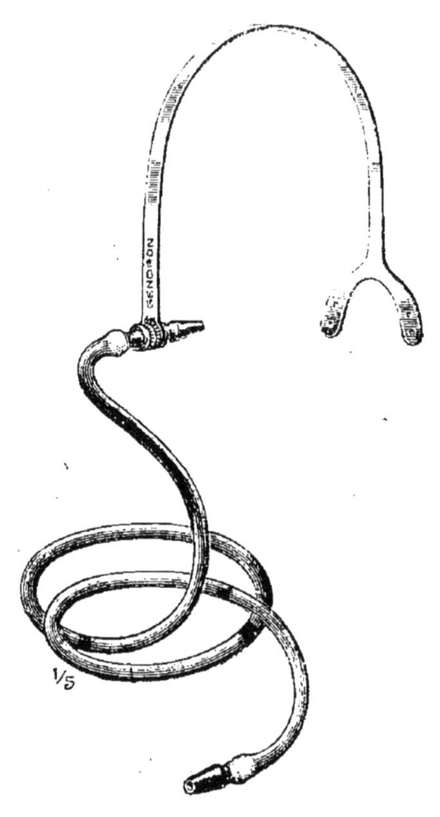

Fig. 294. — Otoscope.

A l'état normal l'air produit un bruit doux semblable à la pluie qui tombe soit dans les arbres, soit sur une terrasse vitrée.

Lorsque la trompe est rétrécie et la caisse embarrasée on entend toutes sortes de bruits variés, râles muqueux, sibilants, ronflants, etc., quelquefois même des sensations de gargouillement lorsqu'il existe du liquide dans la caisse.

L'existence de ces bruits anormaux indique, suivant qu'ils sont éloignés ou rapprochés de l'oreille, une lésion siégeant à l'orifice tubaire dans ce conduit, ou dans la caisse du tympan.

D'autres fois on perçoit nettement un bruit de perforation et même la sensation du passage de l'air. Il est indispensable d'examiner la membrane après le cathétérisme de manière à se rendre compte des modifications de courbure qui ont pu se produire à ce niveau.

BOUGIRAGE. — Ce mode de traitement a eu sa vogue; il est à l'heure actuelle beaucoup moins employé. Il consiste à passer dans la trompe, de son pavillon à son embouchure dans l'oreille moyenne, de petites bougies de calibre différent quand il y a rétrécissement tubaire.

Les cas de rétrécissement véritable de la trompe étant, somme toute, très rares, quoi qu'en pensent certains auteurs, il s'en suit que le bougirage n'est qu'exceptionnellement indiqué, à moins qu'on ne veuille l'employer comme massage du conduit tubaire.

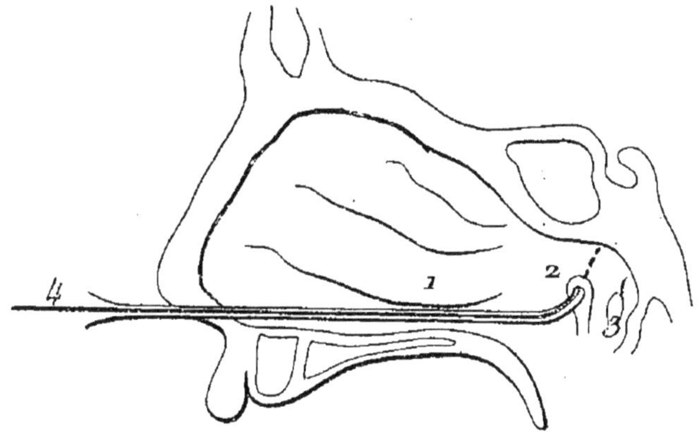

Fig. 295. — Cathétérisme et bougirage de la trompe.
1, cornet inférieur; 2, orifice tubaire; 3, fossette de Rosenmüller; 4, bougie.

Pour le faire, on met d'abord en place, comme pour pratiquer le cathétérisme, une sonde un peu grosse dans laquelle on a introduit au préalable une bougie spéciale dont l'extrémité olivaire affleure à l'orifice du bec. Des divisions enregistrées sur la partie de la bougie qui dépasse le pavillon (bougies de Moure) serviront à reconnaître la longueur introduite dans l'intérieur de la trompe.

La bougie est ensuite poussée doucement et la main sent fort bien la résistance opposée puis vaincue par l'olive qu'on a avantage à laisser en place pendant quelques instants.

On ne pratiquera pas immédiatement après d'insufflation d'air dans la trompe, de crainte qu'une éraillure ait été produite dans le conduit tubaire par la bougie et qu'un emphysème sous-muqueux ne soit la conséquence de cette manœuvre imprudente.

MASSAGE. — Il peut se pratiquer par la trompe avec le bougirage, par l'extérieur, sur le cou, le long du sterno-mastoïdien (peu usité) sur l'entrée du conduit, en faisant avec

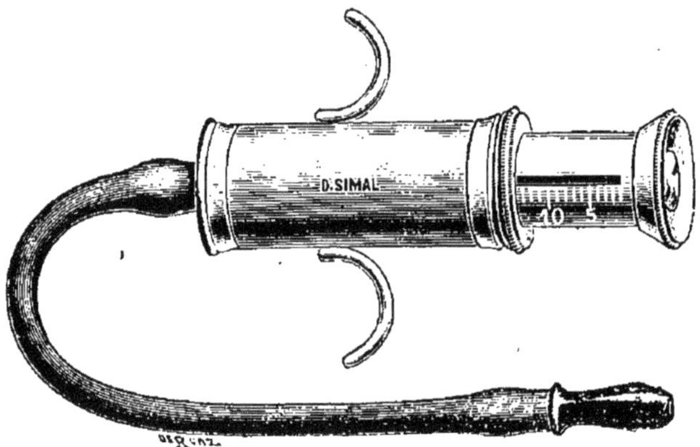

Fig. 296. — Masseur de Delstanche.

le doigt des pressions et des décompressions sur le tragus de l'air contenu au-devant du tympan.

Le procédé le plus employé consiste à mettre en mouvement l'air du conduit, soit à l'aide du masseur à main de Delstanche, soit avec un masseur spécial mu par un moteur électrique (massage dit vibratoire).

Dans le masseur de Delstanche on peut graduer à volonté la longueur de course du piston et par conséquent diminuer ou augmenter les pressions et aspirations faites sur le tympan d'après son épaisseur et son degré de résistance. D'une manière générale, on doit faire manœuvrer le piston doucement, lentement et sans à-coups; six à huit poussées de va-et-vient suffisent pour une séance et ces dernières ne devront être répétées que tous les deux jours et même plus rarement si le tympan est mince ou se congestionne facilement.

Le massage vibratoire qui consiste à placer à l'entrée

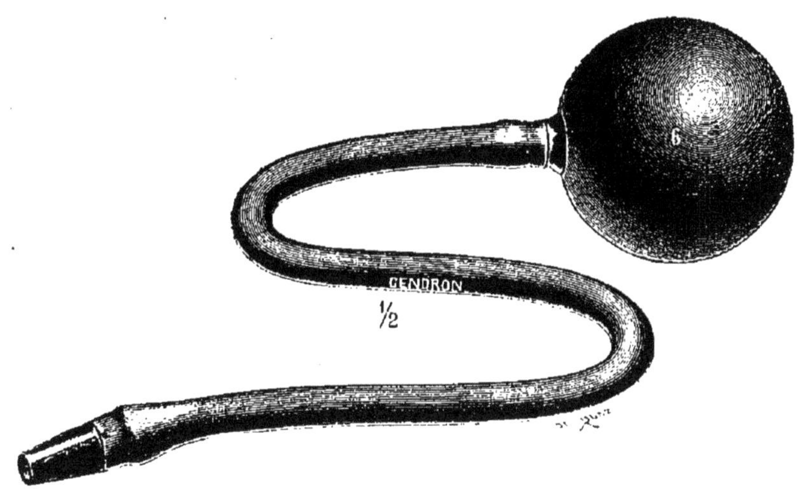

Fig 297. — Masseur du tympan.

du conduit un embout qui va communiquer par l'intermédiaire d'un tube de caoutchouc avec une pompe aspirante et foulante doit être employé avec ménagement, c'est une lame à deux tranchants qui peut avoir plus d'inconvénients que d'avantages.

Massage direct. — Il se pratique avec la sonde dite de Lucae, qui est une sonde à ressort dont l'extrémité libre s'applique directement sur l'apophyse externe du marteau. La tête du malade étant immobilisée, le tympan bien éclairé, on met l'instrument en place, la capsule du masseur sur l'apophyse. Des pressions douces et méthodiques sont ensuite exercées sur cet osselet.

Cette manœuvre, souvent douloureuse, et parfois efficace.

ne doit être renouvelée que tous les quatre à cinq jours et faite délicatement. Elle sera combinée avec le massage au Delstanche et les insufflations d'air dans la caisse par le cathéter.

On a aussi employé comme masseur le phonographe, le téléphone, une sirène spéciale, les diapasons, appareils parfois peu pratiques dont les résultats thérapeutiques ne sont pas toujours très satisfaisants.

Injections de liquides dans la caisse. — Très rarement indiquées. Il suffit, pour les pratiquer, d'ajuster au pavillon d'une sonde mise en place comme pour le cathétérisme, un réservoir rempli du liquide ou des gaz à injecter. Une soufflerie adaptée à son tour au réservoir, servira à chasser le liquide dans la sonde et de là, à travers la trompe, dans l'oreille moyenne.

On injecte ainsi de la vaseline liquide, des solutions cocaïnées légères ou autres substances médicamenteuses (vapeurs sulfureuses, carboniques, comme on le pratique dans certaines stations thermales).

Il va sans dire que la quantité de ces substances doit être réduite à quelques gouttes seulement, la contenance de la caisse étant très restreinte.

Nous ne parlerons que pour mémoire des lavages de la caisse faits par la trompe, c'est un procédé thérapeutique de l'otorrhée qui a beaucoup perdu de sa valeur depuis que nous connaissons mieux les règles de l'asepsie chirurgicale.

Cautérisations. — L'auriste est assez fréquemment appelé à pratiquer des cautérisations ignées ou chimiques dans le conduit, sur le tympan ou dans la caisse, dans les cas de fongosités polypoïdes, de brides cicatricielles, etc.

La cautérisation ignée se fait au galvano, au moyen d'un manche ordinaire muni d'une petite pointe spéciale, d'un tout petit couteau ou d'une pointe convenablement coudés.

Pour les cautérisations chimiques, on se sert ordinairement, suivant le cas, de solution phéno-menthol-cocaïnée, au besoin adrénalisée (liquide de Bonain), d'acide chromique, de nitrate d'argent, de chlorure de zinc à 1/10.

Le liquide de Bonain a l'avantage d'être puissamment antiseptique, anesthésique, révulsif et cautérisant. Il faut avoir soin de ne pas humecter les surfaces où on devra l'appliquer pour ne pas obtenir un effet trop caustique. Cette application se fait au moyen d'un petit tampon d'ouate, monté sur une tige métallique.

L'acide chromique s'emploie sous forme de perle au bout d'un petit stylet boutonné. Des cristaux purs de cette substance sont fondus au-dessus d'une flamme et forment une gouttelette brune qui, par refroidissement, se solidifie et prend une teinte rouge (couleur d'allumette suédoise). L'oreille est préalablement séchée. Après attouchement du point à cautériser on fait quelquefois une irrigation pour éviter la diffusion du médicament.

Le nitrate d'argent est utilisé en faisant fondre un crayon de cette substance sur un stylet préalablement chauffé à la lampe à gaz ou à alcool. Le nitrate entre alors en fusion, puis se solidifie par refroidissement.

Pour appliquer le chlorure de zinc, on en humecte un petit tampon monté sur une tige. On peut encore laisser à demeure pendant douze à vingt-quatre heures une mèche de gaze iodoformée ou simplement stérilisée imbibée de la même solution, sur du tissu de fongosités ou infecté. L'emploi en est un peu douloureux ; de plus le séjour du médicament dans l'oreille amène toujours un certain suintement séreux dont il faut prévenir le sujet, mais c'est un antiseptique de premier ordre qui, bien employé, donne d'excellents résultats.

Pansement sec. — On le fait dans diverses affections aiguës ou chroniques de l'oreille moyenne ou même du con-

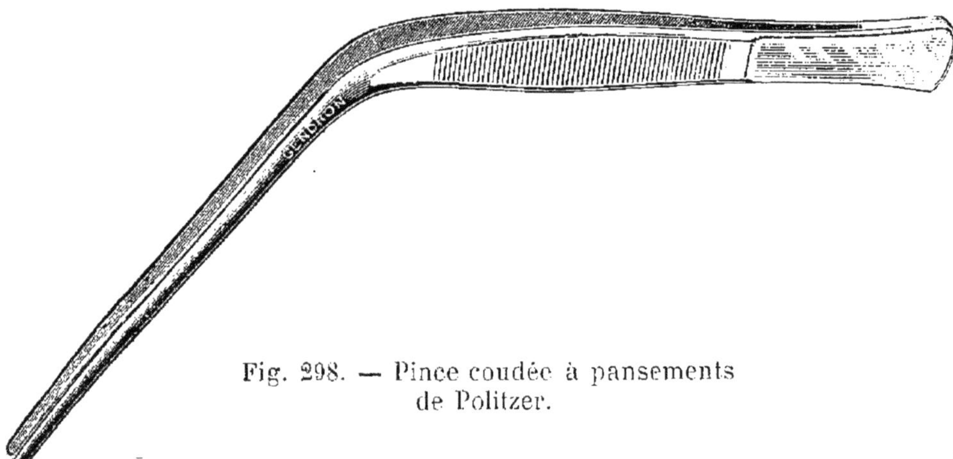

Fig. 298. — Pince coudée à pansements de Politzer.

duit, avec de la gaze simplement aseptique ou antiseptique (iodoformée, salolée, naphtolée, etc.)

Règle absolue : on ne doit appliquer de pansement sec que dans une oreille parfaitement nettoyée et séchée. Il sera exécuté avec toutes les règles de l'asepsie, avec des instruments stérilisés. Les premiers pansements ne seront que très légèrement tassés et laissés en place un jour d'abord, deux et trois ensuite, et davantage si le malade les tolère parfaitement.

Dans un pansement bien fait, une des extrémités de la gaze doit reposer sur le tympan, ou dans la caisse en l'absence de ce dernier, et l'autre être séparée de l'orifice méatique par un tampon d'ouate aseptique ; ce dernier devra être renouvelé chaque fois qu'il sera souillé.

Tout pansement sec qui occasionne des douleurs d'oreille

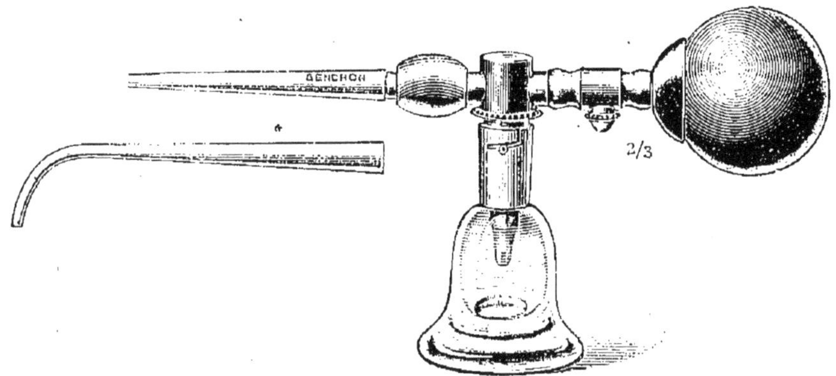

Fig. 299. — Insufflateur de Kabierské.

devra être enlevé immédiatement, même par le malade qu'on aura prévenu de la possibilité d'une telle éventualité.

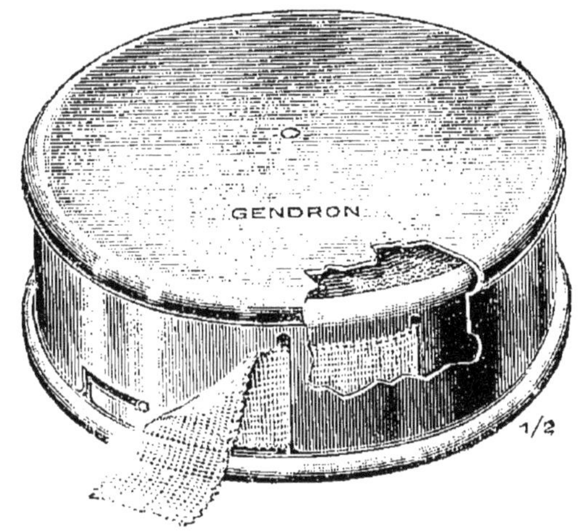

Fig. 300. — Boîte métallique stérilisable.

Il sera alors remplacé par un petit tampon d'ouate placé à l'entrée du conduit. Dans ce cas sa présence amenait une rétention de pus ou une irritation de la peau de l'oreille externe (certaines personnes sont très susceptibles à l'iodoforme).

Il n'est pas rare de guérir, en deux ou trois pansements secs bien faits, des otorrhées résistant à des injections prolongées ou des otorrhées même très invétérées.

Le pansement sec est le traitement de choix après l'opération de la cure radicale d'otorrhée. Il demande alors à être fait avec un soin tout particulier aidé, comme toujours, d'un excellent éclairage.

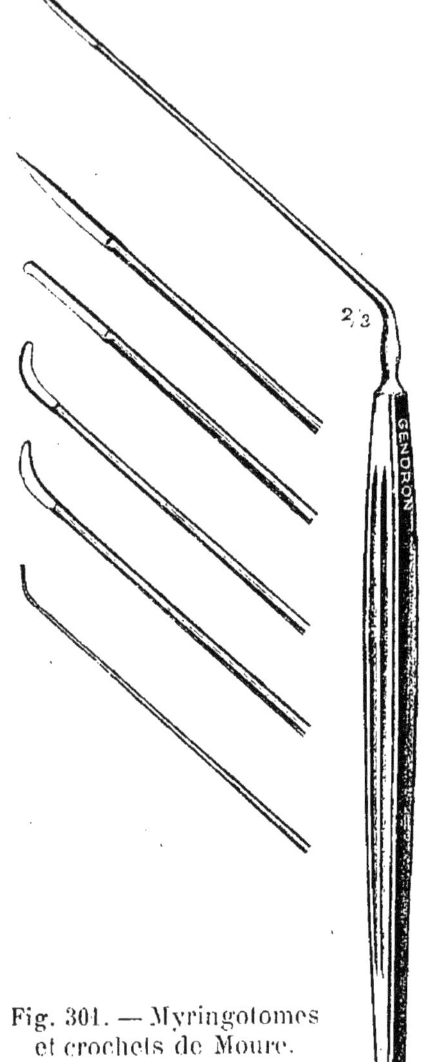

Fig. 301. — Myringotomes et crochets de Moure.

MYRINGOTOMIE. — La myringotomie est l'ouverture chirurgicale du tympan. On la fait pour donner jour à une collection accumulée dans l'oreille moyenne, pour augmenter le calibre d'un orifice de drainage spontané, ou encore comme moyen d'exploration, dans certaines surdités.

Cette opération doit être pratiquée d'une façon absolument aseptique ; elle n'offre alors aucune espèce de gravité. Elle comprend trois temps : 1° asepsie du conduit ; 2° anesthésie de la membrane ; 3° ouverture du tympan et soins consécutifs.

L'asepsie est réalisée de deux façons, soit par des irrigations antiseptiques, suivies de séchage aseptique et d'attouchement des parois à l'alcool boriqué, soit simplement par des applications légères, sur la peau du conduit et sur le tympan, du liquide de Bonain qui a l'avantage d'insensibiliser en même temps la membrane à ouvrir.

Cette insensibilisation peut encore être opérée, moins bien toutefois, par des tampons imbibés de cocaïne à 1/5 adrénalisée et laissés à demeure contre le tympan de cinq à six minutes au moins.

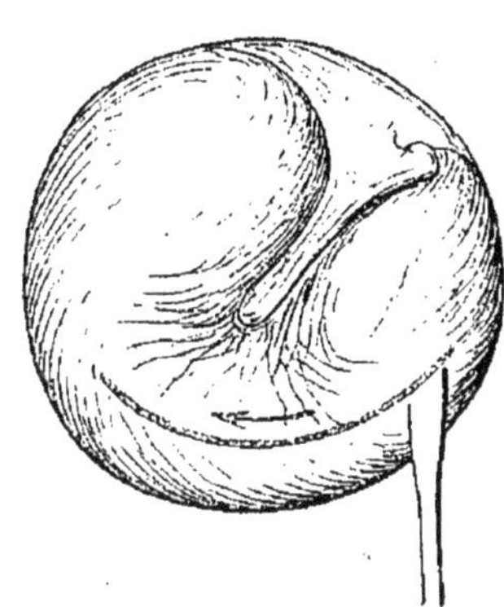

Fig. 302. — Paracentèse large du tympan.

Instrumentation : un spéculum d'oreille, une lancette ad hoc (myringotome), une pince coudée à oreille et un ciseau ; le tout convenablement stérilisé. Un aide appuie la tête du sujet.

L'incision du tympan se fait ou bien suivant le bord inférieur du cadre, immédiatement au-dessus de lui et parallèlement à lui quand il y a lieu de favoriser l'écoulement d'un liquide retenu dans la caisse, ou immédiatement en arrière et parallèlement au manche du marteau, dans certaines otites sèches. On peut utiliser cette dernière incision pour mobiliser la chaîne des osselets en introduisant un petit crochet dans la section et en le passant derrière le manche qu'il n'y a plus qu'à attirer à soi légèrement.

La myringotomie évacuatrice est suivie d'une insufflation d'air par la trompe, où à la rigueur d'un simple Valsalva pour vider complètement la caisse. Après nettoyage du conduit suivant le cas, on applique un pansement sec très peu serré qu'on renouvelle le soir ou au plus tard le lendemain, ou on ordonne des injections.

Après la myringotomie exploratrice on doit toujours faire un pansement sec et on obtient une réunion rapide des bords de la plaie.

Quand on désire, dans certains cas déterminés (bouchon gélatineux récidivant de l'oreille moyenne, exsudat liquide récidivant, épanchement sanguin à répétition) obtenir une ouverture permanente de la membrane tympanique, on exécute la myringotomie au galvano-cautère, près du cadre, et on la fait suivre d'une insufflation par la trompe comme précédemment, puis d'un pansement sec.

La *myringodectomie* qui est beaucoup moins employée qu'autrefois consiste à réséquer une partie de la membrane tympanique. La difficulté est toujours de maintenir béante la perforation ainsi obtenue (voir otite sèche).

MÉTHODES D'EXPLORATION

EXAMEN FONCTIONNEL

La recherche de l'acuité auditive se pratique habituellement avec la montre, l'acoumètre de Politzer, la voix chuchotée et haute, différents diapasons (graves et aigus) et le sifflet de Galton.

Il est de la plus haute importance, pour établir le diagnostic exact d'une affection de l'oreille, de faire d'abord les épreuves de l'ouïe à l'aide des procédés suivants :

Examen à la montre. — Par la montre on explore la transmission du son par voie cranienne et par voie aérienne. Pour cela faire la montre est successivement appliquée sur la région frontale, fronto-pariétale, temporale et mastoïdienne. A l'état normal le tic tac est entendu également partout à travers les os du crâne.

A l'état pathologique, la perception cranienne est conservée dans les affections de l'appareil de transmission (conduit, oreille moyenne, trompe d'Eustache), abolie dans les affections de l'appareil récepteur (labyrinthe).

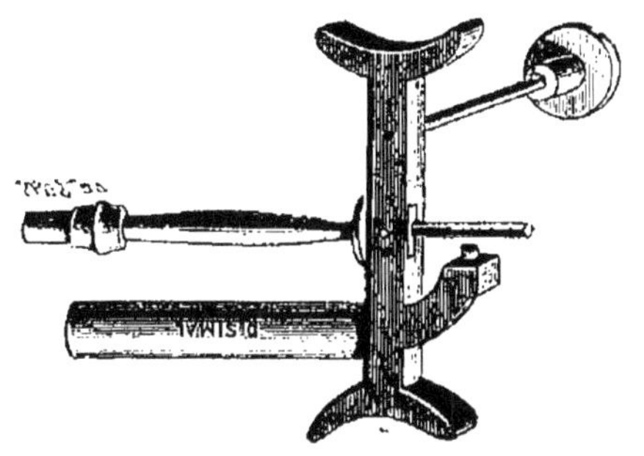

Fig. 303. — Acoumètre de Politzer.

Au-dessus de cinquante ou cinquante-cinq ans, cette exploration perd de sa valeur, car la transmission du son à travers les os du crâne ne se fait plus ou se fait mal à partir de cette période de la vie.

La montre sert encore d'acoumètre pratique pour examiner l'acuité auditive par voie aérienne. Pour cela faire, ayant disposé son malade au milieu d'un appartement, après l'avoir prié de fermer les yeux et l'oreille opposée à celle que l'on désire examiner, on place la montre à une distance assez éloignée de l'oreille pour que le son ne puisse pas être perçu, et graduellement on la rapproche en la tenant dans l'axe du conduit, jusqu'au point précis où le malade commence à entendre le tic tac. On renouvelle l'épreuve plusieurs fois de suite et si le point où la montre est perçue par l'oreille est toujours le même, on mesure la distance exacte qui sépare la montre de l'entrée du méat. Même expérience pour chacune des oreilles.

Si on ne faisait point fermer l'oreille opposée, il se pourrait que le son, réfléchi par une cloison, soit perçu par l'oreille saine et cette perception mise au compte de l'oreille malade (ombre sonore de Guye).

Lorsque l'acuité auditive est très diminuée on peut se servir ou d'une grosse montre à tic tac retentissant, ou bien de l'acoumètre de Politzer qui doit être perçu par une oreille normale à 8 à 10 mètres de distance.

On peut aussi utiliser la voix chuchotée et la voix ordinaire en prononçant des mots successivement devant chaque oreille du patient qui doit toujours avoir les yeux et l'oreille non examinée fermés. Ce moyen d'exploration ne donne malheureusement pas de résultats comparables entre eux.

Les acoumètres électriques sont des instruments trop compliqués pour la pratique courante, nous ne faisons donc que les indiquer.

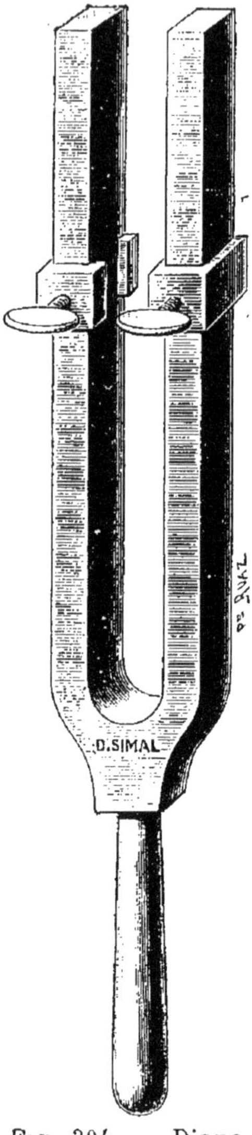

Fig. 304. — Diapason à curseur pour modifier sa tonalité.

EXAMEN AUX DIAPASONS. — Habituellement un seul diapason à son grave, (ut^2 grave par exemple) peut suffire ; d'autres fois cependant il faut aussi faire les expériences avec des diapasons plus aigus, ut^4, etc.

Epreuve de Weber (Diapason vertex). — On place le diapason en vibration sur le vertex ou tout au moins sur le front, dans un point dépourvu de cheveux. A l'état normal le son est entendu également par l'une et l'autre oreille :

mais à l'état pathologique, le son du diapason se latéralise du côté malade (affection de l'appareil de transmission) ou du côté sain (maladie du labyrinthe). Si les deux

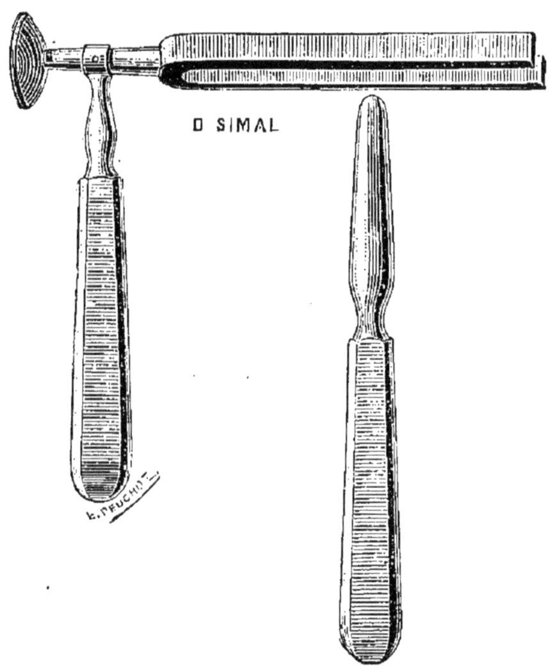

Fig. 305. — Diapason avec manche pour obtenir la vibration.

oreilles sont inégalement malades, c'est du côté le plus atteint que se latéralisera le son, s'il s'agit d'une affection du conduit, de la trompe ou de l'oreille moyenne.

Pour mettre le diapason en vibration il suffit de pincer les branches entre le pouce et l'index de la main opposée à celle qui le tient par le manche.

Expérience de Rinne. — A l'état normal, quand on place un diapason, mis doucement en vibration, au-devant du tragus puis au contact de l'apophyse mastoïde, le son est mieux et plus longtemps perçu dans le premier cas (voie aérienne) que dans le second (voie cranienne). Le

Rinne est alors dit positif. A l'état pathologique au contraire, cette proposition se renverse ou reste la même suivant les cas.

Dans les maladies de l'appareil de transmission le diapason est mieux et plus longtemps perçu par voie cranienne (Rinne négatif). Dans celles du labyrinthe, c'est la perception aérienne qui prédomine (Rinne positif). Dans certaines maladies la différence dans l'intensité et la durée de perception par l'une et l'autre voie peut être peu sensible ou même nulle (Rinne à égalité). Le fait se produit par exemple quand une affection qui a débuté dans l'oreille moyenne se propage au labyrinthe. Dans ce cas le Rinne peut ne plus être négatif, mais il n'est pas encore positif. Il se produit encore quand le Rinne positif normal passe au négatif pathologique ou bien encore lorsqu'une affection de l'appareil de transmission (otite moyenne aiguë par exemple) arrive à guérison.

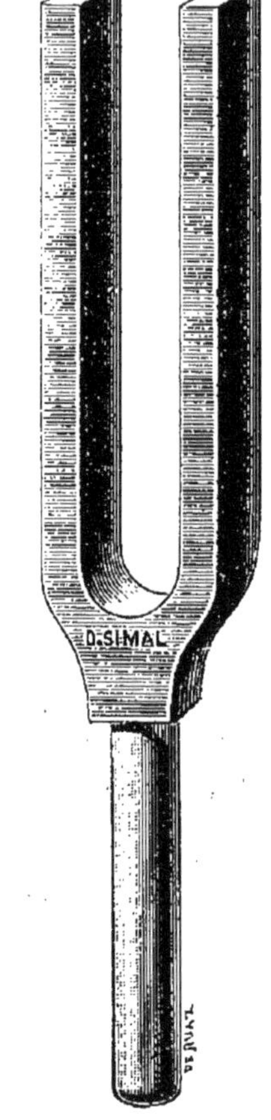

Fig. 306. — Diapason ordinaire.

Le Rinne qui était négatif pendant la durée de l'infection, avant de redevenir positif, comme à l'état normal, passe par une période de transition où il est à égalité.

En général, dans les affections de l'appareil de transmission, le Rinne commence à être négatif au moment où la montre n'est plus perçue qu'à 15 à 20 centimètres. Au-dessus de cette distance il est positif bien que l'oreille puisse ne pas être saine ; mais dans ce cas la différence entre la durée de la perception aérienne et celle de la perception cranienne est réduite à son minimum, une à deux secondes, par exemple. On comprend très bien que cette différence augmentera au fur et à mesure que l'oreille reviendra à la normale. D'où la nécessité, pour avoir des données exactes et des renseignements ayant une réelle valeur, de mesurer le rapport de durée entre l'audition aérienne et la perception cranienne.

Le Rinne — 20″ par exemple, signifiera que le diapason est entendu sur l'apophyse pendant 20 secondes encore après que toute audition aura disparu quand on présentera le diapason au-devant du méat.

Pour faire l'expérience du Rinne, nous recommandons toujours de faire vibrer le diapason employé (ut grave de préférence) assez doucement pour se trouver à la limite du point où le malade commence à le percevoir par voie cranienne ou aérienne, suivant les cas. En agissant différemment, on met en branle tout l'appareil auditif et l'on fausse le résultat de l'examen qui devient alors très difficile à pratiquer.

Ajoutons que dans certaines maladies du labyrinthe, très accentuées, le Rinne redevient négatif, mais à la condition de faire vibrer très fort le diapason. Dans ces mêmes affections, les nerfs de la sensibilité générale et la moelle sont susceptibles de servir d'intermédiaires pour conduire le son ; il suffit, pour s'en convaincre, de placer un diapason en vibration sur la phalange d'un doigt de la main ou sur la rotule du malade : il accuse immédiatement la perception du son émis par le diapason [1].

[1] On observe assez souvent un Rinne paradoxal, mais son étude un peu compliquée sortirait du cadre que nous nous sommes tracés en

Expérience de Schwabach. — Dans quelques cas compliqués, il est nécessaire d'ajouter aux expériences de Weber (diapason vertex), de Rinne, des essais complémentaires. C'est ainsi que Schwabach a démontré que la perception du son du diapason vertex est plus grande dans les maladies de l'appareil de transmission que chez les sujets sains. C'est le contraire dans les affections labyrinthiques. Cette épreuve consiste donc à savoir si le diapason est mieux, ou plus longtemps entendu par le malade que par un sujet sain.

Epreuve de Bing. — Elle consiste à rechercher si chez le malade à examiner, l'occlusion du conduit auditif lui permet d'entendre à nouveau le diapason vibrant, sur l'apophyse ou sur le front, alors qu'il avait cessé de l'entendre (perception secondaire). De telle sorte que le raccourcissement appréciable de cette perception indique une lésion siégeant dans l'appareil conducteur du son.

Sons graves et aigus. Sifflet de Galton. — On sait par expérience que dans les maladies de l'appareil de transmission, la perception des sons graves disparaît la première, tandis que dans les affections labyrinthiques, ce sont les sons aigus qui, les premiers, cessent d'étre perçus. Pour vérifier le fait, on se sert, pour les sons graves, d'un diapason très grave qu'on présentera au voisinage du méat, et pour les sons aigus, d'un sifflet dont on peut graduer à volonté l'acuité (sifflet de Galton) par 1/10 de millimètre.

Ordinairement, dans les affections de l'appareil récepteur,

écrivant ce manuel : c'est donc pour ce motif que nous ne compliquerons pas d'avantage l'étude de l'intéressante et utile expérience dite de Rinne.

le malade entend encore assez bien la voix parlée ordinaire (sons graves) alors qu'il ne perçoit plus le tic tac de la montre ni la voix chuchotée.

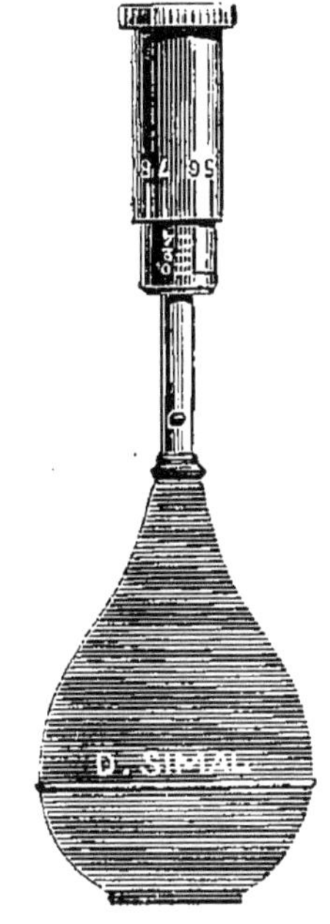

Fig. 307. — Sifflet de Galton.

Expérience de Gellé. — A l'état normal, si, un diapason en vibration étant placé sur le vertex, on vient à comprimer l'air contenu dans le conduit, immédiatement la perception du son s'atténue, car l'étrier mobile dans la fenêtre ovale, a été refoulé et a comprimé le liquide labyrinthique. Quand l'étrier est immobilisé dans sa fenêtre cette influence ne se fait plus sentir, d'où l'expérience de Gellé (expérience des pressions centripètes) qui sert à reconnaître la mobilité de l'étrier. Cette expérience perd sa valeur quand le tympan est perforé parce qu'alors la pression de l'air s'exerce tout aussi bien sur la fenêtre ronde que sur la fenêtre ovale.

Résumé. — Pour être concluantes, les diverses expériences ci-dessus relatées, qui sont du reste les plus fréquemment mises en usage, doivent offrir une certaine concordance : on ne devra penser, par exemple, à une maladie de l'appareil de transmission que si la perception cranienne à la montre est conservée, le diapason vertex latéralisé du côté du malade, le Rinne négatif du même côté (audition meilleure par la voie mastoïdienne, osseuse, que par la voie aérienne). Schwabach et Bing positifs, diminution de la perception des sons graves.

Nous avons coutume de résumer par des signes abréviatifs le résultat de ces divers examens à la montre et aux diapasons. Les points sur lesquels on applique la montre pour l'examen de la perception osseuse avec cet instrument se numérotent : le point frontal 1, le fronto-pariétal 2, le pariétal 3, le temporal 4, le mastoïdien 5. Quand la montre n'est pas perçue à l'un ou l'autre de ces points un zéro remplace le chiffre correspondant.

Ainsi la formule abréviative :

O.D.	P.C.D.	12345	O.D. = 0,15	R.D. — DV	mieux à d.
O.G.	P.C.G.	10000	O.G. = contact	R.G. + fort Galton normal à D., entendu à 7 seul^{t} à G.	

signifie que la montre est bien entendue de tout le côte droit de la tête quand elle est appliquée sur le crâne aux points énumérés ci-dessus ; qu'elle n'est pas entendue à gauche ; que par la voie aérienne le tic tac est entendu par l'oreille droite O. D. à 0,15 centimètres, qu'à gauche c'est au contact seulement qu'il est perçu ; que l'expérience de Rinne est négative à droite, positive à gauche ; que le diapason vertex D. V. est latéralisé à droite : mieux à droite ; enfin que le sifflet de Galton est entendu normalement à droite, mais seulement à partir de la division 7 à gauche, les sons les plus aigus n'étant pas perçus. Chez un malade qui présenterait une semblable audition il faudrait songer à une maladie de l'appareil labyrinthique à gauche et à une affection de l'appareil de transmission à droite.

Pour conclure et mettre les choses bien au point, établissons dans un tableau synoptique les considérations qui précèdent.

Maladies de l'appareil de transmission :	Perception cranienne à la montre conservée; Weber latéralisé du côté malade; Rinne négatif; Diminution de la perception des sons graves. Bourdonnements réguliers, continus et généralement uniques; bruit de coquillage et de vague; échappement de gaz, etc.
Maladies de l'appareil récepteur du son :	Disparition de la perception cranienne; Weber latéralisé du côté sain; Rinne positif; Perte de l'acuité des sons aigus; Bourdonnements musicaux, variés et souvent multiples, variables et irréguliers (cloches, clochettes, sifflets, cascades, fanfares); Vertiges avec ou sans nausées.

EXAMEN DIRECT

Inspection. — Palpation. — Sans le secours d'aucun instrument, il est possible, dans quelques cas, d'avoir des données assez précises sur la nature d'une affection auriculaire, dans les lésions du pavillon, par exemple ; l'inspection et la palpation de l'apophyse mastoïde renseignent sur le degré de tuméfaction de l'os, sur l'état des tissus environnants, au besoin sur leur température et leur sensibilité à la pression, tous renseignements d'une importance capitale dans le diagnostic des complications suppuratives de l'oreille. Par les mêmes moyens on pourra reconnaître les affections du méat et de la partie externe du conduit auditif (Inflammations aiguës ou chroniques, corps étrangers, polypes, bouchons de cérumen).

Otoscopie. — Pour voir plus avant, il est ordinairement nécessaire de projeter, dans le conduit, un faisceau lumineux direct, ou réfléchi, et de rendre rectiligne ce canal au moyen d'un petit entonnoir à calibre variable que l'on introduit par le méat. Cet entonnoir est appelé spéculum (fig. 308). Chez quelques sujets à conduit très large (certains scléreux) on peut, à la rigueur, se passer de spéculum, c'est l'exception.

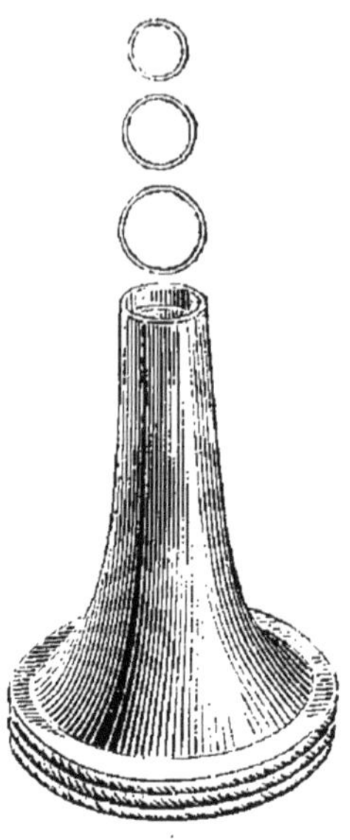

Fig. 308. — Série de de spéculums.

Le spéculum redresse la direction de l'oreille externe et permet d'éclairer le conduit, le tympan et tous les détails de la caisse qui se trouvent dans le prolongement de l'axe de ce conduit. En faisant incliner la tête du sujet en avant ou en arrière on peut voir plus nettement le niveau d'un liquide exsudé dans l'oreille moyenne.

Spéculum pneumatique. — Siegle a imaginé un spé-

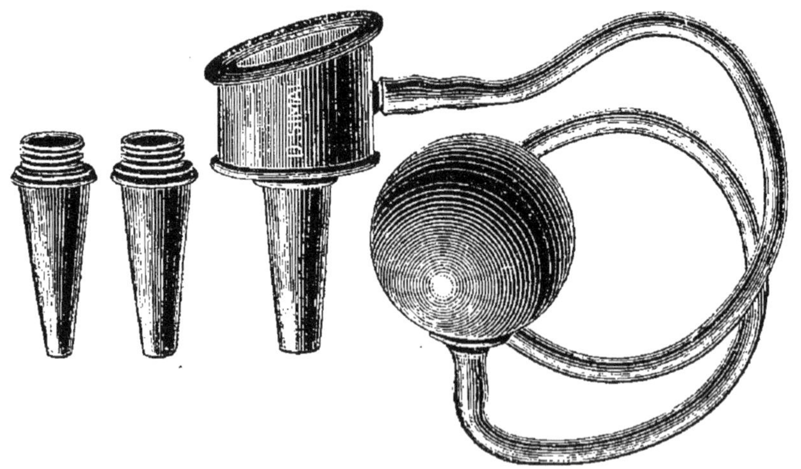

Fig. 309. — Spéculum de Siegle.

culum dont la circonférence du pavillon, taillée en biseau et fermée par un verre, permet de raréfier et de condenser l'air du conduit (fig. 309). Un tube de caoutchouc relié à une poire, communique avec l'intérieur du spéculum dont une virole, de caoutchouc également, facilite l'adaptation parfaite aux parois du conduit auditif. Pendant qu'on éclaire le tympan à travers le verre, on presse et on relâche la poire. Le tympan et les osselets, quand ils sont normaux, sont succcessivement refoulés et attirés. Quand il y a ankylose des osselets, ces derniers restent immobiles, la membrane du tympan seule subit des oscillations d'ailleurs très limitées dans ce cas.

Expériences de Valsalva et de Toynbee. — On peut s'assurer de la perméabilité de la trompe d'Eustache de plusieurs façons, par son cathétérisme, nous en avons indiqué plus haut la technique, par les expériences de Valsalva et de Toynbee.

Dans la première, éclairant le tympan, on fait, au moyen de deux doigts, une occlusion complète des narines. On prie alors le malade de faire l'effort de se moucher, l'air ne trouvant d'autre issue que la trompe, s'y engage et l'on voit le tympan être refoulé vers l'extérieur. Quand la membrane est perforée, un sifflement plus ou moins aigu suivant les dimensions de la perforation se fait entendre; c'est l'air qui s'échappe dans le conduit.

Dans l'expérience de Toynbee on fait pratiquer au malade un mouvement de déglutition, le nez et la bouche étant fermés. Pendant ce temps, un vide se produit dans la trompe et la membrane du tympan est attirée en dedans, vers le promontoire, on peut le constater directement. Il va sans dire que, pour réussir, cette expérience exige la perméabilité préalable de la trompe d'Eustache.

Percussion. Transillumination. Rayons X. — On a essayé, mais sans grand succès pratique, de percuter l'apophyse et de la transilluminer. La diaphanoscopie s'opère en projetant en chambre noire des rayons lumineux, tantôt sur l'apophyse, tantôt dans le conduit, et en se rendant compte en même temps du degré de transparence de l'os par le conduit ou la surface externe de l'apophyse. Ce moyen est tout à fait infidèle en raison de la consistance variable du tissu osseux d'une apophyse à l'autre.

Les rayons X, par contre, donnent des renseignements précieux, notamment, ou pour mieux dire presque exclusivement, dans les cas de corps étrangers métalliques.

EXAMEN ÉLECTRIQUE DE L'OREILLE

Chez les sujets sains. — Le courant *faradique* ne provoque généralement aucune sensation auditive et jamais de vertige. Quelquefois cependant il fait entendre un bruit mal définissable, n'ayant rien de musical : celui de la contraction des fibres musculaires occasionnellement excitées.

Le courant *galvanique* ne donne lieu, chez la plupart des sujets, dans les limites de l'intensité facilement tolérable (15 à 20 milliampères) à aucune sensation auditive. Cependant quelques-uns percevraient un son surtout à la cathode-fermeture et quelquefois, mais avec moins d'intensité dans le son, à l'anode-ouverture. La proportion de ces sujets serait de 1/10, d'après les auteurs ; les recherches des docteurs Bergonié et Roques à qui nous sommes redevables de ces renseignements tendraient à démontrer qu'elle est plus élevée.

Enfin le courant galvanique donne, avec intensité de 2 à 5 milliampères aux sujets normaux la sensation de vertige, de chute vers le pôle positif et l'observateur *voit* la tête se pencher du côté de l'anode.

Chez les sujets malades. — On trouve plus de sujets que parmi les normaux, capables de percevoir le bruit musculaire à l'excitation *faradique*.

A l'excitation *galvanique*, les hystériques et les tabétiques ne présentent pas plus de réactions auditives que les sujets normaux.

La perception de bruits ou plus souvent de sons musicaux sous le passage d'un courant de moins de 6 milliampères, en moyenne, indique soit une *augmentation de la conductibilité* des milieux de l'oreille (furonculose du conduit, inflammation, épanchement, hyperémie du labyrinthe), soit une *augmentation de l'irritabilité* du nerf acoustique.

Les tumeurs encéphaliques, les traumatismes de la tête donnent lieu à la réaction. Malgré la signification pathologique de cette dernière, sa persistance, dans les otopathies qui ne présentent pas de tendance à la guérison, rendrait le pronostic moins sombre : elle indique que le nerf n'est pas complètement dégénéré. — Le timbre des bruits ou des sons varie facilement (sifflement, tintement, jet de vapeur) d'un sujet à l'autre ou chez le même sujet. Mais il ne paraît avoir aucune signification nette pour le diagnostic. La cathode-fermeture est souvent plus efficace que les autres états variables du courant.

La réaction « paradoxale de Brenner », c'est-à-dire la perception de sons par l'oreille opposée à l'oreille que l'on cherche à exciter indique un état pathologique de l'oreille réagissante.

Quant au vertige voltaïque, il est senti par le sujet observé et l'inclination de la tête est *vue* par l'observateur. Les recherches dont le vertige est l'objet constituent donc une méthode objective, par conséquent supérieure à la recherche des sensations auditives.

Lorsque la résistance au vertige est augmentée de telle sorte que les états variables ne le produisent pas à 5-6-7 milliampères, il faut songer à une affection des organes de l'équilibration : canaux semi-circulaires, vestibule. La constatation de cette résistance au vertige indique nettement une lésion de l'oreille interne et une augmentation de la pression du liquide céphalo-rachidien. — La sensation vertigineuse et l'entraînement de la tête paraissent dissociés en certains cas : le malade se sent tomber d'un côté tandis qu'on remarque un mouvement de chute vers le côté opposé.

Les cas observés sont trop peu nombreux pour en tirer encore des déductions au point de vue du diagnostic.

L'on pourrait rechercher l'influence de tous les états, de toutes les périodes des courants électriques sur l'audition et les diverses manifestations du vertige voltaïque et comparer les réactions aux résultats obtenus par Brenner, Gradenigo, par l'audition, Babinsky, Leduc pour le vertige. Mais les explorations électriques de l'oreille sont désagréables, quelquefois douloureuses. On peut et on doit simplifier l'examen, raccourcir sa durée, faire le moins de mal possible : les résultats n'en seront que plus nets. Les éléments de diagnostic ci-dessus relatés paraissent donc indispensables mais suffisants.

Rhinoscopie antérieure et postérieure. — Cette manœuvre que nous avons déjà exposée à propos du naso-pharynx, complète favorablement un examen direct de l'appareil auditif ; elle donne la clef de certaines inflammations de la caisse, de certaines dépressions tympaniques, d'un grand nombre somme toute, de maladies de la caisse du tympan.

Interrogatoire du malade. — A un malade qui se plaint d'une affection quelconque de l'oreille, surdité ou suppuration, bourdonnements ou vertiges, il ne faudra jamais manquer de s'enquérir :

a) De son âge (certains signes fonctionnels, comme la perception cranienne, perdant de leur valeur après la cinquantaine).

b) De sa profession (toute une série de maladies de l'oreille étant d'origine professionnelle).

c) Du mode de début, des symptômes qui ont accompagné l'apparition de la maladie (affections antérieures ou concomitantes, fièvres éruptives, bourdonnements).

d) De l'époque de son apparition et de sa marche.

e) De l'existence ou de l'absence de douleur et d'écoulement.

f) De l'hérédité auriculaire (certaines affections de l'oreille sont certainement héréditaires).

g) De la nature des bourdonnements (il n'est pas rare que ces derniers, uniques ou multiples, suivant qu'ils ressemblent à des bruits de conque, de coquillage, de cloche, de sifflet, puissent fixer sur le siège d'une affection auriculaire).

h) De l'existence ou non de vertiges et de la forme de ces derniers pour savoir s'ils sont imputables à l'organe de l'ouïe.

i) De l'existence de la paracousie et de l'autophonie.

Ces divers renseignements sont précieux quand il s'agit d'établir un diagnostic et surtout un pronostic.

PATHOLOGIE

VICES DE CONFORMATION

Les vices de conformation peuvent porter sur le pavillon, le conduit auditif, le tympan et l'oreille interne ensemble ou séparément.

Du côté du pavillon, on observe : une absence totale de

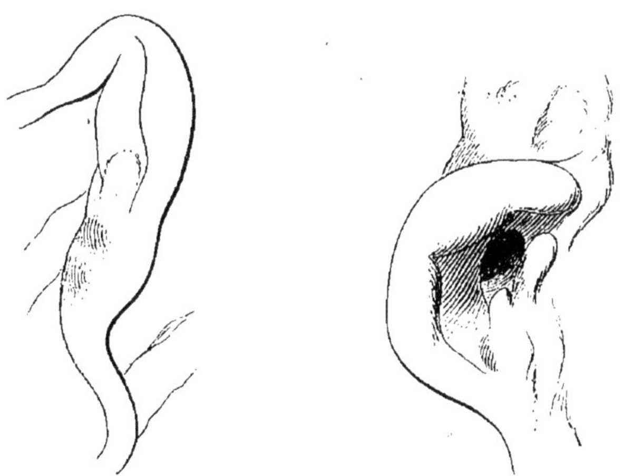

Fig. 310. — Malformations congénitales de l'oreille.

cet organe (rare), une disparition du lobule, ou sa division en deux lobes secondaires, une absence du cartilage, la procidence ou l'enroulement du pavillon avec disparition des saillies formées par l'hélix et l'anthélix, une petitesse enfin de cet appendice coïncidant souvent avec une étroitesse du conduit.

Le conduit, à son tour, peut être absent dans toute sa longueur ou dans sa portion cartilagineuse seulement, très étroit, au point de rendre impossible la vue du tympan, imperforé au niveau du méat, réduit à un petit trajet sinueux. Il y a le plus grand intérêt, dans ces différents cas, à s'assurer du degré de fonctionnement des centres auditifs.

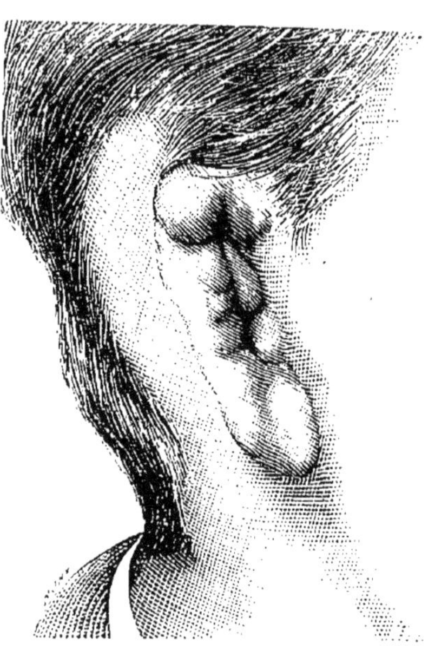

Fig. 311. — Malformation congénitale de l'oreille.

Le tympan présente parfois une déhiscence congénitale au niveau de la membrane de Shrapnell.

Enfin, le labyrinthe peut subir un arrêt de développement, être ossifié, avoir été éliminé par une suppuration intra-utérine.

On cherchera à remédier, dans la mesure du possible, en s'inspirant de chaque cas particulier, aux anomalies du pavillon de l'oreille.

On réussira, chez quelques malades, à former un conduit cartilagineux de toutes pièces ou à agrandir un canal déjà existant, en creusant, dans l'apophyse, une cavité osseuse qu'on laissera ensuite se cutaniser, comme dans la cure radicale de l'otorrhée (voir page 637). Ces tentatives seront faites seulement lorsque le labyrinthe sera en bon état. Elles échoueront souvent.

Contre les vices de conformation du labyrinthe, nous restons impuissants.

PAVILLON

Engelures. — Les engelures du pavillon sont assez fréquentes ; elles se traduisent par une tuméfaction rouge du bord de l'hélix, s'accompagnent de démangeaisons et amènent souvent la formation de croûtes adhérentes avec petite plaie sous-jacente, et, par suite, la destruction d'une étendue plus ou moins considérable de l'ourlet formé par l'hélix.

Érysipèle. — L'érysipèle du pavillon n'offre rien de spécial. Les phlyctènes sont fréquentes à la surface de l'organe, démesurément épaissi, rouge, et douloureux au toucher. L'inflammation streptococcique ne reste d'ailleurs pas limitée au pavillon.

Eczéma. — L'eczéma est aigu ou chronique. *Aigu* il apparaît surtout dans le jeune âge et se localise de préférence dans le sillon rétro-auriculaire où il amène un suintement désagréable, des gerçures, et une rougeur vive des téguments. Chronique il se présente sous la forme d'un épaississement généralisé du pavillon ou seulement de la conque avec formation de squames à la surface. Dans ce dernier cas il se propage volontiers au conduit, dont il amène le rétrécissement (ce dernier prend la forme d'une fente), et même jusqu'au tympan dont il produit la desquamation superficielle. Le méat est fendillé, des pellicules ramollies se présentent à l'entrée du conduit ; une démangeaison se fait sentir ; des lésions de grattage s'installent et engendrent soit du suintement à odeur spéciale, soit de la furonculose.

Dans les formes aiguës, l'oxyde de zinc en pommade est indiqué et agit merveilleusement. Son action est secondée par des applications de poudre d'amidon.

Dans les *formes chroniques*, à l'oxyde de zinc, on ajoute dans la pommade du goudron de hêtre, de l'ichthyol ou de l'huile de Cade ; s'abstenir des lavages, le plus possible. Si on est obligé d'en faire, ajouter à l'eau d'injection, soit un peu d'eau blanche, soit, une solution alcoolique de créoline (une cuillerée à café par litre, d'une solution de créoline à 5 p. 100). Les attouchements à la solution de nitrate d'argent à 1/10 sont très efficaces également. Se garder d'employer, pour les pansements sur le pavillon ou dans le conduit des eczémateux, des gazes irritantes telles que celle à l'iodoforme ou au salol.

Chéloïde. — Nous rangeons les chéloïdes dans les lésions diathésiques parce qu'elles naissent uniquement sur des terrains scrofuleux après une plaie chirurgicale ou traumatique. La chéloïde est dure, saillante, rouge, lisse, peu ou pas douloureuse au toucher. On la traite par l'électrolyse, l'extirpation pure et simple au bistouri ; on l'abandonne souvent à elle-même.

Tophus. — Chez les goutteux, on rencontre fréquemment des tophus, dans l'épaisseur des pavillons. Ils y forment de petites tumeurs étalées, limitées, dures et indolores.

Brulures. — Les brûlures du pavillon ne diffèrent de

celles de la peau que par les rétrécissements qui suivent parfois la cicatrisation ou les déformations qui peuvent se produire sur le pavillon. Tous les soins devront tendre à éviter ces accidents.

Congélation. — La congélation agit, soit d'une façon superficielle, soit, au contraire, à l'égal d'une brûlure violente. Dans quelques cas, très rares du reste dans nos pays, on voit survenir à la suite, de véritables suppurations et même de la gangrène ; le traitement est celui des brûlures en général.

Plaies. — Les plaies du pavillon ont ceci de particulier qu'elles saignent abondamment mais se cicatrisent avec rapidité. On cite des cas de section totale du pavillon par coup de sabre, ou morsure, qui ont très bien repris par la remise en place des lambeaux et suture immédiate de cet organe.

Othématomes. — Une contusion vive amène quelquefois un épanchement sanguin dans l'épaisseur du pavillon, entre la peau et le cartilage, au voisinage de la racine de l'anthélix ; il en résulte une tumeur pâteuse, molle, non douloureuse au bout de quelques jours, formée par le dédoublement de l'extrémité supérieure du pavillon, et comme conséquence, une nécrose du cartilage et une déformation indélébile de cet organe. Le liquide exsudé, hématique d'abord, séreux ou purulent ensuite, se résorbe avec une extrême lenteur.

Une incision précoce, un bon drainage et des pansements humides sont le meilleur remède à appliquer à ce genre de lésions.

Tumeurs bénignes et malignes. — Les *tumeurs bénignes* sont rares, on a signalé des cas de corne du pavillon.

On observe encore des kystes par rétention et des kystes dermoïdes, des fibromes, des myxo-fibromes et même des angiomes. Ces néoplasmes ne diffèrent en rien de ceux que l'on rencontre sur le reste des téguments externes ; nous n'insisterons ni sur leur évolution, ni sur leur traitement.

Les *tumeurs malignes* sont également peu fréquentes à l'exception de l'épithélioma qui s'y présente volontiers. Il y forme une saillie étalée, bourgeonnante et saignante qui, du pavillon, s'étend aux téguments de voisinage, notamment à ceux de la région mastoïdienne. L'adénopathie est assez tardive. Elle intéresse les ganglions carotidiens.

Quand la tumeur est primitive, elle est justiciable de bonne heure, d'une extirpation large avec ablation partielle ou totale de l'organe.

Chaque cas particulier demande un manuel opératoire différent.

Quand l'épithélioma est très localisé, on pourra essayer les applications de pâte arsenicale, se tenant prêt à opérer en cas d'inefficacité, ce que nous avons déjà constaté.

CONDUIT AUDITIF

Otite externe diffuse. — Elle reconnaît toujours pour cause une infection de la peau du conduit, soit par traumatisme (nettoyage septique au cure-oreille ou ses dérivés, serviette, etc., grattage, manœuvres opératoires non stériles, passage du pus provenant de la caisse ou de l'apophyse).

Cette affection, fort douloureuse, s'accompagne souvent d'élévation de température, de difficulté pour ouvrir la bouche à cause de la souffrance provoquée par les mouvements de l'articulation temporo-maxillaire, de gonflement autour du méat. Pour peu que l'inflammation soit accentuée, on a du soulèvement du tragus, du refoulement en avant du pavillon (par tuméfaction effaçant le pli rétro-auriculaire) et même de la fosse temporale.

L'introduction du spéculum, même de petit calibre, est à peu près impossible, les deux parois du conduit s'accolant presque au niveau de la portion cartilagineuse.

En arrière de la partie rétrécie se fait une accumulation de débris épidermiques, de liquide séreux ou purulent.

L'étude attentive des symptômes : douleur en ouvrant la bouche, douleur violente provoquée par les mouvements qu'on imprime au pavillon, disparition du sillon rétro-auriculaire, accolement des parois du conduit cartilagineux, marche rapide de l'affection, conservation à peu près intégrale de l'audition quand le conduit est nettoyé et qu'un mince spéculum en écarte les parois, empêchera de confondre cette affection avec une mastoïdite extériorisée. Dans quelques cas l'otite externe diffuse coïncide du reste avec la mastoïdite.

Le traitement consiste dans l'incision hâtive au bistouri, jusqu'à l'os, dans le conduit d'abord, et, si c'est insuffisant, dans le sillon rétro-auriculaire (incision de Wilde), dans le drainage et l'application de pansements humides boriqués ou au cyanure intus et extra.

Furonculose du conduit. — Encore appelée otite externe circonscrite elle est l'inflammation des follicules pileux du conduit. Elle reconnaît les mêmes causes que l'otite diffuse, elle est aussi très douloureuse et marche par poussées successives, durant souvent de quinze jours à trois semaines et même bien davantage. Les mouvements provoqués du pavillon arrachent des cris au patient ; les mouvements de mastication sont également fort pénibles. L'ouïe est abaissée par suite de l'obstruction du conduit.

A l'examen objectif on voit nettement des soulèvements plus ou moins acuminés de la peau du conduit en un ou plusieurs points, l'introduction du spéculum est douloureuse et suffit quelquefois à faire sourdre le bourbillon du sommet du furoncle.

L'inflammation se propage parfois en arrière du pavillon, si le furoncle siège sur la paroi postérieure, et une tuméfaction apparaît dans le sillon rétro-auriculaire.

Le diagnostic est facile ; il se fait à la simple inspection du conduit.

Le traitement peut être médical ; au début on essaiera de laisser à demeure, pendant vingt-quatre heures, sur le

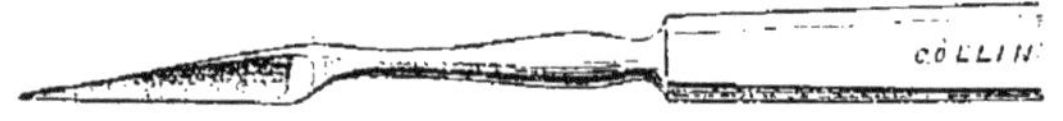

Fig. 312. — Bistouri pour la furonculose du conduit auditif.

point saillant, une mèche de gaze iodoformée, imbibée de liquide de Bonain : assez souvent, ainsi soigné, le furoncle avorte ; s'il résiste il vaut mieux recourir immédiatement à l'incision profonde au bistouri, en ayant soin d'interposer une mèche de gaze entre les deux lèvres de la plaie pour empêcher sa fermeture.

On appliquera ensuite un pansement humide intus et extra tant qu'il y aura des douleurs. Quand celles-ci auront disparu on remplacera ces applications humides par des pansements secs tout en surveillant les récidives.

OTOMYCOSE. — *L'otite externe parasitaire* est due à la pullulation d'un champignon (aspergillus flavescens ou aspergillus nigricans) dans la profondeur du conduit, au voisinage du tympan. Superficielle, l'inflammation provoquée par ces parasites, est simplement gênante, amène des démangeaisons et donne lieu à une sécrétion blanc jaunâtre ou noire comme de l'encre, suivant l'une ou l'autre espèce de parasite en cause. Plus profonde, elle engendre des douleurs plus marquées, du gonflement des parois du conduit et de la rougeur de la peau qui les tapisse.

Ces sécrétions ont une odeur fade, caractéristique.

Le traitement à appliquer à ce genre d'otite externe consiste dans des lavages à l'eau oxygénée, à l'eau additionnée d'alcool boriqué, dans des instillations d'alcool boriqué pur dans le conduit; l'affection est en général peu rebelle et cède à une désinfection sérieuse de la cavité.

BOUCHON DE CÉRUMEN ET CHOLESTÉATOME DU CONDUIT. — L'accumulation du cérumen dans le conduit amène une obstruction progressive et indolore de sa lumière. Les symptômes objectifs éprouvés par le malade sont ordinairement subits; la surdité survient brusquement au moment de la toilette, pendant un bain de mer, à l'occasion d'un grattage ou d'un mouvement imprimé au pavillon. Il existe parfois en même temps des bourdonnements, des crises vertigineuses, de la toux spasmodique et presque toujours de l'autophonie.

Les réactions fonctionnelles de l'oreille sont celles d'une

lésion de l'appareil de transmission P.C. bonne. Diapason vertex latéralisé au côté malade. Rinne négatif.

Ces signes n'existent que dans l'obstruction complète du conduit.

Le corps du délit est facilement visible à la simple inspection du méat avec ou sans spéculum ; il a une coloration variant du jaune clair au brun foncé. Pour l'enlever on le ramollit au préalable avec des instillations de glycérine boratée ou bicarbonatée ; nous employons fréquemment la formule suivante :

Bicarbonate ou borate de soude. . . .	0gr,15
Eau de laurier-cerise	5 grammes.
Glycérine neutre	10 —

Instiller 5 à 6 gouttes, 3 fois par jour dans l'oreille et boucher ensuite l'entrée du méat avec de la ouate non hydrophile.

On fait, après trois ou quatre jours de ce traitement, une injection d'eau tiède, au moyen d'un énéma, en ayant soin de redresser le conduit en tirant légèrement le pavillon en haut et en arrière et en dirigeant le jet interrompu du liquide tangentiellement à la périphérie du bouchon, entre le conduit et lui.

Après expulsion du cérumen, bien essuyer le conduit et faire porter au malade, pendant quelques jours, à l'entrée du méat, un petit tampon d'ouate pour que l'air extérieur ne vienne pas impressionner trop tôt la membrane tympanique.

Il est des *bouchons* de cérumen qui sont formés de pellicules *épidermiques* appliquées les unes au-dessus des autres à l'instar des bulbes d'un oignon. Ces bouchons, très adhérents aux parois, amènent à la longue un élargissement parfois très considérable de la lumière du conduit ; refoulant le tympan ils se comportent exactement comme les cholestéatomes de l'apophyse mastoïde et de la caisse. Ils usent les parois osseuses et sont capables, plus que les bouchons cérumineux ordinaires, d'amener de la rétention purulente en arrière d'eux.

Leur ablation est souvent entourée de très grosses difficultés : l'injection ne suffit plus ; il faut les retirer par fragments à la curette. Leur coloration est blanchâtre, facilement reconnaissable, leur récidive fréquente ; aussi y a-t-il lieu de surveiller avec attention les conduits du malade chez lequel on a retiré de pareilles sécrétions.

CORPS ÉTRANGERS

Toutes sortes de corps étrangers peuvent être rencontrés dans le conduit auditif ; les plus fréquents sont : haricots, pois, perles, noyaux de cerises, graines diverses, boutons, de bottines, cailloux, bouts de crayons, papier, grains d'avoine, de blé, de maïs, etc., etc. On y trouve aussi des êtres animés : puces, asticots, punaises, etc.

Un corps étranger inerte peut séjourner dans une oreille pendant des années et des années sans provoquer le moindre désordre. Toutefois comme ces accidents sont plus souvent observés chez les enfants, les parents effrayés essaient ou font essayer par le médecin, à l'aide de pinces variées maniées à l'aveuglette, l'extraction du corps du délit ; on ne réussit bien souvent qu'à excorier les bords du conduit et à provoquer de l'otite externe traumatique ; passe encore si ces manœuvres condamnables n'ont pas amené de lésions plus graves en refoulant le corps étranger, à travers le tympan, jusque dans l'oreille moyenne, le fait n'est encore que trop fréquent.

Le diagnostic s'établit par les commémoratifs et l'examen direct au spéculum ; on ne doit jamais s'en rapporter aux seuls commémoratifs.

La première tentative pour l'extraction consiste à faire dans le conduit, une injection d'eau tiède, avec le même

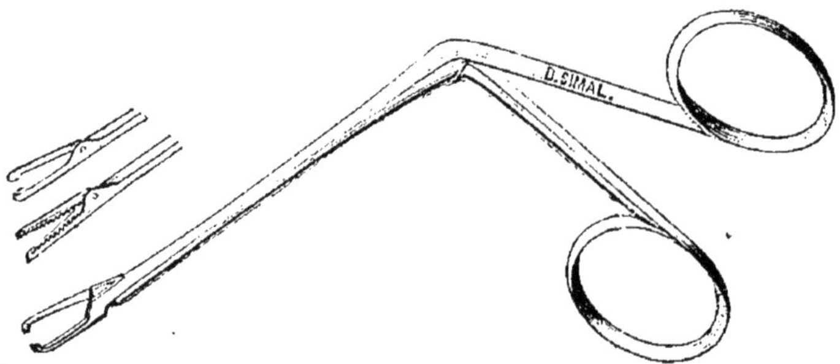

Fig. 313. — Pince pour corps étrangers de l'oreille.

manuel opératoire que pour un bouchon de cérumen. En cas d'insuccès on recommence une deuxième ou une troisième fois.

S'il s'agit d'un corps mou, gonflé par l'humidité, on pourra, sous le contrôle d'une lumière artificielle, et avec l'aide de l'immobilisation la plus absolue de la tête du sujet, essayer l'extraction au moyen d'un petit crochet ad hoc, d'une pince à griffes, d'une curette introduite, si possible, en arrière du corps étranger ou dans un orifice qu'il présente, et ramenée doucement vers le méat.

Dans d'autres cas on pourra le morceller et l'extirper par parcelles en plusieurs séances faites toujours avec des instruments aseptiques, sous le contrôle de la vue.

Pour obtenir l'immobilité, il est parfois utile d'endormir le patient (chloroforme, chlorure d'éthyle, sœmnoforme) mais on n'emploiera ce moyen que dans le cas où on ne pourra différer l'extraction du corps du délit, dans le cas, par exemple, où des manœuvres antérieures auraient déterminé l'apparition d'une violente phlegmasie. Dans ce cas seulement, si le corps étranger ne peut sortir par l'orifice naturel, on peut être autorisé à décoller le conduit.

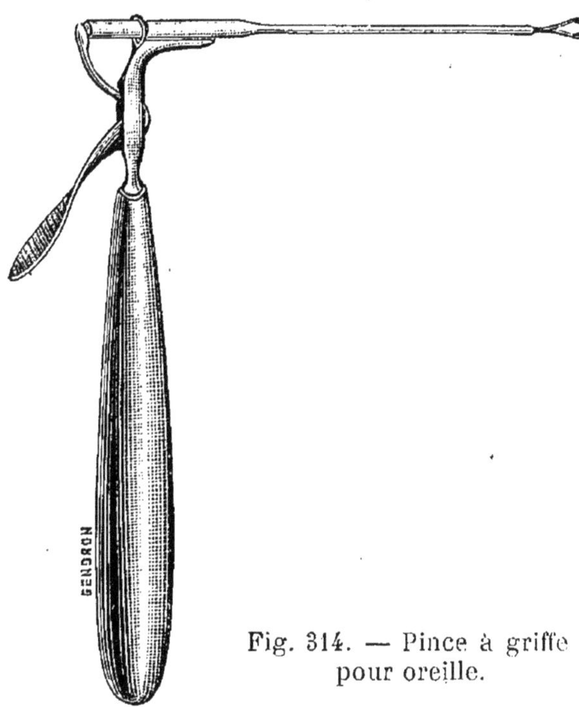

Fig. 314. — Pince à griffe pour oreille.

Quand il s'agit d'êtres animés, on commencera par les tuer en plaçant à l'entrée du méat un coton chargé de vapeurs de chloroforme ou d'éther, ou en instillant de l'huile tiède dans le conduit. On se trouve alors en présence d'un être inanimé et on agit comme il a été dit précédemment.

TRAUMATISME. — GRATTAGE. — FRACTURES

Selon que le traumatisme est léger (grattage au moyen d'un cure-ongle, d'une épingle) ou sérieux (introduction accidentelle, criminelle ou dans un but de suicide, d'un objet quelconque dans le conduit, d'une balle de revolver, etc.), on observe des lésions qui varient de la simple excoriation de la peau, d'une simple piqûre, à une brûlure profonde et à la fracture du conduit osseux, avec ou sans déchirure du tympan. On peut observer encore des fractures du conduit dans les fractures de la base du crâne et dans les chutes sur le menton (dans ce dernier cas le traumatisme intéresse la paroi antérieure du conduit dont la fêlure a été produite par le condyle du maxillaire inférieur).

Nous ne passerons pas en revue chacune de ces lésions, d'ailleurs facilement reconnaissables. Qu'il nous suffise de dire que l'antisepsie la plus minutieuse devra présider au moindre pansement dans l'oreille et à la moindre intervention, si l'on veut éviter les complications toujours dangereuses susceptibles de se développer à la suite du plus petit traumatisme.

TUMEURS

Condylomes. — Exostoses. — Polypes. — Néoplasmes malins. — Les *condylomes syphilitiques* du conduit ne sont pas très rares à la période secondo-tertiaire; ils se présentent sous la forme de tumeurs papillomateuses enflammées, non douloureuses, s'accompagnent d'un suintement séro-sanguinolent, d'un rétrécissement annulaire inflammatoire du conduit et récidivent avec la plus grande facilité tant qu'on ne prescrit pas au malade un traitement spécifique.

Les *exostoses ou ostéomes* sont uniques ou multiples, siègent sur le conduit osseux et se montrent sous la forme de petites masses rondes, dures, luisantes à la surface, d'un blanc nacré, obstruant plus ou moins complètement la lumière du canal. Sessiles ou pédiculées elles ne tiennent parfois à la paroi que par une lame mince qui se rompt au moindre attouchement. On les enlève par un coup de gouge sur leur point d'attache ; si ce moyen ne réussit pas on décolle le pavillon et le conduit cartilagineux ; on les fait ensuite sauter à la gouge. Leur ablation s'impose à cause de la rétention qu'elles pourraient produire en arrière d'elles s'il y avait suppuration et de la surdité qu'elles entraînent quand elles remplissent la lumière du conduit.

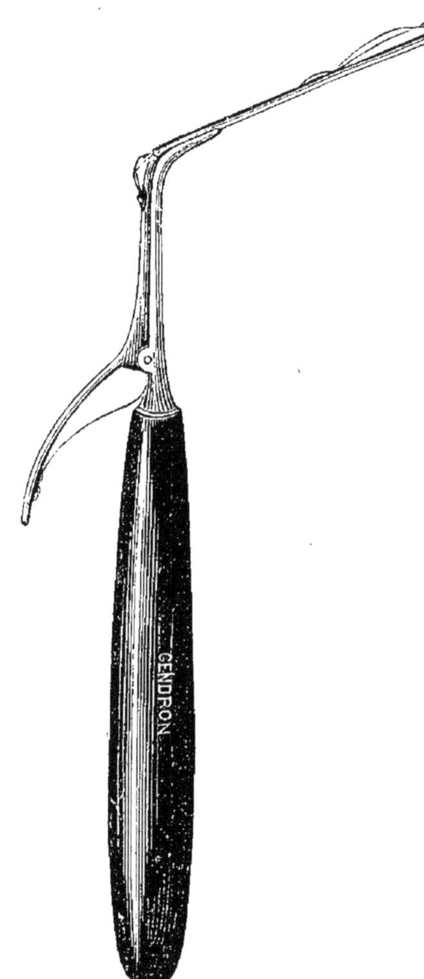

Fig. 315. — Polypotome pour l'oreille.

Les *polypes* naissent sur place comme dans le cas d'ostéite limitée du canal osseux, d'ouverture spontanée d'une cellule mastoïdienne dans la lumière du canal, ou proviennent de la caisse du tympan après destruction partielle ou totale de cette membrane.

Dans ce dernier cas ils peuvent être très volumineux, affleurer ou même dépasser le méat.

Les premiers guérissent avec la disparition de l'ostéite qui leur a donné naissance, après curettage du point osseux malade, ou évidement de la mastoïde.

On arrache les seconds, qui saignent parfois beaucoup, et on traite l'otorrhée qui a déterminé leur apparition par l'un des moyens que nous décrirons plus loin.

MALADIES DU TYMPAN

Myringite aigue. — Rarement la membrane tympanique seule est enflammée. Nous avons vu l'otite externe se propager jusque sur elle; nous apprendrons un peu plus loin que l'otite moyenne peut l'intéresser.

L'*inflammation aiguë ou myringite* est le résultat d'une brûlure, d'un coup de froid. La membrane est rouge, présente à sa surface des phlyctènes remplies de sérosité, de sang et plus tard de quelques gouttes de pus.

L'épiderme de la membrane perdant rapidement son éclat, se présente, sous la forme d'une ou plusieurs bulles d'aspect jaunâtre ou même simplement grisâtre, translucide, ressemblant tout à fait à une brûlure ou à une vésication de la membrane.

Cette dernière est rouge et légèrement desquamée. Dans quelques cas plus graves, les vésicules peuvent être assez nombreuses et atteindre même toute l'épaisseur de la membrane. Il se produit alors de véritables infiltrations du tympan, séreuses, purulentes ou même hémorragiques. Ces dernières sont particulièrement la conséquence d'affections graves telles que : rougeole, variole, etc.

Après guérison, il se fait une desquamation superficielle de la membrane occupant parfois toute son étendue; les élèves prennent volontiers une telle pellicule pour le tympan lui-même.

Myringite chronique. — L'évolution chronique est assez rare, elle fait suite à une infection aiguë, mais elle est plus souvent la conséquence d'une inflammation de la paroi cutanée du conduit.

Ici encore se produisent de temps en temps des sortes de villosités ou même de véritables granulations polypoïdes qui recouvrent la membrane et lui donnent un aspect fongueux.

Le tympan peut ne pas être perforé.

Le traitement consiste à faire l'asepsie du conduit et à toucher les granulations soit au nitrate d'argent, soit à l'acide chromique (méthode d'Heryng) ou même à faire des cautérisations en laissant à demeure un léger tampon de gaze aseptique imprégnée de chlorure de zinc au 1/10 ; on fera ensuite des pansements secs avec de la poudre aseptique telle que : acide borique, peroxyde de zinc, purs ou mêlés ensemble.

Traumatisme. — Le traumatisme peut être une simple piqûre (épingle, cure-oreille, allumette) ou une véritable déchirure (grands traumatismes craniens, coups de canon, soufflets ou baisers sur l'oreille, Valsalva trop énergique).

Au moment de l'accident le patient entend un bruit violent du côté lésé ; il éprouve parfois du vertige, presque toujours des bourdonnements et, immédiatement après, une diminution et parfois une disparition de l'acuité auditive de ce côté.

Quelques gouttes de sang accompagnent souvent la rupture du tympan.

A l'examen objectif, le conduit une fois débarrassé du cérumen et du sang qui l'encombrent, on aperçoit nettement, quelques instants après l'accident, soit la piqûre, soit les deux lèvres encore saignantes, de la plaie tympanique. Les réactions fonctionnelles indiquent si on se trouve en présence d'une simple lésion de l'appareil de transmission ou si le labyrinthe a été intéressé dans le traumatisme.

Complications à redouter : l'inflammation et la suppuration de l'oreille moyenne.

Pour l'éviter, nettoyage antiseptique du conduit, séchage et mise en place d'un pansement sec qui a l'avantage d'immobiliser le tympan, de favoriser par conséquent sa cicatrisation, et en second lieu d'empêcher l'accès de germes morbides sur la plaie. Recommander au malade de ne pas se moucher fort.

OREILLE MOYENNE

Osselets (*Fractures. Arthrites*). — On observe quelquefois, dans les traumatismes directs ou à distance de l'oreille moyenne, de véritables fractures du manche du marteau. Elles donnent lieu à une vive douleur au niveau du tympan, à un écoulement sanguin plus ou moins considérable par le conduit, à la surdité du côté lésé et à des bourdonnements d'oreille. Le trait de fracture est visible à la simple inspection dans les jours qui suivent l'accident et même plus tard si la coaptation des deux fragments ne s'est pas rétablie parfaitement.

La fracture du marteau est généralement accompagnée de déchirure de la membrane et souvent aussi d'ébranlement de la chaîne et même du labyrinthe.

Les altérations de l'ouïe consécutives à cette lésion

sont par conséquent des plus variables pouvant aller du simple au composé.

De temps à autre on a également l'occasion de voir des poussées inflammatoires se localiser aux articulations des osselets entre eux, notamment à l'union du marteau avec l'enclume. On soupçonnera une pareille lésion quand, au cours d'une attaque de rhumatisme articulaire, le sujet se plaindra soudain d'une violente douleur à l'oreille avec hyperacousie d'abord, abaissement notable de l'ouïe ensuite, et qu'à l'inspection on notera une rougeur vive du manche du marteau et de la membrane de Shrapnell à l'exclusion du reste du tympan. La fugacité de la lésion et la présence de lésions fluxionnaires aux articulations des membres aideront au diagnostic.

On appliquera le pansement sec immobilisateur dans la fracture du marteau et le traitement général habituel au salicylate dans les arthrites rhumatismales de l'oreille.

OTITE CATARRHALE EXSUDATIVE

Dans l'immense majorité des cas, l'inflammation de l'oreille moyenne est sous la dépendance d'une infection propagée par la trompe et ayant pris naissance dans le naso-pharynx, le nez ou les cavités accessoires. Les germes septiques pénètrent dans la caisse soit violemment (action de se moucher, Valsalva, cathétérisme, injections de liquides par la trompe) soit par simple propagation (adénoïdites, fièvres éruptives, coryzas, empyèmes, maladies infectieuses).

Suivant le degré de virulence de l'infection et de résistance du sujet on observera : a) *de l'otite catarrhale sim-*

ple ou otite exsudative ; b) *de l'otite aiguë proprement dite*, fermée ou ouverte (suppurative) que nous décrivons dans le chapitre suivant.

Type de l'otite adénoïdienne. Se caractérise par de la surdité souvent très accentuée, survenant par périodes, à l'occasion d'un rhume de cerveau, d'une adénoïdite, d'un mal à la gorge; par des bourdonnements (bruits de coquillage de la mer), de l'autophonie, de la sensation de lourdeur dans un côté de la tête et de la plénitude dans une oreille ; il semble au malade qu'il ait un bouchon dans le conduit. Si le liquide est peu abondant (action de se moucher) le Valsalva provoque un gargouillement et les variations de position de la tête modifient la surdité.

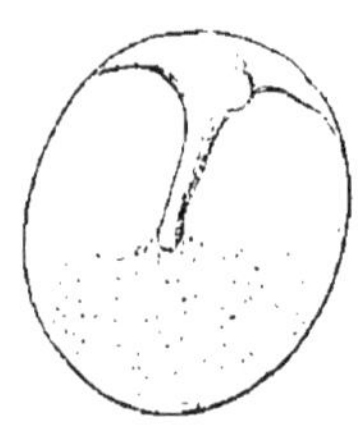
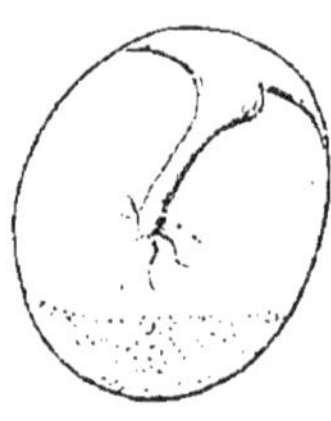

Fig. 316. — Otite catarrhale exsudative.

Objectivement on constate par transparence, à travers le tympan, la présence du liquide dans la caisse. La muqueuse de cette dernière est rosée, le tympan s'éclaire mal, il est comme œdémateux, terne, plombé ; le niveau du liquide apparaît souvent sous la forme d'un petit disque horizontal à concavité supérieure, analogue à un cheveu. La membrane tympanique, si elle est peu résistante, bombe parfois à l'extérieur; les veines accompagnant le manche du marteau sont généralement dilatées.

L'insufflation par la trompe, qui pénètre toujours difficilement, donne un bruit de gargouillement caractéristique.

Quand l'exsudat est hémorragique, la partie inférieure du tympan est noirâtre.

Les réactions fonctionnelles de l'oreille sont celles d'une affection de l'appareil de transmission, c'est-à-dire Percep. cran. bonne, Diap. vertex, du côté atteint, Rinne négatif, diminution de l'acuité auditive pour les sons graves.

Cette maladie ne s'accompagne ni de douleurs, ni de phénomènes généraux, à moins qu'une infection plus virulente n'ait été le point de départ ou ne vienne s'y surajouter. On aurait alors affaire à une otite moyenne aiguë proprement dite.

Au fur et mesure que l'exsudat se résorbe, les symptômes fonctionnels s'amendent, mais de deux choses l'une, ou la trompe redevient perméable, et dans ce cas le tympan reprend peu à peu sa situation et sa coloration normales; ou elle reste obstruée; on voit alors la membrane tympanique s'affaisser, rester rosée, et venir s'accoler sur le promontoire où elle est retenue par un simple exsudat d'abord, ensuite par des brides cicatricielles qui compromettent à tout jamais l'audition.

Le *traitement* de l'otite catarrhale exsudative est prophylactique et curatif. Le premier s'adresse aux causes susceptibles d'engendrer les inflammations de la caisse (adénoïdes surtout, puis queues de cornet, tumeurs, etc.), se reporter aux causes nasales, naso-pharyngiennes et sinusiennes.

Le traitement curatif consiste à aérer la caisse du tympan par le curettage du naso-pharynx, à antiseptiser le nez, à pratiquer de la révulsion sur l'apophyse (chlorure d'éthyle, vésicatoire). On se gardera autant que possible d'ouvrir le tympan car on risquerait d'infecter la muqueuse. Tout au plus pourra-t-on appliquer sur lui un peu de liquide de Bonain.

Toutefois, dans certaines otites catarrhales exsudatives des adultes, survenues sans cause nasale ou naso-pharyngienne persistante, c'est-à-dire à l'occasion d'un rhume, d'une grippe, etc., ayant affecté trompe et caisse (catarrhe tubaire et tympanique) l'exsudat quoique liquide n'a guère de tendance à se résorber spontanément. Aussi, dans ces formes vraiment si bénignes, il y a lieu de faire la paracentèse aseptique pour débarrasser la caisse de son contenu et rétablir l'audition.

Nous préférons alors perforer le tympan avec le galvano-cautère qui a l'avantage de laisser une fenêtre ouverte pendant plusieurs jours, assurant ainsi le drainage régulier de la caisse. Une insufflation, faite avec le cathéter, complète utilement cette manière d'agir. Pansement sec à demeure dans l'intervalle; antisepsie nasale et naso-pharyngienne.

Les insufflations d'air dans la caisse donnent ordinairement un soulagement momentané. Elles sont surtout indiquées à la période terminale, pour relever un tympan qui aurait des tendances à s'accoler au promontoire alors que l'obstacle mécanique qui obstruait la trompe a été enlevé et la place qu'il occupait s'est déjà cicatrisée.

Ces otites exsudatives se présentent habituellement sous deux formes, l'une aiguë que nous venons de décrire, l'autre chronique qui persiste en dépit du traitement local, tant que l'obstacle naso-pharyngien n'a pas été supprimé. C'est l'otite adénoïdienne des enfants en général, et parfois des adultes, dont la symptomatologie est celle d'une pleurésie de la caisse qui, suivant les degrés de l'infection, est séreuse, séro-fibrineuse, purulente ou même hémorragique.

OTITE MOYENNE AIGUË

On désigne sous ce nom une inflammation septique de la muqueuse de l'oreille moyenne s'accompagnant de douleurs et d'altération de l'état général.

Mêmes causes que pour l'otite catarrhale exsudative : les coryzas infectieux, la grippe et les fièvres éruptives sont particulièrement à incriminer.

L'otite moyenne aiguë se présente sous des formes variables suivant qu'elle atteint des enfants ou des adultes. Chez l'enfant elle se montre sous trois formes variées.

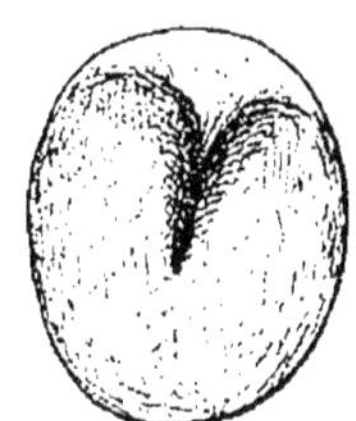

Fig. 317. — Aspect du tympan dans l'otite moyenne aiguë.

1° Tantôt l'infection étant peu virulente, il existe quelques douleurs à la suite desquelles le liquide contenu dans la caisse repousse légèrement la membrane du tympan au dehors; mais ce dernier ne cède pas et tout rentre dans l'ordre au bout de quelques heures.

2° D'autres fois, et c'est un cas fréquent, nous sommes consultés par des parents qui nous disent que leur enfant a souffert violemment d'une oreille pendant la nuit, et que le lendemain matin ils ont constaté, sur l'oreiller, la trace d'un écoulement séreux, assez abondant. Depuis lors toute douleur a cessé : l'oreille ne coule plus ; la crise n'a duré que vingt-quatre heures.

Si on examine alors le petit malade on trouve la membrane rosée, légèrement catarrhale, le manche du marteau sillonné par son vaisseau habituel, mais pas de traces de perforation. La détente s'est produite par une perforation tympanique qui s'est cicatrisée rapidement.

3° La forme commune de l'otite aiguë débute brusquement par de l'otalgie violente, interrompant le sommeil, arrachant des cris à la personne qui en est atteinte. Si cette dernière est en cours d'affection fébrile, la température s'élève avant même l'apparition de la douleur et l'état général s'aggrave. Une fièvre de 39 à 40° est fréquente chez les enfants, à la première période de l'otite aiguë, même survenant en pleine santé.

Dans cette forme, il n'est pas rare de voir, dès le début, survenir des phénomènes de *méningisme* qui en imposeraient pour une affection encore plus redoutable; c'est ainsi qu'on observe chez eux des vomissements, des convulsions, de l'agitation, des cris violents, de la constipation, de la perte de connaissance, parfois de la raideur de la nuque.

Après un, deux, trois ou quatre jours de cet état, la douleur cesse brusquement, la fièvre tombe, l'état général revient à la normale, mais il se produit un écoulement d'une ou des deux oreilles, écoulement d'abord séreux ou sanguin, puis purulent.

Chez l'adulte, l'otite moyenne n'évolue généralement pas aussi vite que chez l'enfant, ni avec le même cortège symptomatique.

Les phénomènes qui dominent sont la *douleur*, (d'autant plus violente que la membrane, plus épaisse, résiste davantage avant de se perforer), la *surdité* et les *bourdonnements*.

Les douleurs sont généralement plus accentuées la

nuit; elles occupent tout le côté de la tête, correspondant à l'oreille malade, empêchant le sommeil, constituant de véritables crises de névralgies, qui, suivant le degré de l'infection, selon aussi que la membrane du tympan est plus ou moins résistante, arrachent des cris au malade.

Les douleurs durent de deux à huit jours, puis elles cessent lorsque le tympan s'ouvre, laissant s'écouler au dehors le liquide séro-purulent contenu dans la caisse.

On observe, chez les adultes, des formes plus aiguës, surtout à la suite des maladies infectieuses, telles que la grippe, la rougeole, etc. Dans ce cas, les douleurs sont continues, régulières, lancinantes, toujours à exacerbation, mais la membrane cède rapidement, quelquefois en l'espace de plusieurs heures, et le *liquide qui s'écoule est souvent hémorragique* (*grippe*).

Enfin il est possible, chez certains sujets ayant en quelque sorte préparé leur perforation longtemps à l'avance, de voir l'écoulement s'établir presque sans douleur, la membrane étant sans doute très amincie, ou peut-être même étant déjà perforée, ce qui supprime toute une partie du cortège symptomatique du début de l'otite aiguë. L'otite suppurée tuberculeuse est une de celles qui aiment à s'installer ainsi sournoisement.

Il va sans dire que, dès le début, une surdité très prononcée s'est déclarée dans l'oreille atteinte et que des battements isochrones au pouls se sont installés du même côté.

Objectivement, on constate d'abord une congestion intense de la caisse et du tympan. Ce dernier est très vascularisé; il bombe en dehors et offre fréquemment à sa surface un point plus proéminent, une sorte de bulle par où va se faire la perforation. Chez quelques malades, enfants surtout, le tympan fait presque saillie à l'entrée du méat auditif.

Dès que la perforation est établie, un liquide séro-sanguinolent, puis muco-purulent, et enfin purulent obstrue en grande partie la lumière du conduit. Après nettoyage de ce dernier on aperçoit une perforation reconnaissable, même et surtout si elle est de petite dimension, à des battements isochrones aux pulsations cardiaques.

Les mouvements du pavillon de l'oreille sont indolores, mais on observe souvent, même à cette période, une sensibilité marquée à la pression au niveau de l'antre et de la pointe de la mastoïde.

Tant que le pus s'écoule librement, la douleur et la fièvre doivent cesser en totalité. Si ces phénomènes persistent ou réapparaissent après avoir disparu pendant quelques jours il y a lieu de craindre une complication.

L'affection marchant normalement vers la guérison on voit peu à peu le pus s'épaissir, diminuer de quantité, puis cesser complètement de couler, huit à quinze jours après le début de l'affection (chez les enfants l'écoulement n'a parfois duré que vingt-quatre heures).

En même temps les battements cessent, la surdité s'atténue, le tympan se cicatrise et reprend petit à petit sa coloration normale. Un mois après il ne doit plus rester trace de l'affection.

Au lieu de se terminer ainsi par résolution l'otite aiguë est susceptible de se refroidir mais de se transformer en otorrhée chronique : la perforation tympanique s'agrandit et du pus plus ou moins fétide continue à couler de l'oreille.

D'autres complications sont encore à craindre du côté de la mastoïde, de l'encéphale et de ses enveloppes, du sinus latéral, du labyrinthe ; nous y reviendrons un peu plus tard.

Enfin, les récidives ne sont pas rares, en particulier chez les enfants porteurs de tissu adénoïdien toujours prêt à s'enflammer.

On ne confondra pas l'otite aiguë avec une simple otalgie réflexe ; on songera à sa possibilité quand, au cours d'une fièvre éruptive, on verra brusquement la température s'élever sans cause apparente, quand enfin l'enfant manifestera des signes de méningisme ou présentera des phénomènes évidents de méningite.

Même traitement prophylactique que pour l'otite exsudative.

L'affection, unè fois déclarée, au début on pourra tenter d'obtenir la résolution par un révulsif appliqué sur l'apophyse : (chlorure d'éthyle, sangsues) ; par la réfrigération (tube de Leiter) ; en appliquant sur le tympan du liquide de Bonain ; par la désinfection du naso-pharynx, (fumigations nasales au menthol, ou autres balsamiques, pommade mentho-cocaïnée) :

Pommade avec :

Chlorhydrate de cocaïne	0gr,05 à 0gr,20
Résorcine	0gr,25
Menthol	0gr,05
Acide borique	1 gramme.
Vaseline.	15 —

pour plus de commodité et de propreté, nous conseillons de faire mettre cette pommade dans un tube métallique (comme celui des couleurs à l'huile). On introduit 2 ou 3 fois par jour dans chaque narine gros comme un pois de

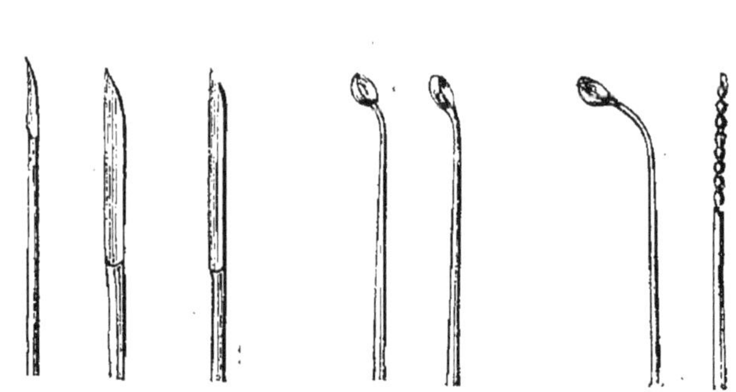

Fig. 318. — Série d'instruments se montant sur le même manche.
(Tympanotomes, curettes, stylet.)

cette pommade qui est ensuite aspirée fortement par le patient).

On continuera à tenter d'obtenir la résolution par les soins dont on entourera le malade (repos à la chambre, ouate sèche sur les oreilles, pansements humides sur la région mastoïdienne).

Si les douleurs et les phénomènes généraux persistent et que le tympan résiste à la perforation spontanée ne pas hésiter à faire la myringotomie et à pratiquer la désinfection aussi soigneuse que possible du conduit afin d'éviter les infections secondaires. Cette désinfection s'obtient par des lavages à l'eau bouillie additionnée, suivant les cas, d'alcool boriqué (une cuillerée à soupe d'alcool saturé d'acide borique par demi-litre d'eau ou encore de l'eau boro-oxygénée coupée avec 4/5 d'eau bouillie, ou bien enfin d'une cueillerée à café de carbonate de soude par demi-litre d'eau, suivant la tolérance de chaque malade et suivant l'abondance de l'écoulement). Les injections seront faites deux, trois et même quatre fois par jour (voir la manière indiquée plus haut p. 507). Recouvrir ensuite l'oreille avec de la ouate, au besoin faire un pansement externe; s'assurer de visu que le drainage de la caisse se fait bien.

Lorsque l'écoulement devient plus dense et par conséquent moins abondant, supprimer les injections et les remplacer par des pansements secs non compressifs faits avec la gaze stérilisée, au peroxyde de zinc ou à l'iodoforme suivant chaque cas particulier. L'asepsie est en somme la règle du traitement de l'otite moyenne aiguë suppurée.

On surveillera avec soin la mastoïde et on se tiendra prêt à ne pas laisser s'implanter une complication.

OTITE EXSUDATIVE CHRONIQUE

Au lieu d'apparaître à l'état aigu et de disparaître au bout de quelques jours sans laisser aucune trace, l'otite catarrhale exsudative est susceptible de s'éterniser, de récidiver immédiatement à la moindre occasion; cette forme s'observe surtout quand les fosses nasales ou les cavités accessoires sont le siège d'une inflammation chronique (polypes muqueux, dégénérescences ethmoïdales, végétations adénoïdes, sinusites diverses). On a alors affaire à la forme humide de l'otite chronique.

Mêmes symptômes fonctionnels et objectifs que pour l'otite aiguë exsudative sauf pour la période de début qui passe presque toujours inaperçue. De plus, le liquide exsudé, au lieu d'être séreux, est parfois gélatineux, colloïde, d'aspect rougeâtre, brun, difficile à expulser, il se reproduit souvent avec la plus grande facilité.

Aussi est-on autorisé, quand les révulsifs tympaniques et mastoïdiens ont été appliqués sans succès, quand les cavités nasales, sinusiennes et naso-pharyngiennes ont été soigneusement désinfectées, et que le cathétérisme plusieurs fois répété n'a donné aucun résultat, est-on autorisé, disons-nous, à évacuer le contenu de l'oreille moyenne par la myringotomie.

La pointe galvanique est souvent d'un précieux secours en pareille occurence ; elle maintient l'ouverture pendant plusieurs jours et, en assurant la vacuité de la caisse, elle accroît immédiatement l'audition et en assure le bon fonctionnement.

OTORRHÉE CHRONIQUE

L'otorrhée chronique a toujours présenté, au début, une phase aiguë.

Les raisons pour lesquelles une otite suppurée aiguë se transforme en suppuration chronique peuvent être groupées en trois chefs différents :

a. *Elles sont d'ordre local.* — Défaut de nettoyage, rétention de pus dans le conduit, ou derrière la membrane du tympan par un corps étranger ou des pellicules épidermiques, un polype ; perforation du tympan trop haut placée pour permettre l'écoulement du liquide septique ; recessus hypotympanique trop profond, lésion intéressant les osselets, l'apophyse mastoïde ou le labyrinthe ; infection secondaire se surajoutant à l'infection primitive, présence enfin d'un cholestéatome.

b. *D'ordre général.* — État général défectueux, virulence de l'infection génératrice de la suppuration, amaigrissement, convalescence d'une fièvre grave, anémie, tuberculose, etc.

c. *Elles tiennent enfin à la persistance des causes génératrices de l'otite aiguë.* — Infections nasales ou sinusiennes, végétations adénoïdes enflammées, etc.

Symptômes. — L'otorrhée chronique se traduit par des troubles fonctionnels : surdité plus ou moins accentuée du côté malade, réactions des maladies de l'appareil de transmission, si le labyrinthe est intact, bourdonnements en général nuls ou peu marqués ; écoulement purulent variable comme abondance, comme nature et comme odeur, douleurs souvent nulles, en général peu marquées, quelquefois paroxystiques, coïncidant souvent avec un arrêt dans l'écoulement : les douleurs sont toujours l'indice de l'imminence d'une complication.

A ces phénomènes viennent parfois s'adjoindre une paralysie, ou tout au moins une *parésie faciale* (cette dernière est reconnaissable, dans quelques cas, seulement pendant la phonation ; elle siège d'ordinaire au niveau de la commissure labiale), des vertiges, des bourdonnements et des céphalées.

Comme symptômes objectifs, il n'y a de visible extérieurement, qu'un écoulement plus ou moins profus de matière purulente à travers le méat, déterminant fréquemment, chez les enfants surtout, de l'érythème et même de l'eczéma du pavillon de l'oreille.

L'apophyse ne présente ni déformation, ni sensibilité.

Le conduit renferme du pus, des débris épidermiques, parfois des bourgeons charnus saignant au moindre contact ; le pus lui-même a une teinte variée, tantôt jaune, tantôt vert, noirâtre, parfois épais, souvent fétide, toutes choses en rapport avec le degré de propreté, les soins donnés et la nature de la lésion.

L'aspect du tympan, dans l'otite suppurée chronique, est

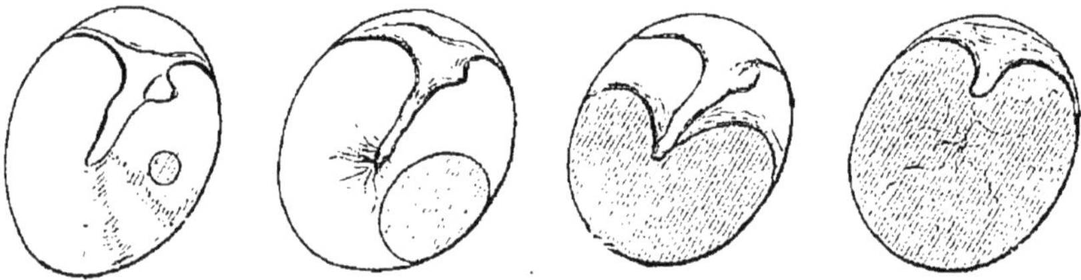

Fig. 319. — Perforations du tympan, de la plus petite à la destruction complète de l'organe.

éminemment variable. Tantôt simplement perforé en un point quelconque, tantôt détruit dans sa presque totalité ; l'existence de plusieurs perforations n'est pas une rareté. Le manche du marteau est quelquefois disséqué et pend en stalactite, retenu seulement par la tête. D'autres fois des bourgeons charnus font hernie de la caisse dans le conduit et masquent la perforation. On observe encore de la nécrose au niveau du bord du cadre tympanal, nécrose dissimulée par de petits bourgeons charnus ou une croutille desséchée, ou ayant amené la formation d'une vaste loge épi ou rétro tympanique.

Dans la caisse, même diversité dans les symptômes objectifs. Les lésions en sont très visibles quand le tympan a été détruit par la suppuration et que les osselets ont été à leur tour éliminés par le processus nécrotique. La muqueuse est rouge et bourgeonnante, et l'on voit s'écouler du pus venant du récessus épitympanique quand cette région est affectée.

Le marteau peut être fortement rétracté et adhérent au promontoire.

L'écoulement purulent a des recrudescences et des accalmies ; il semble parfois complètement arrêté et

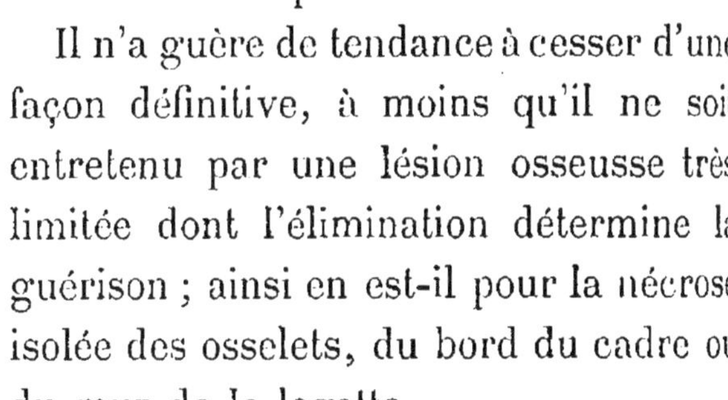

reprend ensuite avec une vigueur plus ou moins marquée.

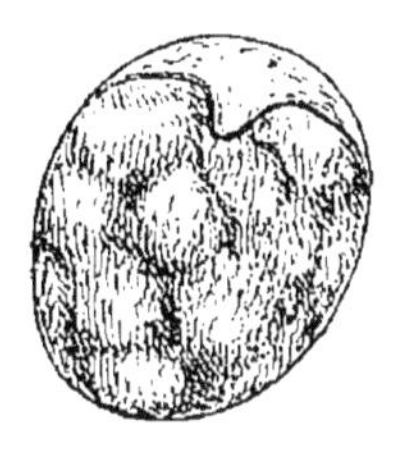

Fig. 320. — Destruction du tympan avec bourgeons dans la caisse.

Il n'a guère de tendance à cesser d'une façon définitive, à moins qu'il ne soit entretenu par une lésion osseusse très limitée dont l'élimination détermine la guérison ; ainsi en est-il pour la nécrose isolée des osselets, du bord du cadre ou du mur de la logette.

Dans tout autre cas, quand le mal a dépassé l'oreille moyenne et qu'il a atteint le canal tympano-mastoïdien, l'antre et les cellules mastoïdiennes, l'écoulement purulent ne cessera presque jamais spontanément.

De la muqueuse l'inflammation se propage au tissu osseux sous-jacent ; étant donnés les rapports des diverses parois de la caisse du tympan et des cavités qui y sont annexées on conçoit fort bien la possibilité d'une complication de voisinage (labyrinthite suppurée, méningite, abcès du cerveau, phlébite du sinus) comme dans les formes aiguës ; aussi est-il indispensable de tarir, dans tous les cas, une suppuration d'oreille pour éviter à son malade les dangers d'une de ces complications.

Traitement. — Pour guérir un écoulement ancien de l'oreille moyenne plusieurs moyens peuvent être mis en usage.

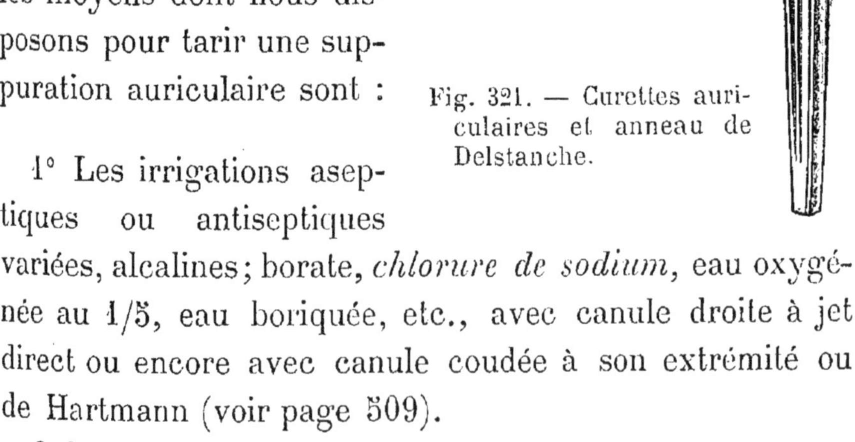

Fig. 321. — Curettes auriculaires et anneau de Delstanche.

Première condition de succès : supprimer toutes les causes, voisines ou éloignées, susceptibles d'entretenir la suppuration, autrement dit, aseptiser le nez, ses cavités accessoires et le naso-pharynx ;

Deuxième condition : désinfecter soigneusement le conduit et la caisse, et, pour cela, enlever tous les obstacles qui s'opposent au drainage et au nettoyage de l'oreille moyenne.

Ces desiderata remplis, les moyens dont nous disposons pour tarir une suppuration auriculaire sont :

1° Les irrigations aseptiques ou antiseptiques variées, alcalines ; borate, *chlorure de sodium*, eau oxygénée au 1/5, eau boriquée, etc., avec canule droite à jet direct ou encore avec canule coudée à son extrémité ou de Hartmann (voir page 509).

2° Les pansements secs.

3° Le curettage de la caisse, de l'attique ou du bord du cadre, avec ou sans extirpation des osselets, ou de parcelles osseuses ; pour éviter la repullulation des masses fongueuses, il sera utile de terminer le curettage par un écouvillonnage de la région attique avec un tampon imprégné de chlorure de zinc en solution au 1/10. Dans quelques cas les instillations d'alcool à 95° (Politzer) et les attouchements à l'acide chromique cristallisé, fondu sur un stylet à la lampe à alcool, d'un point suppurant permet de cicatriser quelques otorrhées rebelles.

En résumé le praticien doit savoir adapter sa thérapeutique médicale ou chirurgicale à chaque cas spécial et à la lésion limitée ou diffuse, superficielle ou profonde, qu'il a besoin de traiter.

En outre une médication générale tonique et reconstituante (sulfureuse ou saline) sera parfois nécessaire pour permettre d'arriver au but, c'est-à-dire guérir le suppurant de l'oreille.

4° Enfin, quand ces divers traitements ont été reconnus inutiles, ou tout au moins inefficaces, on a recours à une intervention chirurgicale dite cure radicale de l'otorrhée que nous décrirons plus loin.

OTITE CICATRICIELLE

Quand une oreille a suppuré pendant un certain temps, il se produit dans la caisse du tympan, après cessation de l'écoulement, du tissu fibreux rétractile qui déforme plus ou moins la cavité de l'oreille moyenne et constitue ce qu'on désigne sous le nom d'otite cicatricielle.

Ce tissu fibreux remplit parfois la caisse ou bien

accole le tympan intact ou perforé au promontoire, aux membranes des fenêtres ronde et ovale, gêne par conséquent, dans des proportions extrêmement variables, le fonctionnement normal de l'audition.

Les symptômes seront en concordance avec le degré de la lésion.

La surdité sera plus ou moins marquée suivant que tympan et osselets auront conservé une mobilité plus ou moins grande, suivant aussi l'ancienneté de la lésion et surtout le degré d'enclavement de l'étrier dans la fenêtre ovale, d'épaississement de la membrane ronde et de compression des terminaisons de l'acoustique dans le labyrinthe. Elle peut être très accentuée et être due uniquement à l'enfoncement et à la fixation de la platine de l'étrier dans la fenêtre ovale (*surdité otopiésique*).

Les bourdonnements sont souvent très marqués; ils rappellent les bruits de cascade, de jets de vapeur, d'échappement de gaz, etc.

Il existe parfois de petits vertiges, à durée très courte, se répétant à des intervalles rapprochés.

L'examen fonctionnel dénote une affection de l'appareil de transmission, c'est-à-dire une perception cranienne conservée, une persistance de l'audition aérienne à la montre, ne serait-ce qu'au contact du pavillon, un Rinne négatif, une latéralisation du Weber du côté malade. Quand le labyrinthe souffre, la perception cranienne diminue, la montre cesse d'être entendue, le Rinne devient à égalité ou positif, suivant le degré de la lésion.

La surdité, dans l'otite cicatricielle, n'a guère de tendance à s'accroître une fois installée, sauf quand le labyrinthe est atteint ; elle présente des recrudescences par les temps humides et à l'occasion des poussées d'otites catarrhales.

L'aspect de l'otite cicatricielle peut être extrêmement variable suivant que le tympan est conservé ou en partie détruit. Dans le premier cas on note une membrane plus ou moins déprimée et parsemée de brides cicatricielles, de

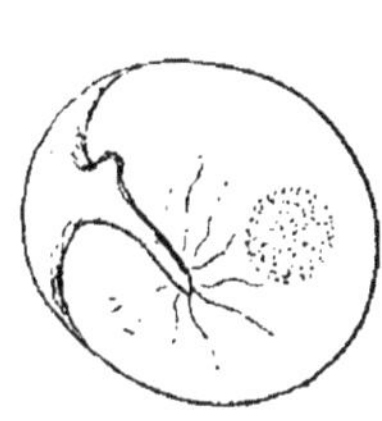

Fig. 322. — Tympan cicatriciel avec plaque calcaire.

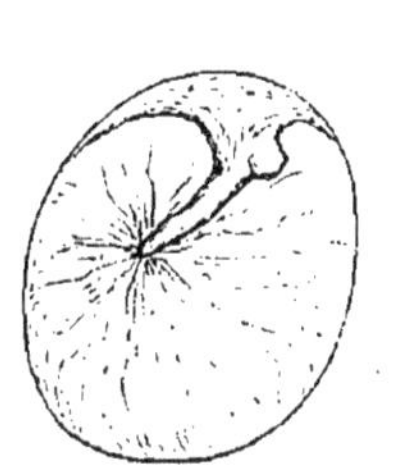

Fig. 323. — Tympan très déprimé avec brides cicatricielles.

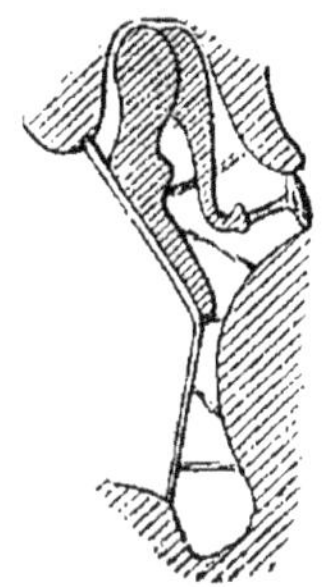

Fig. 324. — Le même vu en coupe.

plaques calcaires, de parties plus transparentes correspondant aux anciennes perforations comblées ou non ; des osselets fixés en position variable et immobiles au spéculum de Siegle ; dans le second cas, c'est tantôt une absence totale de membrane tympanique et son remplacement par du tissu cicatriciel et tantôt de simples perforations à bords libres et tranchants, ou à bords accolés aux différentes parties de la caisse.

Le pronostic dépend du siège des lésions et de la participation ou de l'intégrité du labyrinthe, de la forme et de l'ancienneté du tissu cicatriciel.

Le traitement est prophylactique et curatif.

Une thérapeutique rationnelle appliquée à l'otite aiguë

suppurée évitera la formation des brides fibreuses et les ennuis d'une otite cicatricielle.

Quand cette dernière est installée, on pourra espérer au début, par le cathétérisme, par le massage du tympan, rompre ou mobiliser les adhérences, éviter leur réapparition, et par conséquent améliorer, dans une très large mesure, la surdité et les bourdonnements.

Plus tard, on tentera les mêmes moyens, et de ce fait la surdité sera parfois assez atténuée ; si on ne réussissait pas, on essaierait d'un *tympan artificiel* appliqué sur ce qui représente la membrane tympanique, ou bien encore, et à la condition expresse que le labyrinthe ne sera que peu ou pas compromis, on fera avec succès l'extirpation des osselets, marteau et enclume, et des débris tympaniques, ce qui équivaut à la mobilisation de l'étrier (voir page 585).

Tympan artificiel. — Chez des malades n'ayant plus de tympan, ou chez lesquels des cicatrices fibreuses ont remplacé cette membrane, on observe souvent une amélioration considérable de la surdité par l'usage d'un tympan artificiel.

La gouttelette de pus ou de sérosité qui s'applique sur la paroi labyrinthique chez les vieux otorrhéïques constitue parfois un merveilleux instrument de ce genre : aussi certains malades conservent-ils jalousement un pareil émonctoire qui leur permet d'entendre mieux car dès que l'écoulement cesse ils entendent beaucoup plus mal.

Le milieu liquide favorise la transmission des ondes sonores à travers les membranes des fenêtres ronde et ovale lorsque cette dernière est fermée par du tissu de cicatrice remplaçant la platine de l'étrier : c'est là le principe du tympan artificiel.

On a construit une foule de petits instruments plus efficaces les uns que les autres, au dire de leurs inventeurs. Pour nous, qui sommes très simplistes, le meilleur nous a toujours paru être un simple bourdonnet d'ouate hydrophile imbibé de glycérine très légèrement antiseptique. L'ouate disposée en raquette, présente une tête (partie floche) et une queue : cette dernière a la longueur du conduit et vient affleurer au méat quand la tête, seule imbibée de glycérine, a été appliquée par nous, par le malade ou son entourage, sur la paroi labyrinthique. Le sourd se fait parler pendant qu'il place son tympan artificiel : dès que celui-ci est au point, la voix, mieux perçue, permet de constater immédiatement que le tympan artificiel est en bonne position. Un petit tampon d'ouate sèche obture l'entrée du conduit. Ce tympan reste en place deux à trois jours d'abord, six à huit jours ensuite : son emploi ramène quelquefois un peu de suintement qui disparaît en vingt-quatre à quarante-huit heures par une injection et l'abstention du tympan.

OTITE MOYENNE CHRONIQUE SÈCHE ADHÉSIVE

Par otite sèche, nous entendons une inflammation chronique se traduisant objectivement par un épaississement des parties qui constituent l'oreille moyenne, par la formation d'adhérences se formant dans la caisse, et, plus tard par de l'arthrite et même de l'ankylose des osselets et fonctionnellement par une surdité progressive.

L'otite sèche est le reliquat d'otites catarrhales à répétition ; elle est constituée par une sclérose hypertrophique des éléments de la muqueuse, sclérose qui offre comme particularité de débuter dans la caisse et de s'étendre graduellement aux fenêtres labyrinthiques et même d'atteindre les divers éléments de l'oreille interne.

L'hérédité joue un rôle très manifeste dans son développement ; il en est de même de l'arthritisme, du rhumatisme, de la goutte, de la chlorose et de l'anémie.

Comme causes déterminantes, on note les otites catarrhales dues aux végétations adénoïdes, aux coryzas purulents, aux queues de cornet, aux coryzas atrophiques et même aux infections des cavités accessoires du nez.

L'affection est complètement indolore ; elle se manifeste au début, par des bourdonnements et un abaissement progressif de l'ouïe. Une seule oreille peut être atteinte, d'abord, ce qui explique comment le malade s'aperçoit parfois de son infirmité unilatérale et définitive alors seulement que la deuxième oreille commence à être sérieusement atteinte.

Surdité progressive à recrudescences et améliorations passagères subissant l'influence climatérique et saisonnière, plus accentuée par les temps humides et brumeux (hiver) que lorsque l'atmosphère est sèche ; surdité notablement et passagèrement aggravée par les coryzas ou toute autre cause congestionnant la tête (exercices violents, troubles gastriques et utérins chez la femme, etc.), bourdonnements variables d'intensité et à type continus plus ou moins réguliers. Puis à une époque éloignée du début de l'affection, quelques petits vertiges, dans les formes ultimes, tels sont les symptômes dont le malade est incommodé.

L'examen fonctionnel dénote, pendant une assez longue période, une maladie de l'appareil de transmission.

Perception cranienne conservée ; montre perçue par voie aérienne ou tout au moins au contact. Rinne négatif. L'expérience de Gellé (pressions centripètes) fixera sur le degré de mobilité ou d'ankylose de l'étrier.

Plus tard la perception cranienne disparaît petit à petit, le Rinne devient à égalité, puis peu à peu passe au positif; l'audition des sons aigus s'altère à son tour ; bref on assiste à l'envahissement du labyrinthe par le processus adhésif.

Objectivement, on constate qu'il y a un changement dans la position du tympan ; ce dernier est épaissi, déformé, plus ou moins déprimé et adhérent aux différentes parties de la paroi labyrinthique. Il existe en outre des tractus fibreux allant de la chaîne des osselets au promontoire, reliant le tympan au bord du cadre, ou les osselets entre eux.

Le spéculum pneumatique (Siegle) montre une diminution de la mobilité ou même une ankylose de la chaîne. Enfin, il n'y a pas de traces de lésion inflammatoire actuelle sur la muqueuse.

L'examen des fosses nasales et du naso-pharynx démontre presque toujours l'existence de la lésion initiale qui a servi de point de départ aux diverses altérations de la caisse : c'est, en somme, l'affection désignée autrefois, avec raison du reste, sous le nom de catarrhe chronique des caisses et des trompes.

A la période d'otite adhésive sèche, bien que la trompe soit encore perméable, il existe assez souvent du gonflement des lèvres tubaires qui en impose pour une véritable atrésie de ce canal. Mais il suffit de cocaïner et d'adrénaliser l'orifice de la trompe pour entendre l'air pénétrer aisément dans la cavité tympanique.

L'otite sèche marche souvent par saccades, progressant rapidement à l'occasion d'un coryza, d'une otite catarrhale, de l'humidité prolongée de l'atmosphère, s'arrêtant de même dans son évolution pendant des moïs et des années, sans jamais cependant rétrocéder spontanément. L'envahissement du labyrinthe s'accompagne en général d'un accroissement rapide de la surdité.

Le *pronostic* n'est sérieux qu'au point de vue de l'ouïe ; mais la perspective d'une surdité progressive suffit d'ordinaire à faire réclamer de bonne heure un traitement ; celui-ci est d'abord prophylactique, en ce sens qu'il faudra veiller avec le plus grand soin, chez les héréditaires, à l'intégrité du nez et du naso-pharynx.

Bien des fois, chez les malades porteurs d'éperons de la cloison ou de gros cornets, nous avons constaté que la surdité débutait du côté de l'éperon et s'améliorait par le seul fait de rendre à la fosse nasale sa perméabilité normale ; on évitera autant que possible les inflammations auriculaires, on combattra l'arthritisme sous toutes ses formes.

Le *traitement* palliatif s'efforcera de calmer les bourdonnements, de conserver aux articulations des osselets toute leur mobilité, de retarder enfin l'évolution de l'otite : ces indications seront remplies par l'usage, à l'intérieur, de bromure et d'iodure de potassium ou de sodium à petites doses[1] répétées de temps à autre, par le cathétérisme de la trompe, avec insufflation dans les caisses. Suivant le degré de résistance du tympan et des synéchies qui le brident à la paroi labyrinthique, la pression de l'air envoyé dans les oreilles devra être variable, tantôt douce et régulière, tantôt au contraire exagérée et saccadée. Nous recommandons, au lieu de la poire de Politzer, généralement employée, de faire usage soit de l'appareil de Bonafont muni d'une forte poire (Moure), soit même d'air comprimé. A ces formes également conviennent les insufflations médicamenteuses (chlorhydrate d'ammoniaque, vapeurs iodées, mentholées, sulfureuses même, etc., etc.) et le massage de la membrane tympanique.

Enfin, bien qu'il n'existe pas de traitement véritablement curatif de l'otite sèche, il est cependant des procédés qui arrêtent, pendant une période souvent très considérable et parfois définitive, l'évolution de la surdité ; de ce nombre sont : la mobilisation de la chaîne et surtout l'extirpation des osselets. Cette dernière méthode a ses indications, elle ne doit être employée qu'en cas d'intégrité absolue des terminaisons nerveuses de l'acoustique, et quand une myringotomie exploratrice, faite au préalable, aura donné un bon résultat sur l'audition ; la myringotomie sera parfois accompagnée d'un essai de mobilisation des osselets qui s'exécute au moyen d'un petit crochet passé à travers la perforation tympanique et avec lequel on

[1] Solution avec :

Iodure de potassium ou de sodium	5	grammes.
Bromure de potassium.	10	—
Eau sucrée aromatisée.	300	—

Une grande cuillerée le soir, dans une infusion de tilleul.

exerce, sur le manche du marteau, de légères tractions rythmées.

Extractions des osselets. Mobilisation de l'étrier. — Pour pratiquer cette opération on commence, après apsepsie du conduit comme pour la myringotomie, par faire une incision circulaire du tympan parallèlement au cadre et tout près de lui. Prenant ensuite l'anneau de Delstanche, on enfile de bas en haut le manche du marteau jusqu'au

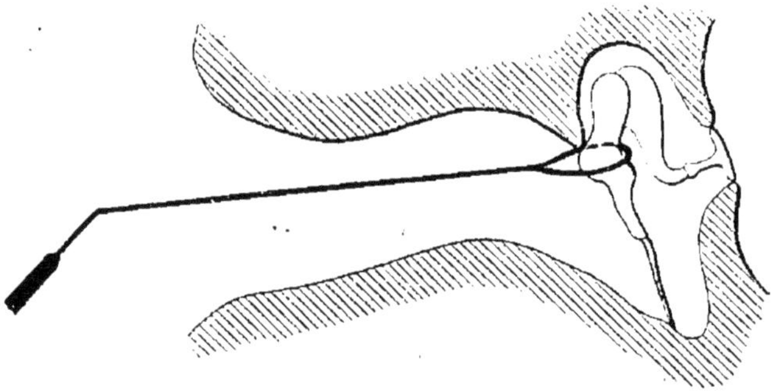

Fig 325. — Extraction des osselets. Anneau de Delstanche en place.

moment où on sent de la résistance (fig. 325), c'est-à-dire jusqu'au bord supérieur du cadre. Ceci fait, et d'un mouvement un peu brusque, on attire à soi, en suivant la paroi supérieure du conduit, l'anneau ainsi chargé.

Cette manœuvre désarticule l'osselet : ce dernier tombe près du cadre ou dans le conduit : il suffit alors de le cueillir avec une pince à griffes (voir fig. 326).

Du même coup l'enclume est parfois détachée, et s'il y a ankylose entre les deux osselets, il n'est pas rare de les voir sortir ensemble.

Ordinairement il est nécessaire d'aller à la recherche de l'enclume dans la logette au moyen d'une simple petite curette coudée ou d'un petit crochet, spécialement destiné à cet effet, qu'on promène derrière le cadre, transversalement.

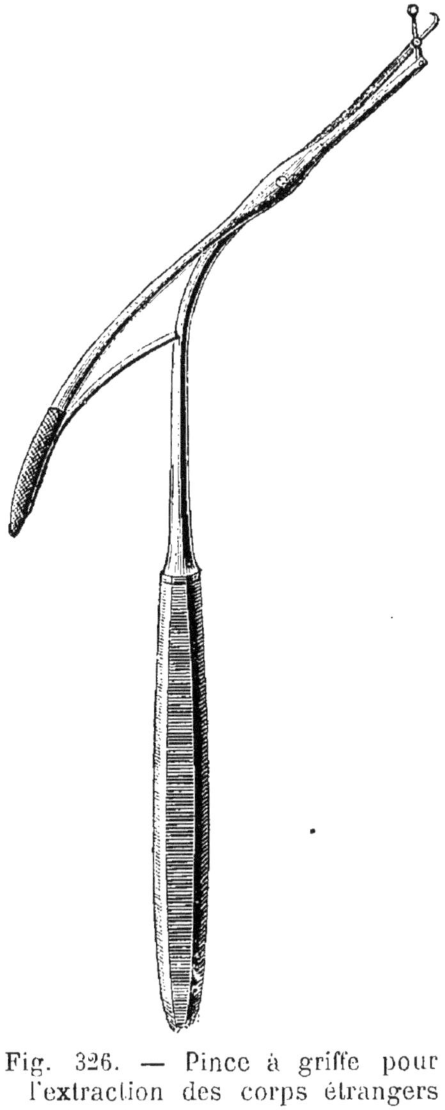

Il va sans dire que, pour cette intervention, on se sert d'instruments stérilisés. L'anesthésie générale est souvent utile, mais comme l'opération est de courte durée le sœmnoforme ou le chlorure d'éthyle suffisent largement.

Un pansement aseptique est laissé dans le conduit et autour de l'oreille ; par précaution, le malade garde la chambre quarante-huit heures.

Du même coup on a exécuté la mobilisation de l'étrier ; l'ébranlement produit par la désarticulation du marteau et de l'enclume se répercute fortement sur l'étrier et désenclave cet osselet s'il n'était qu'en partie soudé dans la fenêtre ovale.

Fig. 326. — Pince à griffe pour l'extraction des corps étrangers de l'oreille.

Il faut bien savoir que cette intervention, qui donne souvent d'excellents résultats, seule ou suivie de l'application d'un tympan artificiel, a l'inconvénient grave de mettre à nu la caisse du tympan et de favoriser l'apparition d'un

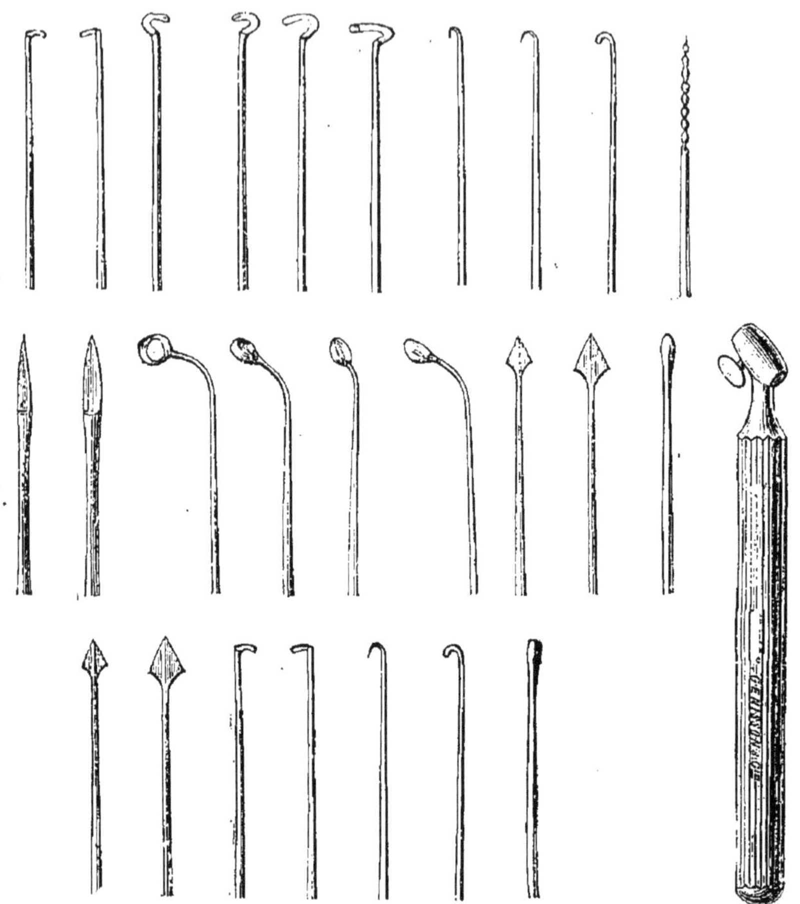

Fig. 327. — Série d'instruments se montant avec le manche de Politzer.

Fig. 328. — Manche de Politzer.

léger suintement de l'oreille moyenne chaque fois que le malade contracte un coryza.

OTITE SCLÉREUSE

Sous le nom de sclérose, bien des auteurs englobent toute une série d'affections chroniques de l'oreille, comprenant les otites cicatricielles (les catarrhes chroniques, otites adhésives) et les processus pathologiques que nous allons

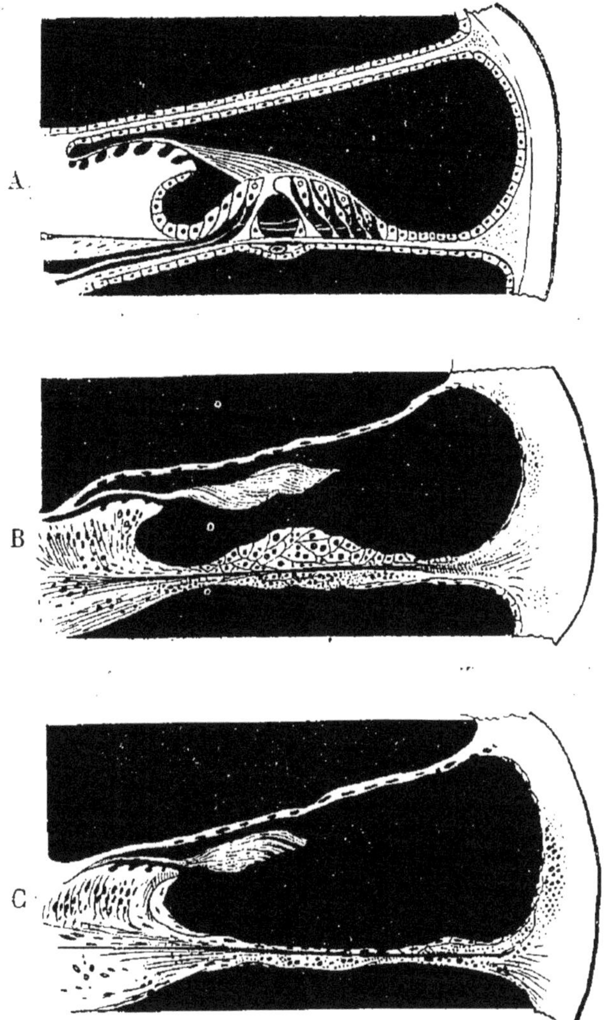

Fig. 329. — A, organe de Corti normal; B, atrophie de l'organe de Corti consécutive à l'endartérite de l'artère auditive interne; C, dernier stade de cette atrophie aboutissant à la disparition totale de la papille acoustique.

Les figures B et C ont été établies d'après les coupes d'Alexander qu'elles ont pour but de schématiser. (Clichés du Dr Escat.)

décrire et auxquels nous réservons la dénomination d'otite scléreuse, vraie ou essentielle.

On en distingue deux formes : une dans laquelle le tympan, la muqueuse de la caisse et même du labyrinthe subissent un processus atrophique (*sclérose atrophique*) par véritable artério-sclérose ; l'autre caractérisée par un épaississement général de cette même muqueuse et des articulations (*sclérose interstitielle*).

La première s'observe surtout chez les sujets âgés, c'est la surdité sénile ordinaire, mais elle n'est point rare chez les malades plus jeunes, particulièrement chez les hérédo-syphilitiques, et d'une manière générale chez les artério-scléreux.

La forme interstitielle est plus commune chez les arthritiques, les goutteux, d'une manière générale, à l'âge adulte.

Dans les deux cas, l'hérédité joue un très grand rôle, soit qu'elle agisse par cophose héréditaire, soit en créant une tare générale qui se répercute sur l'oreille (strume, syphilis, etc.). Les troubles de la menstruation, la ménopause chez la femme, ont une influence marquée sur l'évolution de la sclérose.

Anatomiquement et cliniquement les deux formes de sclérose que nous venons d'indiquer se caractérisent :

a. *Forme atrophique*. — Par des troubles de la circulation de l'oreille moyenne et interne qui déterminent graduellement la perte de la fonction auditive, soit par arthrite ou par immobilisation de la chaîne des osselets ou par ankylose de la platine de l'étrier, mais par un processus trophique qui, peu à peu, détruit et annihile les différents territoires de l'oreille moyenne et interne. C'est une déchéance organique plus ou moins rapide de l'appareil auditif sans modification apparente dans son fonctionnement.

b. *Forme interstitielle.* — C'est la forme classique, la plus connue et la mieux étudiée, de la sclérose auriculaire. La lésion est essentiellement caractérisée par un épaississement sur place, par conséquent sans modification dans la situation du tympan, des osselets, des fenêtres et même du labyrinthe. Il se forme dans ces cas de véritables productions conjonctives qui non seulement encroutent et immobilisent les articulations des osselets, mais qui vont jusqu'à détruire l'articulation stapédo-vestibulaire, soudant l'étrier à la fenêtre ovale, comblant la fenêtre ronde et détruisant peu à peu le labyrinthe lui-même.

Entre cette sorte de sclérose interstitielle et le catarrhe chronique adhésif étudié dans le chapitre précédent il n'y a souvent qu'une question de degré, la maladie ne se prêtant pas dans tous les cas à ces divisions schématiques qui correspondent fatalement aux formes types entre lesquelles on trouve toujours des intermédiaires.

Toutefois entre l'otite adhésive et l'otite scléreuse interstitielle, nous établissons ces différences capitales : la première succède à l'otite catarrhale humide et se manifeste par des déformations apparentes du tympan (rétractions, adhérences) et des osselets (marteau raccourci, luxation des articulations, etc.), tandis que dans la sclérose la lésion se fait sur place, sans amener de déformation apparente de la membrane tympanique ou de la chaîne des osselets. Cette dernière est en outre presque fatalement progressive, tandis que le pronostic de l'otite sèche adhésive est beaucoup moins sombre.

Dans les deux formes de sclérose, la maladie évolue presque de la même manière, marchant d'autant plus vite que le sujet est plus jeune et subissant de véritables poussées aiguës, sous l'influence de toute infection générale, ou même simplement aux époques menstruelles, pendant la grossesse, après l'accouchement ou la lactation chez la femme. Compter sur l'établissement des règles chez les fillettes pour améliorer ou guérir une surdité commençante c'est donc commettre une erreur des plus grossières.

Des bourdonnements variés, suivant la partie de l'oreille atteinte, jet de vapeur, bruit de chute d'eau, d'échappement de gaz, de cloches, de sifflets, etc., etc., uniques ou multiples, annoncent souvent le début de l'affection. Peut-être même les bourdonnements sont-ils plus précoces, plus violents et plus variables dans l'otite atrophique de l'artério-sclérose, que dans la forme interstitielle, ou épaississante.

La surdité est habituellement progressive; dans les deux cas elle offre des recrudescences et des accalmies; elle est souvent très marquée sans que le sujet qui en est porteur en ait conscience. En effet, surtout dans les formes atrophiques, l'audition des sons élevés disparaît la première, celle des sons graves reste généralement longtemps perçue et presqu'intacte, de telle sorte que le scléreux croit encore entendre fort bien parce qu'il suit facilement la conversation ordinaire; c'est du moins ce qui se produit de prime abord quand la maladie débute par le labyrinthe.

Le scléreux interstitiel a assez souvent de la paracousie, phénomène dont nous avons parlé plus haut. On observe chez lui, quelquefois des vertiges, mais ces derniers ont une durée très courte, ne s'accompagnent pas d'état nauséeux, contrairement à ce qu'on observe dans les affections labyrinthiques.

A l'*examen fonctionnel* on note suivant la période de la maladie à laquelle on examine le malade, tantôt une simple diminution et tantôt la disparition de la perception cranienne, l'audition à la montre de plus en plus limitée, des Rinnes négatifs au début, mais rapidement à égalité, puis positifs, enfin la perte des sons aigus du sifflet de Galton.

Objectivement l'aspect du tympan est très variable selon qu'on a affaire à une sclérose à forme atrophique par artério-sclérose ou à la forme interstitielle.

Dans le premier cas, le tympan est mince, très transparent ; il laisse voir tous les détails de la caisse et la muqueuse de celle-ci apparaît souvent congestionnée, rosée uniformément (sclérose atrophique à forme congestive, ordinairement grave) forme des adolescents et de certains adultes. La mobilité de la chaîne est parfaite.

Dans l'otite interstitielle, le tympan est mat, épaissi, la chaîne peu mobile, le conduit auditif externe souvent rectiligne; il n'y a ni inflammation ni changement anormal de courbure de la membrane tympanique; la trompe, ordinairement béante, est facile à cathétériser.

La marche de la sclérose est fatalement progressive, toutefois elle peut être d'une lenteur extrême et déconcerter toutes les prévisions, la forme interstitielle est peut-être moins grave que la forme atrophique contre laquelle nos moyens d'action sont pour ainsi dire nuls.

En général elle est activée par toutes les inflammations de l'oreille moyenne, par la grossesse, la ménopause, le séjour au bord de la mer, l'humidité prolongée de l'atmosphère. Plus le sujet est jeune, plus rapide est l'évolution de la maladie.

Malheureusement, il n'existe pas de traitement véritablement efficace contre cette affection. On se borne souvent à une thérapeutique symptomatique.

De l'iodure de potassium ou de sodium, longtemps continués et à petite dose, combattent la tendance à la sclérose.

Une solution iodo-bromurée, des révulsifs sur l'apophyse, un traitement général décongestionnant luttent parfois avec avantage contre les bourdonnements.

On maintiendra la liberté des fosses nasales, leur aération parfaite en supprimant tout ce qui pourrait gêner la pénétration de l'air ou diminuer pathologiquement le calibre de ces cavités (éperons, gros cornets, etc.) ; généralement le naso-pharynx des scléreux est large et spacieux ; l'usage de poudres à priser dans le style de la suivante est un bon décongestionnant :

Camphre pulvérisé	0gr,50
Alun calciné	0gr,15
Menthol.	0gr,25
Sucre. . . . . } Acide borique. } à parties égales . . .	10 grammes.

dont le malade fera usage deux à trois fois par jour surtout par le temps humide.

Dans la forme atrophique *on ne fera pas de cathétérisme* : celui-ci aurait l'inconvénient d'amener un trop grand relâchement de la membrane du tympan, la formation d'ampoules à ses dépens, parfois sa rupture, et dans tous les cas, une aggravation de la surdité.

Dans la sclérose avec épaississement de la muqueuse, le cathétérisme est au contraire très indiqué ; on insufflera des vapeurs irritantes (iodées, sulfureuses, etc., etc.), et même de l'air comprimé par saccades.

Le massage tubaire par le bougirage pourra réveiller, dans une certaine mesure, la vitalité de l'oreille en activant un peu la circulation de la région.

Le massage externe avec le masseur de Delstanche, bien gradué d'après l'épaisseur du tympan et le degré de mobilité de la chaîne, employé doucement sans secousse, ou bien encore le massage direct sur le marteau avec la sonde de Lucae pourront, dans les otites interstitielles, arrêter les progrès trop rapides de la surdité.

Enfin lorsque le labyrinthe commencera à être envahi, ce qui est indiqué par la diminution de la perception cranienne à la montre et au diapason (expérience de Rinne) l'électrisation locale complétera utilement le traitement que nous venons d'indiquer.

COMPLICATIONS DES OTITES SUPPURÉES

On distingue des ostéopériostites mastoïdiennes ; des mastoïdites aiguës ; des cholestéatomes ; de la périlabyrinthite (hypérémie) ; des labyrinthites suppurées ; des méningites ; des phlébites du sinus ; de la pyohémie ; des abcès encéphaliques (*a.* extra-dural ; *b.* sous-dural ; *c.* cérébral ; *d.* cérébelleux).

OSTÉO-PÉRIOSTITE MASTOIDIENNE

Sous ce nom on désigne une collection purulente située entre le périoste qui recouvre l'apophyse et la mastoïde elle-même.

L'infection s'opère par voie sanguine, lymphatique ou par continuité, le pus décollant peu à peu le périoste du conduit et celui de l'apophyse. Enfin la périostite peut aussi reconnaître pour cause soit une infection des cellules mastoïdiennes ou du conduit auditif (furonculose), la disposition des incisures de Santorini au niveau du conduit cartilagineux favorisant le passage de l'infection d'un côté à l'autre (voir p. 465), soit un traumatisme direct sur la région, une fièvre éruptive.

Elle se traduit par de la douleur et de la déformation de la région, parfois quelques phénomènes généraux qui n'ont d'ailleurs rien d'inquiétant.

La douleur est vive, spontanée et réveillée par la pression, la mastication et les mouvements imprimés au pavillon. L'acuité auditive est diminuée par le fait de l'otite externe concomitante.

La déformation est en quelque sorte caractéristique : elle efface le sillon rétro-auriculaire, projette le pavillon en avant et en bas, siège en général au niveau de la moitié supérieure de la mastoïde. La tuméfaction ainsi constituée est formée par une peau rouge, œdématiée, sur laquelle il est souvent possible de percevoir la fluctuation.

Le conduit est rétréci près du méat, l'introduction du spéculum presque toujours douloureuse; la caisse n'est quelquefois pas infectée.

Il peut exister un peu de fièvre, de l'état saburral des voies digestives, de l'inappétence et de l'insomnie.

Livrée à elle-même, l'affection peut occasionner de graves désordres, la formation d'un phlegmon, de l'ostéite mastoïdienne, de la phlébite de la veine mastoïdienne et par continuité du sinus latéral.

Exceptionnellement elle peut guérir sans le secours de l'art par l'évacuation spontanée de la collection purulente au niveau du conduit. Nous avons vu le pus décoller tout le péri-crâne d'un côté à l'autre.

Dans l'adénite infectieuse rétro-auriculaire, la tuméfaction est plus lobulée, les ganglions sterno-mastoïdiens sont pris également : d'où double gonflement cervical et mastoïdien interrompu par un sillon correspondant à la pointe de l'apophyse. De plus le conduit reste souvent ouvert sans le moindre gonflement de ses parois. On retrouve en outre, la plupart du temps, à la surface du cuir chevelu ou dans les environs, la cause de l'adénite : eczéma, herpétides, lésions de grattage, folliculites, plaies de nature quelconque.

Le *traitement* à opposer à l'ostéo-périostite consiste, au début, dans l'application de pansements humides à demeure et d'antiphlogistiques énergiques (sangsues).

Dès qu'on soupçonne la présence du pus, il faut l'évacuer. A cet effet un large débridement au bistouri allant jusqu'à l'os est fait dans le sillon rétro-auriculaire (incision dite de Wilde). On draine et on applique un pansement humide jusqu'à complète guérison.

On pourrait aussi, si le pus fait saillie dans le conduit, pratiquer son incision dans ce dernier ; drainage et pansement comme ci-dessus.

MASTOIDITES AIGUES

La mastoïdite est l'inflammation des cellules mastoïdiennes consécutive ou concomitante à une lésion de même nature de la caisse du tympan; cette dernière peut être atténuée au point de passer inaperçue, ce qui fait admettre par certains auteurs l'existence de mastoïdites dites *primitives*.

D'après leur évolution on peut distinguer différentes formes de mastoïdites ; les unes ont une *marche suraiguë* (*ostéo-myélitique*) ; d'autres une marche *aiguë* comme d'autres encore ont une évolution *subaiguë, à poussées successives*, demandant pour se confirmer, une durée de trois semaines à un mois ; c'est la forme ordinaire ; une quatrième catégorie enfin, sur laquelle l'un de nous (Brindel) a le premier attiré l'attention, a une marche insidieuse, lente, ne s'accompagne d'aucun phénomène qui puisse éveiller les soupçons du médecin pas plus que du patient ; c'est la *forme latente*.

D'après les lésions observées dans l'apophyse au moment de l'intervention on peut encore distinguer la *forme ostéitique* où l'os apparaît très congestionné, saigne abondamment à la section, sans traces de pus, les cellules ne contenant que de la sérosité plus ou moins louche ; la *forme purulente*, où les cellules mastoïdiennes ne constituent plus qu'un gros clapier de pus crémeux, les travées qui les séparaient ayant été détruites par la suppuration ; la *forme fongueuse* d'où le pus est absent ou à peu près et où le tissu de granulation remplace le tissu osseux ; enfin une *forme mixte* où il existe en même temps du pus et des fongosités.

La lésion peut n'atteindre qu'une partie de l'apophyse ou du moins se cantonner en un point limité, qui varie avec la conformation de cette portion du rocher, et de là s'étendre vers un point de l'extérieur ou de l'intérieur (cavité cranienne).

A chacun des groupes cellulaires correspond une forme bien déterminée de mastoïdite ; c'est ainsi qu'on observe, suivant le cas, des lésions prédominant vers l'extérieur, vers la partie supérieure, les parties postéro-supérieure ou inférieure, la partie inférieure (pointe) les parties antérieure (conduit), ou profonde (pointe du rocher).

La cause des mastoïdites réside toujours dans une infection venue du dehors par voie tubaire ou par voie du conduit ; toutes les circonstances qui favorisent la suppuration de l'oreille moyenne sont susceptibles par conséquent de favoriser l'apparition des mastoïdites. Ces complications sont plus fréquentes au cours de certaines épidémies (rougeole, scarlatine, grippe, fièvre typhoïde), chez les diabétiques et les albuminuriques.

L'inflammation propagée par le canal tympano-mastoïdien attaque la muqueuse de l'antre et celle des cellules ; par suite du boursouflement des parois du canal, la lumière de ce dernier s'obstrue et il y a formation de cavité close et rétention de produits septiques, d'où le cortège des symptômes que nous allons passer en revue.

Au point de vue fonctionnel, on observe : de la lourdeur de tête ordinairement bilatérale, une céphalée plus ou moins intense, spontanée, empêchant le sommeil, survenant par crises, localisée d'abord au fond de l'oreille et bientôt au sommet de la région temporale et dans tout le côté de la tête.

Physiquement on constate un écoulement purulent d'oreille plus ou moins profus, dont la cessation brusque et momentanée s'accompagne souvent d'une recrudescence des phénomènes douloureux ; une tuméfaction variable comme intensité, de la surface extérieure de l'apophyse, une sorte de soulèvement en masse de la surface mastoïdienne, avec effacement des saillies et des dépressions qu'on y rencontre normalement, le tout ayant pour conséquence une projection en avant et en bas du pavillon de l'oreille (*oreille en contrevent*) (fig. 330) avec conservation du pli rétro-auriculaire, lorsqu'il n'existe pas encore de périostite mastoïdienne ; une élévation de température sur la mastoïde malade, signe difficile à apprécier ; une douleur à la pression au niveau de l'apophyse (point antral à peu près constant et pointe) : ce signe existe même en dehors de toute tuméfaction à la période initiale de l'infection.

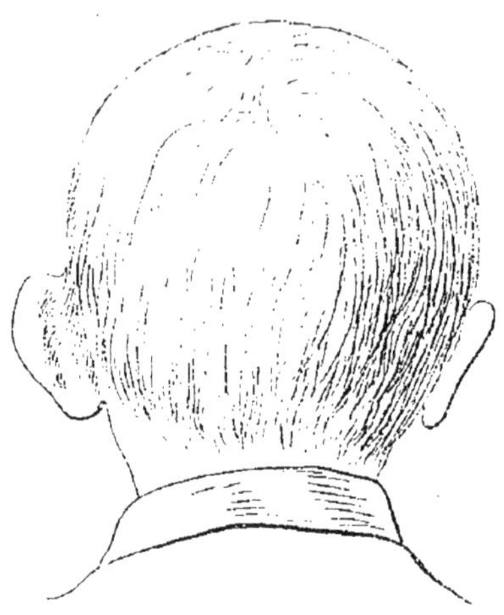

Fig. 330. — Mastoïdite aiguë avec écartement du pavillon.

L'*inspection* du conduit permet de reconnaître les lésions de l'oreille moyenne et en outre la projection plus ou moins accentuée de la paroi mastoïdienne dans la lumière du canal (*procidence du conduit*).

Si la mastoïde a déjà cédé et que le pus ait fait irruption sous les téguments, on se trouve alors en présence d'un abcès péri-mastoïdien temporal, apophysaire, cervical, (Bezold) avec gros empâtement tout autour. Quand la paroi du conduit a été nécrosée, un trajet fistuleux persiste à ce niveau.

A quelque période que ce soit, la mastoïdite est susceptible de rétrocéder sans intervention ; c'est là la grosse exception, hâtons-nous de l'ajouter, et on ne doit jamais abandonner à la seule nature le soin de guérir une pareille infection.

On s'expose en effet à voir survenir : un abcès sous les

téguments, un abcès cervical, un abcès extra-dural ou cérébral, une méningite, une phlébite du sinus, de la pyohémie, même alors qu'on a affaire à une affection qui paraît bénigne au premier abord et qui détermine des troubles très atténués ou nuls, comme dans les formes latentes.

Ces diverses complications surviennent plus ou moins rapidement suivant la forme en présence de laquelle on se trouve ; aussi pour les éviter, dès que le diagnostic de mastoïdite est posé et que la lésion ne rétrocède pas après quelques jours d'observation minutieuse, un seul traitement est indiqué, l'ouverture, le curettage et le drainage de la région atteinte, opération que nous décrirons un peu plus loin (voir page 634).

Au début, on pourra essayer les révulsifs (sangsues, teinture d'iode, applications de glace, de tubes de Leiter, ou d'eau chaude sur la région douloureuse) mais on obtiendra rarement un bon résultat.

On évitera l'application des vésicatoires à cause de la nécessité où l'on pourrait se trouver d'agir chirurgicalement.

On ne se repentira jamais d'avoir ouvert trop tôt les cellules mastoïdiennes ; on a par contre que trop souvent à déplorer le retard apporté à opérer.

CHOLESTÉATOME

Le cholestéatome est une production dans le conduit auditif, l'oreille moyenne ou les cavités qui en dépendent, de pellicules épidermiques s'imbriquant les unes au-dessus des autres à la manière d'un oignon et constituant une véritable tumeur.

Une fois formé, il se comporte d'ailleurs à la façon d'un néoplasme.

Il est toujours consécutif à une suppuration, ou plutôt à une greffe épidermique remplaçant la suppuration. On le voit même survenir spontanément dans les cavités cutanisées des malades ayant subi une cure radicale qui entretiennent, dans la région, un peu d'humidité, ou dans le conduit auditif irrité de certains malades.

Nous ne croyons pas au cholestéatome, tumeur primitive qui naîtrait au milieu d'un tissu sain.

Les symptômes révélateurs d'un cholestéatome sont une surdité plus ou moins prononcée, l'expulsion par le conduit de lamelles blanchâtres, imbriquées les unes dans les autres, vrais bouchons épidermiques, des bourdonnements, parfois des vertiges, des douleurs auriculaires et une suppuration intermittente, peu abondante, et assez souvent la paralysie faciale.

Dans les cas de cholestéatome de la caisse ou de l'antre mastoïdien, certains auteurs (Lucœ) pensent même que l'odeur spéciale, tout à fait sui generis, très prononcée, sans beaucoup de suintement auriculaire, est caractéristique de cette affection très spéciale à l'oreille.

Dans bon nombre de cas, aucun symptôme ne vient révéler l'existence d'un cholestéatome jusqu'au jour où apparaissent les symptômes d'infection de la caisse, réchauffement d'une vieille otorrhée et rétention de pus en arrière de la masse épidermique.

On aperçoit alors, soit dans la lumière du conduit, soi sur l'une de ses parois postérieure ou supérieure, soit encore dans la cavité tympanique, une masse blanchâtre, dépressible, qu'une injection est impuissante à ramener, qui se moule en quelque sorte sur les parois de la cavité qui la contient, et qu'on ne peut enlever qu'à grand'peine et au moyen de la curette.

On est souvent étonné de la quantité de matière qu'on retire de l'oreille et de la grandeur de la cavité que ce néoplasme d'un nouveau genre s'est creusée dans l'apophyse mastoïde, dans l'oreille moyenne, interne, ou même dans la cavité cranienne.

Quelquefois on ne soupçonnera la présence du cholestéatome que parce qu'on ramènera, par une injection à la canule de Hartmann, à travers une perforation tympanique, des lamelles épidermiques. Dans d'autres circonstances la surface externe de l'apophyse mastoïde est dépressible sous le doigt, la tumeur ayant usé la corticale externe.

L'examen fonctionnel de l'organe de l'ouïe devra toujours être fait pour déceler l'intégrité ou la participation du labyrinthe au processus destructif.

Le cholestéatome a une marche essentiellement chronique, progressive ; abandonné à lui-même il a des tendances à s'accroître et à détruire par résorption, tout le tissu osseux qu'il trouve sur son passage. Il arrive dans quelques cas qu'il exécute une brèche analogue à l'opération de la cure radicale et que son expulsion, spontanée ou provoquée, soit suivie d'une guérison au moins temporaire, tandis que dans d'autres cas, il se creuse une loge dans le cerveau, le cervelet même, d'une manière pour ainsi dire latente.

Le plus souvent, la cavité cholestéatomateuse s'infecte;

on assiste alors à l'éclosion brusque de ces complications que nous avons déjà signalées et en particulier d'une phlébite du sinus latéral ou d'un abcès du cerveau. Elles surviennent d'autant plus facilement que la barrière osseuse n'existe plus entre les cavités craniennes et la loge suppurante.

Dans le cas où on a la certitude que la loge qui contient la tumeur est résistante, le médecin peut user d'injections à l'eau oxygénée coupée avec deux tiers d'eau bouillie pour aider à la désagrégation des masses épidermiques, il sera ensuite indispensable de sécher la cavité avec de la ouate imprégnée d'alcool boriqué, et même d'insuffler une buée de poudre composée comme suit :

Alun pulvérisé	1	gramme.
Acide borique.	8	—
Peroxyde de zinc	4	—

Le pronostic du cholestéatome est sérieux et cette affection mérite une prompte intervention.

On évitera de faire des injections répétées parce que le liquide ramollit et gonfle les matières épidermiques. De plus, il favorise la desquamation épithéliale.

En outre, comme on ignore si la cavité dans laquelle on envoie l'injection a encore des parois osseuses, on risque de propager une infection encore locale, et de produire les complications que l'on veut éviter.

S'il s'agit d'un cholestéatome du conduit on se contentera d'enlever à la curette toutes les masses épithéliales et de surveiller leur récidive.

Enfin, si la tumeur siège dans l'oreille moyenne ou l'apophyse, une cure radicale seule permettra de découvrir et de traiter la lésion tout entière et d'amener dans la cavité la formation d'un épiderme solide qui ne sera plus sujet à desquamer, mais qu'il y aura lieu néanmoins de surveiller pendant plusieurs mois par crainte d'une récidive.

PÉRILABYRINTHITE (HYPÉRÉMIE)

Chacun sait combien est variable l'épaisseur de la paroi labyrinthique suivant le point qu'on examine et même suivant les sujets. Nous avons déjà vu que le canal de Fallope offre souvent des déhiscences, d'où il résulte que la moindre inflammation de la muqueuse de la caisse détermine, chez certains malades, des paralysies faciales.

Un phénomène de même ordre peut se produire au niveau d'un canal semi-circulaire externe qui, normalement, fait une saillie très appréciable sur la paroi interne et supérieure de l'oreille moyenne.

La minceur du canal osseux, ou une solution de continuité dans sa substance, explique parfaitement les troubles éprouvés par certains sujets au cours d'une suppuration de la caisse. Les réactions fonctionnelles dénotant une atteinte du labyrinthe, une surdité très prononcée (perte de la perception cranienne, de l'audition de la montre même au contact, Rinne positif, absence de perception des sons aigus), des bourdonnements intenses en jet de vapeur, des troubles de l'équilibre très manifestes (impossibilité de se tenir debout sur un pied, les yeux fermés, tendance à tomber du côté malade, pendant la marche surtout les yeux étant fermés, quelques nausées et même des vomissements, le tout apparaissant en même temps qu'une inflammation de la caisse du tympan, diminuant puis disparaissant en même temps qu'elle, sauf peut-être la surdité qui persiste comme reliquat de l'inflammation de l'oreille interne ; tout ceci n'indique-t-il pas une irritation du canal semi-circulaire externe, une congestion du labyrinthe, ou encore son inflammation ?

Il ne s'agit pas là évidemment de labyrinthite suppurée, celle-ci ne rétrocédant pas, mais bien de congestion passagère qui disparaît en même temps que la cause qui lui a donné naissance, c'est-à-dire que la muqueuse de la caisse revient à la normale.

Nous avons déjà insisté sur les phénomènes méningés qui accompagnent les otites snppurées de la première enfance, symptômes qui sont aussi la conséquence de la minceur ou de la déhiscence de la paroi qui sépare l'oreille moyenne des méninges.

LABYRINTHITE SUPPURÉE

La labyrinthite suppurée peut coïncider avec l'évolution d'une otite moyenne de même nature ; elle est généralement consécutive à une vieille otorrhée.

L'infection se fait par propagation directe à travers les fenêtres ronde et ovale, ou par lésion de la muqueuse ou du périoste au niveau du canal semi-circulaire externe, ou du promontoire.

L'envahissement du labyrinthe s'accompagne parfois de phénomènes généraux intenses, mais il peut aussi passer presque inaperçu.

On le soupçonne, quand, au cours d'une suppuration de l'oreille moyenne, on verra survenir des troubles de l'équilibration, des vertiges dans un sens déterminé avec tendance à tomber du côté malade ; ces vertiges, variables comme durée engendrent souvent des vomissements. Il y a en même temps des bourdonnements, une surdité très accentuée, parfois même de la paralysie faciale.

Les troubles de l'équilibration méritent de nous arrêter quelques secondes : la station debout, les yeux ouverts et les pieds joints se fait normalement ; mais s'il ferme les yeux, le malade oscille et tomberait si on ne le retenait pas. La station sur un pied est impossible les yeux ouverts et encore davantage s'ils sont fermés. L'action de ramasser un objet à terre fait perdre au malade son équilibre. La marche est titubante ; le saut sur un pied est impossible ; mais ces troubles sont toujours plus accentués quand le sujet ferme les yeux.

L'*examen fonctionnel* dénote une lésion labyrinthique ; abolition de la perception cranienne à la montre ; audition aérienne très amoindrie. Diapason vertex latéralisé du côté sain ; Rinne positif. Nous l'avons vu être parfois négatif, lorsque, par exemple, la lésion est localisée au canal semi-circulaire externe, le plus sujet aux infections venant du dehors.

Les réflexes rotuliens sont en général très exagérés.

A l'examen objectif, on note une suppuration de l'oreille moyenne, souvent aussi il est possible de localiser le point du labyrinthe qui est envahi, canal semi-circulaire, limaçon. Quand il existe déjà un séquestre ou des fongosités au niveau du promontoire, le doute n'est plus permis. Nous supposons que le tympan est détruit, ce qui est le cas le plus ordinaire ou que le malade a déjà subi une cure radicale pour une vieille otorrhée et que la cicatrisation ne s'accomplit pas au niveau de la caisse.

Dans ce dernier cas, un liquide filant s'écoule constamment de la cavité malade, n'ayant aucune tendance à cesser, la région bourgeonne ; le stylet révèle un os dénudé, rugueux, ou même friable.

La labyrinthite suppurée chronique, regardée généralement comme une affection très grave, souvent mortelle, ne mérite peut-être pas un pronostic aussi sombre. Elle détermine néanmoins assez fréquemment soit la formation d'un séquestre long à s'éliminer si on ne lui vient en aide, soit, ce qui est plus grave, l'éclosion d'une méningite suppurée rapidement fatale et, dans tous les cas, une surdité irrémédiable.

S'il y avait simple congestion du labyrinthe les troubles seraient moins accentués, surtout de moindre durée, et l'ouïe reviendrait peu à peu à son état normal, au fur et à mesure que la lésion tangentielle de l'oreille moyenne guérirait.

Jusqu'à ces dernières années on se contentait, dans les vieilles suppurations auriculaires rebelles au traitement médical, de faire la cure dite radicale, sans oser aller plus loin.

Actuellement, dès qu'on a acquis la certitude que le labyrinthe est atteint par la suppuration, on commence par exécuter une cure radicale si on ne l'a déjà faite ; on aborde ensuite le labyrinthe par le point malade, canal semi-circulaire ou limaçon. On l'ouvre au moyen d'une petite gouge en ayant bien soin de respecter le canal de Fallope dont la topographie doit être parfaitement connue de l'opérateur, on enlève ensuite, à l'aide de la curette, le tissu malade dans

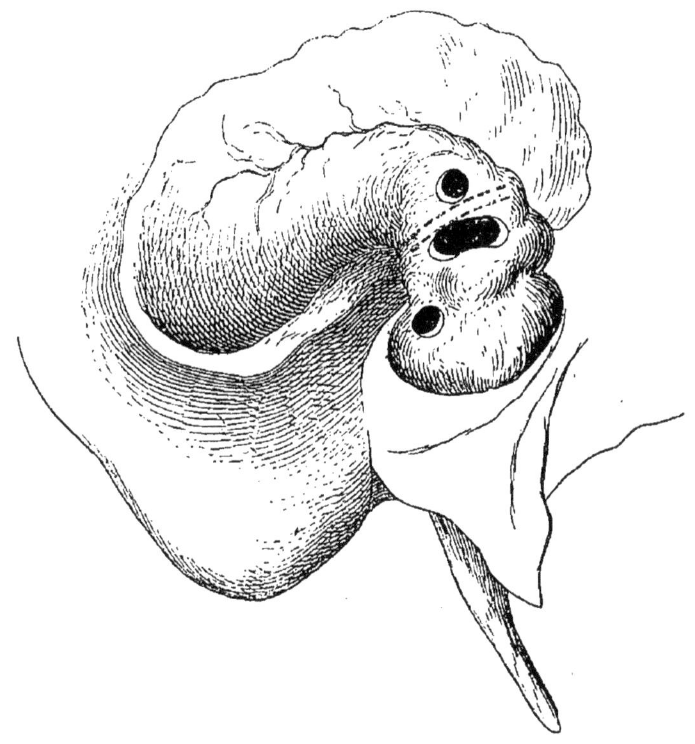

Fig. 331. — Trépanation du labyrinthe (d'après Bourguet).

Ouverture supérieure du vestibule, de l'orifice ampullaire du canal externe et du canal supérieur; ouverture de la branche antérieure du canal externe. Au-dessus du facial (pointillé rouge) on voit un point de trépanation intéressant le vestibule au-dessus du canal de ce nerf.

toute son étendue ; on panse comme s'il s'agissait d'une simple ouverture de l'antre et de la caisse.

Il faut se rappeler que la cicatrisation, dans ces divers cas, est toujours assez longue à se faire à cause de l'endolymphe qui empêche ou tout au moins retarde la cutanisation de la surface opérée.

Les infections aiguës du labyrinthe qui compliquent parfois les suppurations chroniques de l'oreille ne restent généralement pas cantonnées à cette partie de l'organe de l'audition ; aussi les symptômes se confondent-ils avec ceux

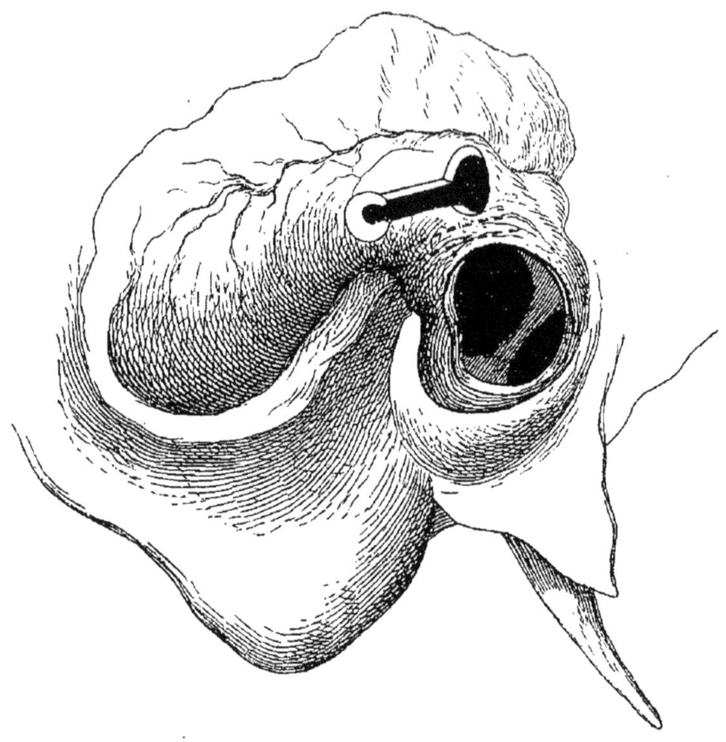

Fig. 332. — Trépanation du labyrinthe (d'après Bourguet).

L'oreille interne est largement mise à jour. On aperçoit en haut l'ouverture supérieure du vestibule, l'évidement de la branche antérieure du canal supérieur ; à gauche l'évidement de la branche antérieure du canal externe et la trépanation de sa boucle. En bas au-dessous de l'aqueduc de Fallope la partie inférieure du vestibule est grandement ouverte et le promontoire enlevé laisse voir une bonne partie du limaçon.

de la méningite aiguë que nous allons exposer dans le chapitre suivant.

MÉNINGITE AIGUE

La méningite peut être considérée comme la mort naturelle des otorrhéiques.

Elle survient dans le cours d'une otite suppurée aiguë, chez les enfants principalement, ou dans les suppurations chroniques, à l'exclusion de toutes autres complications, ou comme l'aboutissant de la plupart d'entre elles.

Le pus de l'otite se propage aux méninges par la caisse, l'antre mastoïdien ou le labyrinthe.

Il suit, pour arriver aux enveloppes du cerveau, tantôt la *voie directe* (fêlures, déhiscence naturelle, nécrose du toit de la caisse ou de l'antre).

Tantôt la *voie sanguine* (veines qui relient l'oreille moyenne aux sinus craniens).

Tantôt encore la *voie lymphatique*.

La *symptomatologie* de cette affection est assez nette pour qu'on puisse la déceler aisément.

Elle se traduit par de la céphalée, des vomissements, de la constipation, une poussée de température de 38 à 39° et même davantage, de la photophobie, du nystagmus, de la raideur de la nuque, de l'hyperesthésie cutanée, une attitude en chien de fusil, de l'agitation, quelquefois des convulsions, du délire, de la carphologie, une exagération des réflexes, le signe de Koernig, de la trépidation épileptoïde; bientôt surviennent l'incontinence d'urine et des matières fécales, la dépression, le coma et la mort.

Une ponction lombaire, même faite dès le début, ramène souvent du liquide louche, ou, dans tous les cas, l'examen cytologique indique une lymphocytose exagérée et l'existence de nombreux polynucléaires. La déformation et les irrégularités de contour de ces derniers indiqueraient la gravité de l'affection, tandis que la conservation de leur forme serait un heureux présage de la bénignité de la complication méningée.

L'affection marche d'habitude avec une rapidité effrayante.

vingt-quatre à quarante-huit heures, trois à quatre jours au plus et c'en est fait du malade.

La mort est la règle, la guérison l'exception.

Il ne faut pas prendre pour une méningite quelques signes d'irritation méningée (vomissements, céphalée, délire, vertiges) fréquents chez les enfants et dans les otites aiguës un peu violentes. On n'a jamais dans ces cas le cortège complet de la vraie méningite.

Le traitement consiste à pratiquer immédiatement une cure radicale en ayant soin de découvrir largement les méninges avoisinant l'oreille. On fera ensuite des ponctions lombaires répétées qui, dans quelques cas, ont donné des guérisons : le fait s'observerait lorsqu'il n'y a pas de déformation nucléaire, autrement dit quand le liquide céphalo-rachidien est aseptique.

PHLÉBITE DU SINUS LATÉRAL

L'inflammation du sinus latéral est plus fréquente dans les suppurations chroniques que dans les cas aigus ; c'est une complication des plus graves qui vient d'ordinaire par suite de nécrose mastoïdienne ou d'abcès périsinusien.

La phlébite sinusienne peut évoluer d'une façon absolument latente ; nous en possédons deux exemples, heureusement exceptionnels. Elle se traduit d'ordinaire par :

Une *élévation brusque de température :* (40 à 41°) accompagnée ou précédée d'un grand frisson d'assez longue durée et suivie d'une crise de sueur ; suivant la gravité de l'infection, ces phénomènes fébriles se répètent tous les jours ou seulement tous les deux ou trois jours consécutifs. Les vomissements ne sont pas rares au début.

Le malade est abattu; il maigrit, prend un teint jaune paille et a souvent de la diarrhée fétide.

L'éclosion de ces phénomènes est précédée d'habitude d'une période de réchauffement de l'otorrhée se traduisant par des douleurs d'oreille, un accroissement dans la suppuration et un malaise général.

Quand la phlébite est confirmée, le sujet prend un aspect typhique, a la peau sèche, la langue sale, souvent fuligineuse, ne paraît plus souffrir, mais son état général contraste avec cette fausse sécurité.

Objectivement, on note les signes de l'otite suppurée fétide, souvent une douleur à la pression sur l'apophyse au niveau de l'antre et sur la racine de la jugulaire près du bulbe de cette veine.

Chez les malades atteints de cette infection il faut surveiller avec soin les articulations, les cavités pleurales et péricardique, les muscles des membres, car les abcès métastatiques s'observent fréquemment chez eux de même que la suppuration de la veine jugulaire et du tissu cellulaire qui l'environne.

On a donné, comme autre signe de la phlébite, une vascularisation anormale du cuir chevelu.

Par la répétition des accès de fièvre, par l'intoxication microbienne et la résorption des toxines au niveau des points suppurants, le malade en arrive assez rapidement (en quinze à vingt jours en général) à la consomption et à la mort. Cette mort est quelquefois précédée de l'envahissement des autres sinus craniens (caverneux, longitudinaux supérieurs).

Abandonnée à elle-même, la phlébite du sinus latéral est

presque toujours mortelle. Le sujet n'a de chances de succès que s'il existe de la thrombose non suppurée de la veine; c'est-à-dire de la simple périphlébite.

On combat cette affection :

1° Par la désinfection de l'oreille moyenne et de l'apophyse mastoïde au moyen d'une cure radicale.

2° Par la découverte, l'ouverture et le nettoyage du sinus latéral dans une étendue de 3 à 4 centimètres. Pour obtenir ce résultat on fait sauter à la gouge la paroi osseuse qui sépare cette veine de la cavité mastoïdienne après l'évidement de l'apophyse. Le sinus apparaît alors d'une teinte feuille morte caractéristique.

Dans quelques cas cette paroi a déjà cédé ; elle est sphacélée et le pus fétide, mal lié, s'échappe *sous forme de battements* de la cavité suppurante.

Si la paroi du sinus est simplement sale, sanieuse, elle est généralement entourée de pus et, contrairement à l'opinion des auteurs, *nous avons toujours vu la partie atteinte battre énergiquement par saccades, isochrones aux pulsations cardiaques.*

L'un de nous (Moure) a depuis longtemps appelé l'attention sur ce fait qu'en allant à la découverte du sinus pour l'explorer, on voit, avant même d'avoir enlevé toute la paroi osseuse qui le sépare de l'apophyse, se produire des battements énergiques, signes révélateurs de l'infection sinusienne.

Dans les cas de phlébite pariétale légère, ou si, ne trouvant pas de signes nets de phlébite, on en soupçonne cependant l'existence on devra pratiquer une ponction qui, exploratrice à la seringue de Pravaz, permettra de se rendre compte du contenu de la veine; s'il y existe un caillot ou du pus, on l'ouvre largement ; on la nettoie et on la désinfecte.

On pratique un curettage en aval et en amont, vers le bulbe et vers le pressoir, jusqu'à ce qu'on ramène du sang liquide ou un caillot noir ; on la bourre ensuite de gaz iodoformée.

Quelques auristes accompagnent cette désinfection de la ligature de la veine jugulaire ; les statistiques démontrent qu'on ne guérit pas plus de malades en faisant cette opération complémentaire qu'en s'en abstenant. Pour notre part, nous ne l'avons encore jamais pratiquée. Nous n'interviendrons sur la jngulaire que dans le cas où il y aurait du pus dans ou autour d'elle.

C'est ainsi que parfois l'infection gagne le golfe pour de là s'étendre à la région carotidienne ou bien se localiser à ce niveau. Malgré la profondeur à laquelle se trouve la lésion, on n'hésite pas aujourd'hui à la désinfecter et la drainer ensuite. Bien que certains auteurs croient pouvoir formuler les règles d'après lesquelles on doive aborder cette région dangereuse, comme il ne s'agit pas d'un acte de médecine opératoire à exécuter sur le cadavre, mais d'une lésion variable dans sa forme et dans son évolution, l'opérateur devra se laisser guider par l'infection et l'attaquer par le point ou elle semblera elle-même vouloir s'extérioriser. Cette manière d'agir favorisera la tâche et rendra l'intervention un peu moins laborieuse. C'est ainsi que nous avons agi dans un cas déjà ancien d'un an, et que nons avons pu, sans léser aucun organe (facial, etc.), ouvrir et drainer le golfe et guérir notre malade (Moure).

Il va sans dire qu'on laisse la cavité rétro-auriculaire largement béante et que les pansements sont renouvelés tous les jours d'abord, tous les deux ou trois jours ensuite, et à la moindre élévation de température.

Dès que la cavité sinusienne est cicatrisée on laisse l'ouverture postérieure se fermer et on panse par le conduit comme s'il s'agissait d'une cure radicale simple.

PYOHÉMIE

Par pyohémie otitique il faut entendre l'empoisonnement général de l'organisme causé par résorption de produits septiques au niveau du foyer suppurant de l'oreille moyenne ou de son voisinage immédiat (apophyse mastoïde, espace extra-méningé, sinus latéral).

Cette résorption se fait directement par le système circulatoire, d'où infection rapide ou plutôt intoxication qui se traduit, au début par : *une céphalée* vive et bientôt par ; *une température très élevée*, 40 à 41°, revenant irrégulièrement tous les jours, plusieurs fois par jour, par accès. Suivant la virulence de l'infection, la température se maintient pendant plusieurs jours aux environs de ce degré ; toutefois, habituellement, surtout au début, il y a des rémissions d'assez longue durée qui se traduisent par des différences de plusieurs degrés (3, 4 et même 5) de telle sorte que la courbe thermique offre un aspect pour ainsi dire caractéristique ; de *petits frissons* précèdent habituellement la poussée thermique, parfois aussi des vomissements ; *un état général très défectueux :* la langue est sèche, le pouls rapide, le teint olivâtre. Le malade ne se rend pas compte de la gravité de son état, du moins à la période confirmée de son affection ; il ne souffre pas en général, mais il s'amaigrit très vite et a de la *diarrhée septique fétide*.

Comme signes objectifs on note : une diminution, souvent même l'arrêt de la suppuration de l'oreille ; de la sensibilité à la pression sur l'apophyse, s'il y a coexistence d'inflammation des cellules mastoïdiennes, rien d'anormal du côté du bulbe de la jugulaire ou sur le trajet de ce vaisseau.

De tels symptômes survenant principalement au cours d'une otite suppurée aiguë ou d'une otite chronique réchauffée doivent éveiller l'attention et provoquer un examen complet de tous les organes : plèvre, poumon, péricarde, péritoine, articulations, muscles, car les abcès métastatiques sont fréquents en pareille occurence.

L'état des reins ne doit pas être moins bien surveillé, car l'*albumine* n'est pas rare chez les malades atteints de pyohémie.

L'affection, très grave par elle-même, paraît cependant moins meurtrière chez les enfants; elle évolue en deux à quatre semaines si aucune complication ne s'ajoute à la pyohémie, beaucoup plus rapidement s'il y a infection des méninges, du sinus latéral ou des grandes séreuses.

Il semble que les abcès à distance (dits métastatiques) agissent comme de véritables dérivatifs et rendent le pronostic un peu moins sombre s'ils apparaissent sur une des parties où l'on peut les inciser et les drainer.

L'indication primordiale du traitement réside dans la désinfection minutieuse du foyer de suppuration. Qu'on ait affaire à une otorrhée ancienne ou à une otite suppurée aiguë un large évidement pétro-mastoïdien (cure radicale) est indispensable.

Un pansement humide sera appliqué sur toute la région.

On se trouvera bien de faire en même temps au malade des injections sous-cutanées de quinine, de sérum artificiel et de l'alimenter au lait dans la mesure du possible. Si les reins sont perméables, le rhum, le quinquina, le champagne aideront à soutenir les forces du malade et à lutter contre l'infection.

Si les accidents continuaient on serait autorisé à découvrir les méninges dans toute l'étendue où elles sont en rapport avec les parties malades de l'oreille moyenne, à pratiquer dans le sinus, des ponctions exploratrices à la seringue de Pravaz, et au besoin à l'ouvrir largement et même à réséquer une étendue plus ou moins grande de cette veine, thrombosée ou non, si on soupçonne que la résorption s'opère à sa surface. On la bourre ensuite de gaze iodoformée ou de gaze inprégnée d'eau oxygénée.

Si une complication apparaissait dans un autre organe on s'empresserait de la traiter pour son propre compte. Malgré une lutte journalière et opiniâtre contre le foyer primitif du mal, on n'aura malheureusement bien souvent qu'à déplorer l'inutilité de ses efforts.

ABCÈS ENCÉPHALIQUES

a. Abcès extra-dural. — Collection purulente placée entre la dure-mère et la boîte cranienne. Nous disons avec intention : *collection*, car nous ne considérons pas comme abcès du pus de l'oreille moyenne ou de l'antre qui se trouverait en contact avec les méninges après simple destruction par nécrose du toit de l'antre ou de la caisse.

Dans ce dernier cas en effet, les méninges sont en contact avec le pus mais non refoulées par lui comme dans le cas d'abcès.

L'abcès extra-dural, d'origine otique est lié, dans la grande majorité des cas, à la présence d'une fistule osseuse de la caisse, de l'antre, ou des cellules mastoïdiennes, ou d'une ostéite des mêmes régions.

Il prend quelquefois des proportions considérables sans déterminer le moindre symptôme qui puisse attirer l'attention. On le découvre par hasard, au cours d'un évidement mastoïdien ou d'une cure radicale.

Il accompagne toujours une otite aiguë infectieuse (grippe) ou chronique réchauffée, et se traduit par des signes de compression cérébrale qui n'ont rien de spécifique : *céphalée unilatérale, quelques vomissements, suppuration plus abondante*, évacuée par le conduit ou l'orifice créé par l'évidement.

L'abcès extra-dural a tendance à s'accroître et à refouler de plus en plus la substance cérébrale; nous en avons vu quelques-uns s'ouvrir spontanément à l'extérieur après nécrose d'un point de la paroi cranienne; mais alors le drainage se faisait mal et une grande collection décollait largement les méninges.

Dans ces cas les phénomènes de rétention se traduisent tard, surtout par de la céphalée ou même de la pyohémie, un peu d'inaptitude au travail et de fatigue générale si la collection est abondante.

S'il n'est pas ouvert largement, l'abcès engendre, tôt ou tard, de la méningite, de la phlébite sinusienne, de la compression encéphalique, un abcès du cerveau.

L'indication réside dans son évacuation, la désinfection du foyer (curettage de la paroi, son attouchement au chlorure de zinc à 1/10, et drainage) concomitamment avec le traitement chirurgical de la lésion initiale.

Dans ces conditions, l'abcès extra-dural, soigné à temps, est très bénin et guérit avec la plus grande facilité.

b. ABCÈS SOUS-DURAL. — COLLECTION PURULENTE INTRA-ARACHNOIDIENNE. — Cet abcès s'observe dans la méningite enkystée, où à la suite de la rupture lente, sur la face cérébrale, d'une paroi sinusienne dont la cavité était remplie de pus.

Il est nécessaire, pour qu'il se constitue, qu'une poussée de méningite aiguë ait créé des adhérences capables d'éviter la diffusion des éléments purulents, conditions somme toute assez rares mais susceptibles de se réaliser quand la dure-mère est fongueuse ou qu'un abcès de la substance cérébrale tend à se faire jour au dehors.

Il n'y a pas de symptômes propres à cette affection. Tout au plus devrait-on la soupçonner quand il a existé des phénomènes de méningite, qui se sont arrêtés, au cours d'une mastoïdite aiguë. La ponction lombaire pourrait, si on pensait à l'existence de cette complication, fournir des indications précieuses.

L'abcès sous-dural est d'ailleurs fort grave, car rarement le pus arrive à s'enkyster et à s'évacuer au dehors. Beaucoup plus fréquemment il se diffuse et provoque une méningite généralisée rapidement mortelle.

Le traitement curatif est celui de l'abcès extra-dural : on préviendra l'affection, en s'adressant à la suppuration d'oreille.

c. ABCÈS DU CERVEAU. — L'abcès du cerveau est une

collection purulente formée aux dépens de la substance cérébrale. Nous ne nous occupons ici que de celui qui reconnaît pour cause une suppuration de l'oreille : c'est d'ailleurs de beaucoup le plus fréquent.

Il siège de prédilection dans le *lobe temporo-sphénoïdal* (lobe en rapport avec le rocher), puis dans le lobe occipital ou dans la frontale ascendante.

L'abcès peut être *circonscrit*, c'est-à-dire entouré d'une membrane pyogène qui l'enkyste en quelque sorte et le sépare du tissu sain ; c'est le cas le plus rare. On l'observe dans les formes à évolution lente. Le plus souvent il est *diffus*, c'est-à-dire sans ligne de démarcation avec le tissu sain. La substance cérébrale autour du pus est nécrosée et plus loin enflammée ; c'est de l'*encéphalite purulente gélatiniforme* plutôt qu'un véritable abcès. Cette forme est malheureusement la plus commune, mais aussi la plus grave. Dans quelques cas il s'agit d'une vraie gangrène de la matière encéphalique.

L'abcès cérébral se développe par continuité (propagation de voisinage) ou par contiguité (voie sanguine ou lymphatique).

Rien n'est variable comme la symptomatologie d'un abcès du cerveau ; elle peut être nulle, car on a vu des sujets brusquement foudroyés sans avoir présenté aucun phénomène morbide et à l'autopsie on trouvait une vaste collection purulente dans la substance cérébrale.

Elle est généralement difficile à déterminer. Elle dépend du reste du siège de l'abcès (côté droit ou gauche), de son évolution, de son étendue, et nous pourrions ajouter de la cérébralité du sujet. Très souvent, c'est par l'élimination des autres complications otiques que l'on arrive à diagnostiquer l'abcès cérébral.

Chacun des symptômes que nous allons indiquer existe dans quelques cas et manque dans d'autres. La sagacité du clinicien vaut souvent mieux que l'appareil symptomatique présenté.

D'ordinaire, cependant, il est certains signes dont la constatation ou plutôt la découverte, permet de penser à l'existence et parfois à la localisation de l'abcès.

Les signes habituels sont : la *céphalée profonde*, tenace, continue, aggravée par les mouvements de la tête et quelquefois par la percussion sur le crâne, analogue à la constriction que ferait éprouver un bandage trop serré : Quelques opérés atteints de collection purulente endocranienne ou cérébrale, se plaignent, s'ils ont un pansement autour de la tête, qu'ils sont serrés, et exigent qu'on le leur relâche espérant ainsi calmer la céphalée violente qu'ils éprouvent (signe du bandeau de Moure) ; une *certaine hébétude*, qui permet à un œil exercé de flairer une suppuration encéphalique; de *l'indifférence*, un changement opéré dans le caractère du malade, le besoin de s'extérioriser, de l'insomnie, un peu d'agitation ou au contraire de la *somnolence*, de la *torpeur*, *quelques vertiges*, et de l'*amaigrissement*; quelques *vomissements* sans effort, de la *constipation*, un *ralentissement du pouls*, signe de haute valeur quand il coïncide avec une élévation de température de 38 à 39°. Malheureusement, chez quelques malades, le pouls est normal, ou plutôt fréquent et la température au-dessous de la normale. La dissociation du pouls et de la température est une indication diagnostique importante. Ordinairement les réflexes sont abolis ou très diminués dans le côté du corps opposé à la lésion mais ils peuvent aussi être exagérés.

Ces différents signes sont communs à tous les abcès du cerveau; d'autres permettent d'en localiser la présence; tels sont les *troubles moteurs* : épilepsie jacksonienne, parésie, paralysies, contractures, dont le siège fait songer à une irritation ou une compression de la zone corticale correspondante, c'est-à-dire du voisinage de la frontale ascendante.

Les *signes sensoriels*, hémianopsie, amblyopie, qu'on rencontre principalement dans les lésions du lobe occipital; la congestion ou l'œdème de la papille est parfois un symptôme dont il faut tenir compte dans les abcès du cerveau en général.

Enfin les *signes intellectuels :* aphasie (lésion du pied de la troisième frontale gauche), cécité verbale, amnésie verbale, surdité verbale, qui font songer à une maladie du lobe temporo-sphénoïdal gauche.

Toutefois il ne faudrait pas, dans les cas de ce genre, vouloir établir un diagnostic trop précis de localisation parce qu'on doit toujours compter avec les signes de compression à distance ou les phénomènes occasionnés par l'encéphalite concomitante : les signes de soit-disant localisations ne s'observent guère qu'à la période pour ainsi dire terminale de l'affection, souvent au moment où la thérapeutique devient illusoire, à cause de la diffusion et de la gravité des lésions.

Ajoutons encore que d'une manière générale, les lésions droites sont plus longtemps latentes, plus indécises et par conséquent moins faciles à déceler au début que les lésions du côté gauche.

Au fur et à mesure que l'abcès augmente de volume, l'hébétude s'accentue, les paralysies s'accroissent, les sphincters se relâchent, le coma survient, mais dure en général plusieurs jours, à moins qu'un accident aigu comme une inondation ventriculaire ou une méningite suraiguë généralisée ne vienne accélérer le dénouement.

L'*examen objectif* fait constater une otorrhée en général ancienne, mais réchauffée, avec phénomènes mastoïdiens dans la majorité des cas; comme les symptômes encéphaliques sont, au début, très peu marqués, ils peuvent passer inaperçus et laisser croire à une simple mastoïdite aiguë greffée sur une ancienne suppuration.

On fait alors une cure radicale qui n'amène d'ailleurs qu'une rémission de vingt-quatre à quarante-huit heures ; dans les jours qui suivent, les signes persistent ou même s'accentuent surtout la céphalée violente, gravative, lancinante parfois, empêchant le sommeil. On interroge à nouveau son malade, on recherche les signes de probabilité d'une collection intra-encéphalique. Dans ce cas on procède surtout par élimination en recherchant les signes caractéristiques des diverses complications que nous venons d'étudier : c'est le vague de la symptomatologie, la dissociation des symptômes observés, et surtout le flair du clinicien qui feront songer à la possibilité d'une collection de pus dans l'encéphale.

Traitement. — On est maintenant arrivé au traitement de l'abcès proprement dit qui comprend deux temps ; l'ouverture et le drainage.

Si on a pu localiser l'abcès, on fera sauter la paroi cranienne dans la partie correspondante au siège présumé de la collection purulente. En général, il est préférable d'uti-

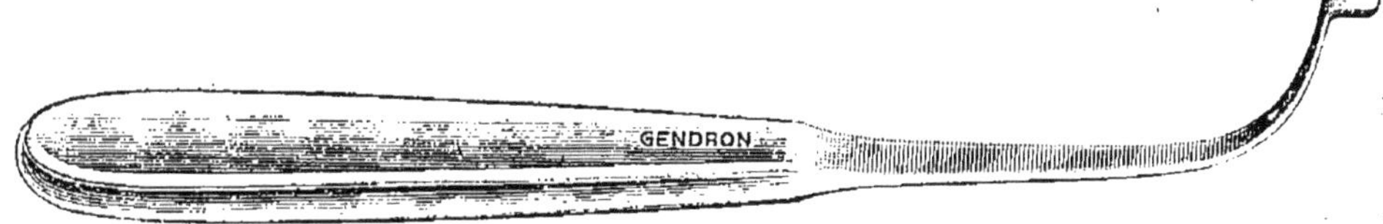

Fig. 333. — Protecteur de Stacke.

liser la brèche de la cure radicale, que l'on élargit en haut ou en arrière, pour explorer d'abord le lobe temporo-sphénoïdal du côté de l'oreille malade, c'est-à-dire de manière à partir de la lésion initiale pour aller vers la complication supposée. Seule l'existence bien nette (très rare du reste) de localisation hâtive autoriserait l'opérateur à aller vers la zone que l'on croit malade, mais il faut toujours commencer par la cure radicale de l'otorrhée, point de départ de l'infection cérébrale.

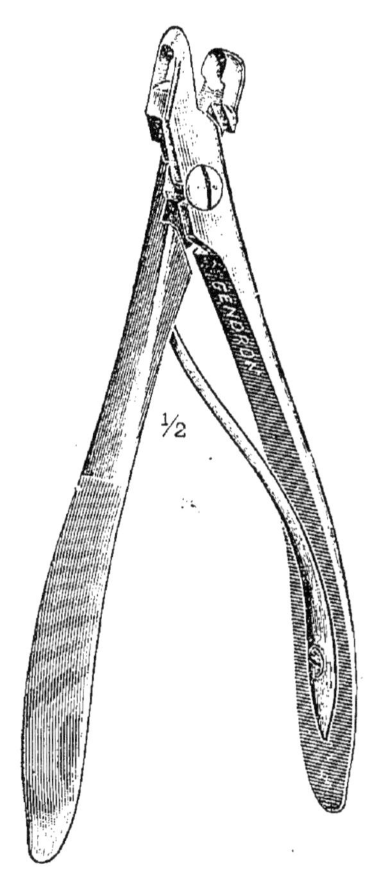

Fig. 334. — Pince cranienne de Moure.

On examinera avec soin l'état des méninges au niveau du toit de l'antre et de la caisse. Si elles présentaient des lésions c'est en ce point qu'il faudrait pratiquer une ponction exploratrice.

Nous sommes en effet partisans, avant d'inciser la dure-mère, d'enfoncer une aiguille de seringue de Pravaz dans le siège présumé de la collection purulente : on aspire ; s'il vient du pus, on sectionne largement la dure-mère, et on donne jour à l'abcès, au moyen d'une simple sonde cannelée, à la rigueur d'un petit bistouri à lame étroite passé dans la cannelure de la sonde, ou mieux encore avec une pince coudée que l'on ouvre dans le trajet de l'abcès.

S'il ne venait pas de pus à la ponction, on enfoncerait

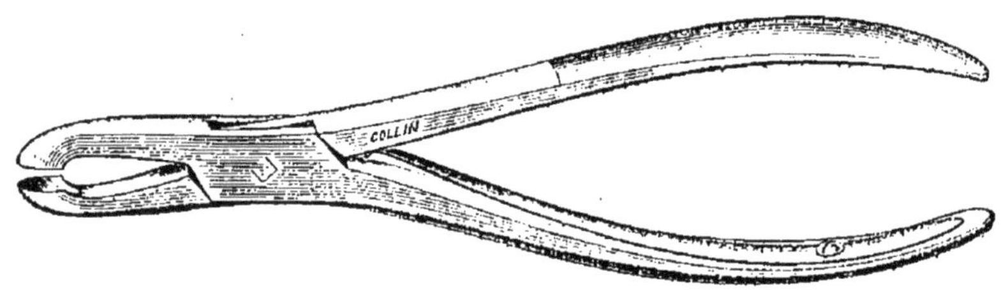

Fig. 335. — Pince cranienne double gouge.

l'aiguille dans plusieurs directions différentes jusqu'au moment où l'on croirait avoir exploré la majeure partie de l'hémisphère accessible par son incision osseuse.

Quand l'abcès est évacué, tout n'est malheureusement pas terminé (pour notre part, jusqu'ici, nous n'avons jamais vu guérir un seul malade atteint de cette affection) : un gros drain non perforé sur les côtés est laissé dans la cavité purulente, que l'on a essayé de vider complètement et même d'aseptiser à l'aide de tampons de ouate imprégnés d'eau oxygénée à 12 volumes coupée avec 4/5 au moins d'eau stérilisée et tiède. Si l'abcès est enkysté, on peut même, avec précaution bien entendu, toucher les parois de la poche avec une solution de chlorure de zinc au 1/10. On conçoit la difficulté qu'il y a dans ces cas, à assurer le drainage parfait de la cavité malade et encore davantage à la rendre aseptique. Souvent, en effet, dans les abcès sans parois, malheureusement les plus fréquents, la matière cérébrale sphacélée s'écoule avec le pus et le malade vide ainsi peu à peu sa boîte cranienne, jusqu'au moment où la mort survient, par méningite suraiguë, par inondation ventriculaire, par intoxication ou par dénutrition progressive.

On a encore à redouter une hernie de la substance cérébrale, la continuation de son sphacèle, la présence d'autres abcès dans l'hémisphère ou leur formation postérieure à l'évacuation du premier. Les pansements devront être quotidiens et chaque fois le drain sera enlevé, la cavité bien vidée; pour cela on introduira les deux branches d'une pince à oreille, que l'on laisse s'ouvrir, dans le trajet un peu dans tous les sens en faisant son possible pour ne pas pénétrer dans les parties saines du cerveau.

De l'avis de ceux qui l'ont constatée la guérison est toujours très longue.

Elle ne nous paraît possible que dans le cas ou l'abcès est nettement enkysté et où la substance cérébrale qui l'environne est encore saine. Souvent, en effet, et nous avons vu le cas se produire, le malade paraît être guéri et quelques mois plus tard il succombe à la formation d'une nouvelle collection de pus ou à une autre complication tel qu'un amaigrissement progressif.

ABCÈS DU CERVELET

Les abcès du cervelet sont consécutifs pour la plupart, à une suppuration des cellules postérieures de la mastoïde ou du sinus latéral.

Les *symptômes* dont ils s'accompagnent peuvent être

nuls ou être communs avec ceux de toute tumeur cérébrale ; on y rencontrera par exemple, de la céphalée, quelques vomissements, de l'hébétude, de la somnolence ; le sujet maigrit, son pouls se ralentit, la fièvre est légère. La céphalée fait rarement défaut, elle est profonde, postérieure (en casque) ne cède à aucun médicament.

Il n'y a jusqu'ici rien de pathognomonique. Mais si à ces troubles se joignent des vertiges, la perte de l'équilibre qui se produit aussi bien les yeux ouverts que fermés (titubation), une altération profonde de la vision ou du moins une congestion intense de la papille, du nystagmus, on songera plus volontiers à une suppuration du tissu cérébelleux.

Quand la mastoïde n'est pas encore ouverte elle sera la plupart du temps sensible à la pression, le long de son bord postérieur. Si on est déjà intervenu sur elle on aura remarqué des lésions avancées sur les cellules postérieures, vers le sinus latéral, ou les méninges périsinusiennes.

Ces différents symptômes entraînent une probabilité, mais non une conviction absolue.

Il va sans dire que le pronostic de l'abcès du cervelet est très grave et que le malade échappe rarement à une pareille lésion.

Le *seul traitement* applicable est l'ouverture et le drainage.

L'ouverture se fait, soit à travers la brèche mastoïdienne, qu'on élargit fortement en bas et en arrière, soit par voie occipitale en appliquant une large couronne de trépan au-dessous de la ligne occipitale, en un point voisin de la fosse de même nom.

Ce dernier procédé est plus aléatoire pour rencontrer la collection purulente. La ponction exploratrice, l'incision des méninges et le drainage de l'abcès seront les mêmes que pour l'abcès du cerveau.

DIAGNOSTIC DES COMPLICATIONS DES OTITES SUPPURÉES

Une oreille qui coule depuis déjà quelque temps ne doit pas être douloureuse ; l'*otorrhéique n'a pas le droit de souffrir de la tête ; dès qu'il souffre il est en imminence de complication*. Cette complication existe déjà quand la douleur auriculaire s'accompagne de quelques vomissements et d'un arrêt brusque de la suppuration.

Ces trois signes : *douleur*, *vomissements*, *arrêt brusque de l'écoulement* sont communs à toutes les complications des otites, sauf à la mastoïdite où il n'y a pas, en général, de vomissements.

Pour aller de la caisse à l'encéphale, le pus ne brûle d'ordinaire pas l'étape de la mastoïde et bien des lésions endocraniennes pourraient être évitées si on intervenait à temps sur l'apophyse.

Qu'il y ait mastoïdite ou non, si le malade dont l'oreille coule est pris brusquement de douleur de tête, violente, diffuse, de raideur de la nuque, de photophobie, d'hyperesthésie cutanée, d'exagération des réflexes, de constipation, de signe de Kœrnig, de soubresaut des tendons, de nystagmus, de strabisme, de carphologie, et de délire, le tout joint aux trois signes énoncés plus haut et de plus ponction lombaire positive (liquide louche, lymphocytose exagérée, polynucléaires nombreux), il *fait de la méningite*.

Si les vomissements deviennent incessants, se reproduisant à chaque mouvement de tête, les bourdonnements et les vertiges intenses et de longue durée, la surdité très prononcée et que l'examen fonctionnel dénote une souffrance des terminaisons nerveuses de l'acoustique ; s'il survenait enfin en même temps de la paralysie faciale (cette condition n'est pas indispensable) il faut songer immédiatement à de *la labyrinthite*.

Avec la trilogie dont nous parlons plus haut, si l'on observe de violents accès de fièvre précédés de grands frissons de longue durée et suivis d'une abondante sudation, si surtout, en même temps, la racine de la jugulaire est douloureuse à la pression et que l'état général du sujet s'altère rapidement on aura affaire, selon toutes probabilités, à une *phlébite du sinus latéral*.

La pyohémie se différencierait de la précédente par l'absence de douleur sur la jugulaire, un aspect plus typhique du sujet et une température plus régulièrement élevée.

Une abondance excessive dans l'écoulement auriculaire, jointe à une douleur à la pression en arrière de l'apophyse, doit faire penser à un *abcès extra-dural*, surtout si, au cours de l'évolution, il y a eu à un moment donné quelques symptômes d'irritation de l'écorce rapidement disparus.

Un œil exercé se trompe peu sur l'existence *d'un abcès du cerveau*. Il le reconnaît à l'absence des signes qui caractérisent les autres complications otiques, à l'aspect extérieur du sujet qui a un air mélancolique tout spécial, de la torpeur intellectuelle, de l'hébétude, de la somnolence, un pouls ralenti et surtout une céphalée profonde tenace, uni ou bilatérale, qui manque rarement, et des lésions du fond de l'œil.

Nous ne parlons pas des signes de localisation qui sont plus caractéristiques, mais qui constituent souvent des phénomènes de la période terminale.

Un abcès du cervelet, comme d'ailleurs un abcès du cerveau, peut échapper à nos investigations par sa latence absolue ; on doit le soupçonner si, avec la céphalée postérieure, on observe des troubles de l'équilibre, de la titubation, des vertiges, du nystagmus, de l'œdème de la papille, et quelquefois du ralentissement du pouls.

On remarquera que la température est un signe de médiocre importance dans le diagnostic des mastoïdites, de la méningite même (quoique dans ce dernier cas il y ait souvent une forte élévation), dans la labyrinthite et les abcès encéphaliques. Par contre elle est tout dans la phlébite et la pyohémie.

Bien des complications ayant une latence absolue, ce sera par exclusion qu'on réussira à étayer un diagnostic.

Dans d'autres circonstances, la lésion sera découverte seulement pendant l'acte opératoire ou même sur la table d'autopsie. Enfin, certaines lésions à distance peuvent être combinées : méningites et abcès du cerveau, abcès cérébral et phlébite des sinus, etc.

Algie mastoïdienne. — On évitera de prendre pour une lésion grave ce qui n'en a que l'apparence, de porter un pronostic sévère quand il ne s'agira, en réalité, que d'une simple *algie mastoïdienne*. On ne tombera pas dans cette erreur si on se rappelle les caractères que présentent les douleurs hystériques de l'oreille : diffusion, mobilité, superficialité, intensité extraordinaire, coïncidant avec une apophyse non tuméfiée et souvent avec une caisse du tympan intacte et un état général excellent.

Cette topoalgie est plus fréquente qu'on ne pense, et, à notre avis, un grand nombre de mastoïdites condensantes, dites douloureuses, et qui guérissent après intervention sanglante, alors qu'on trouve à l'opération du tissu osseux non enflammé, pourraient fort bien être rattachées à la grande névrose.

CHIRURGIE DE L'APOPHYSE MASTOIDE

ÉVIDEMENT DE LA MASTOIDE

Les différents temps de l'opération sont :

1er temps : Incision des téguments, y compris le périoste,

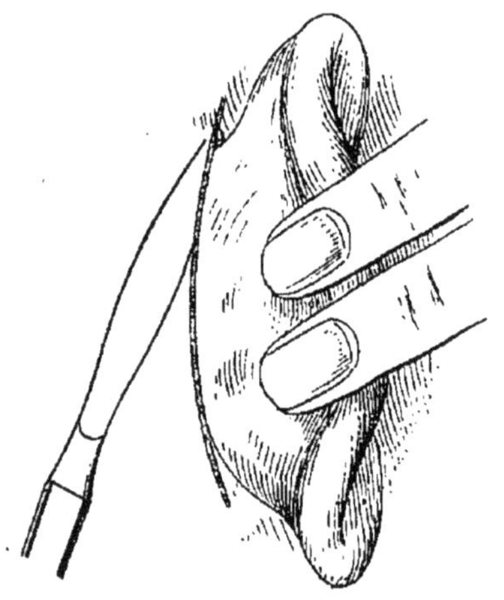

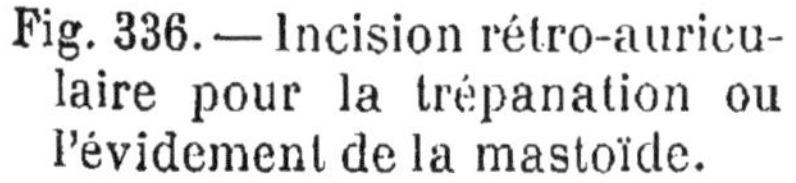

Fig. 336. — Incision rétro-auriculaire pour la trépanation ou l'évidement de la mastoïde.

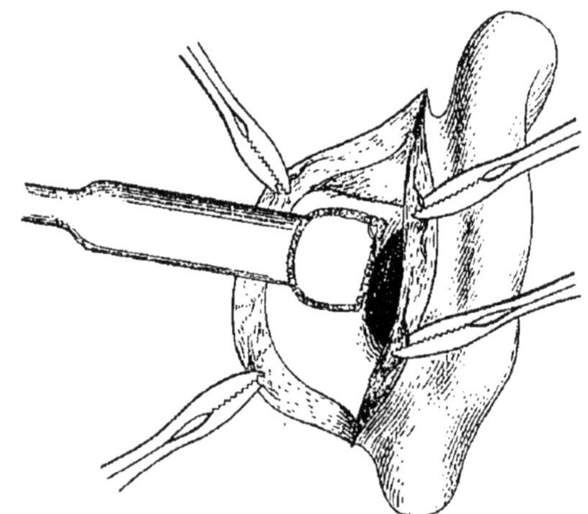

Fig. 337. — Carré d'attaque de la mastoïde pour la trépanation simple.

dans le sillon rétro-auriculaire. Dénudation de l'apophyse avec la rugine. Pincement des vaisseaux.

2e *temps : Découverte de l'antre* à la gouge et au maillet.

Carré d'attaque :

Limite supérieure : linea temporalis ;

Limite antérieure : *immédiatement en arrière*, à 1 millimètre du bord du conduit osseux, près de l'épine de Henle

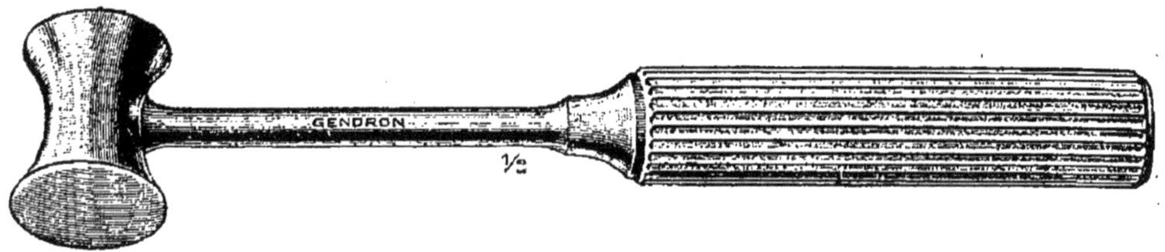

Fig. 338. — Marteau.

et non à un centimètre comme l'indiquent la plupart des auteurs ;

Limite inférieure : ligne parallèle à la linea temporalis et située à un centimètre au-dessous d'elle ;

Limite postérieure : ligne parallèle à la limite antérieure et formant avec les trois autres un carré parfait.

Les coups de gouge supérieur et antérieur sont dirigés perpendiculairement à la surface de l'apophyse, l'inférieur et surtout le postérieur doivent être donnés très obliquement à cause d'une anomalie toujours possible dans la situation du sinus latéral, qui, dans quelques cas, vient affleurer le bord du conduit osseux en se rapprochant de la surface extérieure de la mastoïde.

On a ainsi creusé un puits, de 1/2, 3/4, 1 centimètre et même plus dans quelques cas, par petits copeaux avec la gouge, en s'éclairant bien. Alors, de deux choses l'une : ou bien on a, chemin faisant, mis à découvert des cellules mastoïdiennes élargies par le pus et les fongosités, quelquefois même l'antre dont la cavité est confondue avec les cellules ; ou bien on se trouve encore en présence d'un tissu osseux enflammé, parfois même éburné, sans avoir

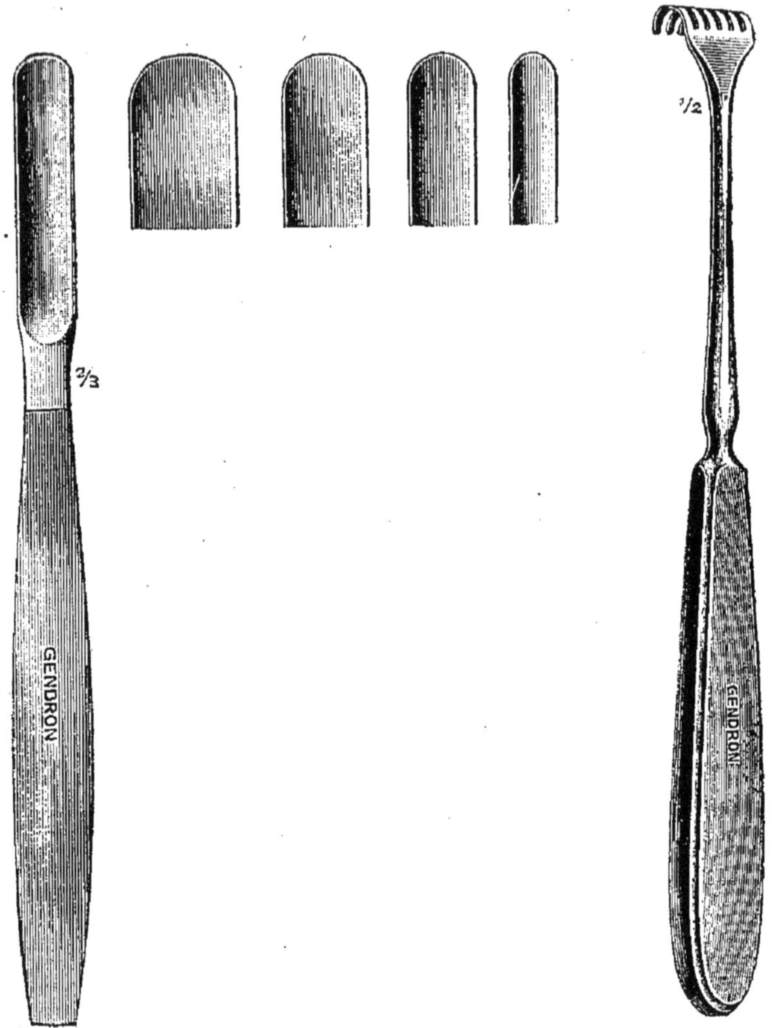

Fig. 339. — Série de gouges.

Fig. 340. — Écarteur à griffes.

rencontré aucune cavité. Dans ce dernier cas, comme l'antre est de faible dimension, il faut se munir d'une petite gouge et continuer à creuser au niveau de l'angle antéro-supérieur du carré d'attaque, c'est-à-dire diriger son évidement en haut et en avant, en se rapprochant de la paroi du conduit osseux parallèlement à lui (Moure) comme si l'on voulait aller à la recherche du canal tympano-mastoïdien. Dans une série de cas, fort rares heureusement, l'antre, de très petite dimension (grain de blé) se trouve presque au bord du conduit auditif osseux au voisinage de la loge des osselets; pour le trouver sûrement, il faut alors attaquer directement la paroi postéro-supérieure du conduit auditif comme pour l'agrandir en haut et en arrière, tout comme si l'on voulait pratiquer la cure radicale par le procédé de choix que nous indiquerons plus loin. En arrivant ainsi plus ou moins près du cadre osseux tympanique on découvre généralement la cavité antrale que l'on ouvre largement pour la bien aseptiser. Nous mentionnerons plus loin comment doit être terminée l'opération dans ces cas tout à fait spéciaux et délicats (5e temps de la cure radicale, voir p. 643).

3e temps : Mise à nu des cellules mastoïdiennes. — Que l'antre ait été découvert en même temps ou après les

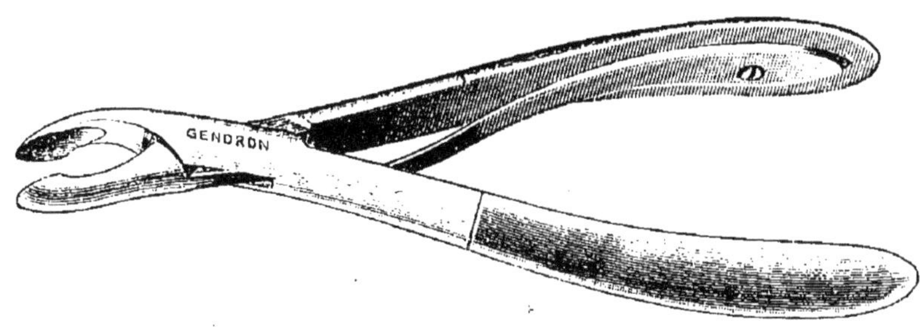

Fig. 341. — Pince cranienne double-gouge.

cellules mastoïdiennes il y a toujours lieu d'établir une large communication entre ces diverses cavités. Pour ce faire le petit protecteur de Stacke est d'une grande utilité, car il permet de reconnaître les diverticules cellulaires que la gouge aura à mettre à jour. L'évidement n'aura d'autres limites que celles du mal, le chirurgien devant toujours, dans une mastoïde, marcher à ciel ouvert. Il ne devra jamais négliger de découvrir cette traînée cellulaire, cette sorte de tunnel, qui, dans les apophyses pneumatiques, relie toujours l'antre à la pointe de la mastoïde, en longeant la paroi du conduit.

Si l'apophyse est très celluleuse il faut toujours penser

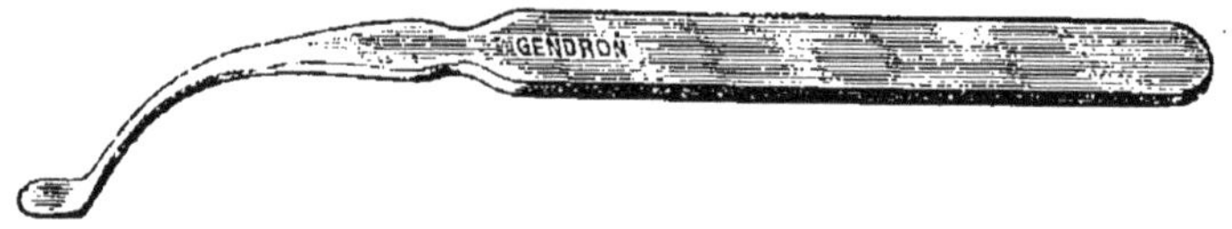

Fig. 342. — Protecteur de Stacke.

à l'existence possible de cellules diverticulaires ou aberrantes sur lesquelles l'un de nous (Moure) a, le premier, appelé l'attention. On doit se rappeler que ces cavités peuvent être postérieures (cas le plus fréquent), supérieures ou internes, c'est-à-dire situées dans la profondeur même de l'apophyse et du rocher.

4e temps : curettage. — Ce temps pourra être exécuté au fur et à mesure de la découverte des cellules, mais il ne sera complet que lorsque les parois de la cavité osseuse apparaîtront nettes sur tous les points. Un ou deux badigeonnages au chlorure de zinc à 1/10 permettront de mieux juger de la fin du curettage. Du reste on n'a plus de sang quand les fongosités sont toutes enlevées et le nettoyage parfait, l'os sain se reconnaissant aisément à son aspect caractéristique.

5e temps : Si l'opération a été bien exécutée et complète, simple *drainage et suture de la plaie*. Le drain est placé dans l'antre et les téguments sont suturés au crin de Florence à l'exception de la place du drain. Lorsque l'opérateur n'est pas entraîné à pratiquer ces sortes d'interventions, il sera plus prudent pour lui de ne pas réunir et de panser à plat.

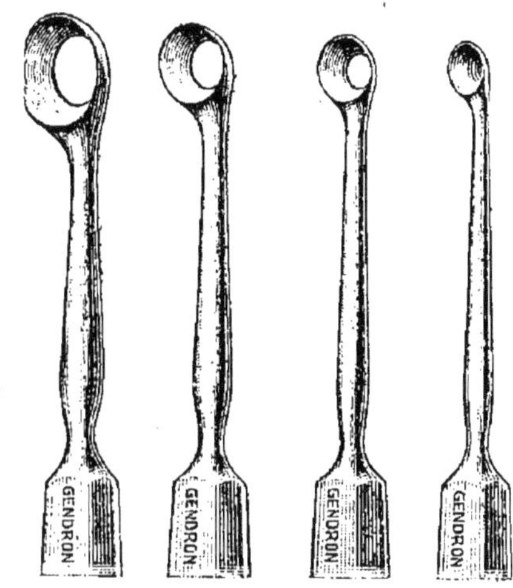

Fig. 343. — Série de curettes.

Un pansement humide est appliqué autour de l'oreille et laissé en place deux à trois jours, rarement davantage. Un pansement sec est fait ensuite tous les deux jours, s'il n'y a pas de suppuration, comme c'est la règle quand le curettage a été complet, tous les jours s'il y a réinfection. Cette dernière n'est pas rare dans les formes ostéomyélitiques de la mastoïdite, quand, au cours de l'opération, on a trouvé l'os rouge, saignant, sans collection purulente. Dans ce cas la plaie est réouverte, le drain supprimé et le pansement fait à plat. En général l'écoulement par le conduit n'existe plus au premier pansement.

Règle absolue : ne supprimer le drain que lorsque le fond est cicatrisé et qu'il n'y a plus trace de suintement par la plaie, le raccourcir petit à petit au fur et à mesure que le bourgeonnement du fond empêche son introduction.

La guérison demande généralement de trois semaines à un mois en moyenne. Au cours de la cicatrisation il est généralement utile de réprimer les bourgeons charnus à la teinture d'iode ou au chlorure de zinc à 1/10 ou simplement avec le crayon de nitrate d'argent.

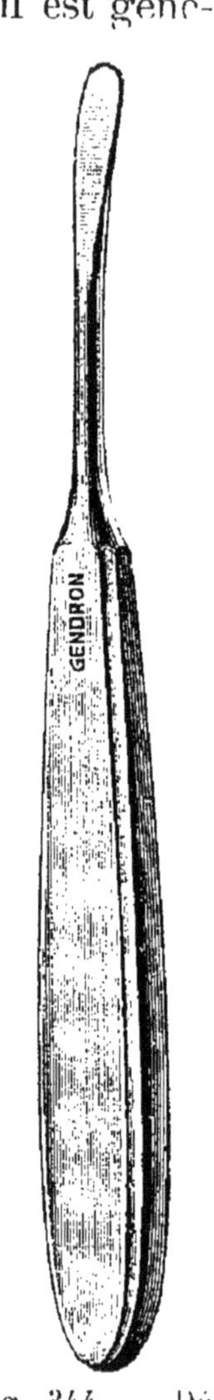

Fig. 344. — Détache-conduit de Moure.

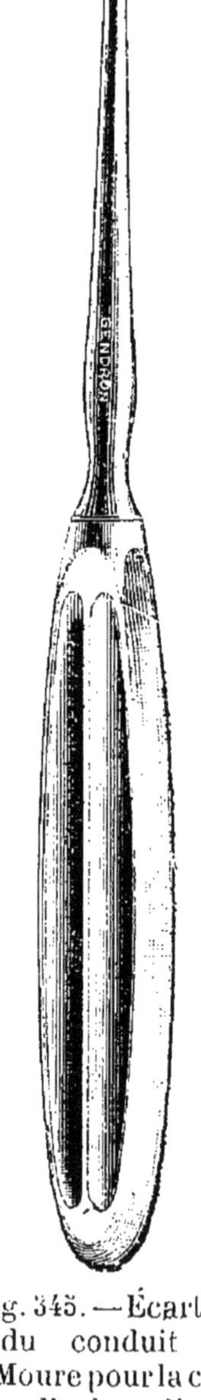

Fig. 345. — Écarteur du conduit de Moure pour la cure radicale d'otorrhée.

CURE RADICALE DE L'OTORRHÉE

Cette opération, une des plus belles conquêtes de la chirurgie auriculaire, consiste à réunir le conduit auditif, la caisse du tympan, l'antre et les cellules mastoïdiennes en une seule et même cavité dont on cherche à amener la cutanisation.

Tous les diverticules de l'oreille moyenne étant mis à nu et nettoyés le malade ne courra plus le risque d'avoir une complication otique.

1er temps : Les téguments sont d'abord incisés, le périoste récliné et le conduit cartilagineux décollé puis retenu au moyen d'un écarteur spécial. Pour arriver ensuite à découvrir les différentes cavités dont nous venons de parler, plusieurs procédés sont employés : Stacke progressait de la caisse du tympan vers l'antre, Zaufal suivait la voie inverse, ouvrant d'abord l'antre et allant de là vers la caisse.

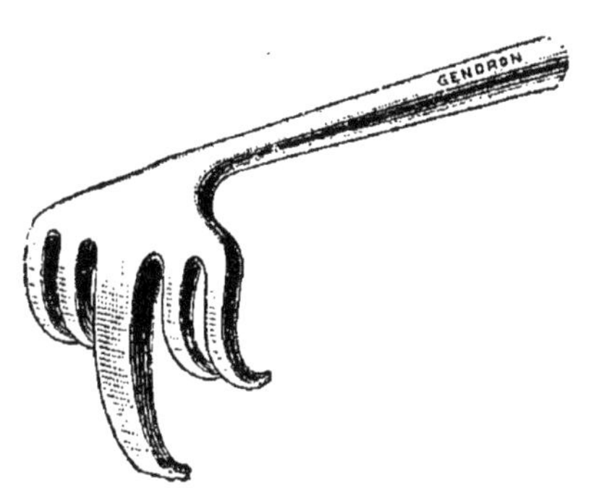

Fig. 346. — Écarteur du conduit de Moure.

L'École de Bordeaux préconise systématiquement, depuis plus de dix ans, un procédé intermédiaire qui avait été employé par Wolf sur le cadavre en 1877, époque où il n'était pas question de cure radicale. Il consiste à attaquer d'abord la moitié supérieure du conduit osseux qu'on élargit petit à petit à la gouge et au maillet, de l'extérieur vers la profondeur, de façon à aller à la recherche du canal tympano-mastoïdien, seul point fixe de cette région si variable au point de vue anatomique.

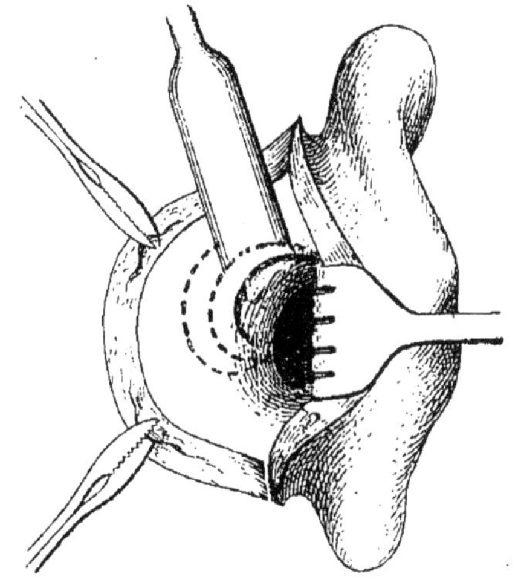

Fig. 347. — Attaque de la partie postéro-supérieure du conduit osseux dans l'évidement pétro-mastoïdien. Le conduit est élargi peu à peu en haut et en arrière.

On ne dépasse pas en haut, un plan passant par la linea

temporalis qui indique assez bien la limite inférieure de la boîte cranienne ; sur le bord du conduit, l'ouverture osseuse va en biseau, de bas en haut, de dehors en dedans, de façon qu'au niveau du canal tympano-mastoïdien la largeur seule du canal constitue le fond de la plaie.

Chemin faisant, dans la grande majorité des cas, on a mis l'antre à découvert ; on peut alors se donner du jour en arrière, faire somme toute, à la surface de l'apophyse, une ouverture correspondant à la projection de la cavité antrale sur les téguments.

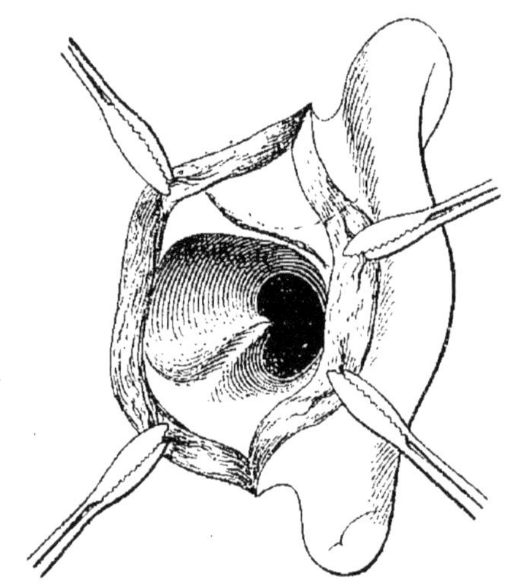

Fig. 348. — Aspect de la cavité après l'évidement. (Au fond la caisse et l'antre formant une seule cavité. En bas et en arrière, la saillie du massif osseux du facial.)

La difficulté de l'opération consiste à enlever, sans léser le facial, la partie du conduit qui constitue la portion postéro-supérieure du cadre tympanique, autrement dit, le point qui sépare l'antre de la caisse, paroi externe du canal tympano-mastoïdien.

On termine la brèche osseuse en faisant disparaître à petits coups de gouge toutes les aspérités de l'oreille moyenne (mur de la logette) et de l'antre (cellules diverticulaires) de façon à obtenir une grande cavité régulière, en forme de bissac, où la cutanisation pourra s'opérer facilement.

3e *temps :* Curettage soigneux de la région ainsi mise

à nu, car d'un bon curettage dépend souvent la réussite de l'intervention. Les osselets seront de ce fait enlevés et avec eux les fongosités qui les entourent. Deux points à ménager pendant le curettage : la paroi labyrinthique, le canal semi-circulaire externe et le facial.

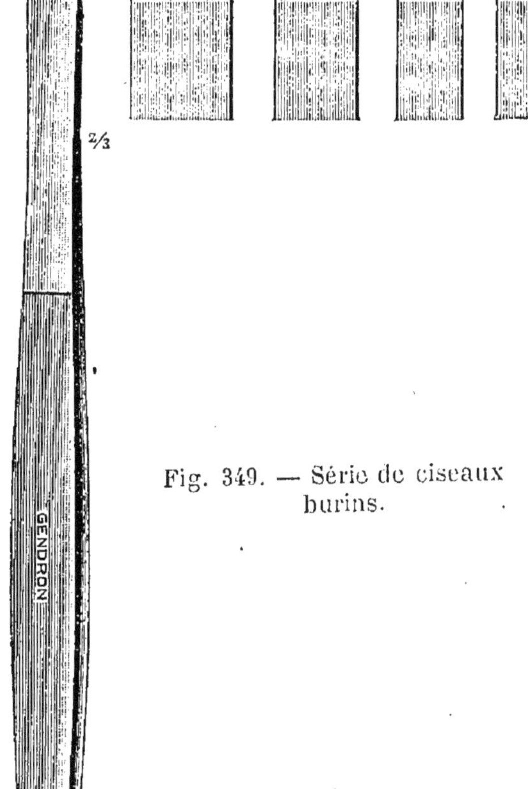

Fig. 349. — Série de ciseaux burins.

L'emploi d'une curette assez grosse est indiqué pour la paroi interne de l'oreille moyenne pour ne pas s'exposer à arracher par inadvertance l'étrier de sa loge, accident plus ennuyeux que grave en général. Le grattage sur cette paroi devra d'ailleurs être conduit très doucement, afin de ne pas traumatiser le labyrinthe.

Quand on passera la curette dans le canal tympano-mastoïdien on se rappellera que le canal de Fallope rampe à angle droit sur la paroi profonde et le chloroformisateur aura l'œil attiré sur la face du malade afin de signaler le moindre accusé de réception de la curette sur le nerf facial.

4e temps : Utilisation du conduit pour l'épidermisation de la cavité antro-mastoïdienne.

Quand cette cavité est minime, nous conseillons de fendre simplement le conduit cartilagineux dans toute sa longueur en arrière, jusqu'à la conque exclusivement et de retenir par un point de suture au catgut, aux tissus du voisinage, chacun des deux volets ainsi créés. Si le conduit est très épais, on aura intérêt à en

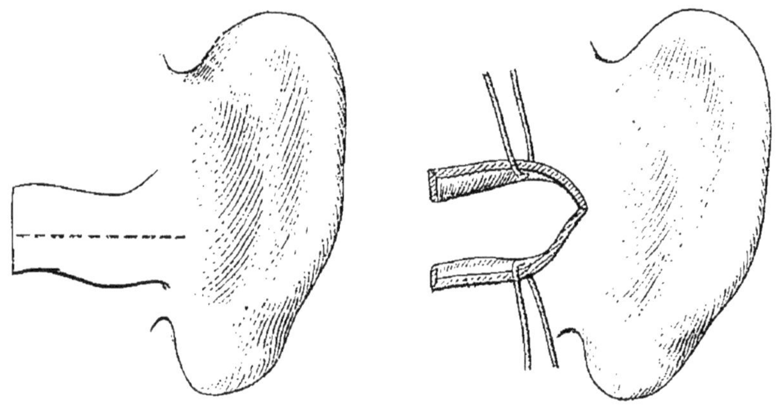

Fig. 350. — Simple fente du conduit avec suture en haut et en bas.

diminuer l'épaisseur aux dépens de la face externe apophysaire, et même d'en réséquer l'extrémité profonde ou le lambeau supérieur, afin d'éviter des rétrécissements ultérieurs.

Quand il a fallu évider toute l'apophyse ou bien si l'on a intérêt à surveiller, ou rendre très accessible toute la cavité créée par l'opération, il est préférable d'agrandir le méat en sacrifiant une partie de la conque. On prolonge alors l'incision du conduit cartilagineux jusqu'au milieu de cette dernière et perpendiculairement à l'extrémité externe de cette ligne, on fait au bistouri un trait transversal, en pleine conque, dessinant ainsi un T. Aux volets formés de la sorte on enlève le cartilage avec la peau qui le recouvre (Moure) ; on les suture ensuite comme précédemment.

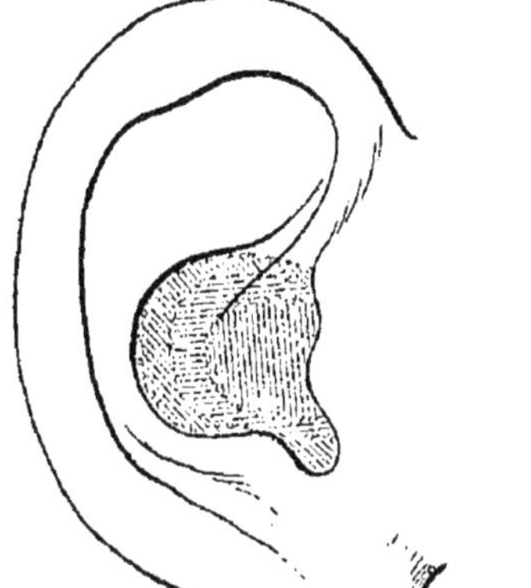

Fig. 351. — Schéma de trois grandeurs de méats obtenus par la résection de la conque.

Körner et Siebenmann font sur le conduit et la conque deux incisions parallèles et longitudinales et appliquent le lambeau ainsi tracé à la face postérieure de leur évidement, après avoir décartilaginé le lambeau pris dans la conque. Ce procédé est long et produit souvent le sphacèle des lambeaux. De plus le méat est de cette façon démesurément agrandi et la déformation par trop apparente. Quelques auteurs préconisent l'enlèvement pur et simple de toute la paroi postérieure du conduit : nous avons employé cette méthode il y a quelque dix ou douze ans, mais nous l'avons abandonnée parce qu'elle retarde la cicatrisation.

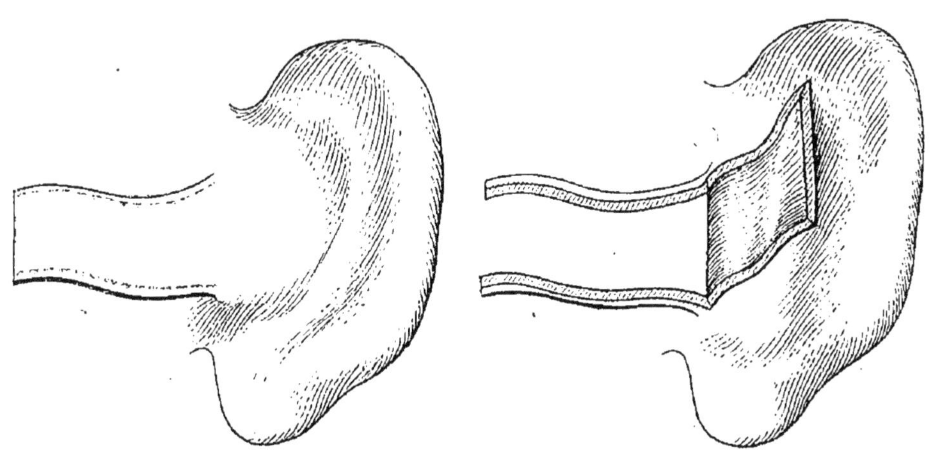

Fig. 352. — Lambeau de Körner.

5e *temps* : Pansement intérieur et suture. Après désinfection soigneuse de la plaie, nous introduisons par le

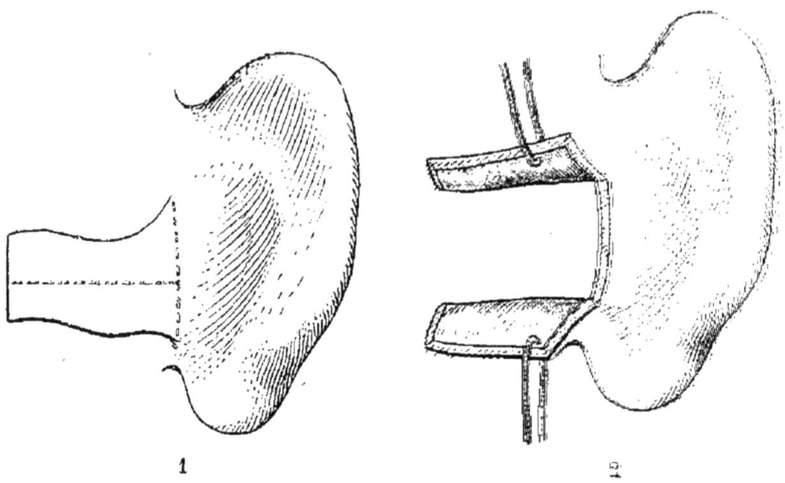

Fig. 353. — 1, fente de la partie postérieure du conduit et deuxième incision perpendiculaire à la première à la naissance de la conque. — 2, les deux lambeaux sont rabattus en haut et en bas.

méat une mèche de gaze iodoformée qui bourre la caisse

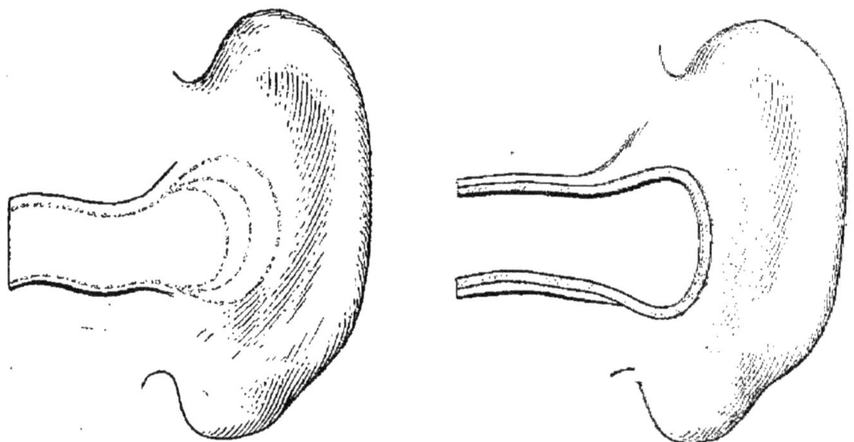

Fig. 354. — Résection pure et simple de la partie postérieure du conduit et de la conque, s'étendant plus ou moins suivant la grandeur de la cavité à surveiller.

du tympan, le canal tympano-mastoïdien, l'antre, l'apophyse et le conduit. Nous faisons ensuite, et c'est là une méthode que nous avons été les premiers à préconiser et à employer systématiquement, *la suture immédiate de la plaie rétro-auriculaire.*

Nous nous abstenons de suture dans un seul cas, c'est lorsqu'il existe une complication endo-cranienne qui nécessite une surveillance fréquente et des pansements quotidiens (phlébite suppurée du sinus, thrombo-phlébite, abcès du cerveau, etc., etc.).

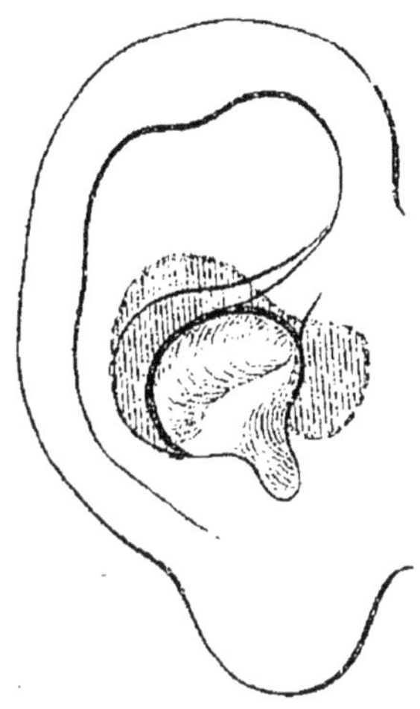

Fig. 355. — Méat opératoire avec projection schématique de la cavité de l'évidement pétro-mastoïdien qui peut être facilement examinée en inclinant plus ou moins la tête du malade.

En cette occurence, nous faisons un premier pansement ordinaire par le conduit et un deuxième par la plaie rétro-auriculaire qu'on laisse fermer dès que la complication est guérie.

Enfin, quand on fait une cure radicale il ne faut pas s'imaginer que tout est fini. Le plus difficile reste encore à accomplir : ce sont les pansements consécutifs, pour diriger la formation de l'épiderme dans la cavité créée par l'opération.

La pratique vaut ici mieux que la théorie. Bornons-nous à dire qu'on devra toujours conserver la cavité de la caisse, celle du canal tympano-mastoïdien et du conduit auditif.

Les débutants ont tendance à bourrer la mastoïde et à laisser s'atrésier les autres cavités; les uns font des pansements trop fréquents, d'autres les font trop rares , ils laissent pousser des bourgeons qui entravent la formation de l'épiderme ; ils ne savent pas saisir le moment propice pour supprimer tout pansement sec et faire, pendant une quinzaine, des irrigations aseptiques qui achèvent la cutanisation. Enfin, si la cavité a tendance à se rétrécir du fait de la guérison, ils s'acharnent à tenter la dilatation du conduit, au prix des plus grandes souffrances pour l'opéré alors qu'il était bien plus simple de pratiquer quelques nettoyages et d'ordonner pendant quelques semaines un peu d'iodure à l'intérieur.

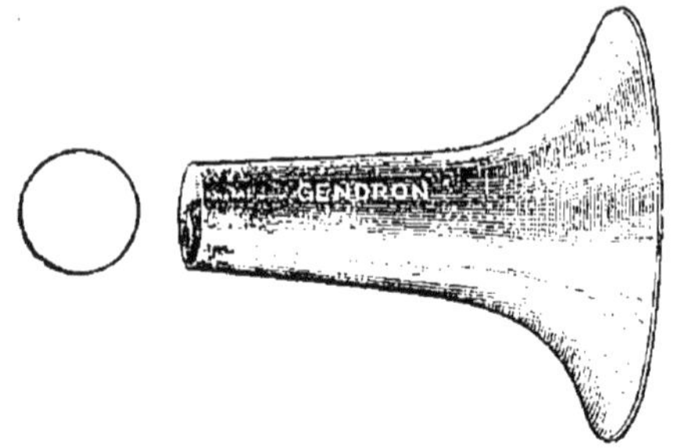

Fig. 356. — Spéculum à pansements.

Bref, c'est ici le cas de le dire : fabricando fit faber.

Nous sommes généralement très simplistes et recommandons l'emploi de la gaze spéciale tissée sur les bords, imprégnée, soit d'iodoforme, de peroxyde de zinc ou simplement stérilisée. Nous croyons peu à l'efficacité de tel ou tel traitement, la propreté nous paraissant être la première condition d'un bon pansement.

Même après cutanisation parfaite qu'on obtient après un à trois mois (un mois et demi en moyenne) on doit surveiller la cavité pendant les premières années afin de la débarrasser des produits de desquamation qui ont tendance à s'y entasser. Un simple lavage à l'eau oxygénée enlève bien souvent au malade le désespoir de croire à une récidive de sa suppuration antérieure.

ÉVENTUALITÉS SUSCEPTIBLES DE SE PRODUIRE PENDANT LES INTERVENTIONS SUR L'APOPHYSE MASTOÏDE

A la suite des opérations sur l'apophyse on peut observer les complications suivantes : 1° Présence d'un abcès périmastoïdien ; 2° anomalie dans la situation du sinus latéral ; 3° blessure de cette veine ; 4° nécrose de la table interne ; mise à nu des méninges cérébrales ; 5° lésion du facial.

1° L'abcès périmastoïdien accompagnant une mastoïdite aiguë peut occuper différents points ; s'il est externe, c'est-à-dire placé sous le périoste qui recouvre l'apophyse, il sera ouvert par l'incision de la trépanation. On aura soin d'en curetter les parois et de les toucher au chlorure de zinc à 1/10. Un pansement humide sera appliqué sur les téguments et rapidement renouvelé.

S'il occupe la fosse temporale une contre-incision en provoquera l'évacuation et le nettoyage ; on cherchera s'il n'y a pas communication avec la surface apophysaire.

Drainage et pansement humide.

S'il siège à la région pariétale, ou vers la nuque, l'incision de la trépanation suffira en général, la contre-ouverture sera rarement indiquée.

Enfin si l'abcès entoure la pointe de l'apophyse, qu'il enserre comme d'une gangue, on cherchera, en creusant la mastoïde, à reconnaître le point par lequel s'est faite l'effraction du tissu osseux. Il peut être utile ici d'établir une contre-incision et un drainage complémentaire inférieur en arrière du sterno.

Nous ne parlons que des cas les plus fréquents, renvoyant les cas exceptionnels à l'étude des complications des mastoïdites.

2° Il est assez fréquent d'observer que le sinus latéral, au lieu d'occuper une distance de 1 centimètre et demi à 2 centimètres en arrière du bord du conduit auditif et parallèlement à lui, se rapproche de ce bord, jusqu'à affleurer sa paroi postérieure (Thèse du Dr Aka citée plus haut).

Cette anomalie se rencontre plus ou moins accusée une fois sur 10 ou 12 interventions, particulièrement du côté droit. C'est pour cela que le chirurgien devra creuser l'apophyse avec beaucoup de circonspection. S'il découvre cette veine, il se reportera en dedans, attaquant au besoin la paroi postérieure du conduit elle-même et contournant le sinus pour découvrir la cavité antrale (voir p. 484).

3° Si, au cours de ces manœuvres, un coup de gouge malheureux, un curetage trop énergique, la pointe d'une pince ouvre le sinus, il n'y a pas lieu de s'en préoccuper outre mesure ; l'hémorragie sera rapidement enrayée par un tamponnement à la gaze iodoformée qu'on laissera en place le plus possible s'il ne survient aucune complication (huit à dix jours environ), ou comme nous l'avons fait une fois avec succès, avec de la cire stérilisée. Le reste de l'opération sera conduite comme si cet incident n'était pas survenu.

4° On trouve très fréquemment, au cours des évidements mastoïdiens, une nécrose de la table interne du crâne, soit au niveau des cellules apophysaires, soit au niveau du toit de l'antre ou de la caisse. Les méninges sont souvent fongueuses à cet endroit ; il sera nécessaire de les cureter et de les désinfecter au chlorure de zinc à 1/10 ; cette éventualité ne complique d'ailleurs aucunement l'intervention pas plus qu'elle ne retarde la cicatrisation.

5° Enfin il est arrivé aux otologistes les plus habiles de

léser le facial, au cours d'une cure radicale d'otorrhée. Cet accident survient, soit parce qu'on écrase le canal de Fallope avec le talon du protecteur de Stacke, introduit par la caisse dans le canal tympano-mastoïdien, soit qu'on descende trop bas dans le conduit osseux, au voisinage du canal tympano-mastoïdien et que la gouge sectionne le nerf; soit enfin qu'il existe une déhiscence du canal de Fallope et qu'on lèse le nerf avec la curette. Dans quelques cas un cholestéatome a disséqué le nerf et il est très facile de le sectionner si on n'y prend garde.

Un pansement trop serré peut encore comprimer le facial et en annihiler momentanément la fonction. Enfin, si le nerf a seulement été éraillé, il se déclare, les jours suivants, de la névrite et une paralysie consécutive, mais temporaire, des muscles de la face.

S'il y a eu section du nerf la paralysie est immédiate, totale et définitive.

S'il y a simple éraillure ou compression la paralysie pourra être constatée au réveil, mais elle s'accentuera dans les jours qui suivront pour disparaître spontanément après quelques jours, quelques semaines, parfois plusieurs mois.

La névrite est annoncée par des douleurs névralgiques intenses dans tout le territoire innervé par le facial; la paralysie qui lui fait suite est de courte durée.

Un fait d'observation courante c'est que la paralysie n'est pas définitive quand il existe une déformation oblique ovalaire très prononcée au moment où le malade ouvre la bouche.

On ne devra recourir à l'électrisation que lorsque la

névrite aura complètement disparu afin d'éviter la contracture consécutive.

C'est le facial supérieur qui recouvre, en général, le premier ses fonctions. L'accident ne laisse d'ordinaire que des traces peu appréciables.

Pour remédier à la paralysie faciale d'ordre chirurgical quelques auteurs ont essayé la suture du bout périphérique du facial avec le bout central du spinal (branche sterno-mastoïdienne) ou de l'hypoglosse.

Les résultats obtenus jusqu'ici sont loin d'être encourageants ou probants.

OREILLE INTERNE

Troubles vasculaires; inflammation (maladie de Voltoloni); épanchements séreux et sanguin, maladie de Ménière, syphilis de l'oreille interne; surdités professionnelles infectieuses et médicamenteuses; surdimutité; surdité hystérique.

TROUBLES VASCULAIRES

Congestion. — La congestion du labyrinthe s'observe chez les pléthoriques, chez les artério-scléreux et chez les rhumatisants parfois comme signe avant-coureur d'une hémorragie cérébrale, et aussi chez les femmes, particulièrement à la ménopause ou après la lactation. On la rencontre chez les cardiaques à hypertension artérielle ou encore comme suite de traumatismes par ébranlement violent (coups de feu tirés près de l'oreille); le voisinage d'un foyer inflammatoire (caisse du tympan) peut enfin déterminer une congestion dans l'oreille interne.

Quelle qu'en soit l'étiologie, la congestion labyrinthique se traduit par des bourdonnements plus ou moins aigus, une sorte d'état vertigineux et de la surdité intermittente. Généralement ces deux symptômes font défaut, les bourdonnements seuls traduisent l'hyperémie du ou des labyrinthes, car le trouble peut être uni ou bilatéral, cette forme étant la plus fréquente.

Dans la congestion l'organe n'est pas détruit; aussi le retour ad integrum des terminaisons nerveuses pourra parfaitement s'effectuer.

Les troubles congestifs de l'oreille interne varient du simple au composé. Parfois légers et passagers comme la cause qui les a produits (mauvaise digestion, crise rhumatismale, exercices violents, etc., etc.) ils sont d'autres fois plus persistants et par conséquent plus inquiétants pour les sujets atteints. Si ces derniers sont âgés on peut redouter une congestion ou même une hémorragie cérébrale. Le traitement sera autant que possible causal : aux artério-scléreux il conviendra de prescrire un régime général en rapport avec leur état : les préparations iodurées et l'hygiène alimentaire en constitueront la base. Aux arthritiques, aux sanguins, en dehors du régime général on prescrira des déplétions sanguines (sangsues à l'apophyse mastoïde). Chez quelques nerveux les préparations bromurées ou valérianiques, associées à de petites doses de quinine ont parfois donné des résultats appréciables; chez d'autres enfin, le régime déchloruré, conseillé par Widal paraît avoir également réussi.

Le point capital sera d'établir nettement le diagnostic et par l'interrogatoire du malade et par l'examen méthodique de ses oreilles (examen fonctionnel et objectif). La nature des bourdonnements, leur marche, leur forme sont autant d'éléments dont il faut tenir compte pour instituer une thérapeutique rationnelle adéquate à la forme des troubles vasculaires de l'oreille que l'on aura en traitement.

Anémie labyrinthique. — De l'*anémie du labyrinthe*, nous savons peu de chose ; on l'observe dans l'anémie générale, la chlorose et après les grandes pertes sanguines. Elle se traduit alors par des sifflements dans l'oreille, un état vertigineux, avec tendance à la syncope, peu ou point de surdité. L'amélioration de l'état général entraîne la disparition de ces différents symptômes.

L'aspect général du malade dont les muqueuses pâles et décolorées traduisent l'état anémique suffit en général pour permettre d'établir le diagnostic.

On peut également reconnaître les formes douteuses en faisant aspirer au malade une ampoule de nitrite d'amyle (Lermoyez) qui produit une hyperémie passagère de la face et par conséquent de l'oreille. Si les troubles subjectifs éprouvés par le malade se calment par ce moyen on peut conclure que c'est l'anémie labyrinthique qui en était la cause.

Dans ces cas, le traitement tonique, l'arsenic, la teinture de noix vomique, les préparations de quinquina et de fer trouvent leurs indications toutes naturelles.

MALADIE DE VOLTOLINI

(INFLAMMATION AIGÜE DE L'OREILLE INTERNE)

Cette affection, heureusement peu fréquente, s'observe surtout chez les enfants, comme localisation primitive et parfois unique d'une maladie infectieuse. Dans d'autres cas, elle survient en même temps qu'une inflammation bilatérale de l'oreille moyenne et des cellules mastoïdiennes.

Quelle qu'en soit la pathogénie, l'inflammation aiguë de l'oreille interne (maladie de Voltolini) se caractérise par des phénomènes généraux : (malaise, fièvre intense, anorexie, douleurs violentes, convulsions), et bientôt après par des phénomènes locaux (vertiges, vomissements, bourdonnements intenses et surdité totale).

Le malade alité a peu ou point de vertiges, s'il ne remue pas ; mais au moindre mouvement de tête, il survient immédiatement de grands vertiges et des vomissements.

Après dix, quinze et même vingt jours de cet état aigu, la fièvre cesse, le malade ne vomit plus ; ses bruits subjectifs se calment, mais deux choses persistent encore, l'une définitive, la *surdité totale*, absolue, l'autre temporaire, la *démarche chancelante*.

Le sujet est incapable de se tenir debout les pieds joints, les yeux ouverts, à plus forte raison fermés ; veut-il faire un pas ? il écarte les jambes, titube et tomberait si on ne le retenait pas ; il court en quelque sorte à la recherche de son polygone de sustentation.

Peu à peu cependant, la démarche devient moins chancelante, le pas mieux assuré ; au bout de quelques semaines, quelquefois plusieurs mois, l'équilibre est retrouvé mais la cophose reste complète. S'il s'agit d'un sujet jeune la faculté du langage décroît en raison directe des progrès de l'équilibration. Peu à peu l'enfant devient muet. Quant à l'adulte, sa voix se contente de changer de tonalité ; elle prend un timbre absolument spécial qu'il suffit d'avoir entendu une fois pour le retenir, timbre que les simulateurs oublient toujours de copier. Le sujet présente, cela va sans dire, tous les signes fonctionnels d'une lésion labyrinthique.

La surdité est incurable.

Le point important est de distinguer la labyrinthite aiguë de la méningite avec laquelle elle est souvent confondue. Nous ne pouvons mieux faire que de reproduire ici le tableau différentiel dressé par Voltolini dans la première description qu'il publia de cette maladie en 1880.

MÉNINGITE CÉRÉBRO-SPINALE ÉPIDÉMIQUE	OTITE LABYRINTHIQUE
1° Ce n'est que depuis l'hiver 1863 à 1864 que la maladie est apparue en Allemagne (on peut aussi considérer comme méningite épidémique une épidémie survenue à Würzbourg en 1851) (voir Hirsch).	1° Cette otite a déjà été observée et décrite exactement par Kramer avant 1849; elle a été constatée en 1853 par Voltolini.
2° C'est une maladie infectieuse, épidémique, ne venant jamais que sous forme épidémique.	2° Ce n'est pas une maladie infectieuse; jusqu'à présent elle a été observée seulement sporadiquement, elle se présente dans différents endroits tous les jours.
3° Elle attaque aussi bien les adultes que les enfants.	3° C'est presque sans exception une maladie de l'enfance.
4° L'organe auditif est souvent affecté dans cette maladie mais la surdité se perd souvent et persiste rarement des deux côtés.	4° Elle attaque toujours les deux oreilles et le plus souvent amène une surdité absolue.
5° Souvent d'autres organes des sens sont aussi frappés, entre autres l'œil, et également d'autres régions nerveuses.	5° Dans aucun cas, Voltolini n'a observé d'autre symptôme que la surdité ou surdimutité.

6° Ce qui est caractéristique pour la maladie, « c'est une convalescence fort longue et difficile : elle forme un des phénomènes les plus constants dans le cours de la méningite épidémique » (voir Hirsch).	6° Dans beaucoup de cas, le processus morbide est vite terminé, parfois en 3, 4 jours; il ne reste que la surdité absolue.
7° Le vomissement au début de la maladie n'est pas toujours observé.	7° Le vomissement ouvre presque toujours la scène.
8° L'herpès labialis est un symptôme presque constant.	8° Il a été observé seulement une fois par Voltolini.
9° La convalescence à marche lente se caractérise aussi par une grande faiblesse; aucun auteur ne signale spécialement le vertige et la marche chancelante comme succédant à la maladie.	9° Le plus souvent, convalescence rapide. La marche chancelante et le vertige qui se rencontrent ici sans exception pendant des mois et même des années, parlent déjà en faveur d'une affection et non d'une simple maladie du nerf acoustique au delà du rocher.

Le docteur A. Bouyer fils a publié en outre, sur le même sujet, un article intéressant à propos d'un cas observé à notre clinique[1] :

SYPHILIS DE L'OREILLE INTERNE

La syphilis de l'oreille interne est le type des épanchements séreux dans cet organe. Elle s'observe à la période tertiaire. Chez les enfants et les adolescents elle est d'origine héréditaire. Elle frappe ordinairement les deux oreilles en même temps. Rappelons que cet accident fait partie de la triade d'Hutchinson, avec la kératite interstitielle et les déformations dentaires.

[1] *Revue hebdomadaire de laryngologie*, 1906, n° 21, 26 mai.

Trois caractères distinguent la maladie spéciale : l'*insidiosité ou la rapidité* de son évolution et *son incurabilité* dans le sens absolu du mot, c'est-à-dire du retour ad integrum de la fonction auditive.

α) Un sujet bien portant, généralement un adolescent, se couche entendant parfaitement ; il se réveille le matin, absolument sourd d'une oreille, parfois des deux, sans avoir présenté ni *vertiges*, ni *vomissements* (forme apoplectique). Il éprouve en général des bourdonnements d'intensité variable (bruits de cloches, ou clochettes, de cascades, de sifflements, etc.), bruits labyrinthiques cela va sans dire.

Examinez ses oreilles : elles ne présentent aucune trace d'inflammation ; ses réactions fonctionnelles sont celle d'un malade atteint par son labyrinthe ; la montre n'est plus entendue au contact, ni sur les os du crâne ; le diapason lui-même ne semble plus émetttre de sons ; tel est le type de l'otite labyrinthique d'origine syphilitique des adolescents.

On suppose qu'il s'est fait, dans le cas particulier, un épanchement séreux au niveau des terminaisons de l'acoustique, exsudat qui a atteint tout le labyrinthe lequel n'est plus en état de réagir, d'où ni les vertiges ni les vomissements qui accompagnent ordinairement l'irritation des branches nerveuses de l'oreille interne.

β) Quelquefois, au lieu d'être brusque, la surdité s'établit d'une façon progressive par poussées successives.

C'est ainsi que l'on constate d'abord l'existence de bourdonnements variés à timbres métalliques, puis peu à peu apparaît une sorte d'état vertigineux incessant obligeant le malade à marcher avec précaution en cherchant son équilibre. Cette sorte de trouble de l'équilibre répond aux réactions labyrinthiques habituelles, c'est-à-dire qu'il s'aggrave lorsque les yeux du malade sont fermés.

Il est rare que l'on observe des vomissements car il n'existe point de crises paroxystiques des vertiges comme on en rencontre dans la maladie de Ménière.

La surdité fait des progrès assez rapides au point qu'en quelques semaines le malade arrive à être presque complètement sourd d'une oreille d'abord, puis la surdité gagne en général assez vite le côté opposé.

Si l'on examine ces malades qui sont très souvent des adolescents, ou dans tous les cas de jeunes adultes au-dessous de trente ans, on rencontre chez eux presque toujours des signes d'ancienne kératite interstitielle plus ou moins bien guérie, laissant ce louche de la cornée qui est la caractéristique de la lésion oculaire ancienne.

Quelquefois on observe du côté des dents l'aspect de ce que l'on a appelé la dent d'Hutchinson dont la surdité vient du reste compléter la triade.

L'*examen fonctionnel* de l'oreille dénote, cela va sans dire, des réactions labyrinthiques, c'est-à-dire une perte complète de la perception cranienne à la montre, un Rinne positif, *ou négatif en faisant vibrer le diapason fort* sur l'apophyse mastoïde, et une diminution marquée de la perception auditive des sons aigus au sifflet de Galton.

La *marche* de l'affection, les troubles concomitants et l'âge du malade permettent habituellement d'établir le diagnostic de ces sortes de labyrinthite qui ne sont malheureusement pas très rares, mais par contre souvent méconnues.

La *thérapeutique* de la forme rapide que nous avons décrite plus haut est inefficace, car quelque hâtif que puisse être le traitement, les labyrinthes étant annihilés dans leur entier par la suffusion séreuse qui les atteint, on ne peut espérer le retour de l'organe, même partiellement.

Toutefois, si on assiste au début des accidents, on pourrait essayer le traitement spécifique à haute dose, l'électrisation, voire même les injections sous-cutanées de pilocarpine, sur lesquelles nous aurons l'occasion de revenir dans le chapitre suivant en décrivant la maladie de Ménière.

Dans la forme lente au contraire, si le diagnostic est fait hâtivement et si le traitement est appliqué de bonne heure, comme il s'agit assez souvent non plus d'une suffusion séreuse, mais probablement d'hyperostose, de névrite ou de gommes diffuses, en somme d'une lésion tertiaire siégeant dans le labyrinthe, le traitement spécifique donne parfois des résultats assez encourageants pour mériter d'être appliqué.

Dans ces cas, la meilleure thérapeutique consiste à donner la solution biiodurée dont nous avons déjà indiqué la formule au cours de ce manuel et que nous reproduirons ici pour éviter au lecteur de se reporter aux chapitres précédents ; elle sera graduée suivant l'âge des enfants.

Voici la dose habituelle que nous employons pour les adolescents et les adultes :

Biiodure d'hydrargyre . . .	10 à 15 et même 20 cent.
Iodure de potassium.	15 grammes.
Iodure de sodium	5 à 10 —
Eau.	300 —

A prendre, suivant l'âge, une cueillère à dessert ou une grande cueillère, matin et soir dans un peu d'eau sucrée aromatisée au gré du malade, car la solution telle que nous venons de l'indiquer serait assez désagréable à boire pure.

Autant que possible cette médication sera administrée au moment des repas afin d'être mieux tolérée par l'estomac.

A ce traitement interne, il faudra joindre l'application de l'électricité sous la forme variée de courants galvaniques, continus, ou même faradiques dans quelques cas (voir p. 537).

Nous avons pu, chez quelques malades, obtenir par cette médication, sinon la guérison, du moins une amélioration suffisante pour qu'ils conservent une partie de leur acuité auditive et, quand il s'est agi des enfants, pour qu'ils continuent à parler convenablement.

MALADIE DE MÉNIÈRE

(Hémorragie labyrinthique)

On donne le nom de maladie de Ménière à une affection de l'oreille interne caractérisée anatomiquement par une hémorragie se produisant soit dans la totalité de cet organe, soit dans l'une des parties qui le composent, et se traduisant cliniquement par une triade symptomatologique généralement appelée syndrome de Ménière qui comprend des *vertiges*, des *bourdonnements* et de la *surdité*.

Le début, comme celui de toute hémorragie, est brusque, subit, en pleine santé, et plus particulièrement pendant la digestion, de deux heures à cinq heures de l'après-midi en général. Le sujet atteint est pris de tournements de tête accompagnés de vomissements, c'est-à-dire de symptômes d'une véritable indigestion. Incapable de se tenir debout, même appuyé, il voit tout tourner autour de lui et dans les formes graves, il est généralement obligé de se coucher pendant un laps de temps qui varie avec l'intensité de l'hémorragie, sa diffusion ou sa localisation en un point quelconque du labyrinthe.

Formes cliniques. — Aussi peut-on décrire des formes cliniques parfaitement déterminées de la maladie de Ménière qui ne se comportent pas dans tous les cas, de la même manière. Nous savons en effet que le labyrinthe se compose essentiellement de trois parties bien distinctes : *le vestibule* qui relie le limaçon aux canaux semi-circulaires (il contient les ampoules, le saccule et l'utricule) ; on trouve ensuite d'un côté *les canaux semi-circulaires*, de l'autre *le limaçon*, organe de l'audition.

Étant donné qu'il s'agit d'une hémorragie, on peut admettre que tout comme dans le cerveau, l'ictus apoplectique peut être léger ou grave, diffus, ou circonscrit, ce qui nous conduit à décrire plusieurs formes de l'affection qui nous occupe.

Dans les cas graves, le labyrinthe tout entier est envahi par l'écoulement sanguin. Aussi, les symptômes du début sont-ils très intenses, le malade reste quelquefois pendant plusieurs semaines étendu dans son lit, sans pouvoir faire un mouvement, sous peine de voir immédiatement son estomac se soulever, les vomissements apparaître tout comme s'il était sur un bateau, en pleine mer ; les bourdonnements sont violents, la surdité très prononcée.

Lorsque cette première période d'ictus a disparu, les vertiges s'atténuent au point de cesser, mais les bourdonnements persistent, variant dans leurs manisfestations (bruits de cascade, de cloches, de sifflements, etc.) la surdité est

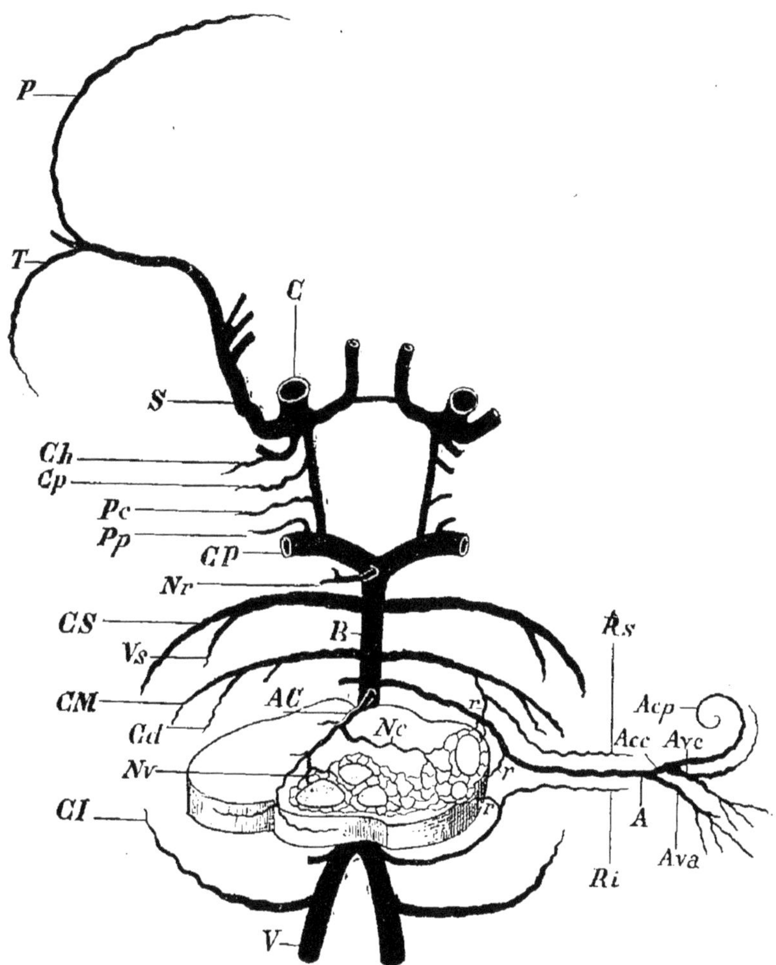

Fig. 357. — Schéma de la circulation artérielle des voies labyrintiques. (Cliché Escat.)

C, carotide interne gauche ; B, tronc basilaire ; V, vertébrale gauche ; CP, cérébrale postérieure gauche ; S, sylvienne ; P, branche de la sylvienne, nourricière de la pariétale ascendante (centre d'équilibration consciente) ; T, branche temporale de la sylvienne ; nourricière des 1re et 2e circonvolutions temporales (centre de perception auditive et centre d'images auditives) ; *Ch*, branche de la communicante postérieure, *Cp*, choroïdienne antérieure qui traversent le bras postérieur de la capsule interne où cheminent les voies acoustiques ; *Pc*, branche de la communicante postérieure, *Pp*, branche de la cérébrale postérieure qui fournissent au pédoncule cérébral par où passent les voies labyrinthiques bulbo-cérébello-cérébrale ; *Nr*, artère centrale (dont une collatérale fournit une artère terminale au noyau rouge, relais des conducteurs cérébello-corticaux ; CS, artère cérébelleuse supérieure ; CM, artère cérébelleuse moyenne ; CI, artère cérébelleuse inférieure ; *Vs*, branche de la cérébelleuse supérieure qui fournit les principales artères nourricières au vermis supérieur (centre d'équilibration réflexe) ; *Cd*, branche de la cérébelleuse moyenne qui fournit au corps dentelé (centre d'équilibration réflexe) ; AC, artère centrale du groupe bulbo-protubérantiel (nourricière prin-

toujours très prononcée, le labyrinthe étant pour ainsi dire annihilé tout entier. Il est assez habituel dans cette forme de ne plus voir apparaître les crises vertigineuses qui caractérisent la maladie de Ménière mais le malade reste à jamais sourd et bourdonnant du côté qui a été atteint.

Si le foyer hémorragique est circonscrit en un point, dans une partie du limaçon, dans un des canaux semi-circulaires ou dans le vestibule, les symptômes cliniques varieront du tout au tout, et seul, l'ictus du début sera le même dans tous les cas, c'est-à-dire que pendant vingt-quatre, quarante-huit heures, trois jours au plus, le malade sera obligé de rester tranquille et de ne pas remuer la tête, sous peine d'avoir le mal de mer dont nous avons parlé plus haut.

Puis à mesure que l'on s'éloignera du moment où s'est faite l'hémorragie, on verra les symptômes se localiser, au point de permettre au clinicien un peu habitué à ces sortes d'accidents de reconnaître à peu près exactement, le point dans lequel s'est effectué l'épanchement sanguin.

C'est ainsi que l'on voit chez quelques malades la surdité et les bourdonnements prédominer, alors que les vertiges, qui reviennent assez rarement, ne sont pas très violents, n'allant souvent même pas jusqu'à produire le vomissement. Dans ces cas c'est l'organe de l'audition, le limaçon qui a été atteint dans une de ses parties ou dans

---

cipale des noyaux bulbaires de l'acoustique) ; N*c*, branche des noyaux cochléaires ; N*v*, branche des noyaux vestibulaires ; R*s*, artère radiculaire supérieure de l'auditif et du facial (nourricière du tronc de l'auditif) ; R*i*, artère radiculaire inférieure de l'auditif (nourricière du tronc de l'auditif) ; *rrr*, branches bulbaires des artères radiculaires et de l'auditive interne ; A, artère auditive interne (nourricière du labyrinthe) ; A*cc*, artère cochléaire commune (de Sibenmann) ; A*va*, artère vestibulaire antérieure (nourricière du vestibule) ; A*vc*, artère vestibulo-cochléaire (nourricière de la spire inférieure du limaçon et du vestibule) ; A*cp*, artère cochléaire propre (nourricière des deux spires supérieures du limaçon).

sa totalité, point qu'il est facile de vérifier par l'examen fonctionnel de l'acuité auditive.

D'autres fois, les vertiges prennent surtout une intensité considérable. Le malade est entraîné d'un seul côté, toujours le même, côté de l'oreille malade, ou bien il a la sensation qu'il fait la culbute, que le sol lui manque sous les pieds, que le plafond s'écroule sur sa tête, sensations qui, lorsqu'elles sont bien précisées, permettent de localiser l'hémorragie dans l'un des canaux semi-circulaires. Les expériences de Flourens sont en effet très concluantes. Il nous est du reste facile de nous en rendre compte lorsque, au cours d'une intervention, nous touchons un canal semi-circulaire horizontal car le malade ainsi lésé a la sensation de vertiges latéraux des plus marqués et des plus caractéristiques.

Dans cette forme d'hémorragie ce sont donc, comme nous le faisions remarquer plus haut, les vertiges à sens déterminé qui prédominent, les bourdonnements étant toujours d'une intensité assez considérable, mais la surdité peu prononcée.

Si le vestibule est atteint, le malade voit tout tourner autour de lui, dans un sens variable ; il tombe tantôt à droite, tantôt à gauche, tantôt en avant, et tantôt en arrière.

Dans tous les cas la caractéristique de l'état vertigineux auriculaire, c'est la brusquerie avec laquelle le malade est poussé dans un sens ou dans l'autre, comme s'il se produisait chez lui un véritable déclanchement au cours de la marche ou dans la station sur un pied, ou, les deux pieds étant joints, s'il remue brusquement.

Le vertige est notablement augmenté et même provoqué si l'on ferme les yeux du malade. Dans ces cas en effet, la vue est bien, comme l'a dit si exactement le professeur Grasset, la béquille du labyrinthe.

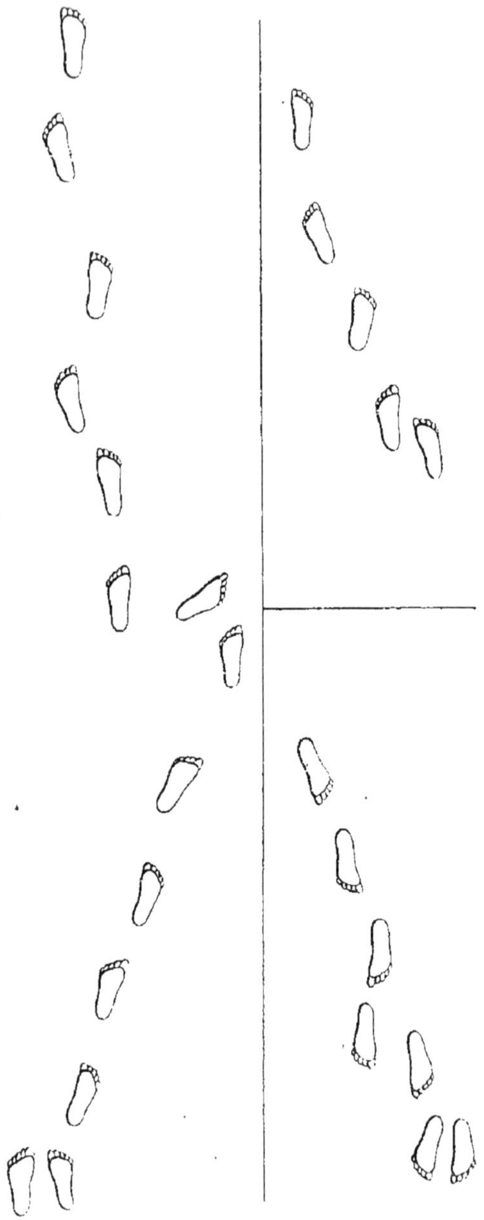

Fig. 358. — Traces de la démarche chez un vertigineux labyrinthique d'après Hinsberg.

C'est dans les hémorragies vestibulaires et de l'organe de l'équilibre (canaux semi-circulaires) que l'on voit se reproduire, sous la forme paroxystique, les plus violentes crises de vertiges. Elles sont d'autant plus rapprochées que les malades sont soumis à des poussées congestives plus nombreuses, soit par le fait de leur mauvaise circulation (artério-scléreux) soit à cause de leur âge (femmes à la ménopause, digestions difficiles, fatigues cérébrale ou physique, etc.) Les crises sont généralement annoncées par une recrudescence des bourdonnements qui, très souvent, dès la veille ou l'avant-veille même ont augmenté d'intensité faisant prévoir au malade un peu habitué à ces sortes d'accidents la crise de vertiges qui va apparaître. Suivant que ces derniers sont plus ou moins violents, ils entraînent le vomissement. Dans tous les cas la surdité est toujours plus marquée pendant et même après les périodes de crises.

On conçoit très bien qu'une lésion hémorragique cantonnée à l'un des canaux semi-circulaires doive entraîner pendant de longues années des vertiges d'une violence plus ou moins considérable suivant l'état d'hypérémie plus ou moins marqué du labyrinthe et que la surdité sera très peu prononcée.

Au contraire, une hémorragie cochléaire entraînera des vertiges de peu de durée, et une surdité très accentuée, ce qui avait fait croire à quelques auteurs, en particulier à Charcot, que la surdité était la guérison de la maladie de Ménière, d'où la thérapeutique quinique préconisée à tort par cet auteur.

A l'examen fonctionnel d'un malade atteint d'hémorragie labyrinthique, on retrouve généralement tous les signes d'une affection de l'oreille interne, c'est-à-dire diminution ou plutôt perte de la perception cranienne à la montre, latéralisation du diapason vertex du côté sain, car généralement une seule oreille est atteinte. Le Rinne est positif.

Dans certaines formes extra-cochléaires, la perception cranienne peut être encore en partie conservée, mais il est rare que le Rinne ne soit pas positif et que la perception auditive des sons aigus ne soit pas diminuée dans une proportion plus ou moins marquée.

L'examen objectif de l'oreille révèle une intégrité absolue de la membrane du tympan, de l'appareil de conduction, ainsi que de la trompe d'Eustache.

La marche de la maladie de Ménière est essentiellement variable, suivant la forme d'hémorragie en présence de laquelle on se trouve. Habituellement, les crises se succèdent à des intervalles plus ou moins éloignés jusqu'au moment où l'organe peu à peu annihilé ne réagit plus que sous forme de bourdonnements et de surdité.

Chez quelques malades cependant, on voit petit à petit la maladie s'user en quelque sorte d'elle-même, les vertiges ne plus apparaître que d'une façon très vague, n'allant même plus jusqu'à produire des nausées.

La crise consiste alors dans une recrudescence des bourdonnements et une augmentation passagère ou définitive de la surdité.

La maladie de Ménière est en général l'apanage des adultes; c'est ordinairement de quarante à soixante ans qu'on l'observe; elle est le propre des artério-scléreux; à ce titre, il arrive quelquefois qu'on la rencontre chez des hérédo-syphilitiques, d'assez bonne heure, de vingt-cinq à trente ans; la ménopause, l'arthritisme, l'éthylisme, en un mot toute cause susceptible de favoriser les congestions sanguines et les ruptures vasculaires peuvent déterminer l'apparition de la maladie.

Généralement une affection intercurrente grave éloigne

les crises ou les diminue dans des proportions assez notables.

Le *pronostic* n'est sombre que par l'ennui provoqué par le retour des accès vertigineux que le malade redoute à chaque instant et dont l'appréhension finit par le rendre d'un nervosisme exagéré ; c'est ainsi que les sujets atteints n'osent plus sortir seuls, traverser une rue, à plus forte raison une place (agoraphobie) craignant toujours d'être pris de troubles de l'équilibre. Les bourdonnements sont aussi une cause sérieuse de préoccupations pour les malades, car généralement rien ne peut les faire disparaître, ni même souvent les calmer d'une façon réellement efficace.

Le *traitement* variera suivant que le diagnostic sera fait au moment de l'ictus apoplectique, ou bien un peu plus tard.

Si l'on reconnaît hâtivement la maladie, il sera indiqué de faire des émissions sanguines par l'apophyse mastoïde du côté malade, de donner des purgatifs, soit par la voie stomacale, si le malade peut les digérer, soit par la voie rectale. Afin d'obtenir une résorption aussi rapide et aussi complète que possible du sang extravasé ; l'indication sera de favoriser l'élimination rapide par l'intestin, la peau, le rein, les glandes salivaires, etc. A cet effet les diurétiques et sudorifiques sont indiqués.

Le traitement qui nous a toujours donné les meilleurs résultats consiste sans contredit à faire des injections sous-cutanées de nitrate de pilocarpine à la dose de 1/2 centigramme à 2 centigrammes, et même 2 centigrammes 1/2 suivant la tolérance du malade, dont il faut surveiller avec soin le cœur pendant l'administration du médicament.

On sait que ces injections amènent un ptyalisme très prononcé avec urination abondante et surtout une sudation très marquée.

Faites à une époque rapprochée du début de la maladie, elles amènent une disparition rapide des vertiges, une atténuation des bourdonnements et une amélioration considérable de la surdité.

Avant de les appliquer il va sans dire qu'on s'assurera de l'intégrité du filtre rénal et de la fibre cardiaque.

Charcot avait préconisé autrefois contre la maladie de Ménière l'usage longtemps prolongé et à haute dose du sulfate de quinine à l'intérieur. Des expériences nombreuses ont démontré à tous ceux qui ont bien voulu essayer consciencieusement et scientifiquement cette méthode qu'il ne fallait attendre de son emploi aucun succès.

On se trouvera bien, chez quelques sujets, particulièrement chez les malades encore jeunes, d'associer à l'usage de la pilocarpine, un traitement interne anti-syphilitique, biioduré de préférence : ce dernier nous a souvent donné d'excellents résultats en pareille occurrence.

Lorsqu'on traitera le vertigineux à une époque éloignée du début de l'accident et qu'il sera sujet à des crises fréquentes, on pourra, de temps à autre, instituer le traitement que nous venons d'indiquer, c'est-à-dire l'iodure à l'intérieur, des révulsifs mastoïdiens, sangsues de préférence, des purgatifs salins et la pilocarpine telle que nous l'avons conseillée un peu plus haut.

Il faudra surtout bien rassurer son malade et lui dire à peu près de quelle manière se comportera sa maladie qui, généralement, ne menace pas son existence.

Se rappeler cependant qu'un artério-scléreux ayant été

atteint d'hémorragie labyrinthique est peut-être plus exposé qu'un autre à voir une rupture vasculaire se produire dans d'autres régions et par conséquent plus prédisposé aux accidents cérébraux que nous connaissons.

SURDITÉS PROFESSIONNELLES, INFECTIEUSES ET MÉDICAMENTEUSES

Il existe toute une catégorie de surdités d'origine labyrinthique dont nous ne nous sommes pas occupés parce qu'elles ne rentrent, ni dans la catégorie des scléroses, ni dans celles des inflammations de l'oreille interne.

Les unes ont leur cause dans un traumatisme plus ou moins violent, unique ou multiple (*labyrinthites traumatiques*.

D'autres surviennent au cours ou au déclin d'une fièvre infectieuse, d'un état général médiocre, sans que l'oreille moyenne ait participé à la phlegmasie (*labyrinthites par intoxication*).

D'autres enfin ne sont que passagères ; elles sont dues à la réaction des terminaisons labyrinthiques sous l'influence de l'absorption de certains médicaments ou de certains poisons (*surdités médicamenteuses*).

Nous passerons rapidement en revue ces diverses altérations de l'oreille interne.

Labyrinthite traumatique. — Le labyrinthe peut être violemment impressionné par une explosion (artilleurs), une décompression brusque (scaphandriers), par un ébranlement très fort et souvent répété de l'air ambiant et par conséquent de l'appareil de réception du son lequel n'a pas le temps de s'accommoder (chaudronniers). Qu'il y ait hémorragie dans l'oreille interne, chez quelques malades, exsudation séreuse, congestion interne ou anémie répétée chez d'autres, une surdité tantôt brusque, tantôt à marche lente, mais toujours progressive, en est la conséquence.

On observe en même temps des bourdonnements et des vertiges, indices avant-coureurs d'une cophose parfois absolue dans l'une ou même les deux oreilles.

Labyrinthites infectieuses. — Pendant l'évolution ou la convalescence des oreillons, alors que le testicule ou l'ovaire, qui d'ordinaire avait été pris, semblait aller mieux, on voit se produire soudain du côté droit bien souvent, quelquefois des deux, une surdité absolue et définitive s'accompagnant, pendant quelque temps seulement, de bourdonnements et rarement de vertiges et de vomissements.

Par hémorragie ou suffusion séreuse, on ne sait trop encore, le labyrinthe est annihilé et le reste à jamais (surdité ourlienne).

Des désordres identiques, mais moins prononcés, s'observent également dans la leucocythémie, la fièvre typhoïde, le paludisme.

Labyrinthite médicamenteuse. — Enfin, l'absorption de certains médicaments par la voie stomacale (iodures, quinine, salicyclates) ou par voie pulmonaire (plomb), détermine souvent un certain degré de surdité par anémie ou congestion du labyrinthe, avec bourdonnements et quelquefois état vertigineux ; mais ici la cessation de l'usage des médicaments est ordinairement suivie de la guérison de cette surdité spéciale dont la caractéristique est d'être passagère.

SURDI-MUTITÉ

L'enfant qui n'entend pas, n'apprend pas à parler ; c'est parce qu'il est sourd qu'il est muet ordinairement (nous disons ordinairement parce qu'il existe des enfants entendant mais ne parlant pas (audi-mutité) pour des raisons variées bien étudiées par le Dr Lannois (de Lyon)) : il est atteint de surdi-mutité.

La surdi-mutité est congénitale ou acquise suivant que l'enfant n'a jamais ou que fort peu entendu. Cette affection est plus fréquente dans les pays de montagne que dans les pays de plaine.

Quand elle est congénitale, elle reconnaît pour cause l'hérédité, le mariage entre *consanguins tarés*, la syphilis chez les parents. Acquise, elle est due à la méningite cérébro-spinale, à une méningite simple, aux fièvres infectieuses, scarlatine, oreillons, diphtérie, rougeole, à une labyrinthite double (maladie de Voltolini), aux inflammations des deux caisses du tympan propagées à l'oreille interne. Une suppuration double, ou des lésions cicatricielles survenant chez un enfant en bas âge, sont parfaitement aptes à engendrer une surdité suffisante pour entraîner la mutité.

Les lésions observées chez les sourds-muets sont variables avec les causes qui les ont engendrées ; atrésie des deux conduits, malformation, arrêt de développement des labyrinthes ou des nerfs acoustiques, cicatrices de la caisse avec enclavement de l'étrier, nécrose et élimination du labyrinthe, lésions méningées englobant le nerf, etc.

Le sourd-muet non éduqué n'articule aucun mot; il pousse de petits cris et possède, dans le regard, une mobilité facile à distinguer pour un œil exercé.

Tous les sourds-muets ne sont pas entièrement privés de la faculté d'entendre ; chez un bon tiers, il existe des restes d'audition pour les bruits, certains sons musicaux, la voix haute, les vibrations de certains diapasons (graves). Cette constatation a son importance car sur elle est fondé tout un système d'éducation de la parole chez le sourd-muet.

La perception cranienne à la montre, au diapason, la perception aérienne à l'une et à l'autre sont généralement abolies.

Objectivement, la caisse du tympan ne présente aucune altération à moins que ses lésions n'aient été la cause déterminante de la surdité ou qu'une affection catarrhale ou suppurative se soit surajoutée à l'altération des nerfs labyrinthiques.

Le *pronostic* de cette affection varie avec la cause de la surdi-mutité. Si la surdité dépendait d'une lésion suppurative des oreilles moyennes la guérison de celle-ci entraînerait la disparition partielle ou même totale de la surdi-mutité. Si des végétations adénoïdes, en provoquant un catarrhe humide des caisses, accroissaient une surdité déjà existante, leur enlèvement améliorerait l'audition jusqu'à rendre peut-être possible l'éducation à la voix, comme nous l'avons constaté plusieurs fois.

Quoi qu'il en soit, quand on est en présence d'un sourd-muet, la première indication consiste à examiner attentivement l'oreille moyenne, le nez et le cavum et à faire disparaître au plus tôt toutes les causes capables d'engendrer une inflammation (végétations adénoïdes, queues de cornet, coryza purulent, sinusites).

On cherchera ensuite à réveiller les terminaisons nerveuses de l'acoustique par l'électrisation (courants continus) et les exercices acoustiques (méthode d'Urbantschitsch) au moyen de sons, de bruits musicaux, d'un harmonium, d'un accordéon, par exemple.

On apprendra en même temps à l'enfant à lire sur les lèvres de son interlocuteur et à prononcer lui-même d'abord des voyelles, puis des consonnes, des mots et bientôt des phrases entières. Il apprend d'autant plus facilement à parler qu'il commence plus jeune ces exercices et qu'il possède des restes plus considérables d'audition.

Le sourd-muet qui a parlé antérieurement apprend plus vite à reparler ; il en est de même de celui qui est intelligent.

Un mot seul pour ajouter que la voix du sourd-muet est très caractéristique : elle est gutturale, étouffée, facilement reconnaissable.

SURDITÉ HYSTÉRIQUE

L'hystérie, dans l'oreille, se manifeste de différentes façons ; nous avons déjà étudié, à propos des complications des écoulements d'oreille, les algies mastoïdiennes qui en imposeraient, chez un praticien sans méfiance, pour de la mastoïdite à forme grave.

Disons un mot des cas dans lesquels la grande névrose simule une affection labyrinthique et pourrait être prise pour une maladie de Ménière, une lésion tertiaire, etc.

L'hystérie peut singer toutes les affections de l'oreille, soit en exagérant dans de fortes proportions les symptômes fonctionnels éprouvés par le malade, soit en créant de toutes pièces une symptomatologie trompeuse.

Les antécédents du sujet, l'évolution de la maladie devront être étudiés avec soin; l'état général sera également pris en sérieuse considération.

La surdité hystérique est uni ou bilatérale ; elle est absolue, totale, débute brusquement à l'occasion d'une émotion, d'un traumatisme, d'une inflammation légère, sans symptômes prémonitoires, sans bourdonnements, sans vertiges ni vomissements dans la plupart des cas; elle se produit soudain, se traduisant par une perte absolue de la conductibilité osseuse et aérienne, *par une cophose trop absolue pour être réelle*, coïncidant avec une intégrité parfaite, ou peu s'en faut, de l'organe auditif.

Il y a souvent en même temps de l'anesthésie du conduit et de la face, parfois même de l'hémianesthésie dans tout le côté.

L'état général reste très satisfaisant mais, fait digne de remarque, sur lequel on ne saurait trop insister, le malade ne change pas de voix comme le fait se produit chez les vrais labyrinthiques.

La maladie durerait plusieurs mois et plusieurs années, le timbre n'est aucunement modifié, alors que chez l'individu où les labyrinthes sont annihilés la modification s'opère dès les premiers jours.

Les simulateurs et les hystériques (ces derniers ne sont après tout que des simulateurs inconscients) *ne savent pas donner à leur voix le cachet de la surdité.*

Pendant le sommeil hypnotique ou les premières phases du sommeil anesthésique la surdité disparaît en général pour ne plus revenir ou reparaître ensuite dans quelques cas.

Pour guérir une pareille affection, tous les moyens sont susceptibles de réussir ou d'échouer.

La suggestion à l'état de veille ou pendant le sommeil hypnotique, les applications d'aimant, l'électrisation, la simulation d'une opération, les pilules mica panis ou de bleu de méthylène, la confiance dans le médecin traitant, tout, jusqu'au simple cathétérisme, sera employé et utilisé avec fruit.

Le praticien s'ingéniera dans chaque cas particulier et tôt ou tard il aura la satisfaction de voir ses efforts couronnés de succès.

LARYNGOSTOMIE

M. Sargnon de Lyon vient de vulgariser en France une opération mal connue dans notre pays et exécutée surtout en Allemagne par Pieniazek et Killian, opération destinée à traiter les rétrécissements tubulaires fibreux du larynx, par conséquent à permettre de décanuler les sujets porteurs de sténoses laryngées incurables par les moyens classiques que nous avons indiqués dans un chapitre précédent (page 172).

L'opération consiste à fendre les cartilages thyroïde et cricoïde jusqu'au niveau de l'incision trachéale dans laquelle se trouve placée la canule.

Ceci fait on suture aux 2 lèvres de la plaie cutanée, les

valves cartilagineuses crico-thyroïdiennes, (laryngostomie) à l'aide d'un fil de soie ; puis le larynx étant ouvert avec précaution, mais cependant d'une façon suffisante pour bien voir dans son intérieur, on incise au bistouri le tissu fibreux cicatriciel qui obstrue la cavité, au niveau de la région sous-glottique cricoïdienne ou autour de l'orifice glottique.

On introduit ensuite dans cette incision un petit tube de caoutchouc (drain ordinaire), dont on a flambé les deux extrémités afin de pouvoir les arrondir. Pour plus de précaution, ce drain a été enfilé perpendiculairement à sa longueur, à l'aide d'un catgut ou d'un fil de soie destiné à l'empêcher de passer soit vers la partie supérieure, soit au-dessous de la canule. Le larynx est ensuite bourré avec de la gaze stérilisée afin de maintenir cette ouverture béante jusqu'au-dessus de la canule.

Le drain et la gaze sont changés tous les jours et le calibre du tube de caoutchouc augmenté graduellement au fur et à mesure que le sphacèle du tissu fibreux agrandit le diamètre du conduit laryngien.

On arrive ainsi à obtenir la mortification de toute la portion cicatricielle qui formait le rétrécissement, et aussi la cutanisation de la surface intérieure du larynx ; ce qui permet de rétablir lentement, graduellement et progressivement le canal aérien.

Si le rétrécissement était purement cricoïdien, on a eu soin de laisser peu à peu se refermer le cartilage thyroïde pour ne conserver ouvert que l'espace occupé par le cricoïde et la membrane crico-thyroïdienne. Si au contraire le rétrécissement était très considérable, cricoïde et thyroïde sont maintenus largement béants.

Après un temps qui varie de six à quinze mois, on a

formé un nouveau conduit parfaitement perméable dans lequel on place un drain d'un calibre supérieur à celui que devra avoir le canal respiratoire et par lequel on habitue le malade à respirer, lorsqu'il a été décanulé.

C'est seulement lorsque la respiration s'effectue d'une façon normale, régulière et bien définitive, que l'on ferme par une autoplastie, l'orifice externe laryngo-trachéal qui s'est du reste notablement rétréci au cours de la cicatrisation, à mesure que se rétablissait la perméabilité du larynx et de la trachée.

Les dangers de l'intervention sont la broncho-pneumonie infectieuse, et toute la série des accidents qui suivent parfois les interventions sur cette partie des voies aériennes.

L'opération est par contre simple et facile à pratiquer.

TABLE DES MATIÈRES

PREMIÈRE PARTIE

ARRIÈRE-GORGE

PATHOLOGIE

DEUXIÈME PARTIE

LARYNX

PATHOLOGIE

TROISIÈME PARTIE

FOSSES NASALES. CAVITÉS ACCESSOIRES NASO-PHARYNX.

PATHOLOGIE

FOSSES NASALES

CAVITÉS ACCESSOIRES

NASO-PHARYNX

QUATRIÈME PARTIE

OREILLE ET CAVITÉS ANNEXES

PATHOLOGIE

ÉVREUX, IMPRIMERIE CH. HÉRISSEY ET FILS